U0284274

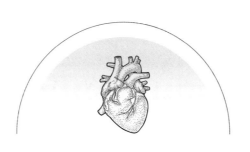

急性心肌梗死

中西医结合研究与应用

主　编　刘红旭　张敏州

副主编　尚菊菊　王　磊　周　琦

编　委（按姓氏笔画排序）

王　磊　仇盛蕾　邢文龙　朱雨玫

刘　巍　刘子豪　刘红旭　孙　晴

李　享　李峙宝　李爱勇　来晓磊

张玉灵　张敏州　尚菊菊　周　琦

周明学　胡　馨　郭　郡　黄熙曼

韩　垚　褚福永　戴　梅

人民卫生出版社
·北京·

图书在版编目（CIP）数据

急性心肌梗死中西医结合研究与应用 / 刘红旭，张敏州主编 . —北京：人民卫生出版社，2023.5
ISBN 978-7-117-34289-6

Ⅰ. ①急… Ⅱ. ①刘… ②张… Ⅲ. ①急性病 – 心肌梗塞 – 中西医结合 – 研究 Ⅳ. ①R542.2

中国版本图书馆 CIP 数据核字（2022）第 245161 号

人卫智网	www.ipmph.com	医学教育、学术、考试、健康，购书智慧智能综合服务平台
人卫官网	www.pmph.com	人卫官方资讯发布平台

急性心肌梗死中西医结合研究与应用
Jixing Xinji Gengsi Zhongxiyi Jiehe Yanjiu yu Yingyong

主　　编：刘红旭　张敏州
出版发行：人民卫生出版社（中继线 010-59780011）
地　　址：北京市朝阳区潘家园南里 19 号
邮　　编：100021
E - mail：pmph @ pmph.com
购书热线：010-59787592　010-59787584　010-65264830
印　　刷：北京汇林印务有限公司
经　　销：新华书店
开　　本：787 × 1092　1/16　印张：23　插页：2
字　　数：531 千字
版　　次：2023 年 5 月第 1 版
印　　次：2023 年 5 月第 1 次印刷
标准书号：ISBN 978-7-117-34289-6
定　　价：109.00 元
打击盗版举报电话：010-59787491　E-mail：WQ @ pmph.com
质量问题联系电话：010-59787234　E-mail：zhiliang @ pmph.com
数字融合服务电话：4001118166　E-mail：zengzhi @ pmph.com

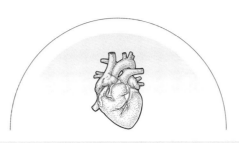

主 编 简 介

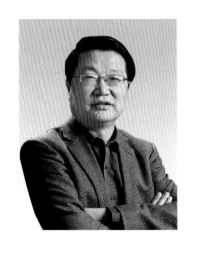

　　刘红旭，首都医科大学附属北京中医医院心血管科主任，主任医师，教授，博士研究生导师。从事中医、中西医结合心血管病及危重病的临床、教学及科研工作 28 年。国家卫生健康委员会国家中医心血管病重点专科、国家中医药管理局中医心病学重点学科、国家中医药管理局中医心血管病重点专科、北京市中医管理局中医心血管病重点学科、北京市中医管理局中医心血管病特色诊疗中心（重点专科）学术带头人，北京市中医药人才（"125 人才"）Ⅰ类（中医药学术带头人），北京市卫生系统"215"高层次人才（学科带头人），北京市卫生系统"十百千"卫生人才"十"层次人才。国家自然科学基金中医药项目评审专家，中华医学会科技成果评审专家库专家，国家药品监督管理局新药审评专家等。美国心血管造影与介入学会（Society for Cardiovascular Angiography and Interventions，SCAI）国际会员，世界中医药学会联合会介入心脏病专业委员会会长、心血管病专业委员会常务理事；中华中医药学会心血管病分会副主任委员、介入心脏病学分会副主任委员、血栓病分会副主任委员；中国中西医结合学会心血管病专业委员会副主任委员；中国医师协会中西医结合医师分会心血管病专业委员会副主任委员；中国医师协会中西医结合医师分会脑心同治专业委员会副主任委员；中国民族医药学会心血管病专业委员会副会长；中国中医药研究促进会心血管病专业委员会副主任委员；北京中西医结合学会脑心同治专业委员会主任委员。先后承担国家自然科学基金 5 项，以及科学技术部、国家中医药管理局、北京市教育委员会等多项科研项目。在核心期刊发表论文 100 余篇，近 10 年被 SCI 收录 20 篇。曾获中华中医药学会李时珍医药创新奖、中华中医药学会科学技术奖一等奖等 9 项省部级科技进步奖。

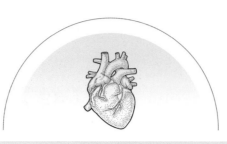

主 编 简 介

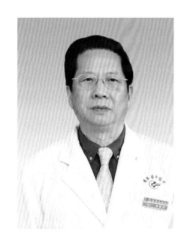

　　张敏州,主任医师,教授,博士生导师,享受国务院政府特殊津贴专家,国医大师邓铁涛教授学术经验继承人,国医大师陈可冀院士学术经验传承工作室负责人,广东省中医院胸痛中心医疗总监,广州市心肌梗死中医药防治重点实验室主任,广东省高校心肌梗死中医药防治创新团队负责人,国家卫生健康委员会临床重点专科带头人,国家中医药管理局重症医学重点专科协作组总负责人,中国医师协会中西医结合医师分会副会长兼心脏介入专业委员会主任委员,中国中西医结合学会重症医学专业委员会名誉主任委员。主持编写首部《急性心肌梗死中西医结合诊疗指南》。

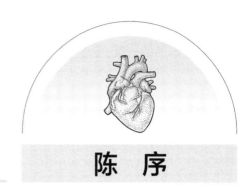

陈 序

　　我国急性心肌梗死（acute myocardial infarction，AMI）危险因素流行趋势明显。总体上看，急性心肌梗死患病率及死亡率仍处于上升阶段。《中国心血管病报告2016》提示2002—2015年急性心肌梗死死亡率总体呈上升态势。

　　多国心血管病趋势和决定因素监测（MONICA）显示1984—1997年间北京地区男性冠状动脉事件的年增长率为2.7%，女性为1.2%。中国冠心病医疗结果评价和临床转化研究（China PEACE）纳入13 815份中国AMI研究病历，发现10年间我国ST段抬高型心肌梗死患者院内治疗结局未见明显改善，死亡或因病重放弃治疗者占10.1%~10.3%。中国急性心肌梗死注册研究（China Acute Myocardial Infarction Registry）注册登记15 998例中国急性心肌梗死患者，省级医院的住院病死率为3.5%，市级医院为5.6%，而县级医院为10%。由中国中西医结合学会心血管病专业委员会发起，源自2000年的急性心肌梗死中西医结合干预研究，累计纳入病例接近6 000例，建立了国内最大的中医医院治疗急性心肌梗死病例数据库，结果显示国内中医医院急性心肌梗死的救治取得了长足的进步，病死率呈波动性下降趋势，中医药在降低急性心肌梗死病死率方面可能独具优势，就诊于中医医院的急性心肌梗死患者具有独立的临床特征。

　　刘红旭、张敏州两位教授在中国中西医结合学会的领导下，从事急性心肌梗死中西医结合干预研究数十年，取得了丰硕的研究成果。首都医科大学附属北京中医医院刘红旭教授在急性心肌梗死临床流行病学研究领域做了大量工作，特别是"中医药治疗急性心肌梗死多中心十年质量管理及动态信息监控"，相关研究曾获得中华中医药学会李时珍医药创新奖。广东省中医院张敏州教授领导的急性心肌梗死研究团队在中西医结合急性心肌梗死救治临床路径、绿色通道及胸痛中心的建立等领域做了诸多工作，建立了全国第一个心肌梗死中医药防治重点实验室，相关研究获中国中西医结合学会科学技术奖一等奖。

《急性心肌梗死中西医结合诊疗指南》是张敏州教授在这一领域的标志性成果。

希望本书的出版,能够促进中西医结合防治急性心肌梗死工作的不断发展,特为本书作序。

中国科学院院士   陈可冀
2021 年 12 月 1 日

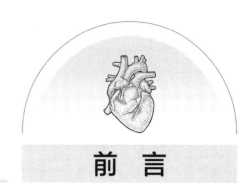

急性心肌梗死（acute myocardial infarction，AMI）是冠状动脉粥样硬化性心脏病的严重类型，致死率和致残率高，并发症多，是临床上常见的急危重症，严重危害着人民的生命与健康。第二次世界大战后，工业化国家经过数十年规范化的心血管疾病预防，急性ST段抬高型心肌梗死（ST-segment elevation myocardial infarction，STEMI）的发生率已呈现下降趋势，而在我国，该病则呈现快速增长态势。《中国心血管健康与疾病报告2020》指出，2018年城市地区死亡率达到62.33/10万人，农村地区为78.47/10万人，较2017年继续增长，农村地区病死率大幅超过城市。

2015年我国制定了《急性ST段抬高型心肌梗死诊断和治疗指南》，2019年中华医学会心血管病学分会冠心病学组及《中华心血管病杂志》编辑委员会组织专家对该指南进行了修订，为广大医务工作者的临床实践提供了重要指导。随着新的循证医学证据不断积累，欧洲心脏病学会、美国心脏病学会和美国心脏协会也先后对STEMI诊断与治疗指南进行了修订。近年来，我国各地胸痛中心和STEMI区域协同救治网络更加完善，冠状动脉介入治疗技术在急性心肌梗死救治中的应用取得突飞猛进的发展，药物治疗也有了越来越多的循证医学证据，我国也已完成多个STEMI大样本流行病学调查和随机对照临床试验。

但是，中国冠心病医疗结果评价和临床转化研究显示10年间我国STEMI患者院内治疗结局未见明显改善，死亡或因病重放弃治疗者占10%。中国急性心肌梗死注册研究（China Acute Myocardial Infarction Registry）注册登记显示省级医院的住院病死率为3.5%，市级医院为5.6%，而县级医院为10%。我国急性心肌梗死救治任重道远。首都医科大学附属北京中医医院刘红旭团队在急性心肌梗死临床流行病学研究领域做了大量工作，1999—2008年10年间注册了北京地区全部三级甲等中医医院的AMI患者信息资料，2007年和2013年先后2次对全国30余家三级甲等中医医院AMI住院状况进行了流行病学调查,累计纳入病例接近 6 000 例,建立了国内最大的中医医院治疗急性心肌梗死病例数据库。结果显示中医医院就诊的心肌梗死患者呈现"一晚两高三多"的独立临床特征,中药静脉制剂对降低急性心肌梗死病死率有益,相关研究"中医药干预急性心肌梗死多中心十年质量管理及动态信息监控"获得中华中医药学会李时珍医药创新奖。广东省中医院张敏州团队在中西医结合急性心肌梗死救治临床路径、绿色通道及胸痛中心的建立等领域做了大量卓有成效的工作,建立了全国第一个心肌梗死中医药防治重点实验室,相关研究获中国中西医结合学会科学技术奖一等奖,2018 年发布的《急性心肌梗死中西医结合诊疗指南》是张敏州团队在这一领域的标志性成果。

本书是刘红旭团队、张敏州团队在急性心肌梗死中西医结合治疗领域多年研究成果的总结,这些工作仍在不断努力之中,期望今后会有更多的研究成果呈现给大家。由于时间、能力所限,本书不妥之处在所难免。在此,诚恳希望各位同道给予批评、指教,以便日后不断完善。

编　者
2022 年 11 月

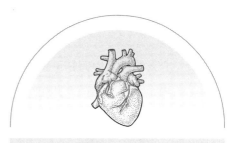

目　录

第一章　中国急性心肌梗死流行病学现状 ································· 1

第二章　中医学对急性心肌梗死的认识及历史沿革 ··················· 19
　　第一节　病名 ·· 19
　　第二节　病因 ·· 21
　　第三节　病机 ·· 23

第三章　急性心肌梗死的中医证候学研究 ····························· 29
　　第一节　证候、证素、病死率相关性研究 ······················ 29
　　第二节　中医证候与血清学相关研究 ························· 60
　　第三节　中医证候与超声心动相关研究 ······················ 66
　　第四节　冠状动脉造影与中医辨证相关性研究 ················· 71

第四章　中医医院急性心肌梗死住院患者研究 ························· 81
　　第一节　临床特征 ·· 81
　　第二节　治疗状况 ·· 109
　　第三节　预后转归 ·· 176

第五章　中医药干预急性心肌梗死的临床研究 ························· 189
　　第一节　治法进展 ·· 189
　　第二节　中药静脉注射制剂干预急性心肌梗死的临床研究进展 ····· 203
　　第三节　中药汤剂治疗急性心肌梗死疗效及安全性的系统评价及 Meta 分析 ···· 207
　　第四节　口服中成药制剂干预急性心肌梗死疗效与安全性的系统评价 ···· 214

第五节　中医药干预研究文章的质量评价 ·······················225

第六章　介入治疗及中医药干预 ·······················235
　　第一节　介入治疗在中医院及中西医结合医院的应用与发展 ·······················235
　　第二节　介入治疗中中医药干预的作用与地位 ·······················248
　　第三节　介入治疗围手术期心肌保护研究 ·······················259

第七章　急性心肌梗死并发症的中医药干预研究 ·······················271
　　第一节　急性心肌梗死并发心律失常的中医药治疗研究 ·······················271
　　第二节　急性心肌梗死并发心力衰竭的中医药治疗研究 ·······················288
　　第三节　急性心肌梗死并发心源性休克的中医药治疗研究 ·······················298

第八章　急性心肌梗死中医药防治的基础研究 ·······················305
　　第一节　中医药防治急性心肌梗死无复流机制研究 ·······················305
　　第二节　中医药防治急性心肌梗死再灌注损伤机制研究 ·······················309
　　第三节　中医药防治急性心肌梗死支架内再狭窄机制研究 ·······················312
　　第四节　中医药防治急性心肌梗死晚期血栓机制研究 ·······················319
　　第五节　中医药对急性心肌梗死心肌保护机制研究 ·······················327

第九章　急性心肌梗死中西医结合诊疗共识及进展 ·······················333
　　第一节　急性心肌梗死中西医结合临床路径研究 ·······················333
　　第二节　急性心肌梗死中西医结合诊疗指南 ·······················339
　　第三节　冠状动脉介入治疗围手术期心肌损伤中医诊疗专家共识 ·······················356

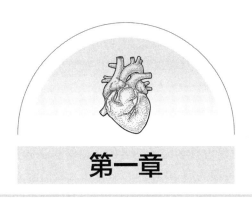

第一章

中国急性心肌梗死流行病学现状

　　随着国民经济的快速增长和人们生活水平的不断提高,我国心血管病危险因素的流行呈不断上升趋势。本章立足于临床流行病学的理论与方法,介绍了我国心血管病的流行现状和总体趋势,重点阐述了急性心肌梗死(acute myocardial infarction,AMI)临床流行病学规律和特点,探讨其危险因素和诊疗方案,以期对急性心肌梗死的发生与发展等有更深刻的了解和认识,为今后开展以政府为主导的急性心肌梗死防治体系建设提供依据。

一、临床流行病学与心血管流行病学概述

　　临床流行病学(epidemiology)是在临床医学领域内,运用现场观察和现场实验的方法,研究人群中某种疾病的动态分布特征及其影响因素,借以探讨该疾病的病因、诊断、防治和预后的规律,拟订并评价防治疾病、增进健康的对策和措施的科学。临床流行病学曾以传染病为主要研究对象,至 21 世纪,由于社会和生活环境的显著改变,临床流行病学研究范围逐渐扩展到多种非传染性疾病,如心血管病、肿瘤等慢性疾病,其研究方法和成果也越来越广泛地应用于临床诊疗决策和政府卫生政策的制定。

　　心血管病的流行病学是以临床流行病学方法和手段,研究心血管疾病的病因、诊断,以及如何预防心血管疾病的发生,控制其蔓延,降低其病死率、并发症和后遗症的科学。随着社会的进步和人们生活环境和生活水平的改变,心血管病已经成为导致人类死亡的三大疾病之一。据估计,全世界每年死于心血管病的患者达 1 400 万人,近 30 年来仍有明显上升的趋势。在美国,每年因患冠状动脉粥样硬化性心脏病(coronary atherosclerotic heart disease),简称冠心病(coronary heart disease,CHD)而死亡的人数已经超过肿瘤和外伤,居美国人群死因之首。1990 年我国心血管病死亡率明显高于肿瘤和呼吸道疾病,居死因首位。由此可以看出心血管病防治的重要性与迫切性。随着全球心血管疾病的蔓延,心血管流行病学

在世界范围内也得到了快速的发展。20 世纪 40 年代末期开始的美国弗雷明翰心脏研究（Framingham heart study），对 5 000 万居民进行了心血管病发病、死亡及病因监测研究。20 世纪 60~70 年代各国进行的心血管病人群发病和死亡登记及世界卫生组织（World Health Organization，WHO）组织的 19 个国家冠心病和脑卒中人群登记虽然取得了大量关于人群心脏病、冠心病和脑卒中发病和死亡的信息，但由于时间短，对其长期趋势及影响因素仍无所知。1979—1981 年 WHO 邀请近百名国际知名的心血管病临床和流行病专家，参考过去 20 年各国研究的经验，制订了一项为期 10 年的心血管病人群监测方案，即"多国心血管病趋势和决定因素监测"（multi-national monitoring of trends and determination cardiovascular diseases，MONICA）方案。其目的是在不同国家确定的人群中，测量心血管病死亡率以及冠心病和脑卒中发病率的动态趋势，同时评价这些变动与已知的危险因素、生活习惯、保健工作及主要社会经济特点变化的关系。WHO 的 MONICA 研究代表了当前国际上心血管病人群监测研究的主要方向，其研究结果为各国制定客观、科学的心血管病防治政策提供了重要参考依据。

我国在 20 世纪 50 年代开始开展心血管病患病率、死亡率的调查工作，20 世纪 70 年代在各地开展心血管病流行病学和人群防治工作。20 世纪 80 年代初，我国吴英恺教授参加了 WHO 的 MONICA 方案专家会议，接受了协作任务，并于 1982 年起在北京市 40 万人口范围内进行试点。1983 年 1 月，京、津、冀三省市开展心血管病人群监测协作工作。1984 年 16 省市参加中国 MONICA 方案试点工作，经过 2 年试点工作，1986 年该方案被中华人民共和国国家科学技术委员会定为"七五"医学科研攻关项目。该方案是目前我国规模最大、标准最严的心血管病人群监测工作，现已取得了一批关于我国人群的心血管病发病、死亡及其危险因素的第一手资料，受到国际上高度重视。

二、我国心血管病的流行现状和总体趋势

随着我国社会经济的快速发展，国民生活方式发生了深刻的变化，尤其是人口老龄化及城镇化进程的加速，我国心血管病及相关危险因素流行趋势呈明显上升态势，心血管病的发病人数持续增加。《中国心血管健康与疾病报告 2021》指出，中国心血管病发病率仍将处于持续上升阶段，心血管病患病人数仍将快速增长。据统计，目前我国心血管病患者约 3.3 亿，其中高血压患者至少 2.45 亿，脑卒中患者约 1 300 万，心力衰竭患者约 890 万，肺心病患者约 500 万，风湿性心脏病患者约 250 万，先天性心脏病患者约 200 万。2019 年农村、城市中心血管疾病分别占死因的 46.74% 和 44.26%。未来我国心血管病防治工作依然艰巨。

目前，我国心血管病流行趋势呈现出三个新的特点：

第一个特点是缺血性心血管病的发病率和死亡率呈明显上升趋势。2019 年农村心脏病死亡率为 164.66/10 万，城市心脏病死亡率为 148.51/10 万。在各种类型的心血管病中，缺血性心脏病的死亡率上升趋势最为明显，中国城市居民冠心病死亡率从 2004 年的 39.56/10 万上升至 2019 年的 121.59/10 万，农村死亡率从 2004 年的 27.57/10 万上升至 2019 年的 121.59/10 万。同时缺血性心脏病在总死亡率中所占的比例也明显增加。另一项来自北京

市心血管病监测系统的报告同样反映出缺血性心脏病负担增加的总体趋势。该系统监测数据显示,2007—2009 年北京市居民急性冠心病事件的发生率升高了 13.4%,住院率升高了18.1%。

与缺血性心脏病的显著上升趋势相比,同期脑血管病的死亡率和占死因的构成比变化并不明显,这可能主要归因于对高血压的有效防控。中国 MONICA 研究对北京市人群 21年的监测结果显示,我国出血性卒中的发病率和死亡率均显著降低。然而,MONICA 研究也显示了同期缺血性卒中的发病率仍呈明显上升趋势,出血性卒中占脑血管病的比例明显下降而缺血性卒中所占比例明显上升。这些结果均表明,目前我国缺血性心脑血管病的发病率和死亡率呈明显上升趋势,对高胆固醇血症等动脉粥样硬化性疾病危险因素的防控仍需加强。

第二个特点是我国男性人群缺血性心血管病发病率及死亡率上升趋势明显,且呈年轻化趋势。对 2004—2010 年缺血性心脏病死亡率变化趋势的分析显示,我国男性在此期间缺血性心脏病死亡率高于女性,且上升幅度也大于女性,男性年均升高 5.66%,女性年均升高4.38%。城乡对比分析显示农村男性上升的趋势最为明显,与 2004 年相比,2008 年城市男性和女性缺血性心脏病死亡率分别上升了 2.03% 和 0.55%,而农村男性和女性缺血性心脏病死亡率则分别上升了 13.64% 和 8.00%。此外,北京地区的监测数据也进一步显示出缺血性心血管病发病的性别差异。2007—2009 年,北京市男女两性年龄标化后急性冠心病事件发病率分别上升了 11.1% 和 2.5%,男性显著高于女性。在男女性别各年龄组中,男性 35~44岁年龄组上升幅度最大(升高 30.3%),其次为男性 45~54 岁年龄组(升高 21.0%)。上述数据显示我国男性缺血性心血管病的死亡率和发病率不仅高于女性,且呈更快的上升趋势,尤以年轻男性最为明显。此趋势在很大程度上与该人群中不良生活方式导致的心血管病危险因素水平快速上升有关。因此,有效控制危险因素,遏制发病率的上升趋势应成为对该人群预防的重点。

第三个特点是我国农村人群心血管病的发病率和死亡率呈明显上升趋势,城乡水平逆转。一项来自中国疾病预防控制中心全国疾病监测系统的研究对比了 2004 年和 2008 年我国城乡人群的心血管病流行特征。结果显示,与 2004 年相比,2008 年我国城市人群心脑血管病总死亡率明显下降,而农村人群心脑血管病总死亡率则明显上升;2004 年城市人群的心脑血管病总死亡率高于农村人群,而 2008 年农村心脑血管病总死亡率已超过城市,即城乡心脑血管病死亡率的高低发生了逆转。来自《中国卫生统计年鉴》的 1990—2012 年统计数据也发现,虽然从 2009 年起,中国心血管病总死亡率的上升速度有所趋缓,但农村人群心血管病总死亡率从 2009 年开始超过城市人群,同样显示了心血管病城乡的逆转。此外,北京市的监测数据同样也显示了心血管病的城乡转变,2007—2009 年间,北京市远郊区县急性冠心病事件的发病率显著高于城区和近郊,且 3 年中上升幅度最大,尤其在生活方式变化最大的城乡结合部地区形成了明显的高发带。这些结果均提示既往我国心血管病发病率和死亡率表现为城市高于农村的特点已经发生转变。由于农村人群心血管病危险因素水平快速上升、医疗保健和卫生资源相对不足等原因,农村人群中心血管病的负担日益加重,该人群应该成为下一步心血管病防治的重点人群。

三、我国急性心肌梗死流行病学特点

急性心肌梗死(简称心梗)是心肌急性缺血性坏死,是在冠状动脉病变的基础上,发生冠状动脉血供急剧减少或中断,使相应的心肌严重而持久地缺血,导致心肌坏死,是冠心病的严重类型。目前,急性心肌梗死仍是威胁人类健康的主要疾病之一,其发病急、病死率高,给社会和家庭带来巨大负担。近 30 年来,随着我国国民经济的快速发展和人民生活方式的改变,我国心血管病危险因素的流行趋势不断上升,急性心肌梗死的发病率也成倍增长。据统计,2007 年我国急性心肌梗死的发病率为 45/10 万~55/10 万。1980—2008 年,急性心肌梗死患者出院人次年平均增长速度为 7.84%,我国现患心肌梗死已有 250 万例。虽然近年来药物溶栓、急诊经皮冠状动脉介入治疗术(percutaneous coronary intervention,PCI)及冠状动脉旁路移植术(coronary artery bypass grafting,CABG)等技术得到了迅速的发展和进步,但急性心肌梗死的病死率一直居高不下,究其原因可能与我国急性心肌梗死人群基数大、年龄大、合并疾病多,以及大多数基层医疗机构技术和医疗资源尚不完善有关。一项来自全国 161 个监测点的调查分析发现,目前我国急性心肌梗死粗死亡率从 2004 年的 40.4/10 万上升到 2008 年的 45.7/10 万。同时,急性心肌梗死患者的发病平均年龄也在增长,老年患者已经成为急性心肌梗死患者的重要组成部分,而青年人急性心肌梗死发病率也在快速增长。

(一) 季节分布差异和时间特点

急性心肌梗死的发病与气候条件有关,具有明显的季节性。不同地区、不同季节气候条件不同,急性心肌梗死发病的规律也有所不同。气候对心肌梗死发病的影响主要体现在温差变化波动、寒冷刺激和气压较低三个方面。温差变化波动、寒冷刺激可导致交感神经兴奋性增强,血压升高,心肌耗氧量增加;同时寒冷刺激也可以诱发冠状动脉痉挛,使冠状动脉血流减少,持续血管痉挛可导致血栓形成,使冠状动脉完全堵塞,所以在我国秋冬两季及冬春交替时,急性心肌梗死发病率会增加。一项对于韩国 2 136 例急性心肌梗死患者的回顾性调查分析发现,65 岁以上人群在 3 月高发急性心肌梗死。同时匈牙利、我国北方沈阳老年急性心肌梗死也是高发于 3 月和 10 月;而我国南方广东地区老年急性心肌梗死的高发时间则是每年的 11 月至次年 2 月。对上述地区的研究结果进行分析后发现,急性心肌梗死高发季节均是这些地区气温较低且温差变化较大的时期。由于天气突变、气温下降,老年患者自主神经功能紊乱、血管收缩、血液黏稠度增加、血流减慢、血小板聚集等一系列改变,加重心肌缺血,从而导致心肌梗死的发生。但另一项研究发现,我国上海地区老年患者 7 月份出现急性心肌梗死发病高峰,这可能与夏季气温高、天气热、气压低、人体大量出汗、血液黏滞度增高所致血流缓慢、血小板聚集导致血栓形成和使用空调导致温度变化大有关。因此,在每年的 11 月至次年 1 月、2 月至 4 月这两个急性心肌梗死高发时期,除了要避免出现大的情绪波动以外,同时也要注意以下几点:要注意保暖,避免因冷空气刺激引起血管痉挛,使原有动脉粥样硬化的血管进一步狭窄而诱发急性心肌梗死;外出时要避开早晚温度较低时,尽量选择在白天阳光充足时进行室外活动;如果在寒冷及大风天气外出,可以选择随身携带硝酸酯类药物,如硝酸甘油或者在没有禁忌证的前提下口服倍他乐克(酒石酸美托洛尔)等降低心肌氧耗的药物预防急性心肌梗死的发作。同时,在天气炎热的7月至9月,参加户外活动也要注意避开气温高的时间。

除了季节性特点以外,老年急性心肌梗死患者在发病时间上也有其独特性。老年心肌梗死发病的早高峰往往提前出现,但无晚高峰。我国学者研究发现老年组患者在2:00~6:00时间段发病显著高于中青年组,而新加坡65岁以上老年心肌梗死发病的第一高峰时间在4:00~8:00。这与老年人清醒较早使交感神经的兴奋提前到来有关。因为交感神经兴奋,容易增加心电不稳定性,血压升高,心率加快,心肌耗氧量增加,从而易于诱发心肌梗死的发生。

(二)性别分布差异

急性心肌梗死是缺血性心脏病最常见的死因,也是西方国家人群死亡的首要原因之一。根据MONICA研究结果,北京是21个国家中冠状动脉事件发生率最低的37个中心之一。然而,北京也位于冠状动脉事件呈上升趋势的少数几个中心之列。中国MONICA(Sino-MONICA)研究显示,1984—1997年间,北京地区男性冠状动脉事件的年增长率为2.7%,女性为1.2%,尤其男性的发病年龄呈年轻化趋势。关于不同性别急性心肌梗死患者发病年龄和性别比例的变化趋势目前已成为学者们关注的问题,因为其能为冠心病危险因素谱的变化及在不同性别人群中的作用方式提供某些启示。研究表明,急性心肌梗死的发病在不同年龄段均有性别差异,一项来自中国医学科学院阜外医院急性心肌梗死患者性别和年龄演变趋势的回顾性研究显示,1994—2008年期间,在共收住的11 859例急性心肌梗死患者中,首发病例9 737例,再发病例2 122例,首发和再发病例中女性患者比例分别为22.0%和20.5%,女性患者比例随时间增加未见显著变化,可见男性仍是我国急性心肌梗死的高发人群。来自安徽省立医院(中国科学技术大学附属第一医院)的研究也发现,急性心肌梗死男性发病率明显高于女性,男性发病有年轻化趋势,发病年龄小于女性,但女性绝经后急性心肌梗死的患病例数明显升高。在太原地区,急性心肌梗死的男女发病比例接近3:1,年龄低于60岁者比例更高。在天津市,男女患者的比例为2.03:1,但中位年龄女性比男性大6岁,>60岁的女性患者构成比大于男性,部分年龄组绝对病例数甚至超过男性。此外,男女两性患者在死亡率方面也有不同,山东大学齐鲁医院研究发现,急性心肌梗死女性患者在院死亡率比男性高出5.0%(11.9% vs 6.9%)。从流行病学资料中,发现60岁是急性心肌梗死女性患者的年龄分水岭,60岁之前,男性的患病率远高于女性,一旦超过60岁,女性患病率和死亡率增幅大于男性,这主要与女性患者绝经后心血管危险因素流行趋势上升,接受溶栓治疗较少以及雌激素对心血管系统的保护作用降低有关。

(三)年龄分布差异

急性心肌梗死在分布年龄上也存在一定差异。在美国,每年有9.6万例小于65岁的女性患者被诊断为急性心肌梗死,占全部女性患者的20%,而在ST段抬高型急性心肌梗死患者中,女性的平均发病年龄为74岁,男性为62岁,非ST段抬高型急性心肌梗死女性平均发病年龄为76岁,男性为70岁。同样来自于中国医学科学院阜外医院对近15年11 859例急性心肌梗死患者的回顾性研究显示,急性心肌梗死首发病例中男性平均年龄由1994年的(60.58±10.09)岁下降到2008年的(55.26±11.54)岁,随年度增加总体呈下降趋势,而首发病例中女性平均年龄随年度增加未见显著变化;再发病例中男性平均年龄由 1994 年的 (63.77 ± 8.82) 岁下降到 2008 年的(59.53 ± 12.38) 岁,再发病例中男性的发病年龄随年度增加也呈总体下降趋势,而再发病例中女性平均年龄随年度增加总体呈上升趋势。可见无论是首发或者再发病例,急性心肌梗死男性比女性发病年龄要轻,女性在绝经期以后随着年龄的增加其发病率将大幅增长。此外,首发病例中男性高峰发病年龄段 2000—2008 年稳定在 45~54 岁;女性患者高峰发病年龄段 1997—2008 年稳定在 65~74 岁,男性和女性患者高峰发病年龄段基本保持稳定。

近年来,我国急性心肌梗死男性患者发病有年轻化趋势,而发病患者中女性的比例却保持稳定。在哈尔滨,急性心肌梗死男性发病高峰期为 41~70 岁,女性 41~50 岁进入发病期,高峰期为 51~70 岁。在天津,急性心肌梗死患者的发病年龄分布呈负偏态分布,年龄跨度为 74 岁,平均发病年龄 63.31 岁。

此外,青年人群早发急性心肌梗死有其自身的特点,宫海英对 107 例 45 岁以下急性心肌梗死患者及 92 例中老年患者进行对比发现,青年急性心肌梗死以男性为主,有明确冠心病危险因素,具有临床表现典型、血管以单支病变为主、死亡率低、预后相对良好等特点。吸烟、饮酒是青年人急性心肌梗死的最主要诱因,冠状动脉(简称冠脉)血管以单支病变为主,发生心功能不全较少,及时予以再灌注治疗降低死亡率和改善预后十分重要。李小荣对江苏省人民医院(南京医科大学第一附属医院)心脏科 1999—2009 年 10 年来收治的 106 例 40 岁以下急性心肌梗死患者的临床资料进行的回顾性分析发现,46.23% 的青年患者无明确的病因,饮酒为其独特的诱因。青年组以前壁受累为主,其次为下壁/后壁;而老年组以下壁/后壁受累为主,其次为前壁。与老年组相比,青年组左室收缩末期内径较小,而左室射血分数无明显差异。青年组单纯溶栓治疗、溶栓治疗 + 择期支架植入治疗率明显较老年组高。因此可以看出,我国急性心肌梗死的发病年龄有年轻化的趋势,这与我国中青年人群精神压力大、吸烟、酗酒、过度疲劳、运动不足、肥胖、血脂异常等危险因素关系密切,而青年人由于基础疾病少,心功能较好,接受再灌注治疗比例相对较高,预后往往相对较好。积极倡导年轻人健康的生活方式,控制吸烟将是我国未来青年人群心血管病防治的重要内容。

(四) 地域分布差异

根据流行病学调查显示,在世界范围内,急性心肌梗死的发病率报道不一,地区之间有很大差异。据国外资料显示,北美和欧洲各国急性心肌梗死的发病率如下:美国(508/10 万),加拿大(605/10 万),芬兰(824/10 万),英国(823/10 万),法国(314/10 万),意大利(270/10 万),澳大利亚(422/10 万),日本(101/10 万)。同一国家的不同地区,急性心肌梗死的发病率也呈现有较大差异,西班牙吉普斯夸省的数据调查结果显示其发病率为 313.0/10 万,而格拉纳达省的发病率为 298.0/10 万;英国伍斯特市对 1975—2005 年急性心肌梗死的总体发病率做统计所得,每 10 万人有 66 人发病;在澳大利亚,原住民的发病率为 4 030/10 万,高于非原住民。

我国不同地域缺血性心脏病和急性心肌梗死的发病和死亡率也不同,根据 2008 年全国死因监测数据报告显示,我国急性心肌梗死的发病率为 45.0/10 万~55.0/10 万。缺血性心脏病及急性心肌梗死的粗死亡率分别为 71.0/10 万和 45.7/10 万,男性高于女性,其中城市为 76.4/10 万和 39.9/10 万,农村为 68.1/10 万和 48.9/10 万,城市居民无论男女性,急性心肌梗死的粗死亡率均低于农村。缺血性心脏病粗死亡率以东部和中部地区最高,分别为 80.3/10 万和 79.9/10 万,其次为西部地区(46.8/10 万)。通过与 2004 年的资料进行对比后发现,除了东部地区城市居民缺血性心脏病粗死亡率略升高外,我国东、中、西部三个城市居民缺血性心脏病和急性心肌梗死粗死亡率均有轻度下降;而农村居民缺血性心脏病在东、中、西部均上升,东部农村地区缺血性心脏病上升幅度最高,其次为中部和西部,而急性心肌梗死粗死亡率上升幅度尽管东部地区最高,但粗死亡率接近中部和西部地区。从上述流行病学调查结果来看,发达国家急性心肌梗死的发病明显高于我国。这种差异的出现可能与种族、气候、生活水平、生活习惯、饮食习惯等不同有关。

（五）首发症状分布差异

急性心肌梗死首发症状表现多种多样,常表现为程度较剧、时间较持久的胸骨后疼痛,部分患者首发症状则不典型,表现为无胸痛或其他症状,如胸闷、呼吸困难、胃肠道症状等。不同年龄、不同性别急性心肌梗死首发症状是否典型也存在一定差异,青年人急性心肌梗死发病时多表现为典型的胸骨后疼痛,而老年患者或合并糖尿病患者的胸痛症状则多不典型。一项针对 280 例急性心肌梗死患者临床资料的回顾性分析发现,老年组发病时有胸痛者 48 例,占 30.2%,无胸痛者高达 69.8%,不典型症状主要表现为胸闷、恶心呕吐、上腹痛、咽痛等。分析原因可能与老年患者交感神经痛觉纤维退行性改变,心脏自主神经变性,心肌纤维化,心室壁的顺应性和对应激的适应能力降低,痛觉传入痛阈提高,冲动受阻,导致胸痛症状不明显有关。

不同性别患者之间心肌梗死的临床症状差异明显,中国医学科学院阜外医院在对 2013 年 1 月—2014 年 3 月间参加中国急性心肌梗死注册研究的 14 854 例患者进行的回顾性分析发现,持续性胸痛及大汗是我国心肌梗死患者最常见的临床症状,66.4% 患者存在持续性胸痛,63.7% 的患者存在大汗。不同性别急性心肌梗死患者临床症状及诱发因素存在差异,与女性患者相比,男性患者胸痛(67.8% vs 62.4%)及大汗(65.8% vs 58.0%)更常见,而女性患者放射痛(36.0% vs 31.0%)及恶心/呕吐(35.6% vs 25.0%)更常见,差异均有统计学意义。19.4% 患者存在明确的心肌梗死诱因,其中体力应激(48.5%)最为常见。与女性患者相比,男性患者存在明确的心肌梗死诱因的比例更大(20.9% vs 15.1%),尤其是体力应激(49.5% vs 44.5%)和近期过度不良生活方式(15.4% vs 8.8%)更常见。

四、危险因素流行与急性心肌梗死发病的关系

近 30 年来,随着我国社会经济的飞速发展和城乡居民生活水平的大幅度提高,社会竞争日趋激烈,心理压力不断增大,我国缺血性心脏病的发病率不断上升,急性心肌梗死更有年轻化的趋势。目前,我国约有 2.9 亿心血管病患者,其中心肌梗死患者约 250 万。2002—2011 年 10 年期间,我国城乡居民的冠心病死亡率增加了近 3 倍,吸烟、超重/肥胖、高血压、血脂代谢异常、糖尿病等传统心血管危险因素的患病率也居高不下。目前,国内仅有少数研究关注急性心肌梗死患者的危险因素分布情况,但仍然缺乏大规模、前瞻性的临床研究来提

供翔实的数据。在国家"十二五"科技支撑计划项目"心血管疾病及其危险因素监测、预防和治疗关键技术研究"的支持下,中国医学科学院阜外医院采用中国急性心肌梗死注册研究的数据,对中国急性心肌梗死患者心血管危险因素的分布情况进行了调查研究。该研究选取了从 2013 年 1 月 1 日—2014 年 3 月 31 日全国 31 个省、市和自治区 107 家医院连续入选的急性心肌梗死患者(包括 ST 段抬高型心肌梗死和非 ST 段抬高型心肌梗死),入选患者从发病至医院就诊的时间在 7 天之内,采用调查问卷的方式收集危险因素。其中,可纠正危险因素包括吸烟、超重/肥胖、高血压、血脂代谢异常、糖尿病;生活方式危险因素包括缺乏运动、喜食肥腻食物;不可纠正危险因素包括早发冠心病家族史。该研究最终收集了 17 773 例急性心肌梗死患者,在数据资料填写完整并纳入分析的 15 998 例患者中,71.1% 为 ST 段抬高型心肌梗死,74.0% 为男性,平均年龄为 (61.8 ± 15.0) 岁,平均体重指数为 $(24.6 \pm 12.2) kg/m^2$。在可纠正的心血管危险因素中,吸烟(54.4%)、超重/肥胖(53.9%)和高血压(51.2%)位居前三,其次为糖尿病(19.5%)和血脂代谢异常(7.7%)。26.6% 的急性心肌梗死患者有 ≥3 个可纠正的危险因素,而 8.7% 的急性心肌梗死患者没有任何可纠正的危险因素。3.6% 的患者有早发心血管病家族史。76.2% 的患者经常进食肥腻饮食,79.6% 的患者缺乏运动。与男性患者相比,女性患者年龄较高 $[(67.4 \pm 14.4)$ 岁 vs (59.8 ± 14.8) 岁],合并高血压(61.8% vs 47.5%)和糖尿病(25.5% vs 17.4%)的患者更多;而男性患者中正在吸烟/有吸烟史(69.2% vs 12.1%)和有血脂代谢异常病史的患者(8.1% vs 6.7%)显著多于女性。≤55 岁的患者占 27.9%,其中男性(88.9% vs 68.2%)、体重指数 $[(25.2 \pm 8.4) kg/m^2$ vs $(24.4 \pm 13.3) kg/m^2]$、血脂代谢异常(10.0% vs 6.8%)、吸烟(70.1% vs 48.3%)、有早发心血管家族史(6.6% vs 2.4%)和肥腻饮食(83.4% vs 73.4%)的患者比例均高于年龄 >55 岁的患者;而 >55 岁的患者中合并高血压(55.3% vs 40.7%)和糖尿病(21.1% vs 15.2%)的患者比例高于 ≤55 岁的患者。该研究最终表明,超过 1/4 的中国急性心肌梗死患者有 ≥3 个可纠正的心血管危险因素,半数以上急性心肌梗死患者有吸烟史、超重/肥胖和高血压;近 80% 的急性心肌梗死患者有肥腻饮食和缺乏运动等不良生活方式。

(一) 吸烟与急性心肌梗死发病流行的关系

吸烟是心血管病的重要危险因素之一。根据 2015 年全球成人烟草调查(global adult tobacco survey,GATS)中国项目报告,中国 15 岁及以上男性总吸烟率为 62.8%,现在吸烟率 52.1%,男性吸烟者总数达 3.4 亿,现在吸烟者 2.9 亿;女性总吸烟率为 3.1%,现在吸烟率为 2.7%,女性吸烟者总数为 1 639 万,现在吸烟者 1 046 万。目前 15 岁以上总吸烟人数 3.16 亿,被动吸烟者 7.38 亿。全人群吸烟率农村人群明显高于城市人群(29.8% vs 26.1%)。

如此庞大的吸烟群体对心血管病特别是急性心肌梗死的影响不言而喻。早在 1959 年,在 Framingham 随访 6 年的研究中,就得出了吸烟与冠心病相关的结论,在随后的近 50 年中,美国、欧洲以及包括中国在内的一些发展中国家和地区的人群流行病学队列研究及大规模临床研究绝大多数得到相同的结论,即吸烟是冠心病的危险因素。新近的研究结果进一步明确了吸烟与心肌梗死的关系。由全球 52 个国家(包括我国)参加,共纳入 12 461 例急性心肌梗死患者和 14 637 例对照的全球急性心肌梗死危险因素研究(INTERHEART)采用标准病例-对照研究方法,分析了吸烟与急性心肌梗死的相关性,评价了正在吸烟/已戒烟、不同种类烟草、不同吸烟量、无烟烟草和被动吸烟与发生急性心肌梗死间的关系。INTERHEART研究显示,虽然不同地域、不同性别人群吸烟的习惯差异很大,但吸烟与急性心肌梗死的相关性在不同国家、地域、种族、性别都是高度一致的。任何人群吸烟减少一半都可减少约50%急性心肌梗死的发病危险。正在吸烟者发生非致死性心肌梗死的危险高于从未吸烟者2.95倍[95%置信区间为(2.77,3.14)],吸烟量与危险程度密切相关,每日多吸1支烟,急性心肌梗死的危险性增加5.6%。即使很少量吸烟(如每天1~5支)可增加40%急性心肌梗死发病危险,可以抵消阿司匹林治疗获益的20%,消除服用他汀类降脂治疗75%的有效益处。每天吸烟量超过20支者患急性心肌梗死的相对危险度为4.59。此外,INTERHEART研究发现年轻人吸烟危险比老年人高,尤其是重度吸烟的患者。虽然女性吸烟的比例较低,但是吸烟对男性和女性的危害相似。任何类型烟草都是有害的,无烟雾烟草也增加死亡的危险。吸烟、脂代谢紊乱、高血压、糖尿病和肥胖5个危险因素同时存在可预测80%的急性心肌梗死的发生。为了进一步确定在亚洲人群中吸烟与冠心病的关系,一项来自韩国的大样本前瞻性研究评估了吸烟与心肌梗死、卒中等心血管病之间的关系,该研究始于1992年4月,纳入了包括648 346例基线调查时30~64岁的韩国男性,随访10年,最终结果显示该人群中25%的心血管病发病归因于吸烟,在调整年龄、体重指数、血压、胆固醇等潜在混杂因素后,与从不吸烟者相比,吸烟量为<10支/d、10~19支/d和≥20支/d的心肌梗死风险比及95%置信区间依次为1.97(1.65,2.36)、2.32(1.97,2.74)和3.04(2.57,3.59)。2008年,亚太队列研究协作组汇总了包括我国北京在内的41个队列,包括5 631例研究对象,其中82%来自亚洲,发现在亚洲胆固醇水平比较低的人群中,无论是男性还是女性,吸烟与冠心病相关,吸烟者与非吸烟者相比,风险比及95%置信区间为1.66(1.59,1.73),联系强度低于发达国家人群,也低于韩国人群的研究结果。2006—2007年间,我们对上海市市区和郊区两个监测点40岁以上人群的调查显示,无论是上海市区还是农村,在校正了年龄、教育程度、血压后,吸烟与心肌梗死死亡率之间的呈正相关,相对危险度低于西方国家,与亚太队列研究协作组结果一致。此外,中国多省市心血管危险因素队列研究对30 000名35~64岁人群的10年随访研究结果也表明:吸烟是急性冠心病事件、急性缺血性卒中的独立危险因素之一,19.9%的急性冠心病事件和11.0%的急性缺血性卒中事件归因于吸烟。

上述大量的流行病学资料表明,吸烟是急性心肌梗死发病的重要危险因素之一。中国是烟草大国,也是冠心病高发的国家。因此,戒烟对于我国急性心肌梗死二级预防的作用不言而喻。INTERHEART研究也评价了戒烟的作用,发现戒烟能够降低吸烟者患心肌梗死的危险。虽然戒烟患者发生心肌梗死的危险仍高于不吸烟者,但戒烟后随时间延长危险逐渐下降,戒烟后1年危险仍然很高,但2年后明显降低。戒烟后3年内心肌梗死危险的相对危险度从2.95[95%置信区间为(2.77,3.14)]下降到1.87[95%置信区间为(1.55,2.24)]。但中度和重度吸烟者戒烟20年或更长的时间内仍然有危险。相反,轻度吸烟患者在戒烟3~5年后患病危险消失。正是由于吸烟对心肌梗死发病的危害之大,2013年版的美国心脏协会(American heart association,AHA)/美国心脏病学会(American college of cardiology,ACC))冠心病和其他动脉粥样硬化性疾病二级预防指南中,把吸烟这一危险因素的控制目标定为完全戒烟以及避免被动吸烟。

（二）高血压与急性心肌梗死发病流行的关系

高血压是一种最常见的慢性非传染性疾病，也是心血管疾病最重要的危险因素之一。据估算，目前全国高血压患病人数高达 3.3 亿。2002 年一项全国范围内的调查结果显示，中国 18 岁以上成人高血压患病率为 18.8%。近几年各地高血压患病率都呈上升趋势。2009—2010 年全国 31 个省 18 岁及以上人群，调查的高血压患病率为 29.6%，其中男性高于女性（31.2%＞28.0%）。2015 年全国范围内高血压调查中，18 岁及以上人群，经复杂加权后得到高血压的患病率为 25.2%，患病率随着年龄增高而增高，男性高于女性（35.1%＞31.8%），城市高于农村（34.7%＞32.9%）。之后全国各个地区如吉林省（30.5%，2012 年）、河南省（24.9%，2012 年）、山东省（23.4%，2011 年）等陆续开展了高血压流行病学调查，虽然不同省份高血压患病率不尽相同，但共同点是，患病率随着年龄的增长而上升，并且总的患病率均为男性高于女性。

血压升高与急性心肌梗死的发生有关。血压从 110/75mmHg 开始，随着血压水平的升高，心血管病发生的危险也随之增加，其中脑卒中、心肌梗死等疾病都与血压升高密切相关。一项包括中国在内 13 个国家人群的亚太队列研究发现，血压在 115/75mmHg 到 185/115mmHg 范围之间，收缩压每升高 20mmHg，冠心病的风险翻倍，收缩压每升高 10mmHg，发生致死性心肌梗死的风险增加 31%。吴寿玲等对单纯收缩期高血压老年人群组（5 321 例）进行前瞻性调查研究，发现 38~53 个月后该组急性心肌梗死组发生率为 1.23%，高于对照组的 0.49% 的发生率。这是因为高血压致左心室射血时的阻力增加，导致左心室肥厚，心肌氧耗增加，伴冠心病时冠脉血供减少，故更易发生心肌缺血、梗死。此外，国际上也有很多大规模随机临床试验证实了降低高血压患者的血压对心血管系统的保护作用，例如证明钙通道阻滞剂的高血压综合防治研究（Chinese hypertension intervention efficacy study，CHIEF）、非洛地平降低心脑血管并发症研究（felodipine event reduction study，FEVER Study）、缬沙坦抗高血压长期应用评价研究（valsartan anti-hypertensive long-term use evaluation，VALUE），替米沙坦单用或与雷米普利联用全球终点研究（ongoing telmisartan alone and in combination with ramipril global endpoint trial，ONTARGET），欧洲收缩期高血压临床试验（systolic hypertension-Europe，Syst-Eur），高血压最佳治疗（hypertension optimal treatment，HOT）研究等，尽管研究来自于不同的国家，其结果来自于不同种类的降压药物，但众多二级预防的结果表明，降低高血压患者的血压水平是预防心脑血管疾病的根本，并能降低致死性心肌梗死的等严重并发症。

（三）糖尿病与急性心肌梗死发病流行的关系

糖尿病是一种常见的慢性非传染性疾病，也是心血管病最重要的危险因素。随着社会经济的发展、生活水平的提高、饮食结构的改变，人群中肥胖比例的增加以及社会人口老龄化进程的加速，世界各国糖尿病患病率都在不断攀升，糖尿病已成为全球性严重的公共卫生问题。根据国际糖尿病联盟统计，在 2000 年全球共有糖尿病患者 1.51 亿，而估计到 2030 年全球将有近 5 亿人患糖尿病。近年来，中国糖尿病患病人数迅速增长，其状况令人担忧。多项研究显示，我国成人糖尿病患病率从 1980 年的 0.67%，1994 年的 2.5%，1996 年的 3.21%，已经增加至 2007 年的 9.7%，2010 年的 11.6%，中国糖尿病患病率正迅速增长这一事实毋庸置疑。

以往许多的临床试验已表明糖尿病不但与冠心病的发生密切相关,而且也是心肌梗死患者最主要的危险因素,同时又是影响急性心肌梗死患者预后的重要危险因素。Maier 等对 3 715 例 75 岁以下急性心肌梗死患者发病特点进行分析后发现,有 21% 的男性患者合并糖尿病,女性患者合并糖尿病者高达 33%。此外,与非糖尿病患者相比,糖尿病增加了动脉粥样硬化性疾病、高血压、卒中等疾病的发生风险。王海滨在对 2011—2012 年 2 523 例 40 岁以上北京社区居民糖尿病患者并发症及血糖达标的情况时发现,在 2 型糖尿病患者中,51.9% 的患者伴发高血压,32.1% 伴有血脂异常,伴有冠心病、心肌梗死和脑卒中的比例分别为 14.1%、2.3% 和 5.2%。向红丁在对北京、上海、天津、重庆四地 10 家医院 1991—2000 年 3 469 名 2 型糖尿病住院患者临床资料的回顾性分析发现,2 型糖尿病患者合并高血压(41.8%)、冠状动脉粥样硬化性心脏病(25.1%)、脑血管病(17.3%)、下肢血管疾病(9.3%)的比例均较高。可见我国糖尿病患者伴随心脑血管等全身动脉粥样硬化性疾病的比例较高,积极做好糖尿病预防及治疗工作对于降低心脑血管病的发生率具有重要意义。

(四) 高胆固醇血症与急性心肌梗死发病流行的关系

血脂代谢异常是引发动脉粥样硬化性心血管疾病的重要原因,主要包括总胆固醇(total cholesterol,TC)和低密度脂蛋白胆固醇(low density lipoprotein cholesterol,LDL-C)水平的升高,高密度脂蛋白胆固醇(high density lipoprotein cholesterol,HDL-C)水平的降低,甘油三酯(triglyceride,TG)水平的升高。2002 年中国居民营养与健康状况调查显示,我国 18 岁以上人群血脂异常(TC≥5.72mmol/L、TG≥1.70mmol/L、HDL-C≥1.04mmol/L 中至少一项)的患病率为 18.6%,按中国 2007 年人口估算,我国血脂异常的人数达到 2.0 亿。2010 年在对全国 31 个省的 162 个监测点的 97 409 名 18 岁以上的居民调查显示·我国≥18 岁的男性和女性总胆固醇(TC)≥6.22mmol/L 患病率分别为 3.4% 和 3.2%,甘油三酯(TG)≥2.26mmol/L 患病率分别为 13.8% 和 8.6%,其中在男性 45~59 岁和女性≥60 岁年龄组中高胆固醇血症患病率最高。近年来,随着我国社会经济的发展,居民生活水平的提高和膳食结构的改变,我国血脂异常的发病率仍将快速增高,高脂血症的防治任务尤为艰巨。

多项研究已经证实,血清总高胆固醇血症和低密度脂蛋白胆固醇水平的升高是急性心肌梗死发病的独立危险因素。首钢队列研究发现,与血清 TC<4.7mmol/L 人群相比,血清 TC 分别为 4.7~5.1mmol/L、5.2~5.6mmol/L、5.7~6.1mmol/L 和≥6.2mmol/L 者,心肌梗死发病的相对风险呈线性增高,TC 每增加 0.52mmol/L,心肌梗死的发病危险增加约 40%。在高血压患者中,随着血清 TC 水平的增高,心肌梗死的相对危险性逐渐增高。一些队列研究证实,HDL-C<1.0mmol/L 与≥1.0mmol/L 相比,急性冠心病事件和缺血性脑卒中的发病风险分别为 1.9(95% 置信区间:1.00~1.92)和 1.45(95% 置信区间:1.15~1.83)。此外,一些通过降低血总胆固醇水平以减低冠心病发生率和死亡率的临床干预试验也证实了胆固醇与冠心病发病的密切关系。其中普伐他汀治疗缺血性疾病长期干预研究(the long-term intervention with pravastatin ischemic disease,LIPID)、胆固醇与复发事件研究(cholesterol and recurrent events,CARE)和老年高危人群普伐他汀的前瞻性研究(prospective study of pravastatin in the elderly at risk,PROSPER)三大研究是针对普伐他汀的大规模临床研究,同时也涵盖对脑卒中的观察,给予试验药物普伐他汀 40mg/d 后,LDL-C 下降幅度在 23%~32% 之间,脑卒中的相对危

险性降低 5%~19%,对于 TC 和 LDL-C 水平正常或者正常高限的患者接受普伐他汀或安慰剂治疗,平均随访 5 年,发现治疗组心血管病病死率和非致命的心肌梗死发生率显著降低。对 3~36 个月间曾发生急性心肌梗死或者不稳定心绞痛的患者,接受普伐他汀治疗 6.1 年后,心血管病病死率和总病死率明显下降。同样,使用辛伐他汀的 4S 研究也发现,LDL-C 水平下降 1%,主要心血管事件发生率下降 1.7%,心肌梗死的发生率降低 42%,显示辛伐他汀对于冠心病伴高脂血症的患者可以降低冠心病死亡危险性。以上强有力的证据已经证实不论是何种他汀类药,心血管疾病患者降低血胆固醇水平均可获益,主要是因为控制血胆固醇于合适的水平,可以预防动脉粥样硬化,而降低血胆固醇可以减轻动脉粥样斑块,减少冠心病事件。

五、急性心肌梗死临床诊疗模式特点分析

过去 20 年间,我国冠心病死亡翻了一番,每年达 100 万,据世界银行估计,至 2030 年,我国罹患心肌梗死的人数将达 2 300 万,在内科住院的疾病中,急性心肌梗死患者的平均住院费用也居首位。20 世纪 70 年代后,随着急性心肌梗死治疗水平不断提高,急性期死亡率已由约 30% 下降至 8% 左右。药物再灌注治疗及急诊介入再灌注治疗目前仍然是公认的 ST 段抬高急性心肌梗死的主要治疗策略。近 20 年来,随着我国医疗体系建设的快速发展,医疗保险覆盖迅速扩展至全民,各级医院就医的患者人数短期内急剧增加,但目前我国急性心肌梗死诊疗模式怎样? 目前常用临床技术应用是否规范? 医疗花费如何? 患者能否真正从治疗中获益? 这些问题都没有答案。正是由于这些能够反映我国疾病诊疗现状、患者预后和费效比等研究数据的严重匮乏,限制了切实可行、适合国情的疾病防治政策方针、行业诊疗指南和临床路径等的科学制定。

2001 年,为了分析中国 ST 段抬高型心肌梗死的基线特征及治疗现状,低分子肝素和代谢调节在急性心肌梗死治疗中的临床试验评价研究(clinical trial of reviparin and metabolic modulation in acute myocardial infarction treatment evaluation,CREATE)中国课题组收集并分析了 2001 年 7 月—2004 年 7 月在中国 274 家中心入选的 7 510 例临床症状出现 12 小时内的 ST 段抬高型心肌梗死患者,分析基线特征及治疗现状。结果发现,ST 段抬高型心肌梗死患者中 11.5% 接受了冠脉介入(PCI)治疗,溶栓治疗 52.5%,冠状动旁路移植术(CABG)0.1%,总体接受再灌注治疗(包括溶栓及直接 PCI)为 62.4%。7 510 例患者中,共有 3 944 例(52.5%)接受溶栓治疗,其中接受链激酶 388 例(9.8%)、尿激酶 3 442 例(87.3%)、重组组织型纤溶酶原激活剂(recombinant tissue plasminogen activator,r-tPA)108 例(2.7%)。接受 PCI 治疗的患者有 866 例(11.5%),其中直接 PCI 749 例(86.5%)、挽救性 PCI 85 例(9.8%)、择期 PCI 32 例(3.7%)。总体接受再灌注治疗(包括溶栓及直接 PCI)为 4 693 例(62.4%)。仅有 7 例(0.1%)接受急诊冠状动脉旁路移植手术。此外,该研究还分析了患者住院期间药物治疗情况,发现住院期间阿司匹林应用比率高达 95.8%,静脉硝酸盐类药物应用比率为 91.8%,β 受体拮抗剂应用比率为 61.5%,血管紧张素转换酶抑制剂应用比率为 71.7%,降脂治疗应用比率为 71.3%。氯吡格雷及噻氯吡啶应用比率较低,为 27.8%。静脉血小板糖蛋白 II_b/III_a 受体拮抗剂应用比率为 0.3%。

2003 年,由中国中西医结合学会心血管病专业委员会发起,急性心肌梗死治疗状况调查协作组对北京地区 10 家三级甲等医院与 2 家二级甲等医院 2000 年 1 月—2001 年 3 月出院的 1 242 例急性心肌梗死病例临床资料进行回顾性分析,并对影响病死率的相关因素进行单因素和多因素的分析。结果发现,1 242 例急性心肌梗死患者平均年龄 63.0 岁,35% 的患者年龄 <55 岁,总病死率为 9.10%。37.9% 的患者进行了溶栓与急诊介入治疗,总再灌注治疗率 56.0%。住院期间各药物使用率如下:硝酸酯类药 90.0%,阿司匹林 87.8%,肝素 88.7%,β 受体拮抗剂 73.4%,血管紧张素转化酶抑制剂(angiotensin converting enzyme inhibitors,ACEI)77.6%,调脂药 43.6%,活血、益气中药静脉滴注 30.5%。多因素分析发现,可降低病死率的综合因素有再灌注治疗、调脂药物、静脉滴注中药、β 受体拮抗剂、ACEI、低分子肝素和洋地黄。

另一项评价我国急性 ST 段抬高型心肌梗死患者治疗现状的回顾性研究分析了 2001 年 3 月—2003 年 6 月我国 12 所医院注册的 518 例于发病后 12 小时内就诊的急性 ST 段抬高型心肌梗死患者的临床治疗信息。结果发现,近 1/3 的患者未接受任何形式的再灌注治疗,1/2 的患者接受了直接经皮冠状动脉介入治疗,1/5 的患者接受了溶栓治疗;年龄 >75 岁、合并糖尿病是患者未能接受再灌注治疗的预测因素。在药物使用方面,阿司匹林的使用率接近 100%,而 β 受体拮抗剂、ACEI、调脂药的使用率仍有待进一步提高;接受直接 PCI 治疗的患者总住院时间最短,且直接 PCI 治疗在住院期间的疗效优于溶栓治疗和单纯药物治疗。除外就诊时间长(>12h)以及医院因素(能否开展再灌注治疗)以外,年龄 >75 岁、合并糖尿病等是影响患者接受再灌注治疗的预测因素。

2012 年,在国家卫生和计划生育委员会"卫生公益性行业科研专项"的支持下,为全面反映我国急性心肌梗死城乡和地域间的诊疗差距实际状况,我国开始在全国组织实施"冠心病医疗结果评价和临床转化研究(China patient-centered evaluative assessment of cardiac events,China PEACE)",第一阶段在全国 31 个省、自治区和直辖市的 162 家二级、三级医院中,采用回顾性研究方法,定量评价既往 10 年我国急性心肌梗死和冠状动脉造影及经皮冠状动脉介入治疗(PCI)住院患者的诊疗模式和住院期间患者预后。该研究最终共入选 13 815 份研究病历,研究医院遍布全国 31 个省、自治区和直辖市,包括城市地区的 58 家三级医院和 5 家二级医院,农村地区的 99 家县级医院。研究发现:①10 年间我国 ST 段抬高型心肌梗死(st-elevation myocardial infarction,STEMI)患者的院内治疗结局未见明显改善:死亡或因病重放弃治疗(10.3% 至 10.1%);死亡、再发心肌梗死等并发症(17.5% 至 18.6%)。在校正病情严重程度后,结果相同。②包括静脉溶栓和急诊 PCI 在内的再灌注治疗是挽救 STEMI 患者生命的关键手段。但 10 年间,接受再灌注治疗的患者比例没有提高。在有再灌注指征的患者中,城市医院总再灌注率 55.0%~55.2%。虽然接受急诊 PCI 的患者比例从 10.2% 升至 27.6%,但接受溶栓的患者比例却从 45.0% 降至 27.4%。③10 年间,STEMI 患者救治依旧显著延迟,有超过一半的 STEMI 患者因就诊延迟,错失了再灌注治疗的机会。④在没有相应禁忌证的患者中,入院 24 小时内阿司匹林(79.3% 至 91.2%)和氯吡格雷(1.5% 至 80.7%)的使用显著增加。然而对于其他可以明确降低患者死亡率的药物,如 β 受体拮抗剂(52.3% 至 57.7%)、血管紧张素转换酶抑制剂或血管紧张素Ⅱ受体拮抗剂(61.8% 至 66.2%),

使用并无明显改善。⑤对于已被研究证明无效甚至有害的硫酸镁,10 年间使用率虽呈下降趋势(32.3% 至 16.4%),在 2011 年仍有约 17.1% 的患者在使用。目前虽然中药制剂在急性心肌梗死治疗有效性和安全性方面的证据已经陆续出现,但是目前仍缺乏大样本、多中心、随机双盲安慰剂对照的研究证据,更是缺乏与国际多中心合作的国内外公认的循证医学研究,但无论是入院 24 小时内,还是在整个住院期间,2001 年、2006 年和 2011 年均有 50% 以上的患者在使用中药制剂,且呈持续上升趋势。

急诊 PCI 和溶栓是治疗 ST 段抬高型心肌梗死的最关键环节,但有效治疗时间窗很窄,需在发病 12 小时内完成,且越早实施效果越好。总体而言,急诊 PCI 疗效优于静脉溶栓。但实施难度大,费用昂贵,对医院、人员、设备和整体系统要求高,只有具备国家相应资质的大医院和医生方可实施,使其应用的广泛性受到诸多限制。静脉溶栓简单易行,价格低廉,基层医院完全可以胜任。总结上面的研究我们可以看出,在 2009 年,英国的数据表明,其 ST 段抬高型心肌梗死患者的总再灌注率为 79%,静脉溶栓使用率高达 55%,急诊 PCI 的使用率仅 24%。相比而言,我国城市医院同类人群中静脉溶栓使用率远低于英国。中国尚属医疗资源明显不足的发展中大国,这一反差不能不引起我们的反思。另外,我国农村人口占到总人口的一半,静脉溶栓应当是一种适宜技术。无论是在城市医院还是县级医院,都应高度重视提高院内静脉溶栓的治疗率、及时率和正确率,大医院也不能因开展急诊 PCI 工作而忽视静脉溶栓。

六、我国急性心肌梗死二级预防药物应用现状

目前已经证实,急性心肌梗死二级预防药物的使用能够降低心肌梗死后不良心血管事件的发生风险。近 20 年来,随着我国急性心肌梗死发病率的逐年增高,急性心肌梗死的临床诊治情况也发生了根本变化。抗血小板和早期静脉内溶栓已成为目前国际公认的治疗急性心肌梗死常规而有效的治疗药物。在此基础上 ACEI、血管紧张素 II 受体拮抗剂(angiotensin-II receptor antagonists,ARB)等药物的使用对急性心肌梗死的治疗也具有积极肯定的疗效。大量研究还显示,急性心肌梗死患者出院后积极进行长期的抗血小板、降压、调脂及 β 受体拮抗剂治疗可进一步改善患者的预后。

为了了解我国对急性心肌梗死临床诊治以及出院后长期二级预防治疗的基本模式,2002 年,中国医学科学院阜外医院课题组与英国牛津大学临床试验和流行病学研究中心合作,对我国医院急性心肌梗死临床诊治及出院后长期二级预防治疗的药物使用的基本情况进行了调查研究,该研究在全国选择较有代表性的 2 500 余家医院,采用统一问卷的方式对各院心血管病主管医生进行调查。调查共收回有效问卷 1 919 份,应答率为 77%。调查结果显示,具有降低死亡等积极疗效的抗血小板、静脉溶栓和 ACEI 等药物已成为我国急性心肌梗死治疗的常规药物手段。90% 左右的被调查医生对这些药物的疗效均有明确认识。82% 的医生认为 β 受体拮抗剂对急性心肌梗死有积极疗效,但有 50% 左右医生以选择性使用为主,且用药剂量很小(约为国外常用剂量的 1/4),开始使用的时间也相对较迟。一些对改善患者预后并无积极疗效的药物(如硫酸镁、钙通道阻滞剂)或疗效尚不明确的药物(如中药制剂、蛇毒等)常规使用的情况仍较为普遍,尤其是硫酸镁(47%)和中药制剂(45%)。在急

性心肌梗死后的二级预防中,除阿司匹林外,对其余几类有效的治疗药物常规使用比例均较低,包括 ACEI(50%)、β 受体拮抗剂(35%)和他汀类降胆固醇药物(25%)。研究表明,目前我国急性心肌梗死和梗死后二级预防药物治疗模式与欧美等国家基本相似,但仍有不够规范之处。尤其是一些已被证明并无积极疗效的药物使用过度,而一些疗效确切的药物却使用不足。另一项来自于兰州地区急性心肌梗死的药物治疗现状的回顾性研究调查了 1991—2000 年住院确诊的急性心肌梗死患者 1 640 例的临床资料,观察其血脂、空腹血糖以及临床用药情况。结果发现,使用阿司匹林者占 90.7%,使用噻氯匹啶者只占 16.3%,使用肝素和低分子肝素钙者各占 1/3,使用 β 受体拮抗剂者占 46.8%,使用血管紧张素转换酶抑制剂(ACEI)者占 48.2%。姜阳在对 2004 年 12 月—2005 年 12 月大连市 6 所医院的 773 例确诊 STEMI 患者的住院病史资料的回顾性分析发现,773 例 STEMI 患者中,接受早期再灌注治疗的占 38.3%,26.0% 的患者接受了急诊 PCI 治疗,12.3% 的患者接受了溶栓治疗。在药物使用率方面,阿司匹林为 96.1%、氯吡格雷为 60.3%、ACEI/ARB 为 86.7%、他汀类为 93.8%、β 受体拮抗剂为 76.1%、低分子肝素为 96.5%。县级医院患者阿司匹林、氯吡格雷、低分子肝素、他汀类应用的比率明显低于另省级和市级医院患者。在静脉注射中药中,红花注射液、生脉注射液、刺五加注射液、参脉注射液、银杏达莫注射液常用,中药静脉应用比率达 40.1%。此外,彭悦蓉评价了复旦大学附属华山医院 2005 年 1 月—2007 年 8 月间急性心肌梗死患者院内及长期药物治疗现状,包括抗凝、抗血小板药物、ACEI、β 受体拮抗剂、调脂药等,并随访出院后 6 个月二级预防药物治疗情况。研究发现,住院期间患者阿司匹林的使用率达到 98.9%,氯吡格雷的总使用率为 76.7%,噻氯匹啶的总使用率为 20.5%,低分子肝素的总使用率为 93.2%,β 受体拮抗剂实际/适宜使用率为 91.8%,ACEI/ARB 的实际/适宜使用率为 93.7%,他汀类药物的使用率为 92%。对于随访时间满 6 个月的 131 例患者住院期间和随访 6 个月的药物使用率比较发现,除阿司匹林外其余药物的使用率与院内使用情况比较均有不同程度的下降。雷娟对非 ST 段抬高型急性心肌梗死和 ST 段抬高型急性心肌梗死的临床特点及治疗现状进行了回顾性分析,研究表明,非 ST 段抬高型急性心肌梗死组患者接受血运重建(经皮冠状动脉介入术或冠状动脉旁路移植术)和抗血小板药物治疗的比例均低于 ST 段抬高型急性心肌梗死组,在 β 受体拮抗剂、ACEI/ARB、他汀类药物的使用方面和 ST 段抬高急性心肌梗死组相比差异无统计学意义。通过上述研究结果可以看出,目前我国急性心肌梗死患者住院期间抗血小板治疗情况总体接近指南要求,且 β 受体拮抗剂、ACEI/ARB、他汀类药物的使用率较过去明显提高,但患者出院后冠心病二级预防药物的长期应用与指南要求相比仍存在明显的上升空间。

七、我国中、西医院急性心肌梗死住院患者临床特征及治疗状况差异

中医院是急性心肌梗死的重要治疗战场。近年来,随着急性心肌梗死治疗指南的推广及国家对中医院医疗资源投入的加大,中、西医院急性心肌梗死治疗的水平差距正在缩小。然而需要指出的是,和西医院相比,我国中医院急性心肌梗死患者在临床特征和治疗状况方面有其自身的特点。

2006 年,首都医科大学附属北京中医医院联合北京地区 6 家三级甲等中医医院及 4 家

三级甲等西医医院对 2005 年 1—12 月间住院的 595 例急性心肌梗死患者的临床资料进行了回顾性分析,研究发现,中医医院急性心肌梗死发病的男女比例为 1.57∶1,平均年龄(69.08±12.00)岁,西医医院男女比例 2.48∶1,平均年龄(62.71±13.00)岁,中医医院较西医医院女性患者比例高,年龄较大。在伴随疾病方面,中医医院急性心肌梗死患者伴随高血压、糖尿病、冠心病和脑卒中的比例明显高于西医医院。此外,中医院患者发生室性期前收缩(早搏)、室性心动过速、心室颤动等严重心律失常的比例也明显高于西医医院(39.7% vs 20.9%)。在疾病严重程度方面,中医院患者心功能 KillipⅡ、Ⅲ、Ⅳ级患者的比例均高于西医医院。在临床治疗方面,中医医院溶栓患者占总病例的 7.4%,介入治疗患者占总病例的 31.7%,其中急诊介入治疗 39 例,占总病例数的 13.7%;行 CABG 手术患者 2 例,均为延迟手术,总计再灌注治疗 103 例,再灌注率为 36.3%,而西医医院溶栓治疗占总病例的 7.7%;介入治疗者占总病例的 57.9%,其中急诊介入治疗 87 例,占总病例数的 29.1%,行 CABG 手术患者 34 例,占总病例数的 11.4%,其中 3 例为急诊 CABG 手术,其余为延迟手术,总计再灌注治疗 213 例,再灌注治疗率 71.2%。可见中医医院在介入治疗(包括急诊介入治疗)、CABG 手术治疗、总再灌注治疗率方面均显著低于西医医院。在药物使用方面,中医医院的硝酸盐类药物的使用率达 88.9%,高于西医院的 82.6%,钙通道阻滞剂的使用率也高于西医院,为 26.0% vs 16.7%,而 β 受体拮抗剂、调脂药及二磷酸腺苷(adenosine diphosphate,ADP)受体拮抗剂的使用率低于西医医院,分别为 66.2% vs 79.9%、56.8% vs 85.3%、45.9% vs 68.2%,而两组医院在阿司匹林、ACEI、低分子肝素、极化液(葡萄糖-胰岛素-氯化钾注射液)的使用比例上差异并无统计学意义。另外中医医院利尿剂和洋地黄制剂的使用率为 52.7% 和 27.4%,高于西医医院的 27.1% 和 11.7%。另一项对全国 26 家三级甲等中医医院 1 094 例急性心肌梗死的病例资料的回顾性分析也发现,中医院急性心肌梗死患者接受再灌注治疗的比率低于西医院,同时在 β 受体拮抗剂、调脂药及 ADP 受体拮抗剂的使用率方面也明显低于西医医院。

从以上回顾性研究可以看出,我国中、西医院急性心肌梗死患者在临床特征和治疗状况方面存在一定差异,总体来看,中医院患者在相关疾病临床指南指导的药物规范化治疗、再灌注治疗及血运重建率、病死率方面与西医医院相比依然存在一定差距。但需要特别指出的是,这种差距与我国中医医院急性心肌梗死患者的独特的临床特征密切相关,在与同期西医医院住院的急性心肌梗死患者对比中发现,中医医院急性心肌梗死患者具有就诊时间晚、发病年龄高、女性比例高、既往病史多、伴随疾病多、并发症多,即"一晚两高三多"的独立临床特征,这一独立的临床特征使得中、西医院急性心肌梗死患者人口学基线资料明显不同,因此治疗状况和预后也不尽相同。因此,应该加强中医医院再灌注与血运重建能力,强化中医医院急性心肌梗死规范化治疗的观念,突出中医药治疗急性心肌梗死特色优势,全面提高中医医院现代科技医疗能力,积极普及急性心肌梗死健康教育。同时,中医药参与急性心肌梗死治疗的临床研究亟待加强,中医医院应该更多地得到政府和社会的关注、支持和资源投入。

八、如何应对我国心血管病流行趋势的挑战

随着我国国民经济的快速发展和人民生活水平的不断提高,心血管病多重危险因素的

流行趋势不断上升,缺血性心脑血管病的发病率和死亡率也不断升高。虽然近年来在政府、医疗管理部门和人民大众的共同努力下,我国高血压、糖尿病、血脂异常等心血管病危险因素知晓率、治疗率和控制率有了显著的提高,在全面控烟及青少年体质提升方面取得了一定成绩,但是总体上我国心血管病整体防治水平和发达国家相比仍有一定差距。据统计,目前我国有高血压患者至少2.7亿,心肌梗死患者250万,心力衰竭患者450万,心血管病防治任务依然艰巨。如何有效预防我国心血管病的发生、降低病死率、改善预后是摆在每一个心血管临床医生面前的重要课题。

首先,预防心血管疾病的发生最重要的一点就是应从预防危险因素做起。心血管疾病是生活方式疾病,是与不健康生活方式(吸烟、不合理饮食、热量过剩和缺乏运动)所产生的多重危险因素(吸烟、高血压、高脂血症、糖尿病、肥胖)相关的疾病。虽然其致残和致死性后果在中老年时期,但其发病原因在青少年时期就已经开始。其发病规律是经历十多年或数十年的无症状隐袭起病与发展,而以突发致残或致死的后果结束病程。半数以上的急性心肌梗死发病前毫无先兆,早期死亡的病例中有半数发生在到达医院之前,没有机会接受现代技术的救治,部分患者冠心病的首发症状即为猝死。因此,对具有这样特征的疾病,怎样强调预防都不为过。心血管疾病的预防不能仅着眼于中老年人群,还要从青少年抓起,从源头治理。教育部门、家长和医务工作者都有责任采取切实有效的措施,教育与引导青少年从小养成健康文明的生活习惯,不沾染或告别烟草,对垃圾食品说不,热爱与坚持体育锻炼,培养良好的心理素质。对于已存有心血管危险因素的人群,应切实抓好一级预防,综合控制多重危险因素,控制高血压、血脂异常和糖尿病。其次,要建立并完善我国心血管病临床诊疗质量评价体系。近年来国家卫生健康委员会采取了一系列改善医疗服务质量的新举措,尤其是2011年颁布实施了二、三级综合医院和三级心血管病医院评审标准,要求医院按照临床路径开展急性心梗等多个单病种的诊疗工作,但现有急性心梗的临床路径和质量监测指标在完整性、可操作性、定量化和规范性等方面还存在较大的改善空间,尤其是应将急性心梗院内死亡等主要结局事件,以及STEMI患者静脉溶栓率、及时率、正确率等再灌注治疗指标作为核心指标参数进行定期量化评价。再次,要支持建立国家心血管疾病注册登记体系,制定心血管疾病关键数据变量、定义和数据库结构的国家标准,统一规范今后我国心血管疾病临床注册登记工作方案和数据采集等关键过程,确保登记数据的可比性和互用性等,使之成为未来各类心血管疾病诊疗证据产生的不竭之源,为科学制定政策奠定坚实基础。这一体系和平台还可为基层医务人员培训提供服务。最后,对于心血管急危重症,要积极开展规范实用的公众健康教育活动,由国家心血管病中心针对性地制订规范统一、浅显易懂、生动形象的公众心血管健康教育方案,由政府主管部门负责在全国推广实施,在全社会范围内大力宣传急性心梗发病后尽快就医的重要性,为改善再灌注治疗的及时性创造条件。

总之,随着我国心血管病主要危险因素的持续增加,我国心血管病的发病率和死亡率在相当长的时间内仍将持续增加,全社会必须高度重视坚持预防为主防治结合的方针,采取适合中国特点的切实可行的有效措施,才能更好地遏制心血管病的增长。

(褚福永 刘红旭)

主要参考文献

［1］谢学勤,张秀英,赵冬,等.北京市居民冠心病住院率及其变化趋势［J］.中华心血管病杂志,2012(03):188-193.

［2］MCMANUS DD,PIACENTINE SM,LESSARD D,et al. Thirty year(1975 to 2005)trends in the incidence rates,clinical features,treatment practices,and short-term outcomes of patients <55 years of age hospitalized with an initial acute myocardial infarction. Am J Cardiol,2011,108(4):477-482.

［3］陈伟伟,高润霖,刘力生,等.《中国心血管病报告2014》概要［J］.中国循环杂志,2015,30(7):617-622.

［4］高晓津,杨进刚,杨跃进,等.中国急性心肌梗死患者心血管危险因素分析［J］.中国循环杂志,2015,30(3):206-210.

［5］LAWLOR DA,SONG YM,SUNG J,et al. The association of smoking and cardiovascular disease in a population with low cholesterol levels:a study of 648,346 men from the Korean national health system prospective cohort study. Stroke,2008,39(3):760-767.

［6］王硕仁,刘红旭,赵冬,等.北京地区1 242例急性心肌梗死患者住院治疗状况调查［J］.中华流行病学杂志,2006(11):991-995.

［7］LI J,LI X,WANG Q,et al. ST-segment elevation myocardial infarction in China from 2001 to 2011 (the China PEACE-Retrospective Acute Myocardial Infarction Study):a retrospective analysis of hospital data. Lancet,2015,385(9966):441-451.

［8］蒋立新.China PEACE研究的启示——我国迫切需要进行心肌梗死等重大疾病的医疗质量改善研究［J］.中国循环杂志,2014,29(6):401-403.

［9］应飞.北京地区中、西医院急性心肌梗死患者住院治疗状况和病死率对比分析［D］.北京中医药大学,2007.

［10］田静峰,李俊德,雷燕,等.中国26家三级甲等中医医院急性心肌梗死住院患者临床特征及治疗状况调查［J］.中国中西医结合杂志,2012,32(3):329-332.

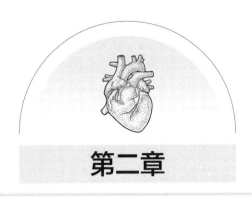

第二章

中医学对急性心肌梗死的认识及历史沿革

第一节 病 名

西医的急性心肌梗死（acute myocardial infarction，AMI）这一疾病，主要是由于冠状动脉粥样硬化斑块破裂引起血栓性阻塞所致的心肌细胞坏死，临床主要表现为胸痛，呈剧烈的压榨性疼痛或压迫感、烧灼感，常伴有大汗、恶心、呕吐和呼吸困难等。

在中医学中，病的定义主要通过症状表现来确定，西医学中的急性心肌梗死临床主要表现是胸痛，故相当于中医的"心痛"病。关于"心痛"的最早记载可追溯到《黄帝内经》。《素问·标本病传论》中曰："心病先心痛。"《灵枢·五邪》亦云："邪在心，则病心痛。"

《黄帝内经》中将心痛记载最为详尽的当属《灵枢·厥病》篇，后世众多医籍在其症状的描述上也未出此范围。本篇提出了五种"厥心痛"和一种"真心痛"的临床症状及表现。第一种"厥心痛"名曰"肾心痛"，表现为"与背相控，善瘈，如从后触其心，伛偻者"，即心痛可连及后背，心痛彻背，后背发紧，与右冠状动脉急性闭塞引起的症状有些相似。第二种"厥心痛"名曰"胃心痛"，表现为"腹胀胸满，心尤痛甚"，这与临床上高龄患者心肌梗死症状多表现为消化道症状（如胃痛）的情况极为相似。第三种"厥心痛"名曰"脾心痛"，表现为"痛如以锥针刺其心，心痛甚者"，而这种有针刺样特点的心痛与急性心肌梗死呈压榨样的钝痛不太相同，也不似主动脉夹层引起的撕裂样胸痛，可能不能算是真正意义上的急性心肌梗死。第四种"厥心痛"名曰"肝心痛"，表现为"色苍苍如死状，终日不得太息"，这种临床上相对少见。第五种"厥心痛"名曰"肺心痛"，表现为"卧若徒居，心痛间，动作痛益甚，色不变"。"卧"的古义是"伏在矮小的桌子上睡觉"，而不单是"平躺"的意思，所以"卧"有"伏、倚、靠"之义，"居"在古义中有"坐"的意思，故"卧若徒居"可以理解为倚伏着桌几如坐样，喘促而不能平卧，颇似合并有心力衰竭（简称心衰）、肺水肿的征象，稍活动则心痛加剧，说明心绞痛分级已高达加拿大心血管学会（Canadian cardiovascular society，CCS）Ⅳ级，有心肌梗死合并心衰的特点，相当于心肌梗死 Killip Ⅱ~Ⅲ级。

还有一种比"厥心痛"程度更重的情况，名为"真心痛"，其描述为"手足清至节，心痛甚，旦发夕死，夕发旦死"。"旦发夕死，夕发旦死"提示病情凶险，病死率极高，预后极差，相当于急性心肌梗死合并心源性休克，而"手足清至节"的表述则代表了"四肢不温，面色苍白，大汗淋漓"的症状群，说明已经出现了心功能严重降低所致低血压引起的器官灌注及功能异常，有中医"脱证"的含义。因此"真心痛"可能代表了急性心肌梗死出现高致死性并发症的一类情况。

综上所述，《灵枢·厥病》篇可谓将大部分冠心病临床症状表现总结了出来，虽不如现在认识的系统，在当时已算比较详尽，这也说明早在《黄帝内经》成书的时代就已经有了急性心肌梗死这种疾病。另外，《素问·脏气法时论》提出了"心病者，胸中痛，胁支满，胁下痛，膺背肩甲间痛，两臂内痛"代表的肩臂放射痛特点，丰富了"心痛"病的诊断依据；而《素问·厥论》中曰："手心主少阴厥逆，心痛引喉，身热死，不可治。"其指出了一种"心痛"的不典型表现，即"心痛引喉"，类似以咽喉部拘紧、拘急、烧灼感为显著征象的心肌梗死。

古人最终将以心痛为主要症状表现的疾病统称为"厥心痛"或"真心痛"，当然这两种病名是人为定义的，如何区分呢？这还得从古人对心之脏的病理生理认识谈起。当时认为，心脏在全身所有脏腑中拥有至高无上的地位，如《素问·灵兰秘典论》云："心者，君主之官也，神明出焉。"《针灸甲乙经·手少阴及臂凡一十穴》："心者，五脏六腑之大主也，为帝王，精神之舍也。"《中藏经·论心脏虚实寒热生死逆顺脉证之法》："心者，五脏之尊，号帝王之称也。"心为君主，为帝王，有重兵守卫，一般是不受威胁的，而代心承受威胁的则是包绕在心宫外围的心之包络，正如《灵枢·邪客》所云："心者，五脏六腑之大主也，精神之所舍也，其脏坚固，邪弗能容也，容之则心伤，心伤则神去，神去则死矣。故诸邪之在于心者，皆在于心之包络；包络者，心主之脉也。"《类证治裁·心痛论治》亦云："心为君主，义不受邪，故心痛多属心包络病。"

因此，将各种邪气侵犯心之包络引起的心痛者统称为"厥心痛"，《杂病源流犀烛·心病源流》中给出了确切的定义："厥心痛，因内外邪犯心之包络，或它脏邪犯心之支脉。"《难经·六十难》亦指出如《灵枢·厥病》中提出的"肾心痛""胃心痛""脾心痛""肝心痛"和"肺心痛"，"其五脏气相干，名厥心痛"。而若邪气直犯心君引起的致死性心痛者则称为"真心痛"，如《医学入门·寒类》中所定义"真心痛，因内外邪犯心君，一日即死"；又如《杂病源流犀烛·心病源流》所描述的"素无心病，卒然大痛无声，咬牙切齿，舌青气冷，汗出不休，手足青过节，冷如冰，是为真心痛，旦发夕死，夕发旦死"。

从"真心痛"邪气直犯心君的病理机制和"手足青至节、冷如冰、汗出不休"的临床表现以及"旦发夕死，夕发旦死"的预后综合来看，其类似于西医急性心肌梗死并发左心室泵衰竭引起的心源性休克，或者并发恶性室性心律失常以及出现各种机械性并发症的情况，属于急性心肌梗死当中的危重症。而"厥心痛"则相当于程度较轻一些的冠心病或能引起胸痛的心外疾病，这个范围涵盖甚广，包括血流动力学稳定、梗死面积相对小且局限、未出现明显并发症的急性心肌梗死，还有变异性、不稳定及稳定的心绞痛，以及各种需与冠心病相鉴别的心内、心外疾病引起的胸痛,如急性心包炎、主动脉夹层、急性肺栓塞、气胸、消化道溃疡及急性胆囊炎等。

另外,除了应用"真心痛"和"厥心痛"这两个病名,古人又根据心痛发作来势之急,而谓其"卒心痛"或"卒心厥"。然而,在一次心痛发作的持续时间上,古人并没有明确提及,这对心痛的鉴别诊断造成了一定困难。

综上所述,急性心肌梗死这个西医中的疾病,可以说包含了中医一部分的"厥心痛"和几乎全部的"真心痛";为了反映其病情之急、进展之速、转归之险,又可用"卒心痛"或"卒心厥"来形容。

第二节　病　因

关于本病病因,历代医家作了详尽描述,主要可以归纳为三个大的方面,即内因、外因和不内外因。

一、外因

古代医籍中普遍认为,寒邪为引起心痛的主要外邪,偶亦可由热邪引起。

《素问·调经论》曰:"厥气上逆,寒气积于胸中而不泻,不泻则温气去,寒独留,则血凝泣,凝则脉不通,其脉盛大以涩。"《类证治裁·心痛论治》言:"由寒邪攻触,猝大痛,无声,面青气冷,手足青至节。"《素问·举痛论》指出:"经脉流行不止,环周不休。寒气入经而稽迟,泣而不行。客于脉外则血少,客于脉中则气不通,故卒然而痛。"《金匮要略·胸痹心痛短气病脉证治》中薏苡附子散主之"胸痹缓急者"则是论心痛之急症,从用方可推其病因乃寒湿之邪上聚胸膈、闭阻心脉而为之。《诸病源候论》曰:"心痛者,风冷邪气乘于心也。"《备急千金要方》提出:"寒气卒客于五脏六腑,则发卒心痛胸痹。"《诸病源候论》曰:"其痛悬急懊者,是邪迫于阳,气不得宣畅,壅瘀生热,故心如悬而急,烦懊痛也。"《傅青主男科注释》载:"心痛之症有二:一则寒气侵心而痛,一则火气焚心而痛。"《古今医鉴》曰:"凡痛在心,连两胁至两乳下,牵引背饭匙骨下而痛者,实热也。"

二、内因

对于心痛的发病,体质虚弱或病邪致虚引起的虚证仍是根本病因。

《素问·举痛论》曰:"寒气客于背俞之脉则脉泣,脉泣则血虚,血虚则痛,其俞注于心,故相引而痛。"《金匮要略》提出"阳微阴弦"致胸痹心痛的理论,认为阳微者上焦阳虚,阴弦者邪之侵袭。《济生方》曰:"体虚之人,寒气客之,气结在胸,郁而不散,故为胸痹。"《圣济总录》曰:"卒心痛者,本于脏腑虚弱,寒气卒然客之。"《普济方》曰:"心虚之状,气血虚少,面黄烦热,多恐悸不乐,心腹痛难以言。"《景岳全书》曰:"气血虚寒,不能营养心脾者,最多心腹痛证。"

任应秋先生对心痛本虚的认识可谓很具代表性,他认为心的功能首先是主阳气,其次是主血脉,在心痛时,亦首先为阳气亏虚,其次才是血脉之损。因此治疗上常用"益气扶阳,养血和营,宣痹涤饮,通窍宁神"十六字来概括治疗大法。

三、不内外因

不内外因一般包括情志、饮食、起居等因素,属于现代社会学的范畴,在这一点上,中医理论更能溯本求源,追寻到发病的社会学因素。西医当下提倡的"生活方式调整"在冠心病二级预防中重要作用的理念也属于此范畴,由此可见中医病因学在疾病认识当中的重要地位。

情志因素,是一个重要的致病因素,也是一个常见的诱发因素。现今人们普遍面临较快的生活节奏、较大的工作压力等,均影响着人的情志,导致气机郁结。古代医籍中关于情志致病的记载已很到位,如《难经·四十九难》曰:"有正经自病,有五邪所伤,何以别之? 然:经言忧愁思虑则伤心。"《太平圣惠方》曰"夫思虑烦多则损心,心虚故邪乘之",阐述了七情过激造成气血逆耗,心脉失调,痹而致痛。《证治准绳》曰:"夫心统性情,始由怵惕思虑则伤神,神伤脏乃应而心虚矣。"

饮食与起居因素,可以说是冠心病发病人群逐渐年轻化的重要原因,古代医家对此认识已很深刻,如《济生方》曰:"夫心痛之病,皆因外感六淫,内沮七情,或食生冷果食之类。"《儒门事亲》也认为:"夫膏粱之人,起居闲逸,奉养过度,酒食所伤,以致中脘留饮,胀闷,痞膈醋心。"如高脂肪、高热量、多油炸的饮食习惯,以及久坐少动的生活方式,长此以往,必然会损害冠脉血管内膜,从而造成不可逆的病理改变。

黄丽娟教授特别注重时代变迁所致的真心痛病因谱的变化,真心痛逐渐在四五十岁男性人群中多发起来,而且这类人群在社会中的压力大、饮食不规律,因此具有较为特殊的病因特点。黄老将周仲瑛的瘀热理论巧妙地运用到了这类人群的中医辨治当中。她认为,肝气郁滞产生瘀,瘀久而化热,故瘀热相搏为其根本病因,而其临床症状主要表现为"疼痛、舌紫暗、瘀斑、口唇青紫"的"瘀"象和"面色潮红、舌红、口渴、发热"的"热"象。另外,还有冠脉介入术后的患者,其中绝大多数存在介入后焦虑状态,这又是"瘀热在心经"的情况。因此,在调病机的基础上兼顾瘀热病因的治疗,凉血以清解血分之火热,散瘀以使热毒失去依附,获得了较好的临床疗效。

四、继发病因

相对于内因、外因和不内外因这些原发病因,还存在一类在疾病进展当中逐渐形成,并作为一种新的致病因素影响着疾病最终发病及转归,可以称为继发病因,而探讨最多的则当属"痰浊"和"瘀血"。《症因脉治·胸痛论》提出"内伤胸痛之因,七情六欲,动其心火,刑及肺金;或怫郁气逆,伤其肺道,则痰凝气结;或过饮辛热,伤其上焦,则血积于内,而闷闭胸痛矣",指出痰凝、血瘀都可致心痛。从五脏相关角度看,心痛与肝、脾、肾关系密切,劳倦饮食常伤脾,情志不遂多损肝,年老体衰多肾亏,久之痰浊、瘀血等病理产物不断阻于心脉,致使心脉闭塞或挛急而发为心痛。

瘀血导致的疾病可谓种类繁多,而且往往是重病、久病、顽症痼疾及难治病的象征,其严重程度甚于气之为病,瘀血所致的真心痛就属于其中一种。因此,活血化瘀一直为现代医家所推崇。其中,冠脉介入手术作为一种特殊的非药物急救疗法,在真心痛治疗中扮演着重要角色,起到了疏通血脉的作用。另外,痰浊与瘀血均可以通过影响气机而互见,最终形成痰瘀为患的病理改变。邓铁涛教授认为在化瘀血的同时,还要兼顾化痰浊,并在此方面做了大量的临床研究,证实了化痰逐瘀法较好的临床疗效。但是,不管是瘀血还是痰浊,终究是引发真心痛的一个病因而已,如果仅针对中医的病因来治疗,而不去探求病机的发展规律及患者的整体状态,则不能解决根本问题。邓老也指出,在治疗痰瘀的同时,还要考虑到人体正气的盛衰。因此,病因与病机要有机地结合起来,以为我们辨证论治服务。

第三节　病　机

张仲景在《金匮要略·胸痹心痛短气病脉证并治》中云:"夫脉当取太过不及,阳微阴弦,即胸痹而痛,所以然者,责其极虚也。今阳虚知在上焦,所以胸痹、心痛者,以其阴弦故也。"将本病列为"胸痹"范畴,把病机归纳为"阳微阴弦",即胸阳不足、阴邪搏结所致,为本虚标实之证。特别提出"胸痹缓急",心痛有时缓,有时急,但重在急。脉浮取而微,主阳(胸阳)不足;沉取而弦,主阴邪(水饮或痰涎)盛;邪正相搏,故主胸痹或心痛。"阳微阴弦"是其关键病机。

其认为胸中阳微不运,阴邪(水饮或痰涎)搏结,所以发生喘息咳唾、胸背牵引疼痛和短气等一系列症状。寸口脉沉迟,是胸阳不振之象,最易导致水饮的停留;关上出现小紧之脉,是胃脘有水饮结聚之征。治宜宣痹通阳,豁痰下气,用瓜蒌薤白白酒汤。若痛剧而无休止,身寒肢冷,喘憋不得卧,为胸痹重症,属沉寒痼冷,宜用乌头赤石脂丸温通,以助阳止痛。若疼痛虽暂时缓解,而又突然加重,可用薏苡附子散以缓和疼痛。另外,痰湿之性黏滞,故胸闷痛,痛彻背部,治宜通阳泄浊,化痰降逆,用瓜蒌薤白半夏汤。若见胸中痞气、胸满、胁下逆抢心之症,不但说明病势由胸部向下扩展到胃脘两胁之间,而且胁下之气又逆耳上冲,"非但气结阳微,而阴气并上逆矣"(《医述·胸痹》),可用枳实薤白桂枝汤通阳开结,泄满降逆。治疗胸痹一病,除上述祛邪诸法外,应时时以补养阳气为念,可根据各个阶段的治疗情况,详察虚实,可用人参汤以扶助正气,养阳化阴。

现代众多医家均对该病有较深刻的认识。

蒲辅周认为冠心病属虚证而不是实证,虚多实少,病因是"心气不足,营气不周",故治疗以补为本,以通为用,"通心气,调营卫",主张"活血顺气",不主张"破血攻气"。

李斯炽认为:"瘀血者固为多见,但阴阳气血亏虚及气滞痰阻者亦属不少,若概以逐瘀之法,则不能完全切中病情。"特别是对于久心痛的治疗更应注意扶持阴阳气血,纵然有瘀血、痰浊者,祛瘀逐痰,不宜用猛剂,祛痰如温胆汤、瓜蒌薤白半夏汤之类,逐瘀如丹参、当归、郁金、鸡血藤、琥珀之类。

岳美中对心痛的治疗主张"浊阴弥漫勿用阴柔",认为心属少阴,体阴而用阳,一有浊阴,则发生胸痹,必须采用阳药及通药以廓清阴邪,不可掺杂阴柔滋敛助长阴邪之品,常以血府逐瘀汤去芍药加温通药。

张伯臾亦认为心痛为本虚而标实,本虚者可阴虚,可阳虚,然以阳虚居多;标实者,寒凝、气滞、血瘀、痰浊也。治疗上主张"宜温阳通阳而不宜补阳,宜益气补气而不宜滞气,宜活血行血而不宜破血,宜行气降气而不宜破气,宜化痰豁痰而不宜泻痰,宜散寒温寒而不宜逐寒"。

董建华认为冠心病即胸中气血痹阻塞滞而导致心脏功能失调的病证。根据冠心病所表现的胸膺部憋闷、疼痛时作、痛有定处这些共同临床表现,便可以确定气滞血瘀是冠心病的共同病机,无论是缘于老年气虚,还是寒凝痹阻,痰瘀互阻,均发生气血运行障碍,而引起胸痛。董氏对冠心病的基本治法为疏调气机,化瘀通脉,认为冠心病心绞痛之心阳不振是常变,阴虚火旺是阶段性变化。因此治疗宗旨以温通为主,顺乎生理,使气血通畅,阳通营和,心绞痛才得以缓解。

冠心病心绞痛虽以疼痛为主症,气滞、血瘀、痰结普遍存在,易显标实,但本病以年老体弱者居多,因其脏腑功能失调,且经年累月,心气最先受累,心气不足,营运无力,血脉滞涩,终致瘀血、痰浊阻遏。心气不足是本源,临床董氏注重补养心气,通补兼施,常用人参、黄芪、党参等。

"心阳,阳中之阳也",邓铁涛在病机上十分重视心阳。心气又是心阳的具体表现。冠心病患者大多以心痛、胸闷、气短为主要症状,结合临床,邓氏认为仲景关于"胸痹心痛短气病"的有关论述和治疗经验是至关重要的。仲景论胸痹着重于阳虚和痰湿,所列方剂大多也是以除痰、宣痹、通瘀、益气为主。又因为气虚痰瘀与脾胃有密切关系,故临床治疗选方用药,邓氏喜用李东垣从脾胃论治的思路。实践证明,补法和通法是治疗冠心病不可分割的两大原则,临床究竟是先通后补,或是先补后通,通多补少,或补多通少,或一通一补,通补兼施,应根据冠心病的各类型,视具体情况权衡而定。不能只补虚,而忽视疏导痰瘀,也不能一通到底而不予以固本扶正。邓氏曾见一些患者单纯长期服用通窍祛瘀药,往往反而使气短、疲倦、乏力、眩晕等症状加重,这是值得注意的。根据观察,气虚、痰瘀闭阻型患者,临床颇常见,是一个虚实相兼的类型,用补气、化痰、通瘀法治疗,邓氏常选用温胆汤加减。

邓氏对急性心肌梗死的治疗主张以治标为主,以攻瘀为重点,同时治本。心肌梗死以标证为主要矛盾,即痰瘀闭阻型、痰瘀闭阻阴虚型、痰瘀闭阻阴阳两虚型,随证变通诊治。因急性心肌梗死多数病例都有较剧之心绞痛,故通脉止痛是抢救的首要治法。

颜德馨在心血管疾病的临床中特别强调"有一分阳气,便有一分生机"。大气者,阳气也,胸中大气即上焦阳气,临床常用以附子为主的方剂治疗心血管疾病的急危重症,多有良效。附子禀雄壮之质,有退阴回阳之力、起死回生之功,其通行十二经脉,专能振奋阳气,祛逐阴寒,为回阳救逆第一品药。

冠心病主要表现为心胸疼痛,这是瘀血的主要依据。心主血脉,脉为血之府,血管为血液循环的道路,心血管病变与血液运行正常与否有关。瘀血是指瘀积不行、污秽不洁、已离经脉的血液,以及久病影响到脉络出现的病变,瘀血既是其他病因导致的病理结果,又是引起许多疾病的致病因素。用瘀血学说统率心血管疾病的临床,疗效显著。在活血化瘀大法下,注重辨证。颜氏临床用药时配伍归经颇讲究,如常用菖蒲引经,缓解症状迅速。在辨证用药上,琥珀有纠正心律、镇静催眠的作用,对冠心病发生之期前收缩,用琥珀与人参粉、珍珠粉和匀吞服,疗效满意。

任继学认为真心痛之发生因"心之先天"已禀五行失序、阴阳不和,暗含厥心痛之基因,复因情志之变、饮食之伤、劳逸之耗、外邪之害等,造成脏真受损,心脉痹阻,心营不通。营气不从,逆于肉理,则血壅肉腐,生热聚毒,心脉之脉络俱为腐毒所伤、痰瘀所阻,心体大损,心脉闭塞,心君不明,终则引起气血逆乱,阴阳欲绝,神机将息,危在旦夕。要而言之,心脉瘀窄、少阴经脉绌急为发病的病理基础。任氏将真心痛分为初期证、中期证(病程已愈 15 日)和恢复期(病程已愈 35 日)。初期治以活血行瘀,清心解毒,方药以四妙勇安汤为主;中期治以益气养阴,活络和营,方药以滋阴生脉散加减;恢复期治以益气和中,养心和营,方药用生脉建中汤。

赵锡武对胸痹心痛的治疗,重视脏腑相关,特别重视"心胃同治",对于餐后剧痛或餐后规律性发作的各类心律失常,善于用瓜蒌薤白半夏汤合橘皮枳实生姜汤。临床所见,不仅可以改善症状,部分心肌缺血所致之心电图改变也有所好转。从西医学观点来说,心绞痛严重发作时,可伴有恶心、呕吐、上腹部饱胀等消化道症状,说明合用这类方剂,心胃同治,对于治疗胸痹心痛有一定意义。

赵老治心绞痛一般不用活血药,只有在病情发展,合并心功能不全时,才用当归芍药散。本方仲景原为妇人腹痛证所设。今赵老医治心绞痛别有深意。他认为,心绞痛为本虚标实,不可专事化瘀,故以归、芍、芎养血、畅血行、除血痹;苓、术、泽泻补脾利湿,对血瘀浮肿者尤宜。赵老说:治病须抓住气、血、水三字,此方三味血药,三味水药,而血药又兼疏肝,俾气血得和,而痛证得除,意甚精深。

除了以上名家,很多学者、医者也做了大量的临床研究,以具体的数据反映了 AMI 的病机情况。

李锡光指出气虚血瘀是 AMI 的重要病机,而心脉绌急是 AMI 的重要病因。据尹克春等对 65 例 AMI 患者进行中医辨证分型回顾性分析,结果表明 65 例 AMI 中各型所占的比例为痰浊闭塞 > 气滞血瘀 > 气阴两虚 > 阳气虚。无溶栓指征 AMI 中医辨证分型以虚证多见,占 57.14%,以气阴两虚证分布居多,占 38.10%。有溶栓指征 AMI 中医辨证分型以实证多见,占 46.8%。张问渠等经过观察 60 例 AMI 患者发现舌苔厚腻者达 73.4%。提示随着人们居住环境的变化、生活水平的提高,痰浊之邪在 AMI 的发病上应该引起足够的重视。董泉珍回顾分析 304 例 AMI 患者发现心气不足型占 62.17%,心血瘀阻占 93.09%,痰浊闭阻型占 59.87%,心阴虚型占 17.10%,气滞心胸型占 12.17%。

刘红旭等对北京地区中医医院 400 例 AMI 患者住院治疗状况调查显示:400 例患者标实证中血瘀、痰阻者所占比例最大。血瘀者 372 例(93%),痰阻者 212 例(53%),气滞者 48 例(12%),寒凝者 4 例(1%)。本虚证中以气虚最多见。400 例患者中气虚者 237 例(59.25%),心气虚者 96 例(24%),脾气虚者 24 例(6%),肾气虚者 5 例(1.25%),阴虚者 109 例(27.25%),心阴虚者 25 例(6.25%),肝肾阴虚者 5 例(1.25%),阳虚者 15 例(3.75%),心阳虚者 16 例(4%),肾阳虚者 3 例(0.75%),阳脱者 1 例(0.25%)。

朱红俊采用病史回顾与问卷调查形式统计了以研究 AMI 中医证型与梗死部位相关性的 88 例 AMI 患者的病例信息,其中中医证型以痰浊闭塞证、心气不足证、阳气欲脱证多见,三者共 78 例;气滞血瘀证、阴寒凝滞证、阴血亏虚证少见。前壁、下壁 AMI 主要表现为痰浊闭塞证、心气不足证和阳气欲脱证;后壁 AMI 主要表现为气滞血瘀证、痰浊闭塞证和阳气欲脱证;右室 AMI 则主要表现为心气不足证和阳气欲脱证;前间壁 AMI 只表现为阴血亏虚证。中医证型与 AMI 梗死部位有较强的相关性($P<0.05$)。

周国栋回顾性研究分析 172 例 AMI 患者资料,发现 83 例气虚血瘀型患者梗死后早期有 13 例发生了心绞痛,发生率为 15.66%;34 例痰浊中阻型患者 12 例发生心绞痛,发生率为 35.29%;27 例痰浊血瘀型患者 9 例发生心绞痛,发生率为 33.33%;28 例心阳虚衰型患者 6 例发生心绞痛,发生率为 21.43%。结果中可以看出,气虚血瘀型梗死后早期心绞痛发生率最低。痰浊中阻型与痰浊血瘀型的梗死后早期心绞痛发生率均较高,与气虚血瘀型比较差异具有统计学意义($P<0.05$)。虽然心阳虚衰型的梗死后早期心绞痛发生率高于气虚血瘀型,但两者间差异无统计学意义($P>0.05$)。

王玲等检索到的有关 AMI 中医辨证治疗(包括中西医结合治疗)和临床证候相关性研究文献 40 篇,实际符合文献选择标准的文章 24 篇,累计病例 2 593 例,研究发现其中实证 1 484 例,虚证 774 例,虚实夹杂 335 例,分别占总病例数的 57.2%、29.8%、12.9%。血瘀证(血瘀、气滞血瘀、气虚血瘀、心血瘀阻)926 例,占总病例数 35.7%;痰证(痰浊阻滞、痰热扰心)347 例,占总病例数 13.4%;痰瘀并见(痰热瘀结、寒痰血瘀、痰瘀互阻)388 例,占总病例数 15.0%;血瘀、痰浊总计 1 661 例,占总病例数 64.1%。其中排在临床分型治疗 AMI 文献中前五位的是:心血瘀阻型 347 例,占总病例数的 13.4%;痰浊阻滞型 343 例,占总病例数的 13.2%;气虚血瘀型 297 例,占总比例数的 11.5%;心气虚 269 例,占总病例数的 10.4%;气滞血瘀 248 例,占总比例数的 9.6%。通过以方测证的方法,依据病例数的多少,排在前五位的证型是阳气虚弱、气阴两虚、气滞血瘀、气虚血瘀、痰热瘀结。

涂秀华将 AMI 分为三期治疗:①早期:气滞血瘀型,治以益气养血,振奋胸阳,用保元汤合血府逐瘀汤加减;气阴两虚,血瘀痹阻型,治以益气养阴,活血化瘀,用生脉散加味;心阳虚衰,寒凝心脉型,治以温补心阳,祛寒通脉,用当归四逆汤;阳脱阴竭型,治以回阳救逆,用四逆加人参汤或参附汤等。②中期:气虚型,气阴两虚兼血瘀者,治以益气养阴,活血化瘀,用生脉散伍用活血化瘀药物如冠心Ⅱ号、血府逐瘀汤等;痰瘀痹阻型,治以温化痰饮,健脾利湿,宣痹通阳,用温胆汤合瓜蒌薤白半夏汤。③恢复期:气虚型,气阴两虚兼有血瘀或有痰浊未尽,治以益气养阴,活血化瘀,用补心丹加减。

赵冠英则根据 AMI 的发病特点总结出分期论治法:①危重期(发病 1~6 天):证属阳虚欲脱,血瘀痰阻,每用温阳救逆汤(红参、麦冬、五味子、熟附片、丹参等)急煎频服或鼻饲;②演变期(7~12 天),证属阴阳两虚,气滞血瘀,方用党参、黄芪、桂枝、黄精、麦冬、当归、三七等;③恢复期(4~6 周)证属心气不足,脉络失畅,方用黄芪、党参、白术、川芎、石菖蒲、当归、鸡内金、大黄、三七粉等。

王玲等分析 AMI 基本方治疗的文献 30 篇共 1 478 例病例,结果显示益气温阳、益气养阴、活血祛瘀、理气止痛、益气活血、清热化痰、活血通痹、活血化瘀为临床常见的主要研究的治法。

(孙　晴)

主要参考文献

［1］李锡光.急性心肌梗死的辨治体会［J］.中医药通报,2003(2):101-103.

［2］尹克春,罗翌,张北平,等.急性心肌梗死65例辨证分型特点及预后分析［J］.实用中医药杂志,2001(1):3-4.

［3］张问渠,等.对急性心肌梗塞几种夹痰浊病症的防治［J］.上海中医药杂志.1984(1):12.

［4］董泉珍,王小沙.中西医结合治疗急性心肌梗塞304例临床观察［J］.中国中西医结合杂志,1999,19(8):457.

［5］朱红俊.急性心肌梗死中医证型与梗死部位相关性研究［J］.现代中西医结合杂志,2005(13):1672-1673.

［6］周国栋.中医辨证分型治疗与梗塞后早期心绞痛发生率的关系［J］.中国中西医结合杂志,1999(1):55.

［7］冯晓静.急性心梗的心电监护与中医辨证关系观察［J］.内蒙古中医药,1999(3):47.

［8］郑敏,李春梅,刘英华,等.彩色多普勒超声观察气虚型心肌梗塞患者早期左室功能改变［J］.中医药学报,1998(3):18-19.

［9］王玲,邹志东,刘红旭.中药静脉注射制剂治疗急性心肌梗死研究进展［J］.中国中医药信息杂志,2006(8):91-93.

［10］涂秀华,陈益廷,杨思.急性心梗属中医胸痹心痛范畴［J］.实用中西医结合诊断治疗学,2004,11(8):76-78.

［11］赵冠英.真心痛(急性心肌梗死)［J］.实用乡村医生杂志,2001(04):23.

［12］王玲,邹志东,刘红旭.急性心肌梗死中医证候规律研究［J］.中国中医急症,2007(3):302-305+310.

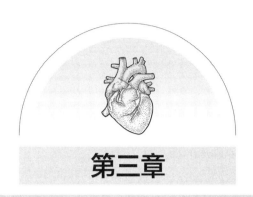

第三章

急性心肌梗死的中医证候学研究

第一节　证候、证素、病死率相关性研究

急性心肌梗死（acute myocardial infarction，AMI）为临床常见急危重症，具有较高的病死率。中医学无 AMI 病名，但据其症状可将其归于"真心痛""厥心痛""卒心痛"等范畴。在治疗方法不断发展的时代，探索中医药如何在 AMI 的治疗中发挥更积极的作用，深入了解 AMI 的中医证候规律、提高辨证论治水平是有效的方法。近年来中医及中西医结合相关学者对 AMI 中医证候学、证素及病死率方面均做了一定的研究，提示中医诊治系统的辨证论治在 AMI 的防治中具有一定的特色，具有自己独有的优势。辨证论治是中医学的重要特点，而中医证候是辨证论治的主要临床基础，其中的"证"，是中医辨证论治整个诊治系统施行的基础平台，只有辨对了"证"，才能正确指导临床医生认识疾病、制定治则治法和遣方用药，提高中医药诊疗规范和水平，从而加强中西医结合治疗 AMI 的疗效，降低 AMI 病死率。

一、中医证候、证素相关性研究

证候，又称病证、证型或辨证，通常简称为"证"。证，是对疾病过程中所处一定阶段的病位、病因病性以及病势等的病理概括。证候是指每个证所表现的具有内在联系的症状、体征。证既不是症状，也不是病名，是经过医生全面仔细的诊察和思考之后，用于说明疾病情状的一种术语。它可以在概括疾病共性的基础上，不同程度地揭示患者的病机特点和个体差异性，能够比较集中地反映出疾病的病因、性状、部位、范围及动态等多方面的信息，从而给医师提示治疗疾病的具体方向。日常用来表述证候概念的普遍形式皆以气血、阴阳、虚实、寒热等为核心，再与脏腑、六淫、六经、卫气营血、三焦、痰、食等概念进行有机结合而共同组成。

证素，即辨证的基本要素，是辨证的关键，证素是根据中医学理论而提炼出的具体诊断单元,临床所做的具体证名诊断都是由证素相互组合而构成的。

（一）中医辨证论治

中国中西医结合学会 1991 年修订了冠心病（coronary heart disease,CHD）中医辨证标准。但 AMI 的中医辨证分型一直未有统一标准,虽然国家中医药管理局医政司胸痹急症协作组在 1995 年制定了胸痹心厥（冠心病心肌梗死）急症诊疗规范,但各医家在临床辨证时仍有自己的辨证体系,导致其对临床的指导意义降低。

华非等将 AMI 分为六型辨证论治:阳气衰微用升脉四逆汤;气阴两虚用健心汤;痰浊内阻用豁痰通瘀汤;水气凌心用温化强心汤;阴虚用养阴豁痰汤;瘀血用活血通瘀汤。经治疗病死率为 8.9%。

周约伯等对 254 例 AMI 患者进行临床分析:邪实分为寒痰瘀血型,治疗以南心一号（瓜蒌、薤白、半夏、桃仁、丹参、五灵脂、桂枝、三七、琥珀）为主;热痰瘀血型,治疗以南心二号（瓜蒌、桃仁、苦参、半夏、红花、蒲黄、五灵脂）为主。正虚分为阴虚型,治疗以生脉散为主;阳虚型,治疗以右归饮为主;阴阳俱虚型,治疗以炙甘草汤或金匮肾气丸为主;阴虚阳亢型,治疗以生地黄、白芍、夏枯草、生石决明、代赭石、牛膝、桑寄生、杜仲、菊花为主。经治疗 AMI 病死率为 14.9%。

涂秀华等将 AMI 分为早、中、晚 3 期治疗:早期分为气滞血瘀型（用保元汤合血府逐瘀汤加减）,气阴两虚、血瘀痹阻型（用生脉散加味）,心阳虚衰、寒凝心脉型（用当归四逆汤）和阳脱阴竭型（用四逆加人参汤或参附汤）;中期分为气虚型（用生脉散伍用活血化瘀类药物）、痰瘀痹阻型（用温胆汤合瓜蒌薤白半夏汤）;恢复期分为气虚型、气阴两虚兼有血瘀或有痰浊未尽者,用补心丹加减。

张华等对 108 例 AMI 患者进行研究,将本病分为气虚型（补阳还五汤）、血瘀型（血府逐瘀汤加减）、气阴两虚型（生脉散加减）、阳脱型（独参汤或四逆汤加减）和痰浊型（薤白半夏汤加减）,经治疗病死率为 9.26%。

国家中医药管理局医政司胸痹急症协作组制定的《胸痹心厥（冠心病心肌梗塞）急症诊疗规范》将 AMI 分为四型,连同并病共七型。痰浊闭塞证用瓜蒌薤白半夏汤,气滞血瘀证用血府逐瘀汤,阴血虚证用桃红四物汤送服六味地黄丸,阳气虚证用十四味建中汤,胸痹心厥并心水用葶苈大枣泻肺汤合真武汤,胸痹心厥并心悸用生脉注射液及人参芍药散或炙甘草汤,胸痹心厥并心脱用独参汤灌服及参附注射液、生脉注射液静推。

（二）中医证候的相关研究

1. **中医证型与梗死部位研究**　朱红俊采用病史回顾与问卷调查形式,统计 88 例 AMI 患者急性期中医辨证分型与梗死部位的关系。结果显示 88 例 AMI 病例中,中医证型以痰浊闭塞证、心气不足证、阳气欲脱证多见,三者共计 78 例;气滞血瘀证、阴寒凝滞证、阴血亏虚证少见。前壁、下壁 AMI 主要表现为痰浊闭塞证、心气不足证和阳气欲脱证;后壁 AMI 主要表现为气滞血瘀证、痰浊闭塞证和阳气欲脱证;右室 AMI 则主要表现为心气不足证和阳气欲脱证;前间壁 AMI 只表现为阴血亏虚证。

2. **中医证型与并发症关系研究**　尹克春等回顾性研究分析 65 例 AMI 患者中医辨证分型与心律失常、心力衰竭、休克三大并发症的关系,结果显示痰浊闭塞证患者心律失常发生率最高,为 46.51%;气阴两虚证患者心力衰竭发生率最高,为 54.55%;阳虚证患者心源性休克发生率最高,发生率为 40%。

周国栋回顾性研究分析 172 例 AMI 患者资料,发现 83 例气虚血瘀型患者梗死后早期有 13 例发生了心绞痛,发生率为 15.66%;34 例痰浊中阻型患者中有 12 例发生心绞痛,发生率为 35.29%;27 例痰浊血瘀型患者中有 9 例发生心绞痛,发生率为 33.33%;28 例心阳虚衰型患者中有 6 例发生心绞痛,发生率为 21.43%。结果可以看出,气虚血瘀型梗死后早期心绞痛发生率最低;痰浊中阻型与痰浊血瘀型的梗死后早期心绞痛发生率均较高,与气虚血瘀型比较差异具有统计学意义($P<0.05$);虽然心阳虚衰型的梗死后早期心绞痛发生率高于气虚血瘀型,但两者间差异无统计学意义($P>0.05$)。

冯晓静回顾性研究参与心电监护 AMI 患者 52 例,就其心律失常与中医辨证分型之间的关系进行观察分析得出,气虚血瘀型患者 34 例,出现快速型心律失常者 18 例,占 52.9%;缓慢型心律失常者 15 例,占 44.1%;传导阻滞者 1 例,占 2.9%。气滞血瘀型患者 18 例,出现快速型心律失常者 6 例,占 33.3%;缓慢型心律失常者 10 例,占 55.6%;传导阻滞者 2 例,占 11.1%。此型患者以缓慢型心律失常和传导阻滞多见。

3. 中医证型与冠脉介入诊疗相关性研究　张敏州等在对 AMI 患者的救治中,应用冠脉介入治疗手段干预的情况下,进行中医的辨证治疗,70 例患者术前证型分类中属气阳虚损者 5 例(7.1%)、气阴两虚者 2 例(2.9%)、气虚血(痰)瘀者 49 例(70.0%)、气滞血(痰)瘀者 6 例(8.6%)、寒凝血瘀者 5 例(7.1%)、其他类型者 3 例(4.3%)。术后第 7 天,再次进行辨证,则证型分类中属气阳虚损者 8 例(11.4%)、气阴两虚 6 例者(8.6%)、气虚血(痰)瘀者 50 例(71.4%)、气滞血(痰)瘀者 3 例(4.3%)、寒凝血瘀者 1 例(1.4%)、其他类型者 2 例(2.9%)。从结果中可以看出,大多数患者在经过介入治疗后标实的证候得以明显减轻或退居为次要矛盾,而且部分患者在经介入治疗后证型可能会发生根本变化。

陈昕琳等探讨 AMI 中医证型和冠状动脉狭窄程度的关系。将 100 例 AMI 患者参照《上海市中医病证诊疗常规》中胸痹心痛的辨证分型分为心血瘀阻证(14 例)、寒滞心脉证(3 例)、痰阻心脉证(39 例)、心气亏虚证(19 例)、心肾阴虚证(21 例)、心肾阳虚证(4 例)6 型;同时做冠状动脉造影检查,计算其狭窄程度积分。结果显示:痰阻心脉证的冠状动脉积分明显高于心血瘀阻证、寒滞心脉证、心气亏虚证和心肾阳虚证($P<0.01$);心肾阴虚证、心肾阳虚证冠状动脉积分高于心气亏虚证($P<0.01$);三证相兼组冠状动脉积分比单证组、二证相兼组高($P<0.01$)。

程康林、陈仁山等探讨 PCI 治疗对 AMI 中医证候积分的影响。观察 30 例行 PCI 治疗的 AMI 患者在术前、术后 3 天及术后 3 个月的中医证候量化积分变化情况。结果显示:PCI 治疗前胸痛、胸闷、烦躁、心悸等标实证积分显著升高;PCI 术后 3 天上述标实证积分与术前比较有明显降低,差异具有统计学意义($P<0.05$ 或 0.01);但气短、乏力、纳呆、面色、自汗等本虚证积分与术前比较未见明显变化,差异无统计学意义($P>0.05$);PCI 术后 3 个月各项证候积分较术前均有明显降低,差异具有统计学意义($P<0.01$);其中本虚证候积分与 PCI 术后 3 天比也有明显下降,两者差异具有统计学意义($P<0.01$)。该研究得出结论:PCI 治疗对 AMI 中医证候的转变有明显的影响,术前以标实证为著,术后随标实证的改善,本虚证更加突出。

史海波等对 238 例真心痛患者进行冠状动脉造影,比较不同证型间冠状动脉造影情况差异。结果显示不同证型的真心痛患者冠状动脉造影不同血管病变情况差异具有统计学意义($P<0.05$);气阴两虚、心脉瘀阻证病变血管多见于前降支,心阳欲脱证病变血管多见于右冠状动脉,差异具有统计学意义($P<0.05$);心阳欲脱证三支病变多见($P<0.01$)。

4. 中医证型与超声心动图结果的相关性研究　郑敏等通过应用彩色多普勒超声测定 20 例 AMI 患者左室功能并与 22 例正常组患者对照,发现 AMI 患者中心气虚兼阳虚患者心功能最差,其次为心气虚兼阴虚,而辨证无心气虚者的心功能基本在正常范围。

陈可冀等测定 AMI 患者射血分数发现,AMI 的中医辨证分型随心功能的改变而演变,无心气虚、心气虚兼阴虚、心气虚兼阳虚者,心功能呈阶梯形递减,气虚型左室射血分数(left ventricular ejection fraction,LVEF)值明显低于无气虚者。从血流动力学方面对 AMI 患者进行研究发现,血瘀型患者起病时均有血液流变指标的明显异常,尤其是纤维蛋白原、全血黏度及红细胞电泳时间。

5. AMI 舌象研究　刘红旭等对北京地区中医医院 400 例 AMI 患者住院治疗状况调查显示,住院的 AMI 患者舌质情况如下:舌胖大者 29 例(7.25%),舌有齿痕者 17 例(4.25%),舌瘦小者 4 例(1%),舌有裂纹者 4 例(1%)。舌苔中以苔白者最多,苔白者 210 例(52.5%),苔腻或水滑者 144 例(36%),苔薄者 100 例(25%),苔黄者 100 例(25%),苔厚者 24 例(6%),苔剥脱或少苔者 18 例(4.5%),苔灰者 2 例(0.5%),无苔者 1 例(0.25%),苔黑者 0 例。

杨燕生等对 154 例 AMI 患者进行中西医结合治疗(84 例)和单纯西医治疗(70 例)并观察舌苔变化,两组依入院顺序随机分配,均按中医辨证分型,结果显示早期 AMI 患者,单纯西医治疗时,明显向热痰血瘀型转化,尤以寒痰血瘀型最明显;其次为气滞血瘀型;再次为气阴两虚型和阳气虚弱型,寒痰血瘀型、气滞血瘀型多在 1~3 天转为热痰血瘀型,气阴两虚型、阳气虚弱型多在 5~7 天转为热痰血瘀型。而中西医结合治疗没有出现向热痰血瘀型转化的过程,而向正常转变。

王大江等根据中医舌诊有关舌苔厚度变化能够推断邪气进退的理论,将 AMI 患者分为厚苔组(43 例)与薄苔组(48 例),对两组的舌面 pH 值和舌苔脱落细胞进行了观察。结果表明 AMI 患者的舌面 pH 值随着病情的进展呈递增趋势,舌面 pH 值的变化与苔的厚薄没有相关性。薄苔组的苏木精-伊红染色法(hematoxylin-eosin staining,HE)染色背景较清晰,细胞分布较均匀,细胞相互重叠现象较少;厚苔组舌苔制片背景较模糊、混浊,细胞分布较密集,有较多的上皮细胞堆积、重叠现象。厚苔组的琥珀酸脱氢酶(succinate dehydrogenase,SDH)和乳酸脱氢酶(lactate dehydrogenase,LDH)活性明显强于薄苔组。结果认为 AMI 患者中厚苔组的舌苔细胞化学变化具有一定的规律性,值得做进一步的深入研究,使舌诊在微观辨证中发挥作用。

梁嵘等选择 32 例 AMI 患者探讨舌苔在判断 AMI 所引起应激反应程度与疾病预后中的价值。对 AMI 患者在入院的第 1、3、5、7、14 天分别记录其舌苔厚度、症状轻重程度,并测定血浆皮质醇、血浆胃动素(motilin,MTL)、血清胃泌素(gastrin,GAS)、人血浆表皮生长因子(human epidermal growth factor,h-EGF)、血清甲状腺素 T_3、T_4 的水平,观察 AMI 时舌苔厚薄变化与应激急速变化之间的关系。结果显示 AMI 患者发病第 1 天的血浆皮质醇、GAS、h-EGF

水平上升,T_3、T_4 水平下降。与此同时,舌苔平均厚度积分最高,为 (11.56 ± 4.64)mm。在不同辨证分组中,痰湿内阻证患者的舌苔厚度积分始终居高。舌苔厚度与 h-EGF 水平之间呈正相关;T_3 与发病天数正相关;T_4 与症状积分的变化呈正相关。提示舌苔厚度与 AMI 所引起的应激激素变化密切相关。

梁嵘等以 AMI 患者为研究对象,观察在采用溶栓疗法后,24 例患者的舌象变化,特别是厚苔之间的关系,探讨舌象变化及其规律在 AMI 转归中的诊断意义。观察结果表明本组 AMI 患者在病程的观察中,舌象的变化具有一定的规律性,但厚苔组与薄苔组比较,结果差异无统计学意义($P>0.05$)。但总的来看,第 3 天过后,随着病情的好转,厚苔出现率呈逐步递减趋势。舌质的变化表现为舌质由淡红到红,一部分患者由红转为淡红,但一部分患者出现由红转为暗红的现象。舌苔变化突出表现为原来为黄薄苔者,在病程中有向黄厚苔转变的趋势。当进入第 2 周时,随着病情的稳定,黄苔者下降,白苔者增多。从苔的厚薄角度来看,发病后薄苔的出现率下降,而厚苔的出现率上升。在病程的高峰期,黄厚苔的出现率升高明显。

6. **中医证型与 AMI 日分布的病理节律相关性研究** 曹飞、蒋梅先对 155 例 AMI 患者进行问卷调查并辨证分型,从中医时间医学的角度探究 AMI 的日发病节律。结果显示:155 例 AMI 患者中各中医证型的例数由多到少依次为:气虚血瘀证 > 心血瘀阻证 > 气阴两虚证 > 心肾阴虚证 > 气滞血瘀证 > 痰阻心脉证 > 阳气虚衰证 > 阴寒凝滞证。从 12 月至翌年 4 月的 AMI 患者中,实证显著多于虚证,实证、虚证、虚实夹杂证 AMI 发病高峰分别在下晡、日中、平旦,分别对应肺、心、肝三脏主时;AMI 中痰瘀证多于非痰瘀证,痰瘀证、非痰瘀证 AMI 发病高峰分别在下晡、日中,夜半时段痰瘀证 AMI 发生率高于非痰瘀证。该研究显示 AMI 发病具有一定的时间节律,12 月至翌年 4 月不同中医证型 AMI 发病高峰与五脏主时有一定关系。

(三) 中医证候文献分析的相关研究

王玲遵循循证医学的原则,在中文生物医学期刊数据库(Chinese Medical Current Contents,CMCC)运用中医、中药、中西医、心梗、心肌作为检索词检索了 1996 年 1 月—2005 年 6 月的资料,共有 1 169 篇文献,筛选出与中医或中西医结合研究 AMI 的有关文献 686 篇。

主要研究 AMI 中医证型类型、分布情况及一些证型中各症状出现频率情况。根据文献的研究内容,将 AMI 的中医和中西医结合研究的 686 篇文献分为临床研究、理论研究、综述 3 类,其中临床研究又分为中医临床辨证治疗、专方或基本方治疗、中医证候研究 3 个子类。

采用一定的资料入选标准和排除标准,在 686 篇文献中筛选出符合标准的文章 96 篇,其中理论研究文献 14 篇,临床研究文献 82 篇,将 82 篇临床研究文献又分为中医临床辨证治疗文献 32 篇、专方治疗文献 42 篇、其他 8 篇。从中医证型研究、中医临床辨证治疗、基本方治疗 3 个方面进行分析,以探讨 AMI 的常见证候及其临床表现。其中中医证候研究是将理论研究文献、临床研究文献中除去专方治疗文献的 54 篇文献中出现的证型及各症状进行归类整理,按出现频率统计,分析其证候情况;中医临床辨证治疗是以各证型的病例数多少来统计常见证型的;专方或基本方治疗是通过以方测证来研究 AMI 证候的。

在 54 篇文章中,有 26 篇对于证型有具体症状描述,由于考虑证候本身出现频率较低对分析症状出现频率时影响较大,故选取出现 5 次以上的证型进行分析其症状出现频率,分别是:气阴两虚型(18 次)、痰浊阻滞型(8 次)、气滞血瘀型(8 次)、阳虚欲脱型(6 次)、心气虚型(6 次)、气虚血瘀型(5 次)、心血瘀阻型(5 次)。

在中医证型分析中,根据纳入标准选择了 54 篇文献,以出现证候频率的高低计算,排在前五位的是气阴两虚、痰浊阻滞、气滞血瘀、心气虚、心血瘀阻;在临床辨证治疗及证候研究中选择了有确切的辨证证候分型及病例数的文献 24 篇,以出现的病例数多少来计算,排在前五位的是心血瘀阻、痰浊阻滞、气虚血瘀、心气虚、气滞血瘀,且血瘀证 > 痰瘀并见 > 痰浊证,血瘀、痰浊为 AMI 的主要病理机制,与以往血瘀致病的理论相同,痰浊也是不可忽视的一部分;在基本方研究中,功效较清晰的文献有 30 篇,通过以方测证的方法,依据病例数的多少及出现频率的高低计算,排在前五位的是阳气虚弱、气阴两虚、气滞血瘀、气虚血瘀、痰热瘀结。综合三方面,取两个角度出现频率都在前五位的证型,认为这些是临床常见证型,即心血瘀阻、痰浊阻滞、气滞血瘀、气虚血瘀、心气虚、气阴两虚型。

(四) 中医证型、证素的临床流行病调查研究

近年来,在 AMI 的中医证候、证素临床流行病学方面有不少的医家进行了研究。

刘红旭等对北京地区 5 家三级甲等中医院医院(首都医科大学附属北京中医医院、中国中医科学院西苑医院、中国中医科学院广安门医院、北京中医药大学东方医院、北京中医药大学东直门医院)1999 年 1 月 1 日—2001 年 12 月 31 日出院的 400 例 AMI 患者进行调查。调查的结果如下:

标实证:400 例患者中血瘀、痰阻者所占比例最大。血瘀者 372 例(93%),痰阻者 212 例(53%),气滞者 48 例(12%),寒凝者 4 例(1%),痰浊偏寒者 10 例(2.5%),痰浊偏热者 19 例(4.75%)。

本虚证:本虚证中以气虚最多见。400 例患者中气虚者 237 例(59.25%),心气虚者 96 例(24%),脾气虚者 24 例(6%),肾气虚者 5 例(1.25%);阴虚者 109 例(27.25%),心阴虚者 25 例(6.25%),肝肾虚者 5 例(1.25%);阳虚者 15 例(3.75%),心虚者 16 例(4%),肾阳虚者 3 例(0.7%),阳脱者 1 例(0.25%)。

舌象:舌胖大者 29 例(7.25%),舌边齿痕者 17 例(4.25%),舌瘦小者 4 例(1%),舌有裂纹者 4 例(1%)。舌苔中以苔白者最多。其中苔白者 210 例(52.5%),苔腻或水滑者 144 例(36%),苔薄者 100 例(25%),苔黄者 100 例(25%),苔厚者 24 例(6%),苔剥脱或少苔者 18 例(4.5%),苔灰者 2 例(0.5%),无苔者 1 例(0.25%),苔黑者 0 例。

脉象:脉虚无力、脉细或脉微者 162 例(40.5%),脉弦或紧者 161 例(40.25%),脉濡或滑者 118 例(29.5%),脉沉者 79 例(19.75%),脉数或促者 37 例(9.25%),脉迟或缓者 18 例(4.5%),脉结代者 12 例(3%),脉涩者 14 例(3.5%)。

董巧稚等对北京地区 13 家三级甲等中医医院及郊区县中医院 2005 年 1 月 1 日—2005 年 12 月 31 日住院的 AMI 患者,和全国 2006 年 1 月—2006 年 12 月 26 家三甲中医院住院的 AMI 患者进行统计,入选病例共计 1 350 例。回顾性分析女性 AMI 患者证候特点,并与 850 例男性 AMI 患者作为对照。

董巧稚的研究显示,证候分布方面,无论女性组和男性组,气虚证均为最常见(两组出现比例分别为 74.24% 和 75.47%)的证候,其次为血瘀证(两组出现比例分别为 69.63% 和 75.53%),再次是痰浊证、阳虚证(均高于 30%),而寒凝证、阴虚证、气滞证三证的出现比例较低(均低于 30%)。在女性组,寒凝证比例略高于阴虚证,气滞证比例最低;而在男性患者,阴虚证比例略高于气滞证,寒凝证比例最低。

女性 AMI 患者证候分布由高到低顺序为:气虚证(74.24%)> 血瘀证(69.63%)> 痰浊证(44.12%)> 阳虚证(31.42%)> 寒凝证(25.00%)> 阴虚证(15.76%)> 气滞证(10.70%)。

男性 AMI 患者证候分布由高到低顺序为:气虚证(75.47%)> 血瘀证(73.53%)> 痰浊证(42.59%)> 阳虚证(32.35%)> 阴虚证(23.52%)> 气滞证(11.60%)> 寒凝证(10.00%)。

经过对女性组与男性组的气虚证、血瘀证、痰浊证、阳虚证、气滞证比例进行比较,两组之间差异无统计学意义。而两组的阴虚证和寒凝证比例比较,差异具有统计学意义($P<0.05$)。结果表明,女性 AMI 患者寒凝证比例明显高于男性,阴虚证比例明显低于男性。

高铸烨等对中国中医科学院西苑医院 1999 年 1 月—2001 年 12 月的 117 例 AMI 患者进行调查研究。结果显示:①本虚证:本虚证中以气虚最多见。117 例中气虚者 83 例(70.94%),心气虚者 21 例(17.95%),脾气虚者 3 例(2.56%),肾气虚者 1 例(0.85%),阴虚者 37 例(31.62%),心阴虚者 10 例(8.55%),肝肾阴虚者 1 例(0.85%),阳虚者 7 例(5.98%),心阳虚者 6 例(5.13%),阳脱者 1 例(0.85%)。②标实证:117 例中血瘀、痰阻患者所占比例最大。血瘀者 109 例(93.16%),痰阻者 72 例(61.54%),气滞者 7 例(5.98%),寒凝者 1 例(0.85%),痰浊偏寒者 5 例(4.27%),痰浊偏热者 1 例(0.85%)。③舌象:舌胖大者 10 例(8.54%),舌有齿痕者 3 例(2.56%),舌质淡黯者 45 例(38.46%),舌质紫黯者 25 例(21.37%),舌质红绛者 5 例(4.27%),舌有瘀斑或瘀点者 4 例(3.42%),其他舌质者 2 例(1.70%)。④舌苔:苔中以苔腻或水滑者最多。苔薄者 24 例(20.51%),苔厚者 8 例(6.84%),苔腻或水滑者 36 例(30.77%),苔剥脱或少苔者 4 例(3.42%),其中苔白者 33 例(28.21%),苔黄者 20 例(17.09%)。⑤脉象:脉虚无力、脉细或脉微者 36 例(30.77%),脉弦或紧者 34 例(29.06%),脉濡或滑者 23 例(19.66%),脉沉者 11 例(9.40%),脉结代者 3 例(2.56%),脉迟或缓者 5 例(4.27%),脉数或促者 5 例(4.27%),脉涩者 5 例(4.27%)。

王玲采用临床调查表的方式对 2002 年 1 月—2005 年 12 月北京地区 6 家三级甲等中医医院及 8 家二级甲等中医医院的 AMI 住院患者进行调查。共 1 124 例有效病例,其中三级甲等中医医院(首都医科大学附属北京中医医院、中国中医科学院西苑医院、北京中医药大学东方医院、中国中医科学院广安门医院、北京中医药大学东直门医院、中国中医科学院望京医院)的病例共 648 例(57.7%);二级甲等中医医院(北京市中西医结合医院、首都医科大学附属鼓楼中医医院、北京中医医院怀柔医院、密云区中医医院、北京中医药大学房山医院、北京中医药大学东直门医院通州院区、中国中医科学院广安门医院南区、北京中医医院平谷医院)的病例共 476 例(42.3%)。用 ACCESS 建立数据库,经 SPSS 统计软件进行一般资料、危险因素、中医证型规律及其与并发症、预后关系等分析。

结果显示证素分布特征如下:1 124 例 AMI 患者证候拆分为气虚、血虚、阴虚、阳虚、气滞、血瘀、寒凝、痰阻等 8 个基本证素,其中虚证以气虚最多,为 653 例(58.1%),其他依次为阴虚 219 例(19.5%),阳虚 91 例(8.1%),血虚 63 例(5.6%);实证以血瘀最多,为 957 例(85.1%),其他依次为痰阻 580 例(51.6%),气滞 113 例(10.1%),寒凝 35 例(3.1%)。

临床证型分布特征:1 124 例 AMI 患者中共出现证型 74 个,其中单一证型 8 个,共 129 例(11.5%),复合证型 66 个,其中两个证素组合复合证型 23 个,共 538 例(47.9%);3 个证素组合复合证型 22 个,共 325 例(28.9%);4 个证素组合复合证型 18 个,共 129 例(11.5%);5 个证素组合复合证型 3 个,共 3 例(0.3%)。其中所占比例在 5% 以上的证型只有 4 个:气虚血瘀证、痰瘀互阻证、气虚兼痰瘀互阻证、气阴两虚兼痰瘀互阻证。

分类证型分布特征:将 1 124 例 AMI 患者中出现的 74 个证型分为虚证、实证、虚实夹杂证 3 类,其中虚证 59 例(5.2%),实证 347 例(30.9%),虚实夹杂 718 例(63.9%)。

农一兵等对北京 5 家三级甲等中医医院 2000 年 1 月 1 日—2001 年 3 月 31 日出院的所有资料完整的 288 例 AMI 患者的横断面调查数据进行了分析。

结果显示 288 例患者的证候因素中,以血瘀、痰阻和气虚最为常见,均占 50% 以上,分别为 244 例(占 84.7%)、161 例(占 55.9%) 和 159 例(占 55.2%)。其次为阴虚 68 例(占 23.6%)、气滞 49 例(占 17%)。另外,血虚 21 例(占 7.3%)、阳虚 17 例(占 5.9%)、阳脱 7 例(占 2.4%)、寒凝 3 例(占 1.0%),为少见证候。

各种证候因素很少单独出现,大都是以组合的形式。其中以两个证候因素组合的方式最多(146 例,占 50.7%),其次为 3 个因素(83 例,占 28.8%)、4 个因素组合(38 例,占 13.2%),单个证候因素(16 例,占 5.6%)、5 个因素组合(4 例,占 1.4%)少见。

两个证候因素组合中以血瘀痰阻最多见,共 53 例(占 18.4%),其次为气虚血瘀 38 例(占 13.2%)、气滞血瘀 32 例(占 11.1%),其他气阴两虚、气血两虚、阳虚血虚、阳脱血虚、气虚气滞、气虚痰阻、阳虚痰阻和血虚痰阻比较少见,从 6 例(占 2.1%)到 1 例(占 0.3%)不等。

3 个证候因素组合者,气虚血瘀 + 痰阻(38 例,占 13.2%)、气虚血瘀 + 阴虚(17 例,占 5.9%)为多;其次为血瘀痰阻 + 气滞(8 例,占 2.8%)、血瘀痰阻 + 阴虚或阳虚各 4 例(占 1.4%);气阴两虚痰阻 3 例(占 1.0%),气血两虚痰阻、阳脱血虚痰阻各 2 例(占 0.7%),气血阳虚、气血两虚血瘀、气虚气滞血瘀、气虚阳脱痰阻、阳虚血瘀寒凝各 1 例(占 0.3%)。

4 个证候因素组合以气阴两虚、血瘀痰阻为主(32 例,占 11.1%),气血两虚 + 血瘀痰阻、气阴两虚 + 气滞血瘀、阳气亏虚 + 血瘀痰阻、气阴阳虚痰阻等 2 例或 1 例不等。

单一证候因素和 5 个证候因素组合均十分少见。

田静峰等对 2006 年 1 月 1 日—2006 年 12 月 31 日全国 26 家三级甲等中医医院的 AMI 住院患者进行调查,收集病例 1 153 例,经核查共计 1 094 例有效病例。其中男性患者 718 名,占总病例数 65.63%;女性患者 376 名,占总病例数的 34.37%。中医证候方面显示实证以血瘀、痰阻为主,分别占总病例数的 78.06%、42.96%;虚证以气虚、心阴虚为主,分别占总病例数的 62.43%、21.12%。

石卉对北京地区 6 家三级甲等中医医院 1999 年 1 月 1 日—2008 年 12 月 31 日出院的 AMI 患者进行调查,对 AMI 患者的临床特征进行描述性分析。

(1) 基本证素方面:1999—2008 年 2 053 例 AMI 患者标实证中以血瘀、痰阻者所占比例最大,血瘀者 1 706 例(83.10%),痰阻者 1 204 例(58.65%),气滞者 179 例(8.72%),寒凝者

139例(6.77%)。本虚证中以气虚最多见,2 053例患者中气虚者1 398例(68.10%),阴虚者440例(21.43%),阳虚者143例(6.97%),血虚者69例(3.36%)。

2004年血瘀证患者所占比例最低,为70.29%,1999年及2001年血瘀证患者所占比例最高,皆为93.75%,1999—2008年血瘀证患者所占比例总体呈下降趋势。2003年痰阻证患者所占比例最低,为46.27%;2007年痰阻证患者所占比例最高,为66.77%,1999—2008年痰阻证患者所占比例总体呈上升趋势。2008年气滞证患者所占比例最低,为6.09%;2003年气滞证患者所占比例最高,为14.93%,1999—2008年气滞证患者所占比例呈下降趋势。2000年寒凝证患者所占比例最低,为0.62%;2006年及2007年寒凝证患者所占比例最高,分别为15.25%、19.21%,寒凝证患者所占比例呈上升趋势。通过趋势卡方检验,血瘀证、痰阻证、气滞证、寒凝证AMI患者各年差异具有统计学意义($P<0.01$)。

2003年气虚证患者所占比例最低,为50%;1999年气虚证患者所占比例最高,为89.06%,1999—2008年气虚证患者所占比例总体呈下降趋势。2004年阴虚证患者所占比例最低,为11.43%;1999年阴虚证患者所占比例最高,为38.28%,1999—2008年阴虚证患者所占比例总体呈下降趋势。2008年阳虚证患者所占比例最低,为1.92%;2006年阳虚证患者所占比例最高,为13.12%,1999—2008年阳虚证患者所占比例总体趋势无明显变化。2003年血虚证患者所占比例最低,为2.24%;2004年血虚证患者所占比例最高,为7.43%,1999—2008年血虚证患者所占比例总体趋势无明显变化。通过趋势卡方检验,气虚证、阴虚证、阳虚证、血虚证AMI患者各年差异具有统计学意义($P<0.01$)。具体见图3-1-1。

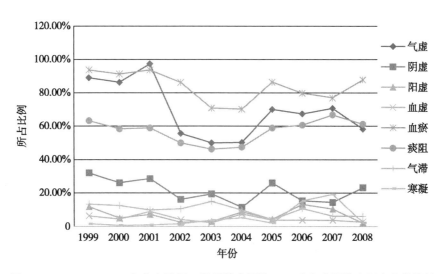

图3-1-1　1999—2008年北京地区三级甲等中医院AMI患者中医基本证素变化趋势

(2)中医证型方面:1999—2008年各年中医证型总频数分别为:35、29、23、30、38、50、52、72、66、74。频度高的前6位中医证型为气虚血瘀痰阻证、气虚血瘀证、血瘀痰阻证、气阴两虚血瘀痰阻证、气阴两虚血瘀证、气滞血瘀证。1999—2008年气虚血瘀痰阻证患者所占比例总体呈上升趋势;气虚血瘀证、血瘀痰阻证、气阴两虚血瘀痰阻证、气阴两虚血瘀证、气滞血瘀证患者所占比例均呈下降趋势。具体见图3-1-2。

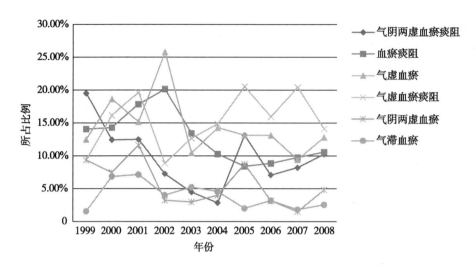

图 3-1-2 1999—2008 年北京地区三级甲等中医院 AMI 患者主要中医证型变化趋势

(3) 中医分类证候：将中医基本证型分为虚证、实证和虚实夹杂证三类，2 053 例登记注册 AMI 患者中明确记载中医分类证候的 1 992 例，其中虚证 73 例（占所有观察病例的 3.56%，以下同），实证 409 例（占 19.92%），虚实夹杂 1 510 例（占 73.55%），不详 61 例（占 2.97%）。1999 年虚证患者所占比例最低，为 0.78%；2003 年虚证患者所占比例最高，为 8.21%，1999—2008 年虚证患者所占比例总体趋势无明显变化。2005 年实证患者所占比例最低，为 13.47%；2003 年实证患者所占比例最高，为 28.36%，1999—2008 年实证患者所占比例呈下降趋势。2003 年虚实夹杂证患者所占比例最低，为 53.73%；2006 年虚实夹杂证患者所占比例最高，为 80.81%，1999—2008 年虚实夹杂证患者所占比例呈上升趋势。通过趋势卡方检验，虚证、实证及虚实夹杂证 AMI 患者各年差异具有统计学意义（$P<0.01$）。变化趋势见图 3-1-3。

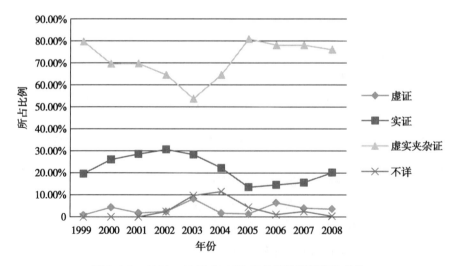

图 3-1-3 1999—2008 年 AMI 患者分类证候变化趋势

　　来晓磊对北京地区 9 家区县中医医院 2006 年 1 月 1 日—2009 年 12 月 31 日出院的 756 例 AMI 患者进行登记调查。

　　证素分布方面,756 例 AMI 患者证素分布如下:标实证中血瘀、痰阻者所占比例最大,依次为:血瘀者>痰阻者>气滞者>寒凝者。血瘀者 481 例(占全部观察病例的 63.62%,以下同),痰阻者 180 例(占 23.81%),气滞者 104 例(占 13.76%),寒凝者 21 例(占 2.78%)。本虚证中以气虚最多见,依次为:气虚者 > 阴虚者 > 血虚者 > 阳虚者。气虚者 343 例(占 45.37%),阴虚者 68 例(占 8.99%),血虚者 62 例(占 8.20%),阳虚者 45 例(占 5.95%)。

　　临床常见证型分布方面,756 例 AMI 患者中医证型分布如下:频度大于 10% 的中医证型是:气虚血瘀证、血瘀痰阻证、气滞血瘀证、气阴两虚证、气虚痰阻证。气虚血瘀证患者 319 例(占 42.20%),血瘀痰阻证患者 152 例(占 20.11%),气滞血瘀证患者 100 例(占 13.23%),气阴两虚证患者 85 例(占 11.25%),气虚痰阻证患者 83 例(占 10.98%),寒凝血瘀证患者 16 例(占 2.12%),气滞痰阻证患者 12 例(占 1.59%)。

　　中医分类证型方面,虚证、实证和虚实夹杂证三类中,虚证患者共计 174 例(占 23.02%),实证患者 280 例(占 37.04%),虚实夹杂患者共计 484 例(占 64.02%),不详 18 例(占 2.38%)。

　　中医证候寒热证型方面,证候偏寒者 133 例(占 17.59%),证候偏热者 40 例(占 5.29%),寒热混杂者 26 例(占 3.44%),寒热证型记载不明的患者 319 例(占 42.20%)。

　　胡馨对 2013 年 1—12 月间全国范围内 29 家三级甲等中医医院 1 217 名 AMI 患者进行调查。其中男性患者 851 名,女性患者 357 名,9 例性别不详。对 1 217 例患者的中医证型进行归类,虚证中出现频次最多前三位依次为心气虚、心阴虚、脾肾气虚。在实证方面,有 1 053 例患者有血瘀证的表现,占 86.52%;痰饮者次之,共 606 人,占 49.79%;提示瘀血、痰饮可能是 AMI 的主要病理因素。对 AMI 患者的寒热辨证显示,寒热不明 > 证候偏寒 > 证候偏热 > 寒热混杂。

　　易建新对 2004 年 12 月—2006 年 12 月在广东省中医院心脏中心行冠状动脉造影检查,且资料完整的 222 例 AMI 患者进行证候调查。结果显示,综合证型以气虚痰瘀最为多见,占 64.9%,虚实辨证中以虚实夹杂(90%)最为常见,单证候分析发现证候排序为:血瘀证 > 痰瘀证 > 气虚证 > 阴虚证 > 阳虚证 > 气滞证,未见寒凝证。

　　调查病例中可见 18 种不同的中医证型,其中气虚痰瘀型 144 例(64.9%)最为常见,其后依次为气虚痰热痹阻型 24 例(10.8%),气虚血瘀及痰痹阻络型各 11 例(5%),阳虚痰瘀型 7 例(3.2%),气阴两虚、痰痹阻络型 6 例(2.7%),气阴两虚、瘀血阻络型 5 例(2.3%),痰浊阻络型 3 例(1.4%),痰热瘀阻型 2 例(0.9%),其他类型各 1 例(0.5%)。

　　中医证型虚实分布情况:在 222 例心肌梗死患者证型中,单纯虚证 2 例(0.9%),单纯实证 20 例(9.0%),虚实夹杂证 200 例(90.1%)。表明在心肌梗死患者中主要以虚实夹杂为主,单纯的实证及虚证少见。

　　AMI 中医证候与冠脉病变的相关性分析:痰浊证候与冠脉病变数相关($P<0.05$),气虚证、血瘀证及痰浊证与靶血管狭窄程度相关($P<0.05$)。证型兼夹与冠脉病变数相关($P<0.05$)。

　　(五) 证候证素研究存在的问题

　　中医证候相关研究报道较少,证候研究角度单一;大样本例数的研究较少,且均为单中心的研究；研究设计不规范、分型标准不统一。中医辨证分型参照标准不一致，文献中出现的分型参照标准有《实用中西医结合诊断治疗学》、1980年全国冠心病辨证论治研究座谈会制定的《胸痹心厥（冠心病心肌梗死）急症诊疗规范》、《中医诊断学》（上海科学技术出版社，高等医药院校教材）、《中医内科疾病诊疗常规》、《中医心病诊断疗效标准与用药规范》等，有些以医院或个人的体会辨证分型。

缺少反映 AMI 中医证候与并发症及预后的相关性研究。部分的临床治疗研究中并没有做到随机、设立对照组；临床研究缺乏典型证候和一般证候的随机对照研究。

基于以上几点，如果要对中医证候特点有一个准确的把握，尚需进行大规模、多中心的流行病学调查，有必要开展对 AMI 中医证候规范的研究，同时进行设计规范、严谨、有据可循、样本例数较大的临床试验。

二、病死率相关性研究

AMI 是以冠状动脉病变为基础的心血管系统常见危急重症，并常伴有严重的心律失常、心力衰竭和休克，院内、院外的病死率均较高。近20年来，AMI 临床治疗取得了较快的发展，特别是 AMI 溶栓及介入等再灌注治疗有了长足的发展，药物治疗不断有循证医学证据出现，对降低 AMI 的病死率起到了积极作用。与此同时，中医药在治疗 AMI 方面也取得了一定进步，常规西医治疗的基础上配合中医辨证治疗，在改善症状及预后等方面取得了一定的疗效。尤其是近年来中药静脉注射制剂在治疗 AMI 临床与实验方面的研究逐渐增多，中药静脉注射制剂在调节血压、治疗及预防心律失常发生、改善心功能等方面有较好的作用，在再灌注治疗、防止溶栓后心肌再灌注损伤、保护心肌等方面也取得了一定的疗效。

（一）文献研究

应飞等以"急性心肌梗死＋急性心肌梗塞＋真心痛＋胸痹心厥"为题名，以"中医＋中医药＋中西医"为主题词在中国知网（China national knowledge infrastructure，CNKI）（1994—2005年）进行电子检索，检出文献逐篇按筛选标准进行筛选，并进行录入，以了解我国中医药治疗 AMI 临床研究文献中有关病死率的情况。

筛选标准的纳入标准为：①中医、中西医结合治疗 AMI 患者的临床研究文献；②病死率明确，或可以计算；③设立或不设立西医治疗对照组。排除标准：①关于护理研究、证候研究、基础研究及现代医学研究等无病例数据或病死率的文献；②中医药治疗 AMI 的临床研究文献，但病死率不明确；③以单独研究 AMI 严重并发症（如心源性休克等）的文献；④临床个案报道。

按以上方式共检索到313篇文献，筛选出 AMI 中医或中西医结合治疗临床研究文献226篇，其中包括临床疗效观察文献141篇、综述文献26篇、个人经验介绍19篇、个案报道17篇、重复11篇、其他12篇。在141篇临床疗效观察文献中，剔除以单独观察合并心源性休克等重大 AMI 并发症治疗状况的文献8篇，未明确病死率的文献38篇，最后符合要求的文献共计95篇，进行数据录入，两位工作者最后数据完全一致。

95篇文献的总病例数为6 540例，总死亡人数为626例，病死率为9.57%；设对照组的文献中病例数为4 197例，死亡429例，病死率为10.22%，其中治疗组病死率为6.19%，明显低于对照组的病死率 15.09%,差异具有统计学意义($P<0.01$)。未设对照组的文献中病例数为 2 343 例,死亡 197 例,病死率为 8.41%。全部病例中,使用中医治疗的病例数为 4 638例,死亡 339 例,病死率为 7.31%,亦低于设对照组文献中的对照组,差异具有统计学意义($P<0.01$)。

应飞总结资料显示,在 20 世纪 70 年代初,北京市 AMI 患者住院病死率为 23.20%,随着冠心病监护病房(coronary care unit,CCU)的建立,以及再灌注治疗和药物治疗等的进展,AMI 患者病死率逐年下降,20 世纪 80 年代初保持在 11.10%~13.70% 水平,20 世纪 90 年代初下降到 10.80%;而对北京地区 12 家医院 2000 年 1 月—2001 年 3 月期间 1 242 例 AMI 患者住院治疗状况的调查显示,AMI 患者住院总病死率为 9.10%,有了更进一步的下降,但其下降幅度已趋于平缓。应飞分析的临床研究文献为 CNKI 1994—2005 年,其中 AMI 患者总病死率为 9.57%,基本与 20 世纪 90 年代及 21 世纪初较为可靠的临床流行病学研究数据相仿,具有一定的意义。该分析文献中的病例资料时间跨度较大,部分病例发病在 1994 年以前,在此期间治疗进展也发生了较大的变化,故在真实反映近 12 年 AMI 患者病死率方面的数据可能尚不确切。具体分析各年病死率则波动较大,1995 年仅为 1.52%,可能与当年文献数量及样本量较小或文献中 AMI 群体情况特殊等因素有关,与同期比较可靠的病死率之间有比较大的出入。

应飞的论文同时对病死率进行横向分析。中医药治疗 AMI 的临床研究文献日益增多,但是中医药的疗效及其对病死率的影响在各个研究中结果并不一致。有文献在溶栓治疗AMI 基础上加用复方丹参注射液,发现 AMI 患者病死率、严重心功能不全及心律失常发生率均较未加用复方丹参注射液的对照组明显降低,并能显著改善患者的心肌耗氧量及左室射血分数等;而另外的一篇文献研究表明,中西医结合治疗 AMI 对缓解临床症状、预防并发症及缓解治疗矛盾等方面有一定效果,但是在临床疗效及病死率方面与西医治疗组相比差异无统计学意义。

(二) AMI 患者临床特征与病死率的相关性研究

1. 刘红旭等对北京地区 5 家三级甲等中医医院 400 例 AMI 患者进行的调查结果显示,AMI 总病死率为 13.31%,死亡患者呈现高龄特征,并且随着年龄增加病死率逐渐增高,女性患者病死率较男性患者为高,病死率与伴发疾病及心功能等情况密切相关。具体如下:

(1) 病死率基本情况如下:400 例患者中有 17 例出院转归不详外,其余 383 例出院转归明确的患者中共有 51 例死亡。分析 383 例患者病死率情况,总病死率为 13.31%(51/383),其中心源性死亡 40 例,占总死亡患者的 78.43%;非心源性者 8 例,占总死亡患者的 15.68%;不明确者 3 例,占总死亡患者的 5.88%。

(2) 与死亡相关的一般临床资料的单因素分析显示 AMI 患者病死率与发病年龄、合并症等有关系。

AMI 患者病死率与发病年龄的关系:该调查中死亡患者呈现高龄特征,平均年龄(73.19±8.53)岁。除 1 人年龄小于 60 岁以外,其余 50 人年龄均在 60 岁以上,并且随着年龄增加病死率逐渐增高(表 3-1-1)。

表 3-1-1　AMI 病死率与年龄的关系

年龄/岁	非死亡人数		死亡人数		合计
	例数	%	例数	%	
<60	93	98.94	1	1.06	94
61~70	116	85.29	20	14.71	136
71~80	88	83.81	17	16.19	105
81~90	31	73.81	11	26.19	42
>90	4	66.67	2	33.33	6

　　AMI 患者病死率与性别的关系:400 例患者中有明确预后转归的,男性 233 例,死亡 22 例,男性死亡患者占男性 AMI 患者的 9.44%。女性 155 例,死亡 29 例,女性死亡患者占女性 AMI 患者的 18.71%。经卡方检验,男女性别的病死率之间差异具有统计学意义($P<0.01$)。女性患者病死率较男性患者为高。

　　AMI 患者病死率与并发症关系:该本研究中 AMI 患者病死率与心律失常的发生与否、Killip 分级的严重程度有关(表 3-1-2、表 3-1-3)。

表 3-1-2　AMI 病死率与心律失常的关系($n=383$)

并发症	非死亡人数		死亡人数		合计
	例数	%	例数	%	
无心律失常	226	91.13	22	8.87	248
发生心律失常	106	78.52	29	21.48	135

表 3-1-3　AMI 患者病死率与心力衰竭的关系($n=383$)

并发症	死亡人数	占总病例数/%	并发症	死亡人数	占总病例数/%
Killip I 级	4	1.04	Killip III 级	17	4.44
Killip II 级	10	2.61	Killip IV 级	20	5.22

　　AMI 患者病死率与伴随疾病的关系:51 例死亡患者中有高血压者 30 例(58.82%),有糖尿病者 28 例(54.9%),吸烟者 14 例(27.45%),有高脂血症者 12 例(23.53%),伴有其他疾病的 22 例(43.14%)。

　　AMI 患者病死率与梗死部位、性质的关系:51 例死亡患者中累及下壁 23 例、累及广泛前壁 14 例、累及前间隔 13 例,其他依次为累及局限前壁 11 例、累及侧壁及前侧壁 10 例、累及右心室 4 例、其他 1 例。梗死性质中发生 Q 波伴 ST 段抬高者 29 例、不伴 ST 段抬高者 10 例,无 Q 波伴 ST 段抬高及不伴 ST 段抬高者各 6 例。初次心梗死亡者 36 例,再梗死亡者 6 例。其余死亡患者心梗次数不详。

　　AMI 患者病死率与再灌注治疗的关系:51 例死亡患者中进行静脉溶栓的有 7 人,其中 3 人用了 r-tPA,4 人用尿激酶(urokinase,UK)。51 例死亡患者均未做急诊 PCI、延迟经皮冠状动脉腔内血管成形术(percutaneous transluminal coronary angioplasty,PTCA)或 CABG。

死亡距发病时间:死亡距发病时间≤24 小时的有 13 例(占总死亡患者的 25.49%,下同),2 日至 1 周的有 16 例(31.37%),>1 周的 22 例(43.14%)。

2. 王硕仁、刘红旭等对北京地区北京 10 家三级甲等医院与 2 家二级甲等医院 2000 年 1 月—2001 年 3 月的 1 242 例 AMI 住院患者进行调查,结果显示:1 242 例 AMI 患者中共发生 113 例死亡,总病死率 9.1%(包括 24 小时内的死亡)。其中心源性死亡 91 例,非心源性死亡 13 例,情况不详死亡者 9 例。

(1) 年龄与病死率:40 岁以下和 60 岁以上年龄段的 AMI 患者病死率高,与 40~59 岁年龄段 AMI 患者病死率差异具有统计学意义,$P<0.000\ 1$(表 3-1-4)。

表 3-1-4　AMI 病死率与发病年龄的关系

	<40 岁	40~49 岁	50~59 岁	60~69 岁	70~79 岁	≥80 岁
非死亡比例(n)	92.5%(37)	98.8%(167)	97.6%(207)	91.9%(376)	85.3%(285)	73.1%(57)
病死率(n)	7.5%(3)	1.2%(2)	2.4%(5)	8.1%(33)	14.7%(49)	26.9%(21)

(2) 性别与病死率:859 例男性患者中 61 例死亡,病死率 7.1%。383 例女性患者中 52 例死亡,病死率为 13.6%。男女性别的病死率之间差异具有统计学意义($X^2=12.632$,$P<0.000\ 1$)。

(3) 并发症、伴随疾病与病死率:在本研究中 AMI 患者病死率与心律失常、Killip 分级有关,与梗死后心绞痛无关。脑中风病史与 AMI 患者病死率有显著相关(表 3-1-5)。

表 3-1-5　AMI 病死率与并发症的关系

并发症	有/无	n	死亡例数	病死率(%)	X^2	P 值
心律失常	无	945	50	5.3		
	有	297	63	21.2	58.96	<0.000 1
心功能	Killip Ⅰ	733	11	1.5		
	Killip Ⅱ	295	23	7.8		
	Killip Ⅲ	118	19	16.1		
	Killip Ⅳ	96	60	62.5	250.21	<0.000 1
梗死后心绞痛	无	1 120	102	9.1		
	有	122	11	9	0.001	0.57
脑中风病史	无	1 109	92	8.3		
	有	133	21	15.8	6.91	0.01

(4) 病死率与各项治疗措施的单因素分析:将再灌注治疗、药物治疗逐一与病死率进行卡方检验,结果:普通肝素和钙阻滞剂的应用未产生使 AMI 患者病死率显著改变的作用。未区分心衰与否时使用利尿剂及洋地黄的 AMI 患者病死率显著高于不用者;其他治疗则在单因素分析中都具有降低病死率的作用(表 3-1-6)。

表 3-1-6   AMI 病死率与影响因素的多因素分析

因素	偏回归系数	P 值	相对危险度	95% 置信区间值
年龄	0.023	0.074	1.023	0.998,1.049
性别	0.481	0.037	1.618	1.030,2.514
心功能	0.963	0.000	2.621	2.093,3.281
脑卒中	0.729	0.005	2.073	1.247,3.444
心律失常	0.369	0.086	1.446	0.949,2.203
梗死部位	0.119	0.077	1.126	0.987,1.285
再灌注治疗	−1.087	0.006	0.337	0.156,0.727
调脂药物	−0.961	0.011	0.383	0.182,0.805
中药静脉制剂	−0.805	0.001	0.447	0.279,0.716
β 受体拮抗剂	−0.734	0.005	0.48	0.288,0.798
低分子肝素	−0.62	0.006	0.538	0.346,0.835
ACEI	−0.538	0.017	0.584	0.375,0.908
洋地黄	−0.465	0.073	0.628	0.346,0.835

多因素分析:将再灌注治疗、药物治疗及患者一般资料代入比例风险回归模型(简称 COX 模型)中,进行多元回归分析。结果:AMI 患者病死率升高的影响因素有(以危险度从高到低排序):心功能不全、脑卒中病史、急性期心律失常和梗死部位。病死率降低的影响因素有(从危险度由低到高排序):再灌注治疗、调脂药物、静脉滴注中药、β 受体拮抗剂、低分子肝素、ACEI、洋地黄(表 3-1-6)。

3. 高铸烨等对西苑医院 1999 年 1 月—2001 年 12 月的 117 例 AMI 患者的发病特点、再灌注治疗和中西药物治疗情况及病死率进行调查。该调查中 65 岁以下没有死亡病历,死亡患者年龄均在 65 岁以上,且以 80 岁以上年龄段的 AMI 患者死亡病死率较高。梗死死亡中男女性别的病死率差异具有统计学意义。在该调查中 AMI 患者病死率与心律失常的发生、Killip 分级的严重程度及发生梗死后心绞痛均有较强相关性。

死亡的患者中均不同程度的伴随疾病,最常见为高血压,其次为糖尿病、高脂血症、吸烟。死亡患者中梗死部位为下壁梗死、右室及前间隔梗死较多,发生 Q 波伴 ST 段抬高者最多。

其中病死率及与死亡相关的一般临床资料的单因素分析结果如下:

(1) 病死率的基本情况:117 例患者中有 3 例出院转归不详,其余 114 例出院转归明确的患者中共有 11 例死亡,总病死率为 9.65%(11/114),其中心源性死亡 7 例,占总病死率的 63.64%;非心源性者 4 例(包括 1 例肠系膜动脉栓塞)占总病死率的 36.37%。

(2) 与死亡相关的一般临床资料的单因素分析:发病年龄与 AMI 患者死亡:该调查中 65 岁以下没有死亡情况,死亡患者年龄均在 65 岁以上。死亡患者的平均年龄为(78.73 ± 10.19)岁,90 岁以上患者有 2 例,死亡 1 例,病死率为 50%,80~90 岁年龄段的急性心肌梗死患者病死率为 30.77%,与 <70 岁年龄段的病死率差异具有统计学意义(表 3-1-7)。

表 3-1-7　AMI 病死率与发病年龄的关系(%)

年龄(岁)	非死亡人数	死亡人数	合计
<60	41(100)	0(0)	41
61~70	28(86.21)	4(13.79)	29
71~80	29(93.55)	2(6.45)	31
81~90	9(69.23)	4(30.77)	13
>90	1(50.00)	1(50.00)	2

性别与 AMI 患者死亡:该研究有明确预后转归的患者中,男性 79 例,死亡 6 例,占男性 AMI 患者的 7.59%;女性 38 例,死亡 5 例,占女性 AMI 患者的 13.16%。经卡方检验,男女性别的病死率之间差异具有统计学意义,$P<0.01$。

并发症与 AMI 患者病死率的关系:在该研究中 AMI 患者病死率与心律失常的发生与否、Killip 分级的严重程度有关(表 3-1-8、表 3-1-9)。

表 3-1-8　AMI 病死率与心律失常的关系(%)

并发症	非死亡人数	死亡人数	合计
无心律失常	55(90.16)	6(9.84)	61
发生心律失常	51(91.07)	5(8.93)	56

表 3-1-9　AMI 病死率与心力衰竭的关系(%)

心功能分级	死亡人数	占总病例数($n=114$)的比例(%)
Killip Ⅰ级	3	2.63
Killip Ⅱ级	5	4.39
Killip Ⅲ级	1	0.88
Killip Ⅳ级	2	1.75

伴随疾病与 AMI 患者病死率之间的关系:11 例死亡患者中 2 例患有高血压(18.18%),2 例患有糖尿病(18.18%),4 例患有脑梗死(36.36%),1 例患有脑出血(9.09%),1 例吸烟者(9.09%),3 例患有其他疾病(27.27%)。

梗死部位、性质与病死率的关系(表 3-1-10):11 例死亡患者中下壁梗死、右室及前间隔梗死较多,梗死性质中全部为 Q 波心梗,发生 Q 波伴 ST 段抬高者最多,为 10 例,余下 1 例为 Q 波伴非 ST 段抬高心梗。初次心梗死亡者 1 例,再梗死亡者 2 例,其余死亡患者心梗次数不详。

药物、介入治疗:11 例死亡患者中进行静脉溶栓的有 3 例,全部应用的是 r-tPA。11 例死亡患者中无一例做急诊 PTCA、延迟 PTCA 或 CABG。

表 3-1-10　AMI 梗死部位、性质与病死率的关系(%)

心梗部位	病死例数	心梗性质	病死例数
下壁	9	Q 波伴 ST 段抬高	10
广泛前壁	1	Q 波伴非 ST 段抬高	1
前间壁	2		
局限前壁	1		
后壁	1		
右室	3		

死亡距发病时间:1 例患者死亡时间不详,死亡距发病时间≤24h 者有 3 例(占总死亡患者的 27.27%,下同),2 天至 1 周者有 2 例(18.18%),长于 1 周者有 5 例(45.45%)。

4. 高坤对 AMI 患者并发全身炎症反应综合征(systemic inflammatory response syndrome, SIRS)的患者进行临床回顾性调查研究。收集了 2003 年 1 月—2006 年 2 月在北京中医药大学东直门医院住院的所有符合 AMI 诊断标准的 104 份患者病例资料,以及 2002 年 1 月—2005 年 12 月在首都医科大学附属北京中医医院心内科住院的符合 AMI 诊断标准 161 例患者病例资料,共计 AMI 患者病例资料 265 份。

记录入院 1 周内同一时间患者的 SIRS 四个指标项的最差结果。凡具备 SRIS 四个诊断标准的两项或以上者定为 SIRS 阳性。对 AMI 并发 SIRS 的流行病学情况,及 AMI 患者中出现 SIRS 和未出现 SIRS 两情况的发病特点、临床并发症、短期预后以及中医证候方面的差异等进行回顾性分析。作为 AMI 患者中一个具有重要意义的病理生理过程,AMI 合并 SRIS 的患者在临床特征上具有独立的流行病学特点。

在 265 例中,符合 SIRS 诊断标准的有 101 例,从而得出 SRIS 的发生率为 38.1%,将患者分为 SRIS 组和非 SRIS 组进行比较。显示 SRIS 组和非 SRIS 组患者的病死率差异具有统计学意义。而且,SRIS 组的病死率明显高于非 SRIS 组的病死率(≈5∶1)。两组间病死率的比较见表 3-1-11。

表 3-1-11　两组间病死率比较

	病例(例)	死亡数(例)	病死率	χ^2	P
总体	265	48	18.1%	31.931	<0.000 1
SIRS 组	101	36	35.6%		
非 SIRS 组	164	12	7.3%		

5. 田静峰对 2006 年 1 月 1 日—2006 年 12 月 31 日全国 26 家三级甲等中医医院的 1 094 例 AMI 住院患者的调查显示,所有登记病例中共有 122 例发生死亡,总病死率 11.15%,其中心源性死亡 101 例,占总病例数的 9.23%,非心源性死亡 21 例,占总病例数的 1.92%。死亡病例中最小年龄 32 岁,最大年龄 94 岁,平均年龄 72.96 岁。

年龄与病死率的关系:从不同年龄组来看,随着发病年龄的增大,AMI 患者的病死率逐渐升高,其差异具有统计学意义(表 3-1-12)。

表 3-1-12　AMI 患者各年龄组与病死率的关系

病例	年龄组 *				
	≤45 岁 n(%)	46~65 岁 n(%)	65~85 岁 n(%)	≥86 岁 n(%)	不详 n(%)
生存病例	75(97.40)	358(93.72)	512(85.48)	17(65.38)	2
死亡病例	2(2.60)	24(6.28)	87(14.52)	9(34.62)	0

注:* 不同年龄组间比较 $P<0.05$

　　性别与病死率的关系:712 例男性患者中 68 例死亡,病死率为 9.55%;372 例女性患者中 54 例死亡,病死率为 14.52%。男女性别的病死率差异具有统计学意义。具体情况见表 3-1-13。

表 3-1-13　AMI 患者性别与病死率关系

性别	总例数	死亡例数	百分比
男性	712 例	68 例	9.55%
女性	372 例	54 例	14.52%

注:不同性别组间比较 $P<0.01$

　　危险因素与病死率:统计结果显示 AMI 患者病死率与吸烟、饮酒、高脂血症、冠心病、卒中、糖尿病、心律失常、心衰显著相关,表现为有这些因素的患者病死率高;与高血压相关性不显著(表 3-1-14)。

表 3-1-14　AMI 患者危险因素与病死率

危险因素	有/无	例数	死亡例数	病死率	χ^2	P 值
吸烟 *	有	336	16	4.76%	17.79	0
	无	671	90	13.41%		
饮酒 *	有	157	6	3.82%	8.085	0.004
	无	788	89	11.29%		
冠心病 *	有	419	52	12.41%	4.564	0.033
	无	557	46	8.26%		
卒中 *	有	365	47	12.88%	5.415	0.02
	无	595	49	8.24%		
糖尿病 *	有	255	39	15.29%	6.419	0.011
	无	802	77	9.60%		
高血压	有	561	61	10.87%	0.022	0.883
	无	511	57	11.15%		
高脂血症 *	有	223	9	4.04%	11.37	0.001
	无	642	76	11.84%		

续表

危险因素	有/无	例数	死亡例数	病死率	χ^2	P 值
心律失常 *	有	377	66	17.51%	21.801	0
	无	697	56	8.03%		
心衰（Killip）*	有	371	77	20.75%	62.243	0
	无	593	27	4.55%		

注:* 为有明显统计学意义

　　中医证型与病死率相关性:结果显示阳脱证患者病死率高,无痰阻证患者病死率高,具有明显统计学意义,其余证型差异无统计学意义(表 3-1-15)。

表 3-1-15　AMI 患者各种常见证型与病死率的相关性分析

证型	有/无	例数	死亡例数	病死率	χ^2	P 值
气虚	有	683	76	11.13%	0.142	0.706
	无	344	41	11.92%		
心阴虚	有	231	32	13.85%	1.770	0.183
	无	795	85	10.69%		
心阳虚	有	85	11	12.94%	0.217	0.641
	无	941	106	11.26%		
心血虚	有	59	9	15.25%	0.919	0.338
	无	967	108	11.17%		
心肾阳虚	有	41	8	19.51%	2.779	0.095
	无	985	109	11.07%		
脾肾气虚	有	29	2	6.90%	0.600	0.439
	无	997	115	11.53%		
肝肾阴虚	有	18	1	5.56%	0.620	0.431
	无	1 008	116	11.51%		
阳脱 *	有	24	13	54.17%	44.481	0.000
	无	1 002	104	10.38%		
气滞	有	106	13	12.26%	0.175	0.676
	无	934	102	10.92%		
血瘀	有	854	100	11.71%	2.004	0.157
	无	185	15	8.11%		
寒凝	有	61	7	11.48%	0.011	0.917
	无	978	108	11.04%		
痰阻 *	有	470	37	7.87%	8.847	0.003
	无	580	78	13.45%		

注:* 为有明显统计学意义

AMI 患者病死率多因素分析：将临床资料代入 Logistic 回归统计模型中进行多因素综合分析。结果显示患者入院临床资料中 AMI 患者病死率升高的影响因素包括（以危险度从高到低排序）：心功能不全程度的增加、性别、年龄的增长、心阴虚、阳脱，具有明显统计学意义；具有血脂异常、痰阻证者病死率较低；余各因素差异无统计学意义（表 3-1-16）。

表 3-1-16　AMI 病死率与影响因素多因素分析

影响因素	回归系数 B	P 值	OR 值	OR 的 95% CI
吸烟	1.004	0.055	2.729	0.901,7.440
饮酒	0.358	0.599	1.431	0.377,5.428
血脂异常	1.255	0.018	3.507	1.245,9.879
心功能	1.061	0.000	2.889	2.069,4.033
心律失常	0.017	0.964	1.017	0.491,2.106
糖尿病	−0.323	0.394	0.724	0.344,1.523
脑卒中	−0.508	0.143	0.602	0.305,1.188
性别	0.472	0.015	1.603	1.095,2.347
冠心病史	−0.019	0.957	0.981	0.487,1.976
年龄	0.051	0.000	1.052	1.035,1.070
高血压	−0.242	0.501	0.785	0.388,1.590
虚证				
气虚	−0.084	0.722	0.919	0.579,1.461
心阴虚	−0.481	0.047	0.618	0.384,0.994
心阳虚	−0.191	0.598	0.826	0.407,1.679
心血虚	−0.429	0.276	0.651	0.301,1.410
心肾阳虚	−0.850	0.053	0.428	0.181,1.011
脾肾气虚	0.652	0.408	1.920	0.409,9.007
肝肾阴虚	0.473	0.650	1.604	0.208,12.352
阳脱	−2.457	0.000	0.086	0.036,0.203
实证				
气滞	−0.131	0.676	0.877	0.474,1.623
血瘀	−0.266	0.372	0.766	0.427,1.375
寒凝	−0.121	0.773	0.886	0.389,2.019
痰阻	0.578	0.007	1.783	1.173,2.712

　＊赋值说明：①出院 1　死亡 2；②年龄赋值为分层；③性别赋值：男 1　女 2；④心功能（Killip 分级）；⑤其余变量：是 1　否 2

6. 王玲对 2002 年 1 月 1 日—2005 年 12 月 31 日北京地区 6 家三级甲等中医医院及 8 家二级甲等中医医院收治的 1 124 例 AMI 住院患者的调查分析显示，死亡患者 157 例，总病死率为 14.0%。其中男性 87 例,死亡患者占男性 AMI 患者的 12.2%;女性 70 例,死亡患者占女性 AMI 患者的 17.1%,男女性别的病死率之间差异具有统计学意义。

证素与死亡情况的分析:将患者出院及死亡情况及气虚证、阴虚证、阳虚证、血虚证、血瘀证、气滞证、寒凝证、痰阻证等 8 个证素分别代入 Logistic 回归统计模型中进行多因素综合分析。结果显示进入回归方程的变量为血虚证、阳虚证、阴虚证,提示血虚证、阳虚证、阴虚证的患者死亡风险较高,以血虚证为最。

临床证型与死亡情况的分析:将临床证型中所占比例在 5% 以上的 4 个证型,包括气虚血瘀证、血瘀痰阻证、气虚兼痰瘀互阻证、气阴两虚兼痰瘀互阻证,患者出院及死亡情况代入 Logistic 回归统计模型中进行多因素综合分析。结果显示气虚血瘀、血瘀痰阻、气虚兼痰瘀互阻、气阴两虚兼痰瘀互阻等 4 个证型均未进入回归方程,$P>0.05$,差异无统计学意义。提示气虚血瘀证、血瘀痰阻证、气虚兼痰瘀互阻证、气阴两虚兼痰瘀互阻证与死亡风险无相关性。

分类证型与死亡情况的分析:将虚证、实证、虚实夹杂证 3 类证型及患者出院及死亡情况代入 Logistic 回归统计模型中进行多因素综合分析。结果显示进入回归方程的变量为虚证,有统计学意义。其中虚证患者出现死亡的风险是无虚证患者的 1.926 倍。

7. 石卉对北京地区五家三甲中医医院 1999—2008 年 10 年病死率的调查结果如下。

(1) 住院期间病死率:1999—2008 年所有登记病例中共有 1 756 例生存病例(占全部观察病例的 85.53%);277 例发生死亡(占全部观察病例的 13.49%),其中心源性死亡患者 245 人(占全部观察病例的 11.93%),非心源性死亡患者 32 例(占全部观察病例的 1.56%),20 例患者出院转归情况不详(占全部观察病例的 0.97%)。2006 年心源性病死率最低,为 8.51%;2004 年 AMI 患者心源性病死率最高,为 18.86%,1999—2008 年 AMI 患者的病死率呈波动下降的趋势。通过卡方检验病死率,$\chi^2=16.733$,$P=0.053$,即各年度心源性病死率差异无统计学意义(表 3-1-17)。

表 3-1-17　1999—2008 年 AMI 患者心源性病死率

年份	患者人数(人)	心源性死亡人数(人)	心源性病死率(%)
1999	128	13	10.16
2000	162	20	12.35
2001	111	13	11.71
2002	124	15	12.10
2003	134	17	12.69
2004	175	33	18.86
2005	297	42	14.14
2006	282	24	8.51
2007	328	33	10.06
2008	312	35	11.22
合计	2 053	245	11.93

1）与病死率相关一般临床资料的单因素分析

年龄与病死率的关系：登记注册的 2 053 例 AMI 患者中，明确记录患者发病年龄的 2 015 例，其中生存病例 1 724 例，平均年龄为（66.28 ± 12.497）岁；死亡病例 271 例，平均年龄为（73.59 ± 9.657）岁，20 例患者出院转归情况不详；两者之间的年龄差异具有统计学意义（$P<0.001$）。

从不同年龄分层来看，45 岁以下年龄组死亡 3 例，占本年龄组病例的 2.59%；45~54 岁年龄组死亡 7 例，占本年龄组病例的 3.18%；55~64 岁死亡 31 例，占本年龄组病例的 8.24%；65~74 岁年龄组死亡 93 例，占本年龄组病例的 13.58%；大于 75 岁年龄组死亡 137 例，占本年龄组病例的 22.91%。不同年龄组病死率之间差异具有统计学意义（χ^2=85.667，$P<0.001$）。具体见表 3-1-18。

表 3-1-18　不同年龄分层病死率情况

年龄分层	死亡例数	百分比（%）	χ^2 值	P 值
<45	3	2.59	85.667	<0.001
45~54	7	3.18		
55~64	31	8.24		
65~74	93	13.58		
≥75	137	22.91		

性别与病死率的关系：男性患者共计 1 302 例，其中生存 1 165 例，占男性患者总数的 89.47%，死亡 137 例，占男性患者总数的 10.52%；女性患者共计 731 例，其中生存 591 例，占女性患者总数的 80.85%，死亡 140 例，占女性患者总数的 19.15%。男女性的病死率之间差异具有统计学意义（χ^2=29.624，$P<0.001$）。具体见表 3-1-19。

表 3-1-19　不同性别病死率情况

性别	死亡例数	百分比（%）	χ^2 值	P 值
男性	137	10.52	29.624	<0.001
女性	140	19.15		

危险因素、伴随疾病与病死率的关系：对所有 AMI 患者病死率与危险因素、伴随疾病进行分析，统计结果显示既往有冠心病史、脑卒中病史、心梗次数及伴有高血压、糖尿病因素与 AMI 患者病死率呈正相关，吸烟、饮酒、血脂异常与 AMI 患者病死率呈负相关（表 3-1-20）。

AMI 并发症与病死率的关系：对所有 AMI 患者病死率与并发症情况进行分析表明，并发有心律失常、心力衰竭、梗死后心绞痛与 AMI 患者病死率呈正相关（表 3-1-21）。

表 3-1-20　各种常见危险因素与病死率的关系

危险因素	是\否	病例数 N	死亡例数	病死率(%)	χ^2值	P 值
吸烟*	是	699	66	9.4	10.045	0.002
	否	1 146	166	14.5		
饮酒*	是	299	20	6.7	11.154	0.001
	否	1 075	149	13.9		
高血压*	是	1 130	163	14.4	4.277	0.039
	否	721	80	11.1		
血脂异常*	是	438	32	7.3	12.519	0.000
	否	957	133	13.9		
糖尿病*	是	542	108	19.9	25.857	0.000
	否	1 427	159	11.1		
冠心病史*	是	638	104	16.3	9.695	0.002
	否	869	94	10.8		
脑卒中史*	是	695	123	17.7	16.531	0.000
	否	1 225	136	11.1		
心梗次数*	1 次	1 337	177	13.2	8.338	0.015
	2 次	200	41	20.5		
	3 次	13	3	23.1		

*$P<0.05$

表 3-1-21　AMI 并发症与病死率的关系

并发症	是/否	例数	死亡例数	病死率(%)	χ^2值	P 值
心律失常*	有	675	152	22.5	71.998	0.000
	无	1 308	115	8.8		
心力衰竭*	Killip Ⅰ	935	41	4.4	281.065	0.000
	Killip Ⅱ	609	86	14.1		
	Killip Ⅲ	245	58	23.7		
	Killip Ⅳ	116	66	56.9		
梗死后心绞痛*	有	227	45	19.8	28.838	0.000
	无	1 294	150	11.6		

*$P<0.05$

2) 相关治疗措施与病死率的单因素分析:对所有 AMI 患者病死率与住院期间治疗情况进行分析,将再灌注治疗、使用药物逐一与病死率进行卡方检验,结果显示:接受再灌注治疗患者的病死率明显降低;使用 ACEI、β 受体:拮抗剂、低分子肝素、阿司匹林、降脂药、氯吡格雷、ARB、硝酸酯类、中药静脉制剂、中成药及中药汤剂与 AMI 患者病死率呈负相关;使用洋地黄类药物、利尿剂、抗心律失常药物与 AMI 患者病死率呈正相关;使用极化液、普通肝素、钙离子拮抗剂(calcium channel blockers,CCB)与 AMI 患者病死率无关,差异无统计学意义(表 3-1-22)。

表 3-1-22　相关治疗措施与病死率的单因素分析

治疗措施	使用情况	死亡例数	病死率(%)	χ^2值	P值
再灌注 *	行	57	6.3	70.362	0.000
	未行	218	19.1		
抗心律失常药 *	未用	212	12.4	9.464	0.002
	使用	62	18.7		
降脂药 *	未用	183	24.1	116.657	0.000
	使用	92	7.2		
硝酸酯 *	未用	57	22.9	21.324	0.000
	使用	219	12.2		
阿司匹林 *	未用	60	57.1	179.404	0.000
	使用	217	11.2		
β 受体拮抗剂 *	未用	157	26.4	119.378	0.000
	使用	119	8.2		
ACEI*	未用	149	27.9	128.693	0.000
	使用	126	8.4		
ARB*	未用	263	14.1	6.202	0.013
	使用	13	7.4		
极化液	未用	213	13.2	0.377	0.539
	使用	60	14.4		
普通肝素	未用	228	13.5	0.000	0.990
	使用	46	13.5		
低分子肝素 *	未用	78	27.6	55.446	0.000
	使用	198	11.3		
氯吡格雷 *	未用	139	23	68.754	0.000
	使用	87	8.4		
钙通道阻滞剂	未用	220	14.2	3.131	0.077
	使用	53	11		
洋地黄 *	未用	198	11.6	33.177	0.000
	使用	77	23.4		
非洋地黄类强心药 *	未用	222	11.8	57.446	0.000
	使用	53	33.1		

续表

治疗措施	使用情况	死亡例数	病死率(%)	χ^2 值	P 值
利尿剂 *	未用	109	8.9	55.286	0.000
	使用	167	20.4		
中药静脉制剂 *	未用	55	28.5	40.635	0.000
	使用	222	12		
中成药 *	未用	184	15	22.199	0.000
	使用	36	9		
中药汤剂 *	未用	137	23.5	86.889	0.000
	使用	86	8.2		

*$P<0.05$

(2) 病死率的多因素分析:将年份、再灌注治疗、药物治疗及患者一般资料代入 Logistic 回归统计模型中进行多因素综合分析。

结果:患者入院一般资料中 AMI 患者病死率升高的影响因素有(以危险度从高到低排序):心功能不全程度的增加、糖尿病、年龄的增长、脑卒中。治疗状况中与病死率降低相关的因素有(贡献度从高到低排序):阿司匹林、再灌注治疗、ACEI、中药静脉制剂、调脂药物、β 受体拮抗剂。其他各项一般状况及治疗措施差异无统计学意义,本应剔除,但为了表现影响 AMI 一般情况及治疗状况的全貌,差异无统计学意义者也在此全部列出,有意义各因素继续进入下一步回归方程(表 3-1-23)。

表 3-1-23　AMI 病死率与影响因素多因素分析

影响因素	回归系数 B	P 值	OR 值	OR 的 95% CI
心功能 *	0.586	0.000	1.796	1.463,2.204
糖尿病 *	−0.581	0.003	0.559	0.379,0.826
年龄分层 *	0.496	0.000	1.642	1.311,2.058
脑卒中 *	−0.402	0.043	0.669	0.453,0.987
心律失常	−0.279	0.155	0.756	0.515,1.112
吸烟	−0.096	0.665	0.908	0.587,1.404
性别	0.129	0.524	1.137	0.765,1.690
阿司匹林 *	1.763	0.000	5.829	2.831,12.001
再灌注治疗 *	1.103	0.003	3.014	1.455,6.241
ACEI*	0.813	0.000	2.256	1.516,3.356
中药静脉制剂 *	0.654	0.024	1.923	1.091,3.390
降脂药 *	0.644	0.002	1.904	1.270,2.856
β 受体拮抗剂 *	0.63	0.001	1.878	1.278,2.759
钙通道阻滞剂	0.272	0.229	1.312	0.843,2.042

影响因素	回归系数 B	P 值	OR 值	OR 的 95% CI
硝酸酯类	0.422	0.194	1.525	0.806,2.886
极化液	0.208	0.360	1.231	0.789,1.923
抗心律失常药	0.18	0.940	1.018	0.636,1.631
低分子肝素	−0.128	0.641	0.88	0.515,1.506
洋地黄类	−0.038	0.866	0.962	0.615,1.506
利尿剂	−0.427	0.052	0.652	0.424,1.003

*$P<0.05$

8. 来晓磊对北京地区 9 家区县中医医院 2006 年 1 月 1 日—2009 年 12 月 31 日出院的 756 例 AMI 患者的登记调查病死率的分析如下:

(1) 年龄与病死率:45 岁以下年龄组死亡 1 例(占本年龄组病例的 2.50%,以下同); 45~65 岁年龄组死亡 15 例(占 5.88%);65~85 岁死亡 48 例(占 13.87%);大于 85 岁年龄组死亡 10 例(占 40.00%)。不同年龄组病死率之间差异具有统计学意义(χ^2=43.287,$P<0.001$)。

(2) 性别与病死率:男性患者中 41 例死亡,病死率为 8.97%;女性患者中 36 例死亡,病死率为 12.04%。男女性别的病死率之间差异无统计学意义(χ^2=1.860,P=0.173>0.05)。

(3) 危险因素与病死率:统计结果显示 AMI 患者病死率与吸烟、饮酒、血脂异常显著相关,与高血压、糖尿病、冠心病史、脑卒中病史、心梗次数无关。

(4) AMI 并发症与病死率:对所有 AMI 患者病死率与并发症情况进行分析,并发有心律失常、心力衰竭、低血压心源性休克、梗死后心绞痛的患者的病死率均明显高于无并发症的患者。提示 AMI 患者住院病死率与 AMI 并发症情况有关。

与病死率相关治疗措施的单因素分析:将再灌注治疗、药物治疗逐一与病死率进行卡方检验,结果显示:接受血运重建的患者的病死率明显降低;使用阿司匹林、氯吡格雷、ACEI/ARB、β 受体拮抗剂、低分子肝素、降脂药、硝酸酯类、中药静脉制剂、中成药与 AMI 患者病死率呈负相关;使用抗心律失常药物与 AMI 患者病死率呈正相关;使用洋地黄类药物、利尿剂、极化液、普通肝素、CCB 与 AMI 患者病死率无关,差异无统计学意义。

多因素分析:将再灌注治疗、药物治疗及患者一般资料代入 Logistic 回归统计模型中进行多因素综合分析。结果:患者入院一般资料中 AMI 患者病死率升高的影响因素有(以危险度从高到低排序):心源性休克、性别、年龄、心功能;治疗状况中病死率降低的影响因素有(贡献度从高到低排序):阿司匹林、降脂药、再灌注治疗、中药静脉制剂。其他各项一般状况及治疗措施差异无统计学意义。

9. 胡馨对 2013 年 1 月—2013 年 12 月间,全国范围内 29 家三级甲等中医医院,共计 1 217 名 AMI 患者进行调查。男性患者发生院内死亡 68 例,占总死亡人数的 58.62%,院内病死率 7.99%。女性院内死亡患者 48 例,占总死亡人数的 41.38%,院内病死率 13.45%。总院内病死率为 10.62%,其中男性患者为 7.99%,女性为 13.45%,其在不同性别患者间的统计学差异具有统计学意义(P=0.003 3<0.01)。

将患者按年龄分成 <65 岁及 ≥65 岁两组,院内病死率平均分别为 2.25%、16.14%。组间比较提示年龄对于 AMI 患者近期预后的影响其统计学差异具有统计学意义($P<0.000\ 1$)。大于 65 岁是 AMI 患者发生院内死亡的危险因素。

危险因素:传统危险因素中,对院内病死率的影响经统计学检验具有显著性的为吸烟、饮酒、高血压、糖尿病(P 值均 <0.01)。

既往病史:病史中对院内病死率的影响经统计学检验差异具有统计学意义的为冠心病、心肌梗死、脑血管病及恶性肿瘤(P 值均 <0.05)。

西医的同类研究亦显示病死率与年龄、性别及合并症等有相关性。

10. 蒋世亮等回顾分析 1994 年 1 月—2006 年 12 月山东大学附属省立医院心内科住院治疗的 AMI 患者 2 136 例,比较出院时存活和住院期间死亡两组患者的临床特征和住院治疗情况,并应用 Logistic 回归分析筛选影响 AMI 患者住院病死率的因素。结果显示与存活组相比,死亡组患者平均年龄比存活者大 9 岁[(71 ± 10) 岁 vs (62 ± 11) 岁,$P<0.01$],男性和有吸烟史者较少(56.0% vs 71.5%,$P<0.01$;45.2% vs 54.2%,$P<0.05$),高血压、糖尿病和高脂血症患病率较高(分别为 58.3% vs 43.2%,47.7% vs 21.1%,72.0% vs 58.8%,均 $P<0.01$),心功能 Killip 分级较高[2.0 ± 11.1)vs(1.2 ± 0.5),$P<0.01$],急性期再灌注治疗率和住院期间 β 受体拮抗剂及硝酸酯类药物的使用率较低(分别为 10.1% vs 30.3%,47.0% vs 71.1%,95.2% vs 98.6%,均 $P<0.01$)。

Logistic 回归分析显示年龄、高血压、糖尿病、高脂血症、心功能 Killip 分级、再灌注治疗、β 受体拮抗剂和硝酸酯类药物的使用率为影响 AMI 患者住院病死率的独立危险因素。提示年龄、高血压、糖尿病、高脂血症、心功能 Killip 分级、再灌注治疗、β 受体拮抗剂和硝酸酯类药物的使用率对 AMI 患者住院病死率有显著影响。

11. 张春燕收集西医三甲医院 2004—2013 年所有出院患者中主要诊断为急性心肌梗死(剔除手术后心肌梗死)的患者资料 5 571 例,以出院情况(病死/存活)为因变量,以出院年份(2004—2008 年/2009—2013 年)、性别、年龄为自变量,进行多重 logistic 回归分析,分析 AMI 病死患者性别、年龄特点以及 10 年的变化趋势。

患者基本情况:因 AMI 住院的患者共 5 571 例,其中男性 3 856 例,女性 1 715 例,男性占 69.22%,女性 30.78%。出院情况为死亡的病例 488 例,男性 279 例,女性 209 例,男性占 57.17%,女性占 42.83%。病死患者中年龄最小者为 41 岁,最大者 96 岁,总病死率为 8.76%,男性病死率为 7.24%,女性病死率为 12.19%。

病死率与年龄的关系:各年龄分组的病死率见表 3-1-24。从表中可以看出,10 年间,病死率最高的年龄组是 ≥80 岁年龄组,其次是 70~79 岁年龄组,60 以下年龄组病死率很低。各年龄分组的病死率差异具有统计学意义($\chi^2=353.178$,$P<0.000\ 1$)。

病死率与性别的关系:从病死率来看,10 年间女性病死率是男性的 1.68 倍。且各年度病死率女性普遍高于男性。但男性与女性的病死率差异无统计学意义。

该调查结果显示年龄对 AMI 患者的病死率的影响有统计学意义。无论男性还是女性,随着患者年龄的增高,AMI 病死的风险随之增高,年龄每增加 1 岁,患者病死的风险平均增加 9.3%。所以应加强对高龄 AMI 患者的病情监测及防治,以降低其病死风险。

表 3-1-24　各年龄分组的病死率

年龄(岁)	住院患者人数(人)	病死人数(人)	病死率(%)
<30	14	0	0
30~39	89	0	0
40~49	522	10	1.92
50~59	1 218	20	1.64
60~69	1 172	60	5.12
70~79	1 768	221	12.50
≥80	788	177	22.46
合计	5 571	488	8.76

（三）中药静脉制剂与病死率相关性研究

2001 年北京地区 AMI 流行病学调查显示中药静脉制剂在病死率降低的综合影响因素中排列第三位,说明其在 AMI 治疗中具有一定作用。在中医医院中,中药静脉制剂得到了较为普遍的使用,许多研究显示中药静脉制剂对降低病死率有一定的影响。

侯淑娟对首都医科大学附属北京中医医院 2004 年 1 月—2007 年 5 月期间住院治疗的 119 例 65 岁以上老年 AMI 患者进行统计分析。其中应用丹参静脉注射剂者为 90 例,男性 51 例,女性 39 例,男女比例 1.31∶1,平均年龄(75.45 ± 5.30)岁;未用者(对照组)为 29 例,男性 17 例,女性 12 例,男女比例 1.42∶1,平均年龄(76.70 ± 4.65)岁。应用丹参静脉注射剂者与未用者比较,年龄及性别比例大致相当,两者差异无统计学意义。在既往心脑血管疾病史、吸烟、饮酒,以及伴随疾病如高血压、高脂血症及糖尿病等方面两组差异均无统计学意义。丹参组中伴随高脂血症、糖尿病、脑血管疾病、再发心梗及严重心功能不全并发症的患者 Killip(Ⅲ~Ⅳ级)比例均高于对照组。

119 例病例中,住院期间病死人数为 21 例,住院病死率为 17.65%。其中,丹参组死亡病例共计 15 例,病死率为 16.67%,对照组死亡病例共计 6 例,病死率为 20.69%,丹参组住院患者病死率低于对照组,差异无统计学意义。考虑 AMI 患者年龄偏大是本组 AMI 住院患者高病死率的重要原因之一。

各年龄组的病死率分析结果显示:以≥85 岁年龄段的 AMI 患者的病死率为最高。丹参组 65~74 岁年龄组患者的病死率低于对照组,分别为 13.64% 和 16.67%;而 75~84 岁年龄组丹参组的病死率与对照组接近,分别为 18.60% 和 17.65%;差异均无统计学意义;≥85 岁年龄组病死率为 33.33%,因对照组无入选病例,故不具有比较意义。

对死亡患者的性别进行分析,在 119 例病例中,总计男性患者 68 例,死亡 11 例,病死率为 16.18%;女性患者 51 例,死亡 10 例,病死率为 19.61%,显示女性患者的病死率高于男性患者,但差异无统计学意义。进一步对入组患者进行亚组分析,其中丹参组男性患者 51 例,死亡 7 例,病死率为 13.73%,女性患者 39 例,死亡 8 例,病死率为 20.51%;对照组男性患者 17 例,死亡 4 例,病死率为 23.53%,女性患者 12 例,死亡 2 例,病死率为 16.67%。丹参组男性患者的病死率较对照组明显为低,但男女性别的病死率差异无统计学意义。

对所有 AMI 患者病死率与伴随疾病和并发症关系进行分析,伴随高血压、血脂异常、脑卒中病史及伴有心律失常的患者之间的病死率在两个亚组中丹参组均较对照组低,但差异均无统计学意义。既往有糖尿病史及伴有冠心病史的患者的病死率丹参组均略高于对照组,差异无统计学意义。Killip 分级越高,患者的病死率也越高,对亚组中 Killip Ⅲ级及以上的患者进行分析,丹参组患者的病死率显著低于对照组,分别为 39.13% 和 100%,差异具有统计学意义($P<0.05$)。

郑丽等用 Meta 分析评价中药静脉制剂辅助治疗 AMI 急性期患者对病死率和主要并发症发生率的影响。采用的方法是检索中国生物医学文献(Chinese biomedical literature database,CBM)(1978 年 1 月—2006 年 10 月)、CNKI(1979 年 1 月—2006 年 10 月)、中国科技期刊数据库(维普数据库,VIP)(1989 年 1 月—2006 年 10 月),收集中药静脉制剂加西药治疗作为治疗组的随机或半随机对照试验。文献的方法学质量用 Jadad 评分和 Cochrane 手册,对符合纳入标准的文献进行综合,用 RevMan 4.2.8 软件分析。最终 15 篇共包含 1 732 位患者的文献纳入了 Meta 分析。Meta 分析结果显示,病死率固定效应模型总相对危险度(relative risk,RR)及 95% 置信区间(confidence interval,CI)为 0.39(0.17,0.88),总效应 $Z=2.25$,$P=0.02$。再通率固定效应模型总 RR 值 1.07,95% 置信区间(1.01,1.14)。总效应 $Z=2.15$,$P=0.03$。研究结果表明,治疗组比对照组病死率低、再通率高。纳入文献所记录的不良反应中未见严重不良反应。提示中药静脉制剂辅助治疗 AMI 急性期患者可能在降低病死率、提高再通率方面有一定作用。对心律失常、心功能不全、心源性休克、再梗死、梗死后心绞痛发生率的影响尚缺乏证据。

高铸烨等计算机检索 Cochrane 数据库(2007 年第 3 期)、PubMed(1980—2007 年)、EMBASE(1979 年 1 月—2007 年 4 月)、OVID(1979 年 1 月—2007 年 4 月)、CBM(1979 年 1 月—2007 年 4 月)、CNKI(1980 年 1 月—2007 年 4 月)、VIP(1989 年 1 月—2007 年 4 月),手工检索国内心血管疾病会议论文集,筛选生脉注射液治疗 AMI 患者的随机对照试验(randomized controlled trial,RCT)和半随机对照试验。采用 Cochrane Hand book for Systematic Reviews of Interventions 4.2.6 中的方法进行文献质量评价,应用 RevMan 4.2.9 软件进行统计分析。结果:纳入 4 个 RCT 共 376 例 AMI 患者,纳入研究质量均为 C 级。Meta 分析结果显示,使用生脉注射液的治疗组病死率降低[RR:0.18,95% 置信区间(0.04,0.77)],但使用血管活性药物的生脉注射液治疗组病死率降低趋势不明显[RR:0.67,95% 置信区间(0.29,1.51)]。结果提示根据当前证据,西医常规治疗联用生脉注射液可以降低 AMI 患者病死率,但有必要对使用血管活性药物治疗 AMI 患者时是否加用生脉注射液及加用的时机、方法进行进一步研究。该研究的局限是由于纳入研究质量较低,从这些研究中所获得的证据强度不高,有待更多高质量研究加以验证。

王震等检索电子数据库,搜集以病死率为结局评价参麦注射液治疗 AMI 患者的 RCT,进行系统评价和 Meta 分析,并按照发表年份进行累积 Meta 分析,然后采用试验序贯分析(trial sequential analysis,TSA)的方法对结果进行检验。结果:共纳入 16 项合格研究,系统评价和 Meta 分析结果显示参麦注射液可降低 AMI 患者的病死率,TSA 分析进一步确证了该结果。显示参麦注射液可降低 AMI 患者的病死率。

三、总结

综合以上的研究及综述显示,中医医院 AMI 患者具有年龄偏高、女性比例高、伴随疾病及并发症多等特点,与西医医院比较,具有相对独立的临床特征。中医证候方面实证以血瘀、痰阻为主,虚证以气虚、心阴虚为主。

综合各文献及调查的病死率研究,患者年龄越大,病死率越高;女性较男性病死率为高;既往心脑血管疾病、高血压、糖尿病、高脂血症、临床并发症(包括心律失常、心力衰竭、梗死后心绞痛等)均与病死率高度相关;中医证型方面显示阳脱证及痰阻证的差异与病死率相关;多因素分析显示患者入院临床资料中 AMI 患者病死率升高的影响因素有:心功能不全程度的增加、性别的差异、年龄的增长等,虚证中心阴虚、阳脱也是 AMI 患者病死率升高的影响因素,血脂异常与痰阻证两种因素有待进一步研究。

同时显示中医药尤其是中药静脉制剂在降低 AMI 患者病死率方面可能具有一定作用,但不能排除在临床研究的实验设计、规范治疗、病例选取等方面可能存在一定缺陷;目前仍需要设计规范、样本合理、多中心的随机对照中医药临床研究证据。

随着对 AMI 现代研究的进展和治疗手段的更新,其病死率已逐年下降,但仍属高病死率疾病。该病的发病率呈现升高的趋势,而病死率的下降水平趋于平缓。然而再灌注治疗后的微循环组织水平灌注、延迟再灌注、再灌注损伤及无复流等问题,以及 AMI 患者远期生存率和生存质量问题,依然困扰着医学工作者。因此,如何提高 AMI 治疗的临床疗效将仍然是未来研究的重点。中医药治疗 AMI 将是一条重要的思路,辨证论治是中医特色的核心,也是提高中医药临床疗效的重要方面。解决临床和科研矛盾以及规范 AMI 的证候分型,是目前中医药治疗 AMI 的一个重要研究方向。同时,中医药治疗 AMI 亟需设计规范、样本合理、多中心的随机对照研究,为中医药治疗 AMI 的有效性提供更多的循证医学证据,从而对临床起到更好的指导作用。

(尚菊菊)

主要参考文献

[1] 程康林,陈仁山,肖惠珍,等.急心梗 PCI 治疗前后中医证候心功能的变化[J].辽宁中医杂志,2008(1):14-16.
[2] 刘红旭,雷燕,王硕仁,等.北京地区中医医院 400 例急性心肌梗死患者住院治疗状况初步分析[J].北京中医药大学学报,2007(7):488-493.
[3] 曹飞,蒋梅先.不同证型急性心肌梗死日发病的五脏主时节律研究[J].中国中医急症,2010,19(1):71-73.
[4] 王玲,邹志东,刘红旭.急性心肌梗死中医证候规律研究[J].中国中医急症,2007(3):302-305,310.
[5] 高铸烨,苗阳,雷燕,等.西苑医院中西医结合诊治急性心肌梗死的回顾分析[J].辽宁中医杂志,2006(7):769-771.
[6] 农一兵,林谦,王薇,等.急性心肌梗死中医辨证论治现状的研究——基于北京 288 例患者的横断面调查[J].北京中医,2007(7):387-388.
[7] 刘红旭,王硕仁,赵冬,等.北京地区中、西医院急性心肌梗死住院患者临床特征及治疗状况对比分析

［J］.世界急危重病医学杂志,2007,4(4):5.

［8］王硕仁,刘红旭,赵冬,等.北京地区 1242 例急性心肌梗死患者住院治疗状况调查［J］.中华流行病学杂志,2006(11):991-995.

［9］郑丽,刘红旭,尚菊菊.中药静脉制剂辅助治疗急性心肌梗死对病死率和再通率影响的 meta 分析［J］.中国中医急症,2007(7):859-860,862.

［10］王震,鞠建庆,李运伦.参麦注射液对急性心肌梗死病死率影响的系统评价及试验序贯分析［J］.中国实验方剂学杂志,2015,21(19):189-193.

第二节　中医证候与血清学相关研究

急性心肌梗死(AMI)是由于冠状动脉因动脉粥样硬化、血栓或痉挛等而闭塞、血流中断,使部分心肌因严重的持久性缺血而发生局部坏死,为临床常见急重症,具有较高的病死率。

中医学并无急性心肌梗死名称,但早在《黄帝内经》中就有类似的症状及病因病机的记载,结合临床表现,将其归入"胸痹心痛""真心痛""厥心痛"等范畴。古代对急性心肌梗死的记载有很多,《素问·脏气法时论》中说:"心病者,胸中痛,胁支满,胁下痛,膺背肩甲间痛,两臂内痛;虚则胸腹大,胁下与腰相引而痛。"《素问·痹论》指出:"心痹者,脉不通。"《灵枢·厥病》有"痛如以锥针刺其心,心痛甚者,脾心痛也",以及"真心痛,手足清至节,心痛甚,旦发夕死,夕发旦死。"《金匮要略·胸痹心痛短气病》有"胸痹之病,喘息咳唾,胸背痛,短气……"以及"胸痹不得卧,心痛彻背"等论述,描述了真心痛的典型证候。晋代葛洪的《肘后备急方》云"胸痹之病,令人心中坚痞忽痛,绞急如刺,不得俯仰……胸满短气……或彻引背膂,不即治之,数日害人",丹波元简《杂病广要·胸痹心痛》言"胸痹、心痛,其病如二而一,均是膈间疼痛之称。胸痹轻者,仅胸中气塞,心痛重者为真心痛",明确指出真心痛是胸痹之重症,表现近似于西医学的 AMI。

就 AMI 的发病原因来分析,古代医家有不少论述:《灵枢·五邪》中曰"邪在心,则病心痛";《素问·缪刺论》云"邪客于足少阴之络,令人卒心痛,暴胀,胸胁支满",皆提示本病发生与外邪内犯心脉有关;《诸病源候论》中指出"其久心痛者,是心之支别络脉,为风邪冷热所乘痛也","寒气客于五脏六腑,因虚而发,上冲胸间,则胸痹",阐明外邪可致该病;隋唐之后重于内虚发病论,汉代张仲景"阳微阴弦"论则是在此时得到推广,张仲景在《金匮要略》胸痹篇则提出了其病因病机,仲景曰:"夫脉当取太过不及,阳微阴弦,即胸痹而痛,所以然者,责其极虚也。今阳虚知在上焦,所以胸痹、心痛者,以其阴弦故也。"从原文可知阳微言脉不及,阴弦为太过,阳微乃胸中阳气不足,阴弦乃痰饮寒湿太盛。胸乃清阳之府,不为外邪所干,若素体阳虚,水湿不化,痰饮之邪乘其已虚之阳位,痹阻脉络,则发为胸痹;宋代《圣济总录》也指出,心痛乃"从于外风,中脏既虚,邪气客之,痞而不散"。《类证治裁·胸痹》说:"胸痹胸中阳微不运,久则阴乘阳位而为痹结也,其症胸满喘息,短气不利,痛引心背。由胸中阳气不舒,浊阴得以上逆,而阻其升降,甚则气结咳唾,胸痛彻背。夫诸阳受气于胸中,必胸次空旷,而后清气转运,布息展舒。胸痹之脉,阳微阴弦,阳微知在上焦,阴弦则为心痛。"

近年来 AMI 的中医证候研究结果,刘红旭等对北京地区 5 家三级甲等中医医院 1999 年 1 月—2001 年 12 月的 400 例 AMI 患者的发病特点、再灌注和中西药物治疗及病死率进行流行病学调查,结果显示标实证中血瘀证 372 例(占总患者数的 93.0%),痰阻者 212 例(占 53.0%)。本虚证中以气虚最多见,占本虚证的 59.3%,其次为阴虚,占 27.3%。刘红旭等对全国 26 家三级甲等中医医院 2006 年 1 月 1 日—2006 年 12 月 31 日的 1 094 例 AMI 的发病特点、再灌注和中西药物治疗及病死率进行流行病学调查,结果显示中医辨证中以血瘀、气虚、痰阻三者所占比例最大,其中血瘀证 854 例(占总患者数的 78.1%),气虚证 683 例(占 62.4%),痰阻证 470 例(占 42.9%)。

王玲等通过对 10 年来我国真心痛中医证候学研究方面文献资料的回顾性总结,从中医证候研究、辨证治疗研究、基本方治疗研究三个方面加以分析,得出真心痛最常见中医证型依次是心血瘀阻、痰浊阻滞、气滞血瘀、气虚血瘀、心气虚、气阴两虚。王玲等采用临床调查表的方式对 2002 年 1 月—2005 年 12 月北京地区 6 家三级甲等中医医院及 8 家二级甲等中医医院的 AMI 住院患者一般资料、危险因素及既往病史、中医证候、并发症、预后等进行调查。结果显示 1 124 例 AMI 患者中虚证以气虚所占比例最大(58.1%),实证以血瘀所占比例最大(85.1%)。临床证型分布中共出现 74 个证型,其中单一证型 8 个,共 129 例(11.5%),复合证型 66 个,共 995 例(88.5%);分类证型分布中虚证 59 例(5.2%),实证 347 例(30.9%),虚实夹杂 718 例(63.9%)。曹飞、蒋梅先对 155 例 AMI 患者进行问卷调查并辨证分型,从中医时间医学的角度探究 AMI 的日发病节律。结果显示:155 例 AMI 患者中各中医证型的例数由多到少依次为:气虚血瘀证 > 心血瘀阻证 > 气阴两虚证 > 心肾阴虚证 > 气滞血瘀证 > 痰阻心脉证 > 阳气虚衰证 > 阴寒凝滞证。12 月至翌年 4 月 AMI 中,AMI 中实证显著多于虚证,实证、虚证、虚实夹杂证 AMI 的发病高峰分别在下晡、日中、平旦,分别对应肺、心、肝三脏主时;AMI 中痰瘀证多于非痰瘀证,痰瘀证、非痰瘀证 AMI 的发病高峰分别在下晡、日中,夜半时段痰瘀证 AMI 发生率高于非痰瘀证。该研究显示 AMI 发病具有一定的时间节律,12 月至翌年 4 月不同中医证型 AMI 发病高峰与五脏主时有一定关系。

AMI 的西医诊断和许多实验室指标密切相关。天冬氨酸氨基转移酶(aspartate amino transferase,AST)、肌酸激酶(creatine kinase,CK)、肌酸激酶同工酶(creatine kinase-MB,CK-MB)为传统的诊断 AMI 的血清标志物,但应注意到一些疾病可能导致假阳性,如肝脏疾病[(通常丙氨酸氨基转移酶(alanine aminotransferase,ALT)>AST]、心肌疾病、心肌炎、骨骼肌创伤、肺动脉栓塞、休克及糖尿病等疾病均可影响其特异性。肌红蛋白可迅速从梗死心肌释放而作为早期心肌标志物,但骨骼肌损伤可能影响其特异性,故早期检出肌红蛋白后,应再测定 CK-MB、肌钙蛋白 T(troponin T,cTnT)或肌钙蛋白 I(troponin I,cTnI)等更具心脏特异性的标志物予以证实。肌钙蛋白的特异性及敏感性均高于其他酶学指标,其参考值的范围必须由每一个实验室通过特异的定量研究和质量控制来确定。快速床旁试剂条可用来半定量估计 cTnT 或 cTnI 的浓度,用作快速诊断的参考,但阳性结果应当用传统的定量测定方法予以确认。CK-MB 和总 CK 作为诊断依据时,其诊断标准值至少应是正常上限值的 2 倍。心电图表现可诊断 AMI,在血清标志物检测结果报告前即可开始紧急处理。如果心电图表现无决定性诊断意义,早期血液化验结果为阴性,但临床表现高度可疑,则应以血清心肌标志物监测 AMI。推荐于入院即刻、2~4 小时、6~9 小时、12~24 小时采血,要求尽早报告结果,或采用快速床旁测定,以迅速得到结果。如临床疑有再发心肌梗死,则应连续测定存在时间短的血清心肌标志物,例如肌红蛋白、CK-MB 及其他心肌标志物,以确定再梗死的诊断和发生时间。近年来不断有研究证明,AMI 中医证候与诸多实验室指标(心肌酶、肌钙蛋白、血糖、血脂等)有一定的相关性。心肌梗死患者自身相关危险因素有年龄、原发病(冠心病、高血压、高脂血症、糖尿病等)、不良生活习惯(吸烟、饮酒、高盐饮食等)等,相关危险因素多与其近期与远期终点相关联,而心肌梗死患者多具有其中某些相关危险因素,能否将相关危险因素与中医证候关联是心肌梗死中医证候诊断的一条重要参考依据。现将 AMI 中医证候与实验室检查相关指标进行归纳总结。

一、AMI 中医证候与心肌酶学

在心肌酶学方面,李志刚通过 118 例 AMI 患者的临床资料分析,其中前间壁梗死 28 例,广泛前壁梗死 39 例,下壁梗死 27 例,侧壁梗死 15 例,合并右室梗死 9 例。各证型组、年龄、性别及梗死部位比较均 $P>0.05$,中医辨证分型气虚血瘀型占 40.7%,痰浊闭阻型占 5.4%,气阴亏虚型占 24.6%,阳虚寒凝型占 9.3%。结果提示各证型间酶谱改变差异具有统计学意义 $(P<0.05)$,其中以气虚血瘀和气阴亏虚两型升高较为明显。该研究虽为初步的回归性分析,病例数不多,但结果表明其酶学的变化在各证型中是有明显差异的。在气虚血瘀型及气阴两虚型中酶学升高较为明显,与其他证型比较差异具有统计学意义,而且在气虚血瘀型发病率也相对较高,提示本虚标实是 AMI 的普遍现象。目前虽然心肌酶学已成为 AMI 患者入院的常规检查,临床中存在大量资料,但关于中医证型与心肌酶学相关性的研究并不多,可能与再灌注治疗的广泛采用,心肌酶谱特征性变化越来越小有关。乔建峰通过对 80 例 AMI 患者的资料积累,探讨 QRS 积分、血清肌酸磷酸激酶(CK)、肌酸磷酸激酶同工酶(CK-MB)、cTnI 与中医辨证分型之间的关系,结果发现 AMI 患者痰浊闭塞组、气滞血瘀组 QRS 积分、血清 CK、CK-MB、cTnI 均明显高于阳气虚证组,差异具有统计学意义 $(P<0.01)$;痰浊闭塞组、气滞血瘀组 QRS 积分、血清 CK、CK-MB 均明显高于阴血虚证组,结果差异具有统计学意义 $(P<0.01)$;痰浊闭塞组、气滞血瘀组 cTnI 高于阴血虚证组,结果差异具有统计学意义 $(P<0.05)$;QRS 积分、血清 CK、CK-MB、cTnI 在痰浊闭塞组与气滞血瘀组组间比较,结果差异无统计学意义 $(P>0.05)$,在阴血虚证组与阳气虚证组组间比较,结果差异无统计学意义 $(P>0.05)$。从中看出中医证型中,痰浊闭塞组、气滞血瘀组 QRS 积分及血清 CK、CK-MB、cTnI 等心肌标志物高于阴血虚证组和阳气虚证组,差异具有统计学意义;QRS 积分及血清 CK、CK-MB、cTnI 等心肌标志物高分值以痰浊、血瘀为著,说明心梗急性期实证病情更为危重,AMI 患者随着年龄的增长以痰浊、阳虚证候更为显著。

二、AMI 中医证候与血脂

目前已充分表明血脂异常是冠心病危险因素,许多研究表明血脂异常与冠心病中医证型有关,在心肌梗死方面杨秀婕等通过收集 AMI 患者 60 例,对其辨证分型进行归纳,并以同期健康体检人员 60 例为对照,对其血脂数据进行对比分析。结果显示,血瘀、气虚、痰浊为真心痛的主要证素,痰瘀痹阻证、气虚血瘀证和气阴(血)两虚证是最常见的中医证型。高密度脂蛋白(high density lipoprotein,HDL)降低和极低密度脂蛋白(very low density lipoprotein,

VLDL)升高与真心痛发病密切相关。血瘀证、气虚证和痰证与 VLDL 升高密切相关,气虚证与 TG 升高密切相关。由此得出结论,真心痛辨证应重视血瘀、气虚、痰浊;HDL 降低和VLDL 升高是真心痛发病的危险因素;血瘀证、气虚证、痰证的真心痛患者 VLDL 水平高于正常人群,提示我们也要重视 AMI 中医证型与血脂的关系,势必会对中医证型客观化研究大有裨益。刘明等分析 AMI 患者血脂水平变化与中医辨证分型的关系,将 110 例 AMI 患者和100 例冠心病患者(对照组)进行 TC、TG、HDL-C、LDL-C 水平的测定,并按中医辨证分 4 型:心脉瘀阻型、痰热扰心型、气阴两虚型、心阳虚脱型。结果显示:在 AMI 急性期 TC>6.2mmol/L者占 17.3%,4.6~6.2mmol/L 者占 38.2%;TG>2.2mmol/ L 者占 12.7%,1.7~2.2mmol/L 者占 13.6%;HDL-C<0.8mmol/L 者占 18.2%;LDL-C>3.5mmol/L 者占 19.1%。且心脉瘀阻型及痰热扰心型 2 组 TC 及 LDL-C 升高,而 HDL-C 下降,与对照组比较差异具有统计学意义。死亡 15 例患者中有 7 例 HDL-C 降低,占 46.7%。心阳虚脱型 HDL-C 下降及 LDL-C 升高与对照组比较差异具有统计学意义。得出结论:高脂血症与 AMI 发生率有关,在 AMI 急性期可出现高脂血症。心脉瘀阻型及痰热扰心型易出现 TC、LDL-C 升高和 HDL-C 降低,尤以 LDL-C 及HDL-C 改变更为突出。HDL-C 降低是 AMI 死亡危险因素之一。

三、AMI 中医证候与内皮损伤、炎症反应及血小板活化的相关性研究

西医学认为,血清高敏 C 反应蛋白(high sensitivity c-reactive protein,hs-CRP)的增高是冠心病发生的独立危险因素,而且血清 hs-CRP 检测增加了血总胆固醇和高密度脂蛋白胆固醇预测心脏事件危险性的价值,并独立于肥胖、高脂血症、吸烟等其他危险因素,是较敏感的心血管预测因素。有关 hs-CRP 与急性冠脉综合征的关系的研究表明,严重不稳定型心绞痛患者的血清 hs-CRP 明显增高,且增高程度与随后发生的心脏事件明显相关。

血管性血友病因子(von Willebrand factor,vWF)主要来自血管内皮细胞,一旦内皮细胞受损,合成和释放 vWF 增加,内皮细胞损伤越严重,则血浆中 vWF 水平越高。vWF 具有加速血小板吸附、聚集,介导血小板释放相关因子,干扰纤维蛋白溶解过程,促进血管平滑肌纤维化、动脉粥样斑块及血栓形成,且与疾病的轻重呈正相关。流行病学研究结果显示心肌梗死患者的血浆 vWF 水平高于健康对照组,并且较高的血浆 vWF 水平被认为是心血管疾病的一个高危因素,并被建议作为血管内皮细胞损害的标志物。

CD62P 即血小板内 α 颗粒膜糖蛋白(GMP-140),又称 P-选择素(P-selectin),属于黏附分子选择素家族,主要由血小板、巨噬细胞、活化内皮细胞表达,其生物学功能为介导活化血小板或内皮细胞与中性粒细胞及单核细胞黏附,并在炎症、血栓形成中起重要的作用。

研究结果表明,反映内皮损伤的指标 vWF 在冠心病各中医证型中均有升高,与正常对照组比较差异均具有统计学意义(P<0.05),但各型之间比较差异无统计学意义,说明在冠心病中医分型的各组中,均存在一定程度的内皮损伤,各型之间无差异,可能与各证型间年龄、性别、体质量指数、血脂、血压、血糖及吸烟史的影响差异无统计学意义有关。各中医证型 CD62P 水平较正常对照组有显著性增高,心血瘀阻型与痰阻心脉型 CD62P 水平较心肾阴虚型与气阴两虚型有显著性增高,而以阳气虚衰型最为明显,说明血小板活化在冠心病阳气虚衰证型中程度最高。阳气虚衰型冠心病患者,血清 hs-CRP 水平显著高于其他

各型,提示在各证型中,阳气虚衰型的炎症反应最强烈。Hs-CRP 升高率在阳气虚衰型中达 73.3%,与其他各型比较差异具有统计学意义,提示冠心病阳气虚衰型患者未来可能发生冠脉事件的危险性显著高于其他各证型。研究还表明,心肾阴虚型及气阴两虚型患者血小板活化表达最低,与其他各型比较差异具有统计学意义,炎症反应及内皮损伤程度亦相对较低,其原因尚不明确。有研究证明,以气虚阴虚为主的冠心病患者,为西医学中自发性心绞痛或以神经官能症为主的不典型心绞痛患者多见,因病例数较少,有待进一步研究证实。

谢淑芸等研究 C 反应蛋白(C-reactive protein,CRP)与 AMI 中医辨证分型的关系,参照《中医内科疾病诊疗常规》将 60 例 AMI 患者经辨证分型分为 4 型:心脉瘀阻型 24 例,痰热扰心型 20 例,气阴两虚型 11 例,心阳虚脱型 5 例。另设正常对照组 30 名。患者发病时间在 24 小时内,抽取肘静脉血,采用散射比浊法测定 CRP 值,并分别与对照组进行比较以及对 4 组患者之间进行比较。结果显示:AMI 患者 4 组不同中医类型患者 CRP 值明显高于对照组,差异具有统计学意义($P<0.01$ 或 $P<0.05$)。4 组患者之间也存在一定差异,痰热扰心型 > 心脉瘀阻型 > 气阴两虚型 > 心阳虚脱型。得出结论:AMI 中医证型不同 CRP 值也不同。CRP 水平与 AMI 中医证型有相关性,CRP 可作为冠心病中医辨证分型的客观指标。

张玲端等观察 AMI 超急期患者中医证型与血浆同型半胱氨酸(homocysteine,HCY)及 LDL-C 的关系。将 184 例患者按中医辨证分为气滞血瘀、气虚血瘀、阴阳两虚、阳虚寒凝四型,用荧光偏振免疫法检测 AMI 超急期患者与健康对照组血浆 HCY 水平,并检测血脂水平。结果显示:AMI 超急期患者血浆 HCY 水平显著高于对照组,气滞血瘀型血浆 HCY 及 LDL-C 水平显著高于对照组,且气滞血瘀型血浆 HCY 及 LDL-C 水平呈正相关。得出结论:血浆 HCY 水平异常增高是 AMI 超急期的重要危险因素之一,AMI 超急期患者血浆 HCY 及 LDL-C 水平显著增高且呈正相关可作为中医证型气虚血瘀型的辨证指标。

络丽娟等观察了冠心病的中医证型与 P-选择素(CD62P)、血栓素(TXB_2)及 6-酮前列环素(6-Keto-$PGF_{1\alpha}$)含量变化的关系。53 例患者(包括 AMI、陈旧性心肌梗死、不稳定型心绞痛患者)和 20 例健康对照者分别采用流式细胞仪分析血小板尖化膜标志物可溶性黏附分子(P-选择素,CD62P),用放免法测定 TXB_2、6-Keto-$PGF_{1\alpha}$ 含量,从分子水平研究血小板活化及 T/P 比值与冠心病中医分型的关系。结果发现,33 例心血瘀阻型患者以 CD62P、TXB_2 升高为特征;20 例气阴两虚患者以 6-Keto-$PGF_{1\alpha}$ 降低为特征,提示心血瘀阻是以邪实为主,气阴两虚则正虚更为明显。6-Keto-$PGF_{1\alpha}$、TXB_2 两者构成了气血相互依存相互制约的关系,两者失调则构成本虚标实的病理基础,故作者认为 CD62P、TXB_2、6-Keto-$PGF_{1\alpha}$ 可作为冠心病中医辨证分型的一个客观指标,有助于阐明中医证型的内在本质和治疗原则。

丘瑞香等测定了 25 例 AMI 患者、38 例陈旧性心肌梗死患者、40 例不稳定型心绞痛和 113 例稳定型心绞痛患者(中医辨证均属血瘀证)的高切速全血黏度(high shear rate whole blood viscosity,ηHB)、低切速全血黏度(low shear rate whole blood viscosity,ηLB)、血浆黏度(plasma viscosity,ηP)、红细胞聚集指数(red blood cell aggregation index,AI)、红细胞压积(hematocrit,HCT)、血清总胆固醇(TC)、TG、血浆纤维蛋白原(plasma fibrinogen,Fb)、前列环素

（prostacyclin，PGI_2）、血栓素（TXA_2）的浓度。结果：气滞血瘀组 ηLB、AI 显著升高，PGI_2/TXA_2 明显下降，血液呈高聚状态；阴虚血瘀组 TC、HCT、Fb、AI、ηLB 明显增高，血液呈高浓、高凝、高聚状态；痰浊血瘀组 ηLB、ηP、TG 显著升高，血液呈高黏状态；气虚血瘀组仅 ηHB 有所升高，其他指标变化不明显。提示冠心病血瘀证的不同证型间有着不同的系列化物质基础和理化特性变化，且与中医证型关系密切。

张三林等从红细胞免疫角度探讨 AMI 中医证型的分子生物学机制，对 68 例 AMI 中医证型患者红细胞 C_3b 受体花环率（RBC-C_3bRR）及红细胞免疫复合物花环率（RBC-ICR）进行测定，并设置健康人 36 例作为对照组。结果显示 AMI 不同证型组与对照组的 RBC-C_3bRR 相近，RBC-ICR 则明显高于对照组，以阳脱阴竭组及心阳虚衰寒凝心脉组为甚。该研究提示免疫损伤、红细胞免疫复合物增高参与 AMI 病理发展过程，RBC-ICR 可作为预测和诊断 AMI 的重要辅助指标，为中医辨证施治提供客观依据；而提高 AMI 患者红细胞免疫功能，对救治及提高生存率有一定意义。

自由基损伤与 CHD 的发病密切相关。对自由基与 CHD 中医证型关系的研究已有开展。李桂金等通过对 86 例 CHD 患者辨证分型后血清超氧化物歧化酶及丙二醛水平检测分析表明。痰证组患者血清过氧化物歧化酶（superoxide dismutase，SOD）水平显著低于非痰证组和正常对照组。血清丙二醛（malondialdehyde，MDA）含量显著高于非痰证组和正常组。表明 SOD 减少及自由基增高与 CHD 痰证密切相关，自由基可能参与了痰浊的形成。

目前中医证候相关的研究报道还比较少，证候研究角度单一，缺乏大样本例数的研究。主要的问题仍然是中医辨证分型参照标准不一致，许多临床研究中医证候分型呈多样性，证型名称不统一，无中医证型分类标准，这与 AMI 的临床表现多样性，缺乏统一、规范辨证标准有关，从而使得这些临床研究缺少科学性、可信度，故其所得出的结论及其对临床疗效的评价的严谨性和科学性尚存疑。

针对目前 AMI 中医证候研究方面状况所呈现的缺点，我们要对中医证候特点有一个准确的把握，尚需进行设计规范、严谨、有据可循、样本例数较大的临床试验，使用正确的统计方法，找出 AMI 中医证候分布规律；明确各证与并发症及预后的关系，为指导临床的诊疗和预后判断提供理论指导，期待能更好发挥中医药在治疗方面的作用。

随着对 AMI 认识的深入和新的临床检测客观指标和量化手段的出现，中医辨证诊断客观化研究也取得了新的进展。在病证结合基础上探讨 AMI 中医证型与现代客观检查指标的相关性能使中医辨证分型诊断更加客观化和规范化，提高 AMI 中医辨证论治水平和临床疗效。这些有益的探索不但为中医证候诊断的客观化和定量研究提供了客观依据，也为中西医结合研究积累了大量的资料。然而，目前这些研究指标大多只能反映在中医辨证实质的某一方面，尚缺乏特异性，亟待解决的问题是在现有资料的基础上进行综合性的研究工作如制定 AMI 的中医辨证分型统一标准，将不同客观指标纳入相同的标准证型中做综合分析，使研究深入到更深的层次，寻找能指导辨证分型的更特异的指标将其定量化和标准化，为中医辨证分型提供更好的依据，最终阐明 AMI 的中医辨证规律。

（李爱勇）

主要参考文献

［1］王玲,邹志东,刘红旭.急性心肌梗死中医证候规律研究［J］.中国中医急症,2007(3):302-305,310.

［2］曹飞,蒋梅先.不同证型急性心肌梗死日发病的五脏主时节律研究［J］.中国中医急症,2010,19(1):71-73.

［3］杨秀捷,何龙.真心痛的辨证分型及其与血脂的相关性研究［J］.中国中医急症,2007(7):828-829.

［4］WIMAN B,ANDERSSON T,HALLQVIST J,et al. Plasma levels of tissue plasminogen activator/plasminogen activator inhibitor-1 complex and von Willebrand factor are significant risk markers for recurrent myocardial infarction in the Stockholm Heart Epidemiology Program(SHEEP)study.［J］.Arterioscler Thromb Vasc Biol, 2000,20(8):2019-2023.

［5］谢淑芸,金章安.C反应蛋白浓度与急性心肌梗死中医证型的关系［J］.中华实用中西医杂志,2007,20(3):212,214.

［6］张玲端,王颖.急性心肌梗死超急期中医证型与血浆HCY、LDL-C的关系［J］.中国中医急症,2009,18(7):1105-1106.

［7］骆丽娟.冠心病证型与P选择素、TXB_2 及6-Keto-$PGF_{1\alpha}$含量变化关系的研究［J］.上海中医药杂志,2002(7):13-14.

［8］丘瑞香,罗致强,朱雅宜,等.冠心病血瘀证血液理化特性与中医证型相关性研究［J］.中医杂志,2002(5):378-379.

第三节　中医证候与超声心动相关研究

超声心动图是利用超声的特殊物理学特性检查心脏和大血管的解剖结构及功能状态的一种首选无创性技术。自1954年首次应用超声技术诊断心脏疾病以来,目前超声心动在临床应用中仍然具有极高的地位和价值。

一、目前临床应用范围

(一)观察心脏和大血管结构

M型超声心动图和二维超声心动图可实时观察心脏和大血管结构,对心包积液、心肌病、先天性心脏病、各种心脏瓣膜病、AMI的并发症(如室间隔穿孔、乳头肌断裂、室壁瘤、假性室壁瘤)、心腔内附壁血栓形成等有重要诊断价值。对心脏肿物、冠心病、心包疾患、高血压心脏病、肺心病、人工瓣膜随访、大血管疾患也有辅助诊断价值。

(二)探测血流速度和血流类型

多普勒超声可探测血流速度和血流类型,因而对有分流和反流的心血管疾病诊断帮助很大,可进行定量或半定量分析,与M型和二维超声心动图相结合益处更大,还能较准确地提供左室收缩和舒张功能的定量数据。

(三)评估心肌缺血

三维重建超声心动仍处于研究阶段,主要解决心脏的定量分析和提供更清晰的立体结构,各种负荷超声心动图主要是为了提高超声心动图对冠心病的诊断价值,通过运动或应用多巴酚丁胺来增加心脏负荷或用双嘧达莫产生窃血诱发心肌缺血,缺血处心肌收缩期运动减弱或不运动,本法对诊断冠心病的敏感性和特异性优于心电图运动试验。

(四) 经食管超声

检查成像困难或者有关结构显示不够满意、致使诊断难以明确的各种心脏或大血管疾病患者,如左心耳部血栓、感染性心内膜炎、主动脉夹层、术中监测等,可行经食管超声。

(五) 观察冠状动脉内的结构变化

血管内超声主要应用于冠脉内,使用直径 1.1~1.8mm 的导管顶端装有超声探头,将其放置到冠脉病变部位可更好地观察病变外形,且可根据回声特性判断病变构成,这一点优于冠状动脉造影。还可用其观察 PTCA 后冠脉的结构变化。

(六) 评估局部心肌灌注

心肌声学造影(myocardial contrast echocardiography,MCE)是近年来超声心动图在图像质量和检查技术上快速发展的一项重要的无创性影像学检查技术。新一代超声造影剂和造影技术的发展使定量评价心肌血流灌注成为可能。在通过超声心动图检测心肌血流灌注的同时,还可以检测局部和整体心肌结构、功能及血流情况,并可优化对冠状动脉疾病的无创性评估。目前 MCE 常用于慢性冠状动脉疾病、急性冠状动脉综合征及冬眠心肌的诊断评价。

二、MCE 的临床研究进展

(一) 心肌微循环特点

心肌血容量是由分布在心肌内的部分血容量与毛细血管血容量构成,约占冠状动脉循环血容量的 1/3,是 MCE 的主要研究对象,熟悉心肌微循环的解剖和特点对理解 MCE 图像有重要意义。

毛细血管的平均直径约为 6μm,正常红细胞直径为 6~9μm,而超声微泡的直径小于红细胞,如声诺维微泡平均直径约为 2.5μm,因此微泡能自由通过心肌毛细血管,并与红细胞均匀分布于心肌。冠状动脉狭窄时,其自动调控系统将通过降低远端血管床灌注阻力来恢复正常心肌血流,从而保持足够的心肌氧供应。由于这一调控机制的作用,当狭窄程度超过85% 时才会导致静息状态下心肌血流量减少。在血管扩张剂的刺激下,约45% 的冠状动脉狭窄可检出最大冠脉血流量减少,这也是临床中负荷超声心动图的工作基础。

(二) MCE 评估心肌微循环

目前,MCE 低机械指数实时成像技术由于微泡破坏较少、图像质量高等优势,不仅可同步化观察室壁运动,而且可定量或半定量评估心肌血流,因而得到越来越广泛的应用。低机械指数(0.10~0.15)条件下,超声微泡同时产生线性及非线性信号,心肌及其他组织结构主要产生线性信号,而超声图像选择性接受非线性信号,实现了更佳的信噪比和更灵敏的微泡信号检测,且超声微泡破坏较少,空化效应弱,也使造影过程相对安全。

排除造影剂注射途径不同的影响,要达到准确的心肌内微泡浓度评估则要求浓度和信号之间为线性关系。这一条件在心肌内微泡浓度较低时能实现,超声图像会达到饱和点,信号强度将不再随着微泡浓度增加而增强;较低的心肌内造影剂浓度可通过持续静脉滴注稀释后的微泡来实现。当心肌造影图像进入平台期,选择心脏收缩末期触发高能量脉冲破坏心肌内的造影微泡,观察造影剂的再充盈过程,借助定量分析软件,可自动生成灌注-强度曲线并拟合函数 $Y=A(1-e^{-\beta t})+C$,定量心肌血流灌注。

弹丸注射微泡时,则需采用 γ 函数 $Y=Ate^{(-at)}$ 进行曲线拟合,并由此得到曲线参数值,实现定量心肌血流灌注。函数一般用于经冠状动脉途径注射造影剂后的 MCE 强度分析。由于团注微泡时容易出现心肌内瞬时高浓度微泡,甚至导致造影浓度本该减弱的心肌缺血区域出现造影增强,造成过强回声或声影,故微泡浓度和推注速度需控制在适宜范围。Su 等分别将持续静脉输液和弹丸式注射用于大鼠实时 MCE,并与伊文思蓝染色结果对照,结果发现实时 MCE 结合弹丸式注射或持续静脉输注造影剂均能够对大鼠心肌灌注做出可靠评估,但持续静脉输注法更适用于定量评估心肌血流量。Bierig 等将 MCE 测得的心肌血流灌注储备值与多普勒导丝测得的冠状动脉储备值进行比较,发现两者相关性较好,认为在冠状动脉造影正常的冠心病患者中,心肌血流灌注储备值的检测可替代有创性的冠状动脉储备值检测,具有较好的诊断价值。

(三) MCE 评估血流灌注的临床应用

1. 在 AMI 的应用   AMI 为冠心病最常见和最重要的表现形式。临床上心电图和心肌酶的改变是诊断 AMI 的主要方法,但急诊科对具有可疑胸痛症状而无明显心电图改变的患者,其明确诊断和危险分级存在困难。在冠状动脉循环中断后,尽快发现梗死相关动脉,并了解局部心肌微循环灌注情况,对选择适当的疾病治疗方案及预测疾病转归均有非常重要的指导意义。Wei 等对 1 166 名有胸痛症状,但无明显心电图异常的急诊科患者行 MCE 检查发现,床旁 MCE 能准确预测可疑胸痛患者在 48 小时内的事件发生情况,有效提高了急诊科对疑似 AMI 患者的诊疗水平。Dwivedi 等应用 MCE 和核素心肌灌注显像对 98 例急性冠状动脉综合征患者进行对比分析,发现 MCE 与核素心肌灌注显像均克服了常规检测手段敏感性较低的缺陷,认为在急诊科的应用中,MCE 较核素心肌灌注显像能更准确地诊断急性冠状动脉综合征,MCE 亦可判断 AMI 患者的治疗预后情况。Kang 等对 89 例患者 AMI 发生后再灌注治疗后,行 MCE 和二维超声检查,发现 MCE 不仅能了解 AMI 后心肌重塑情况,更能检测缺血区心肌血流灌注,可更好地评价患者的预后情况。

2. 在评估再灌注治疗疗效中的应用   随着血运重建术,如 PCI、CABG 等的应用,人们发现冠状动脉造影显示的狭窄程度与冠心病患者的预后并非完全一致,心外膜血管的再通并不能完全恢复患者的心肌功能,供血区心肌微循环可表现为无复流或低血流。缺血再灌注损伤等成为缺血心肌再灌注后严重,甚而致命的病理生理改变。冠心病介入治疗术后心肌血流灌注越高,则生存率越高,故心肌水平充分的血流灌注被认为是再灌注治疗成功的关键。Villanueva 等在实验研究中于主动脉根部注射造影剂,观测再灌注后的心肌血流情况,并肯定了再灌注后一定时间内探测心肌活性的重要意义。李爱莉等在动物实验中应用经静脉 MCE 评价 AMI 血管再通后心肌微循环灌注情况,认为 MCE 可作为一种准确无创评价心肌微循环的有效方法。

3. 在负荷 MCE 中的应用   对既往无 AMI 的患者,负荷试验可检测出可逆性灌注缺损区,是诊断冠心病的重要方法。在充分负荷条件下,正常冠状动脉扩张至最大状态,而狭窄的冠状动脉不能相应扩张,导致心肌血流重新分布,狭窄节段出现心肌缺血,故负荷试验有助于诊断静息状态下不能发现的冠心病,提高诊断的敏感性。王伟等通过参数量化技术对临床腺苷负荷 MCE 结果定量分析发现,在静息状态下 MCE 能够检出冠状动脉狭窄 >75% 的心肌灌注异常;常规剂量腺苷负荷 MCE 能够估测冠状动脉狭窄 50%~75% 的心肌灌注异常。Abdelmoneim 等将腺苷负荷 MCE 与负荷单光子发射计算机断层扫描(single photon emission computed tomography,SPECT)对心肌血流灌注的检测结果进行对比,发现负荷 MCE 测得的心肌血流量、β 值及储备值可以准确地检测出负荷 SPECT 所示的灌注异常区域,临床可行性较好。Vogel 等对比分析腺苷负荷 MCE 与冠状动脉造影对冠状动脉疾病的诊断意义,发现定量分析负荷 MCE 在临床上可行性更高,对微循环灌注的评估准确度较好。

4. **在造影增强实时三维超声心动图中的应用**　三维超声心动图较二维超声拥有着空间分辨率高显示图像直观等优势,已在临床实践和大型实验动物研究中广泛应用。Krenning 等将有造影剂对比增强的三维超声与无造影剂对比的三维超声心动图进行对比分析,发现有造影剂增强的三维超声心动图因其更少的图像差异性、更强的与核磁共振成像(magnetic resonance imaging,MRI)结果的相关性,从而能更准确地评估左室功能。Abdelmoneim 等将腺苷负荷引入三维超声造影,与 SPECT 结果对比分析,发现腺苷负荷下三维 MCE 可快速便捷地获取图像及编辑离线图像等,能更精确地评估心肌血流灌。Veronesi 等进一步探讨了三维超声造影对心肌血流灌注定量分析的方法,提出了一种全新的半定量分析法。但由于现有仪器采集的图像缺陷,如角度限制导致不能采集整个心室三维图像,以及定量分析方法的欠缺,如三维感兴趣区不易选定等,这一领域仍需更多的实验研究和临床研究来开发其应用潜力。

三、MCE 评估血流灌注的中医药相关研究

AMI 属于中医"胸痹""心痛""真心痛"范畴,自 20 世纪 80 年代以来,中西医结合疗法对降低 AMI 患者病死率和并发症发生率具有一定的临床优势。首都医科大学附属北京中医医院心血管科从益气养阴、活血化瘀立法,在西药规范治疗技术上,联合使用中药西洋参制剂心悦胶囊和丹参制剂复方丹参片,对符合气阴两虚、心血瘀阻证的 AMI 患者 PCI 术后进行干预治疗,探讨中医益气养阴活血法对 AMI 患者直接 PCI 术后的临床疗效,及其对心肌微循环血流灌注和患者生活质量的影响。研究选择北京大学人民医院 2005 年 1 月— 2006 年 3 月首次 ST 段抬高型 AMI 患者(Killip Ⅰ~Ⅱ级),并接受急诊直接 PCI 治疗成功,同时符合中医气阴两虚和心血瘀阻证的患者 35 例,按照随机、双盲、对照的方法分为两组,治疗组在西药常规治疗基础上加用益气养阴、活血化瘀的心悦胶囊和复方丹参片,对照组在西药常规治疗基础上加用安慰剂。疗程 3 个月。观察两组患者治疗前后静息状态及多巴酚丁胺负荷[20μg/(kg·min)]状态下的左室射血分数、室壁运动计分指数、正常心肌百分比,观察反映微循环血流灌注速度的心肌声学造影参数 k 值。研究结果显示:治疗 3 个月后,多巴酚丁胺负荷状态下,治疗组左室射血分数较其治疗前显著增加($P<0.05$),较对照组亦显著增加($P<0.05$)。治疗 3 个月后,在静息状态及多巴酚丁胺负荷[20μg/(kg·min)]状态下,治疗组均较对照组 k 值增加的室壁节段数多,但差异无统计学意义($P>0.05$)。研究认为,中医益气养阴活血法能改善 AMI 患者直接 PCI 术后的临床症状,对心肌微循环血流灌注与心肌收缩能

力的改善有一定作用。

四、MCE 的优势局限性及展望

由于局部血流灌注的变化是心肌缺血的早期表现,故评估心肌微循环灌注对已知或可疑冠状动脉疾病患者的诊断和危险分级有重要意义。临床工作中 SPECT 在这一方向应用最为广泛,其他众多应用前景较好的检查技术包括 MCE、MRI、计算机断层成像(computer tomography,CT)及正电子反射计算机断层显像(position emission tomography,PET)等。MCE 相对于其他检查手段拥有许多潜在优势。MCE 技术是近几年发展起来的无创检测心肌微循环灌注的新手段,可直接客观地反映心肌微血管的完整性,并直接显示心肌组织水平的血流灌注,提示微血管水平受损的严重程度,是目前认为评价存活心肌更有前途的方法。首先,MCE 因为不具有电离辐射而优于 SPECT、PET 和 CT 灌注成像;同时,MCE 较 SPECT 和 PET 具有更好的空间分辨力(轴向分辨率 1mm),从而能检测出心内膜下的缺血,且具有非常好的时间分辨率(30~120Hz),优于常用的各种影像学技术。MCE 能定量评估心肌血流灌注,在药物负荷或运动负荷下均能采集造影图像。在实际操作中,MCE 具有广泛的临床应用性、可床旁实时操作、费用相对低廉等优势。但 MCE 也有一定不足之处,呼吸运动、患者体型及肺部疾病的干扰均会造成不佳的图像质量效果,微泡的声衰减作用可能导致左室心肌节段的伪像产生,这些因素将降低图像的质量并减弱心室的空间分辨力,从而导致图像质量的不稳定性及较低的重复性,而这也是 MCE 检查心肌血流灌注方法目前未能制定统一的定量诊断标准的原因之一。

多巴酚丁胺负荷试验是目前用于检测心肌活力、预测血管重建术后局部室壁运动功能恢复的最佳指标。多普勒组织成像可直观、定量地反映局部或整体心肌运动的方向和速度,判断室壁运动异常的节段,从而可推测病变血管所在的位置,判断心肌缺血和梗死的程度,并能客观识别心肌细胞的存活性。将 MCE、多巴酚丁胺超声负荷试验以及多普勒组织成像技术结合运用,可增加对心肌微循环灌注和收缩储备信息的敏感性和特异性,优于其他的单一方法。本研究结果提示,治疗 3 个月,两组患者心室重构均有所改善;多巴酚丁胺负荷状态下,治疗组左室射血分数较对照组增加显著,提示益气养阴活血法对于直接 PCI 术后 AMI 患者存活心肌的挽救和收缩储备的改善有益。

MCE 在急诊、负荷超声心动图及心肌活性检测方面具有一定应用潜力,将来 MCE 可以与多种影像学检查手段结合,优势互补,在心血管疾病的中西医结合诊断治疗及预后判断中发挥更大的作用。

(仇盛蕾)

主要参考文献

[1] DWIVEDI G,JANARDHANAN R,HAYAT SA,et al. Improved prediction of outcome by contrast echocardiography determined left ventricular remodelling parameters compared to unenhanced echocardiography in patients following acute myocardial infarction. Eur J Echocardiogr,2009,10(8):933-940.

［2］KANG SJ,KANG DH,SONG JM,et al. Comparison of myocardial contrast echocardiography versus rest sestamibi myocardial perfusion imaging in the early diagnosis of acute coronary syndrome. J Cardiovasc Ultrasound,2010,18（2）:45-51.

［3］FUNARO S,GALIUTO L,BOCCALINI F,et al. Determinants of microvascular damage recovery after acute myocardial infarction:results from the acute myocardial infarction contrast imaging（AMICI）multi-centre study. Eur J Echocardiogr,2011,12（4）:306-312.

［4］李爱莉,柯元南,李宪伦,等. 无创性心肌声学造影评价急性心肌梗死再灌注后冠脉微循环的实验研究. 中日友好医院学报,2009,23（3）:166-171.

［5］王伟,穆玉明,王春梅,等. 腺苷负荷心肌超声造影评价冠状动脉狭窄程度的研究［J］. 中华超声影像学杂志,2010,19（10）:846-849.

［6］ABDELMONEIM SS,DHOBLE A,BERNIER M,et al. Absolute myocardial blood flow determination using real-time myocardial contrast echocardiography during adenosine stress:comparison with single-photon emission computed tomography. Heart,2009,95（20）:1662-1668.

［7］VOGEL R,INDERMUHLE A,MEIER P,et al. Seiler C. Quantitative stress echocardiography in coronary artery disease using contrast-based myocardial blood flow measurements:prospective comparison with coronary angiography. Heart,2009,95（5）:377-384.

［8］ABDELMONEIM SS,BERNIER M,DHOBLE A,et al. Assessment of myocardial perfusion during adenosine stress using real time three-dimensional and two-dimensional myocardial contrast echocardiography:comparison with single-photon emission computed tomography. Echocardiography,2010,27（4）:421-429.

［9］VERONESI F,CAIANI EG,TOLEDO E,et al. Semi-automated analysis of dynamic changes in myocardial contrast from real-time three-dimensional echocardiographic images as a basis for volumetric quantification of myocardial perfusion. Eur J Echocardiogr,2009,10（4）:485-490.

［10］BADANO LP. Contrast enhanced real-time three-dimensional echocardiography for quantification of myocardial perfusion:a step forward. Eur J Echocardiogr,2009,10（4）:465-466.

第四节　冠状动脉造影与中医辨证相关性研究

一、冠状动脉造影的概念及操作

冠状动脉造影（coronary angiography,CAG),简称冠脉造影或冠造,是应用影像学的方法,直观地显示正常或异常的冠状动脉形态,为临床医师的诊断与治疗提供直接可靠的依据。由于冠状动脉造影的方法简单,结果直观可靠,因此被认为是诊断冠心病（coronary heart disease,CHD）的金标准。

冠状动脉造影是手术医师将特殊的造影导管从周围动脉插入,逆行送到主动脉的根部,在X线的指导下插入左、右冠状动脉的开口,随后手术医师在造影导管的尾端推注不透X线的造影剂,使左、右冠状动脉及其分支在X线下显影,同时,先进的计算机系统将冠脉显影的情况用电影、录像或数字的方式记录下来,作为临床医生诊断的根据。由于造影导管的头端插入到冠脉的开口内,因此,这一造影技术全称为选择性冠状动脉造影。

二、冠状动脉造影的发展状况

冠状动脉造影是利用导管对冠状动脉解剖进行的放射影像学检查,属介入性诊断技术。冠状动脉造影的发展共经历了三个阶段:最初,冠状动脉造影采用主动脉根部注射造影剂,使左、右冠脉同时显影,称为"非选择性冠状动脉造影"。由于造影剂不能充分充盈整个冠脉血管使之清晰显影,因而被改进为主动脉窦内造影,亦即半选择性冠状动脉造影,其显影效果优于非选择性造影,但仍不能满足临床治疗的要求。1959 年 Sones 利用特殊造型的导管,经肱动脉逆行送入主动脉根部并将导管远端分别置于左、右冠脉口,将造影剂直接注入冠脉内充盈整个冠脉及其分支,使之清晰显像,从而开创了选择性冠状动脉造影。此后,Amplatz(1966 年)、Judkin(1967 年)等对造影导管顶端的形状和弧度及导管操作技术做了改进。Seldinger 经皮股动脉穿刺技术的应用又简化了选择性冠状动脉造影,使其广泛应用于临床。我国既往的冠心病介入性诊断及治疗几乎都选用经股动脉插管途径。国外 Campeau 等(1989 年)首次经桡动脉行冠状动脉造影,由于导管操作需要一定的技术,对于初学者来说不太容易掌握,故未能广泛临床应用。1995 年 Kiemeneiji 等报道经桡动脉行冠状动脉造影及 PTCA,使人们对桡动脉途径的可行性和安全性产生了极大的兴趣。近年来我国相继有许多家医院开展了经桡动脉行冠状动脉造影及 PTCA。

三、冠状动脉造影的临床应用

(一) 冠状动脉造影的诊断标准

冠状动脉造影主要用于冠心病的诊断,其诊断标准多采用 Judkin's 方法做冠状动脉造影检查,根据冠状动脉造影结果,病变至少在 2 个 X 线投影位置上均能看到冠状动脉分支、段狭窄≥50%,即可诊断为"冠心病"。

(二) 冠状动脉造影适应证和禁忌证

适应证:①疑诊冠心病患者的确定诊断或确诊冠心病患者危险分级,指导进一步治疗方法的选择和预后判定;②各种无创检查有缺血性表现,疑似冠心病者;③急性心肌梗死者或有心肌梗死病史者;④瓣膜性心脏病如果心电图 ST 段有变化者,可能合并有冠心病,宜做选择性冠状动脉造影。当心脏瓣膜病拟行治疗,即使心电图 ST 段没有改变,也应进行选择性冠状动脉造影。其目的是明确是否合并有冠心病及了解冠状动脉的分布情况,以更好掌握对手术过程中的冠状动脉灌流;⑤老年高龄者;⑥心脏手术前为明确有无冠心病;⑦支架植入术后,再发心绞痛者;⑧冠脉搭桥术后者(进行桥血管造影);⑨非心脏手术有时要对冠脉情况进行评价。

禁忌证:目前进行冠状动脉造影尚无绝对禁忌证,仅有相对禁忌证,包括未控制的严重充血性心力衰竭、凝血功能障碍、严重的肝肾功能障碍、全身感染、电解质紊乱、严重的碘过敏等。

冠状动脉造影对于冠心病的诊断是直观的、微观的,这有利于中医对冠心病的诊治。传统中医对疾病的诊断是通过望、问、闻、切等诊法,结合患者的临床表现,进行中医诊断及辨证,并依中医诊断及辨证来治疗疾病。因此中医的诊断是间接的、宏观的。随着冠状动脉造影技术的日臻完善,许多中医医院也开展了此技术,用于诊治中医诊断为胸痹、心痛的患者。冠状动脉造影与中医诊法是诊断的两个方向,为了实现两者的结合,许多学者从事了大量的研究工作。

管昌益、张文高等对 35 例 CHD 患者行 PTCA 术前进行本虚与标实辨证及 CAG 检查，中医辨证参照中国中西医结合学会 1991 年修订的 CHD 中医辨证标准。结果表明按气虚、气阴两虚、阳虚、阴阳两虚顺序，每例患者平均冠状动脉狭窄支数有依次逐渐增多的趋势，同时提示多支冠状动脉狭窄与本虚证由气虚向阳虚发展有密切关系。CHD 之本虚标实证在普遍存在血瘀证的情况下，兼有气滞者冠状动脉狭窄程度似较轻，兼有痰阻或寒凝者狭窄程度似较重。

马晓昌、尹太英等采用同样标准对 73 例确诊 CHD 患者辨证分型与 CAG 所见进行分析比较，结果气滞与阴虚患者冠状动脉病变支数较少（平均每例 1.62 支和 1.64 支），且冠状动脉狭窄程度较轻；阳虚和阳脱患者冠状动脉狭窄程度较重。血瘀证候积分值越大，冠状动脉病变支数越多，狭窄程度越重。

李佃贵、李俊峡等同样采用 1991 年修订的 CHD 中医辨证标准对 38 例确诊 CHD 患者进行研究，得到基本相同的结论，同时提示了随着冠心病程度的加重（冠脉狭窄较重或病变支数较多），则中医辨证更加复杂化。

鞠镐等对拟诊冠心病心绞痛的 89 例患者进行 CAG 检查，同时按照中国中西医结合学会冠心病中医辨证标准辨证。结果 88 例患者有血瘀表现，几乎所有入选患者均经 CAG 证实存在冠状动脉狭窄，血脉不畅是其共同特征。提示：CAG 积分在阳虚证冠心病心绞痛最高，与血瘀证积分密切相关。

刘华峰等对 102 例冠心病患者进行中医分型和冠状动脉造影检查，对比分析中医证型与冠状动脉 gensini 积分、病变支数的关系。中医分型依据中国中西医结合学会冠心病中医辨证标准。结果：单纯血瘀证组和血瘀兼气滞证组多见单支病变，血瘀兼痰浊证组和血瘀兼寒凝证组多见 3 支以上病变。阴虚证组以单支病变、双支病变为主，阳虚证组以双支病变、3 支以上病变为主。

尹克春、尚玉红等同样按照《中医内科学》进行中医辨证分型，分别对 89 例胸痹患者和 110 例确诊冠心病患者进行 CAG 检查。结果显示：冠状动脉正常的胸痹患者中，以气虚证、气滞证为主，单支、多支病变及重度狭窄者均为气虚证、阳虚证、痰瘀阻滞心脉证、气阴两虚证及瘀血阻滞心脉证；偏实型组患者的冠脉狭窄及病变支数较偏虚型组的为重（$P<0.05$），心血瘀阻型患者冠脉狭窄最重及病变支数最多（$P<0.05$）。

曾明、孙福成等对初诊为冠心病的 95 例患者根据《中医临床诊疗术语·证候部分》将其分为心气虚型、心气虚血瘀型、痰阻心脉型、心气阴两虚型、心阳虚型，CAG 结果用卡方检验和 t 检验与中医证型进行相关，结果显示：CAG 阳性组心气虚血瘀型占 42.0%，与阴性组差异具有统计学意义，双支及 3 支病变心气虚血瘀型占 60.6%，心阳虚型左主干及 3 支病变占 87.5%，阳性组累及前降支者 82.3%，提示心气虚血瘀型、心阳虚型冠心病阳性率高，前降支病变与心气虚血瘀型有对应关系。作者认为研究结果与冠心病属本虚标实一致，心气虚血瘀型与冠脉病变有一定的相关性。

李静、张继东等对确诊冠心病的 96 例患者参照 1994 年国家中医药管理局颁布的《中医内科病证诊断疗效标准》，分为 4 型：心气虚弱型、心肾阴虚型、痰浊内阻型、心血瘀阻型。作者采用 gensini 法对患者冠脉病变进行量化分析。心气虚弱型平均病变支数为 1.75 支，心肾阴虚型平均病变支数为 1.90 支,两者均以单支病变、轻中度狭窄为主;心血瘀阻型平均病变支数为 2.50 支,痰浊内阻型平均病变支数为 2.61 支,两者均以多支病变闭塞性病变为主。冠脉病变积分由高到低依次为心血瘀阻型>痰浊内阻型>心肾阴虚型>心气虚弱型。结论:冠心病中医证型与冠脉病变有相关性,心气虚弱型、心肾阴虚型冠脉病变轻;痰浊内阻型、心血瘀阻型冠脉病变重。

刘红旭等对 113 例行 CAG 的患者进行中医证候与造影特点研究。结果显示冠状动脉异常者 69 例,其中 3 支病变者 23 例,2 支病变者 22 例,单支病变者 24 例,阳性率 61.06%。3 支病变患者中血瘀证占 95.65%,2 支病变患者中血瘀证占 63.64%,单支病变患者中血瘀证占 34.78%,血瘀证是冠状动脉异常患者出现频率最高的临床证候,在所有冠状动脉异常患者中阳性率为 71.01%,随冠状动脉累及支数增加,血瘀证、痰阻证、痰瘀互阻证及气虚证明显增加,在一定程度上客观地反映了中医证候变化与冠心病患者病变进展的内在变化规律。

王阶等对 102 例冠心病心绞痛患者进行中医证候与冠脉病变相关性研究。结果显示:冠状动脉造影无病变组与中医证型密切相关的先后顺序为气滞>气虚>气阴两虚>血瘀;单支病变组与中医证型密切相关的先后顺序为血瘀>气虚>痰浊>阴虚;双支病变组与中医证型密切相关的先后顺序为阴虚>痰浊>血瘀>气虚;三支病变组与中医证型密切相关的先后顺序为阳虚寒凝>阴虚>痰浊>血瘀。冠脉不同病变支数的证型相兼分布差异具有统计学意义($P<0.01$)。

郭冬梅等对 147 例冠心病患者进行冠状动脉造影结果与中医证型相关性进行研究,得出冠状动脉病变与中医辨证分型有一定相关性,并提示痰浊、血瘀可能是导致冠状动脉粥样硬化斑块形成,并最终出现冠脉狭窄的病理基础。

农一兵、林谦等研究了 102 例冠心病患者冠状动脉造影与中医证型的关系,血瘀证和气虚证为冠心病主要证候,气虚血瘀为冠心病的基本病机;同时气虚贯穿本病始终,是本病发生发展及影响冠脉病变程度的重要因素。

张广增等通过研究发现胸痹心痛中医不同辨证分型间冠状动脉病变情况差异具有统计学意义;胸痹心痛实证较虚证的冠脉病变发生率高且病变程度较重。

大量的研究工作得出丰硕的结果,同时出现的问题也困扰着科研人员。研究的方向基本一致,方法也大同小异,结论却不尽相同。其中一个很重要的问题就是中医对胸痹和心痛的辨证标准不统一,这个问题是建立在中医对同一个疾病有不同认识的基础上。

四、中医对冠心病的认识

(一) 古代对冠心病的认识

胸痹首见于《黄帝内经》,《灵枢·本脏》篇说:"肺大则多饮,善病胸痹、喉痹、逆气。"胸痹又分为心痹和肺痹,《素问·痹论》谓:"肺痹者,烦满,喘而呕。心痹者,脉不通,烦则心下鼓,暴上气而喘,嗌干善噫,厥气上则恐。"说明胸痹是胸部痹阻性疾病。汉代张仲景认为胸痹病主要是指心痹,《金匮要略·胸痹心痛短气病脉证治》指出"胸痹之病,喘息咳唾,胸背痛,短气","胸痹不得卧,心痛彻背"。隋代巢元方对胸痹临床表现认识较为具体,《诸病源候论·咽喉心胸病诸候》分列"心痹候"和"胸痹候",认为"心里愠愠如满,蕴蕴而痛,是谓之心痹"，"胸痹之候，胸中愊愊如满，噎塞不利，习习如痒，喉里涩，唾燥。甚者，心里强痞急痛……绞急如刺，不得俯仰，胸前皮皆痛"。可见巢氏所言的胸痹候包括了心、肺及胸部痹阻的病变。宋代《圣济总录·胸痹》将胸痹分为"胸痹短气""胸痹心下坚痞急""胸痹噎塞"，认为胸痹是胸阳不足、阴寒痹阻所致，以"心痹"为主。明清时期医家多认为胸痹是心、肺二脏之病变，心痹为其主要病证。秦景明在《症因脉治·胸痛论》中说："歧骨之上作痛，乃为胸痛。"说明胸痛是胸痹之主症。林佩琴也认为胸痹实指心的病变，《类证治裁·胸痹论治》指出："其症胸满喘息，短气不利，痛引心背……甚则……胸痛彻背。"多数医家认为胸痹以心痹为主要病变，系心的病证。对心痛的认识：心痛之名亦首见于《黄帝内经》，《灵枢·五邪》篇云："邪在心，则病心痛喜悲，时眩仆。"《素问·标本病传论》亦云："心病先心痛"，明确了心痛系心脉及心的病变。《素问·脏气法时论》对心痛的部位和症状做了论述，指出："心病者，胸中痛，胁支满，胁下痛，膺背肩甲间痛，两臂内痛。"根据心痛病情，提出"厥心痛"与"真心痛"，如《灵枢·厥病》篇把心痛严重，甚则患者迅速死亡者，谓之"真心痛"，其主要症状为"手足清至节，心痛甚，旦发夕死，夕发旦死"；将五脏气机逆乱影响于心而致心痛者，称为"厥心痛"。《灵枢·厥病》篇将厥心痛分为肾心痛、肺心痛、胃心痛、肝心痛、脾心痛，并描述其症状有"心痛间，动作痛益甚"，"色苍苍如死状，终日不得息"，"痛如以锥针刺其心"等。汉代张仲景认为心痛是胸痹的主要临床表现，对临床症状认识更为具体，可见有"胸背痛""心痛彻背，背痛彻心""喘息咳唾""短气不足以息""胸满""气塞""不得卧""胁下逆抢心"等症状，在病程上心痛表现为有时缓和、有时急剧发作的特点。隋代巢元方对心痛提出有"久心痛"和"伤于正经者"之不同。他在《诸病源候论·久心痛候》说："心为诸脏主，其正经不可伤，伤之而痛者，则朝发夕死，夕发朝死，不暇展治。其久心痛者，是心之支别络脉，为风邪冷热所乘痛也，故成疹，不死，发作有时，经久不瘥也。"说明"久心痛"预后较"真心痛"为佳。宋代《圣济总录·心痛》对久心痛与卒心痛做了区别，认为"卒心痛者，本于脏腑虚弱，寒气卒然客之，其状心如寒痛不得息……其久成痛者，由风冷邪气，乘于心之支别络，停滞不去，发作有时，故经久不瘥也"。金元至明清以来，对心痛认识更为具体，刘完素将心痛分为"热厥心痛""大实心中痛""寒厥心痛"3种类型，对临床辨证有重要的意义。有些医家将心痛视为胃脘痛，如朱丹溪在《丹溪心法·心脾痛》谓"心痛即胃脘痛"，但大多数医家持以否定意见。王肯堂在《证治准绳·心痛胃脘痛》云："胃各一脏，其病形不同。因胃脘痛处在心下，故有当心而痛之名，岂胃脘痛即心痛者哉！"徐灵胎在《临证指南医案·心痛》篇的评注也说："心痛胃痛确是二痛，然心痛绝少，而胃痛极多，亦有因胃痛而及心痛者，故此二症……医者细心求之，自能辨其轻重也。"这就明确了心痛和胃痛是两种不同的疾病。

（二）现代对冠心病的认识

在古代医家对胸痹心痛研究的基础上，现代医家应用中医和中西医结合的方法，对冠心病中医病证的范畴做了进一步的研究，以明确与冠心病相应的中医病证名称。

1. 从胸痹心痛的临床症状分析　绝大多数医家从胸痹心痛的症状与冠心病的主要症状表现分析，认为冠心病属于中医的"胸痹""心痛"的范畴。李好义认为："祖国医学有关'心痹''胸痹''真心痛''瘀血心痛'等论述很多，和现代医学的冠心病所表现的症状相似。"蔡忠生等亦认为："胸痹心痛病的范畴相当于现代医学的冠心病心绞痛。"沈绍功等更为明确地指出："心绞痛是一种临床综合征,是由于心肌急剧的暂时的缺血缺氧引起的发作性胸痛或胸部不适,其中 90% 为冠心病心绞痛……该病属于中医'胸痹''心痛'范畴"。

2. 从胸痹心痛的广义与狭义概念上分析   方药中等认为,广义的胸痹心痛有厥心痛、真心痛、卒心痛、久心痛、胸痹、心痹等多种分类法,范围甚广,可涉及胃脘痛、肺痈、肺痨、悬饮、风温等疾患所引起的胸痛,不能列入冠心病范畴。狭义心痛是由心脏疾病引起的两乳之间的膻中部位疼痛为主者,为冠心病之范畴。

3. 从胸痹心痛症状轻重及表现部位加以分析   顾京琰指出,胸痹常为胸闷胸痛并见,以胸闷为主,相当于冠心病轻度或非典型心绞痛或某些急性心肌梗死;心痛以胸中痛为主症,其痛有定处,多在胸膺两乳之间,即膻中周围,亦可涉及肩及两臂内侧等处,尚有久心痛,均与稳定型心绞痛相似;疼痛较甚而常伴手足厥冷或汗出者名曰"厥心痛",甚者类似真心痛,相当于不稳定型心绞痛,部分属于急性心肌梗死。

4. 从胸痹心痛的病机、症状等方面综合分析   黄世敬等认为,冠心病在中医学中有很多不同的病名,归纳起来有二:一是以主证命名,如心痛、厥心痛、真心痛、心悸、怔忡、喘证等;二是以病机命名,如胸痹、心痹、脱证、厥证等。中西医病名从概念上分析各自存在着从属、并列、交叉关系。中医病名中如心痛、厥心痛、真心痛就是从属关系,心痛与胸痹、心痹则又出现交叉关系。冠心病中西医命名不同则是交叉网络关系,如心绞痛、心痛、厥心痛有部分交叉重合关系。

5. 现在比较统一的认识   目前认为冠心病属于中医的胸痹、心痛。1987 年 8 月,中华全国中医学会内科学会在青岛召开心病学组成立大会,确定"心痹诊断及疗效标准",统一病名为"心痹",其中轻者命名为厥心痛,重者为真心痛。厥心痛又分为肾心痛、胃心痛、脾心痛、肝心痛、肺心痛 5 种。同年 8 月,全国中医急症研讨会提出沿用《金匮要略》的"胸痹""心痛"来命名心系本身的急痛病变。考虑到心系急痛主要表现为冠心病心绞痛,故将"胸痹心痛"这一中医广泛的病证名称的内涵定在冠心病心绞痛的范畴内。1997 年,国标《中医临床诊断术语》中胸痹(心痛)及厥(真)心痛的定义,基本上概括了冠心病的基本病机及主要临床表现,而心痹则概括了风心病的基本病机及临床特征,因此不再适合冠心病。

五、中医临床对冠心病的辨证分型

中医对胸痹、心痛的病因病机有不完全相同的见解,因此,对此类疾病的辨证一直未得到统一。

(一) 辨证分型各家观点

胡冬裴对古、今胸痹辨证论治的分型进行比较后得出结论:古、今相同证型属于实证的有:血瘀气滞、阴寒内结、痰浊闭阻、痰瘀交阻型,而古代实证中痰热蕴结、热厥、寒厥、实厥的四型现在大多已不沿用;相同证型属于虚实夹杂证的有:气虚血瘀、阳虚湿留型,而古代虚实夹杂证中的血虚血瘀型今仍有承袭;虚证没有相同证型,古代有虚寒心痹、心阴亏虚型,而今对虚证补充了心肾阴虚、气阴两虚、阳气虚弱、心阳欲脱四型。

王玲等通过对 1996—2005 年我国真心痛中医证候学研究方面文献资料的回顾性总结,从中医证候研究、辨证治疗研究、基本方治疗研究三个方面加以分析,得出真心痛最常见中医证型依次是心血瘀阻、痰浊阻滞、气滞血瘀、气虚血瘀、心气虚、气阴两虚,对临床具有一定的指导意义。

旷惠桃等对2 432例冠心病心绞痛病例进行了中医辨证分型,结果表明冠心病心绞痛临床常见证型为心脉瘀阻、寒凝心脉、气阴两虚、心阳不振、痰浊闭阻、气滞心胸等6种证型,常见主要证型依次为:心脉瘀阻型、寒凝心脉型、气阴两虚型。而心阳不振型、痰浊闭阻型、气滞心胸型虽为常见证型,但难分主次。

鉴于临床中医辨证分型标准不一,周文泉对1949—1979年冠心病心绞痛辨证进行总结,主要为以下七种:以阴阳为总纲,按八纲分型;基于冠心病心绞痛属于“本虚标实”的证候特点,按标本分型;以心阳心阴为主,阴阳脏腑分型;根据认识病因病机的不同角度,按阴阳、脏腑、气血、痰浊等混合分型;按证候分型;按有痛无痛分期分型;按辨病与辨证相结合分型。

(二) 有关部门制定统一分型

1. 中华人民共和国中医行业标准《中医病证诊断疗效标准》中将冠心病胸痹心痛证候分为6型:心血瘀阻、寒凝心脉、痰浊内阻、心气虚弱、心肾阴虚、心肾阳虚。

2. 1980年、1985年两次全国冠心病辨证论治研究座谈会,制定并修订了“冠心病心绞痛中医辨证标准”,分为本虚、标实两大类,共13型。

3. 1990年中国中西医结合学会心血管病专业委员会再次修订诊断标准,仍分两类13证:标实证包括痰浊(偏寒、偏热)、血瘀、气滞、寒凝5证,本虚证包括气虚(心气虚、脾气虚、肾气虚)、阳虚(心阳虚、肾阳虚)、阴虚(心阴虚、肝肾阴虚)、阳脱证共8证。

4. 1987年8月全国中医急症工作会议将胸痹心痛(冠心病心绞痛)证类诊断标准定为6证:气阴两虚、心阳不振、心血亏损、痰浊闭阻、心血瘀阻、寒凝气滞。

5. 1993年《中药新药治疗胸痹(冠心病心绞痛)的临床研究指导原则》也分为6证:心血瘀阻证、痰浊壅塞证、阴寒凝滞证、心肾阴虚证、气阴两虚证、阳气虚衰证。

6. 2002年第3版《中药新药临床研究指导原则(试行)》将胸痹分为8证:心血瘀阻证、气虚血瘀证、气滞血瘀证、痰阻心脉证、阴寒凝滞证、气阴两虚证、心肾阴虚证、阳气虚衰证。

由于临床的复杂性和中医辨证的灵活性,加上地域性、年龄性等差别及临床研究人员辨证体会的不一致,临床上胸痹心痛的辨证分型并未统一。如马晓昌等参照中国中西医结合学会心血管病专业委员会 冠心病辨证标准;曾明等参照的是国家标准《中医临床诊疗术语·证候分部》;李静等采用1994年国家中医药管理局颁布的《中医内科病证诊断疗效标准》。还有学者选取2002年卫生部颁布的《中药新药治疗胸痹(冠心病心绞痛)的临床研究指导原则》和1980制订的《冠心病(心绞痛、急性心肌梗死)中医辨证试行标准》等。各种分型标准的差异,导致研究结果的科学性受到质疑,对临床指导意义降低。

(三) 存在问题

1. 由于开展CAG临床诊断对设备和技术要求较高,花费较大,且有一定的风险性,因此限制了研究规模,目前的研究多是小样本,部分证型不能准确全面地反映CHD。况且在研究对象选取方面也不统一,有些学者的研究对象已经由CAG确诊冠心病;有的研究对象是初诊冠心病,并无CAG明确诊断;这些因素导致结论的科学性降低。

2. CAG 虽然被认为是目前诊断 CHD 的金标准,但并不绝对。CAG 仅能显示直径 >100μm 的血管,而大部分直径 <100μm 的侧支血管不能显示。另外,由于 CAG 只显示造影剂填充的管腔,通过管腔的改变间接反映位于管壁上的粥样硬化病变,因此,在评价冠脉方面存在不可避免的缺陷;此外 CAG 的结果多为肉眼判断,不同观察者必然存在差异。

综上所述,目前对于冠状动脉造影与中医证型的相关性探讨,虽然结论不一致,但以下几点得到公认:

1. 随着冠状动脉病变支数的增加,单证的比例逐渐降低,而二证相兼、三证相兼、四证相兼的比例逐渐增加,证型更趋复杂化。

2. 血瘀和痰浊是冠状动脉异常患者出现频率较高的临床证候,血瘀可能是导致冠状动脉粥样硬化斑块形成,并最终出现冠脉狭窄的病理基础。

3. 冠状动脉累及支数与中医辨证在一定程度上可能存在量化基础。

(四) 展望

对于中医临床辨证不统一的问题,相关部门已经提出部分诊断标准,但是临床病情多样化、复杂化,导致很难在此问题上得到统一,这对今后的中医研究科研是个挑战,目前许多研究对中医辨证客观化提供了许多方法。

人们利用物理、化学、影像、生化等各方面提供的信息,把许多现代化检测手段视为中医"四诊"的延伸,以阐明疾病证候实质及其传变规律,并逐步与传统的宏观辨证结合起来,对冠心病中医辨证分型的客观化和微观化指标进行了许多有益的探索,为胸痹心痛的辨证分型统一奠定基础。

赵亚莉等对 236 例不同证型的 CHD 患者进行心电图检测,发现心电图阳性检出率以心血瘀阻型最高(63.24%),其他依次为气阴两虚、寒凝、痰浊壅塞、阳虚、心肾阴虚型。

陈伯钧等用心脏彩色多普勒检测 CHD 患者左心功能,发现 CHD 六种证型的心功能指标值为阳气虚衰型 > 心肾阴虚型,气阴两虚型 > 心血瘀阻型、痰浊闭阻型,提示 CHD 中医分型与左心室功能损害程度有一定关系。

杨徐杭等探讨了 CHD 患者 CRP 水平变化的意义及与中医辨证分型的关系。结果: CHD 各证型组 CRP 水平瘀阻脉络组 > 痰热壅塞组 > 寒凝结组 > 心肾阳微组 > 心肾阴虚组 > 心气不足组,表明血清 CRP 水平与 CHD 中医证型有相关性。

陈炳旺等研究发现 CHD 中医实证患者血液呈高度浓、黏、聚状态,心血瘀阻证血液流变学变化明显大于痰浊壅塞证和阴寒凝滞证。

吕中等研究结果表明 CHD 患者单核细胞凝血/纤溶活性改变与中医辨证分型之间有一定的相关性,单核细胞促凝活性增高和组织型纤溶酶原激活物(t-PA)降低的程度对区别血瘀证和非血瘀证有意义。

李桂金等发现 SOD 减少及自由基增高与 CHD 痰证的证型密切相关,自由基可能参与了痰浊的形成。

毛威等将 50 例 CHD 患者辨证分为心血瘀阻、痰浊壅塞和气阴两虚型,发现部分 CHD 患者存在胰岛素抵抗(insulin resistance, IR),主要是心血瘀阻和痰浊壅塞两型,其原因与血清中存在的胰岛素抗体有关。

严卉等将 54 例冠状动脉造影阳性(血管狭窄≥50%)患者经中医辨证后分为心血瘀阻、痰浊壅塞和气阴两虚三型,研究发现 HCY 血浆水平与冠状动脉粥样硬化病变支数、病变的严重性呈正相关,血瘀是导致冠脉粥样硬化的病理基础,HCY 值可为 CHD 辨证分型提参考。

随着对 CHD 认识的深入和新的临床检测客观指标和量化手段的出现,中医辨证诊断客观化研究也取得了新的进展。这些有益的探索不但为中医证候诊断的客观化和定量研究提供了客观依据,也为中西医结合研究积累了大量的资料。

然而,目前这些研究指标大多只能反映在中医辨证实质的某一方面,并且其本身存在特异性和可信度的问题,需要进一步的研究。但这些研究为中医辨证的统一提供了很好的借鉴,为今后中医辨证统一打下良好的基础。

CAG 的缺陷是 CAG 仅提供冠脉形态学方面的信息,对冠脉的生理功能和狭窄病变的病理生理学方面的信息有限,而这些信息对临床选择治疗方案非常有用。

CAG 的缺陷可以由不断出现的冠脉病变辅助检查所弥补,如血管内超声成像和冠脉内窥镜,冠脉内多普勒血流速度测定和压力测定可以评价冠脉循环和狭窄病变的生理功能。同时,结合心肌梗死溶栓治疗(thrombolysis in myocardial infarction,TIMI)心肌灌注分级,心肌声学造影,正电子发射计算机显像,磁共振显像对缺血心肌微循环做出评价。

今后的研究应立足临床疗效,按照科学方法,在 CAG 确诊的基础上,严格按照中医传统的四诊进行冠心病的辨证研究。首先对以往的研究资料进行以 CAG 为主的多变量回顾性 Meta 分析,在对同样的患者按照新标准进行分析,观察其中医辨证的符合率。进一步的研究,应用现代先进的医疗技术,在 CAG 的基础上结合其辅助检查,对冠心病观察研究、病证结合、宏观辨证和微观辨证相结合,做出综合判断,确立统一的中医辨证标准,同时,在全国开展 CHD 的科学样本、多中心、中西医结合辨证研究,这样才能得到全面准确的科学结论。

(五) 小结

综上所述,冠状动脉造影在冠心病的诊断方面有举足轻重的作用,以其直观可靠的特点成为目前冠心病诊断的"金标准"。中医辨证作为中医诊断方法有其独特性,两者在冠心病诊断方面的相关性已经被广大学者所承认。虽然中医辨证方面存在难以统一的问题,这对今后的科研是个难题,同时也是一个挑战,但部分学者已经做出许多努力,积累了丰富的经验,他们的研究实践表明:中医对疾病的认识是宏观的,西医是微观的,中医对 CHD 的狭窄病变认为是全身病变反应在冠状动脉局部的表现,西医只认识到冠状动脉的狭窄,忽略了疾病的整体性。因此,冠状动脉造影与中医证型的结合,就是要做到疾病的宏观和微观、整体和局部的结合。大量实践证明中西医病证结合研究是研究冠状动脉造影与中医证型相关性的方法之一,西医学的发展与病证结合研究密切相关,随着对 CHD 认识的全面,中医辨证与冠状动脉造影很可能达到完美的结合,更好地指导临床治疗。

(周　琦)

主要参考文献

[1] 王斌 . 冠脉动脉造影概述[J].临床心电学杂志,2006(3):233-234.

［2］马晓昌,尹太英,陈可冀,等.冠心病中医辨证分型与冠状动脉造影所见相关性比较研究［J］.中国中西医结合杂志,2001(9):654-656.

［3］刘红旭,王振裕,彭伟,等.113例冠状动脉造影患者中医证候与造影特点分析［J］.中日友好医院学报,2006(1):35-37.

［4］王阶,邢雁伟,李志忠,等.102例冠心病心绞痛患者中医证候特征分析［J］.中医杂志,2007(2):160-162.

［5］郭冬梅,安冬青,吕书勤.冠状动脉造影结果与胸痹心痛中医证型关系探讨［J］.新疆中医药,2007(3):14-16.

［6］农一兵,林谦,王旭升.冠心病中医证候与冠状动脉造影的相关性研究［J］.北京中医,2006(12):707-708.

［7］王玲,邹志东,刘红旭.急性心肌梗死中医证候规律研究［J］.中国中医急症,2007(3):302-305,310.

［8］史载祥,谷万里.冠状动脉造影与冠心病中医辨证研究探讨［J］.中国中西医结合杂志,2007(1):76-79.

［9］陈伯钧,张文清,张敏州.冠心病中医分型与心律失常及心功能关系分析［J］.现代中西医结合杂志,2000(19):1857-1858.

［10］杨徐杭,汶医宁,魏敏慧,等.冠心病中医辨证与血清C反应蛋白的相关性研究［J］.中医药学刊,2004(9):1649-1650.

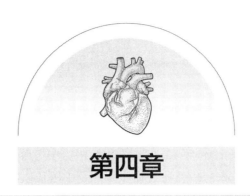

第四章

中医医院急性心肌梗死住院患者研究

第一节 临床特征

进入新世纪后,急性心肌梗死(AMI)的发病特点和治疗措施都发生了巨大变化。再灌注治疗成为 AMI 的重要治疗措施,药物治疗也有了更多的循证医学证据。北京地区 AMI 治疗状况调查协作组,以中国中西医结合学会 AMI 治疗现状调查(survey on the treatment status of acute myocardial infraction,STSAMI)为起点,以首都医学发展科研基金联合攻关项目《北京地区中医医院治疗急性心肌梗死质量及其动态信息监控的研究》为支撑,以北京市中医药心血管病重点学科 51 510 项目《北京地区中医医院心血管疾病住院患者临床特征、中医证候及规范化治疗信息平台》进一步研究,对北京地区三级甲等中医医院 1999—2008 年的 AMI 住院患者治疗状况进行了长达 10 年的注册调查,并先后对应调查了北京地区 8 家三级甲等西医医院 AMI 住院患者情况作为对照。研究显示中医医院的 AMI 住院患者有自己独特的临床特征。因此了解中医医院 AMI 患者的临床特征,对提高中医医院 AMI 患者的诊疗水平具有一定的指导意义。

一、对中医医院 AMI 住院患者临床特征的研究

既往对中医医院 AMI 住院患者的临床特征调查研究主要如下:

刘红旭等对北京市 5 家三级甲等中医院医院包括首都医科大学附属北京中医医院、中国中医科学院西苑医院、中国中医科学院广安门医院,北京中医药大学东方医院、北京中医药大学东直门医院 1999 年 1 月 1 日—2001 年 12 月 31 日出院的 400 例患者进行调查。

高铸烨等对中国中医科学院西苑医院 1999 年 1 月—2001 年 12 月的 117 例 AMI 的发病特点、再灌注和中西药物治疗及病死率进行调查。

刘红旭、王硕仁、赵冬等北京地区急性心肌梗死治疗状况调查协作组对北京地区三级甲等医院(4家三级甲等中医医院及6家三级甲等西医医院)2000年1月—2001年3月的1 142例AMI进行登记,以ACCESS建立数据库,用SPSS 10.0统计软件进行描述性分析,以我国2001年《急性心肌梗死诊断和治疗指南》为评价依据,描述AMI住院患者的临床特征和诊疗现状。

周琦等对2001年1月—2005年12月北京地区16家中医医院AMI患者进行注册登记,采用统一调查表的方式,记录AMI患者的临床特征及中医证候特征,了解北京地区中医医院AMI住院患者的临床特征。16家中医医院包括6家三级甲等中医医院:首都医科大学附属北京中医医院、北京中医药大学东直门医院、北京中医药大学东方医院、中国中医科学院广安门医院、中国中医科学院西苑医院、中国中医科学院望京医院;10家郊区县的二级甲等中医医院:北京市中西医结合医院、北京市鼓楼中医医院(首都医科大学附属鼓楼中医医院)、北京中医医院怀柔医院、北京市密云区中医医院、北京市房山区中医医院、北京市通州区中医医院、北京市大兴区中医医院,北京中医医院平谷医院、北京市昌平区中医医院、北京市宣武中医医院。共收集有效病例1 390例。

王玲采用临床调查表的方式对2002年1月—2005年12月北京地区6家三级甲等中医医院及8家二级甲等中医医院的AMI住院患者进行调查。共收集1 124例有效病例,其中三级甲等中医医院(首都医科大学附属北京中医医院、中国中医科学院西苑医院、北京中医药大学东方医院、中国中医科学院广安门医院、北京中医药大学东直门医院、中国中医科学院望京医院)的病例共648例(57.65%);二级甲等中医医院(北京市中西医结合医院、北京市鼓楼中医医院、北京中医医院怀柔医院、北京市密云区中医医院、北京市房山区中医医院、北京市通州区中医医院、北京市大兴区中医医院、北京中医医院平谷医院)的病例共476例(42.35%)。用ACCESS建立数据库,经SPSS统计软件进行一般资料、危险因素、中医证型规律及其与并发症、预后关系等分析。

董巧稚等对女性急性心肌梗死患者的证候特点和临床特征进行调查研究。研究对象为北京地区13家三级甲等中医医院2005年1月1日—2005年12月31日住院的AMI女性患者和全国2006年1月—2006年12月26家三甲中医医院住院的AMI女性患者,共计500例。回顾性分析其临床资料和证候特点,并与850例男性AMI患者作为对照。

高伟对北京地区部分三级甲等中、西医医院2005年1月1日—2005年12月31日出院的AMI患者进行登记,ACCESS建立数据库,采用SPSS 15.0统计软件对AMI的诊疗现状进行描述,并对影响病死率的相关因素进行单因素及多因素分析。

石卉应用统一调查表,对北京地区6家三级甲等中医医院1999年1月1日—2008年12月31日出院的AMI患者进行登记调查,建立ACCESS数据库,采用SPSS 15.0统计软件对急性心肌梗死患者的临床特征、诊疗现状、转归预后转归及其变化趋势进行描述性分析,并对影响病死率相关的因素进行单因素和多因素的分析。

来晓磊对北京地区9家区县中医医院2006年1月1日—2009年12月31日出院的AMI患者进行登记调查,建立ACCESS数据库,采用SPSS 15.0统计软件对急性心肌梗死患者的临床特征、治疗状况进行描述性分析,并对影响病死率的相关因素进行单因素和多因素的分析。

高坤对急性心肌梗死并发SIRS的患者进行临床回顾性调查研究。收集了2003年1月—2006年2月在北京中医药大学东直门医院住院的所有符合AMI诊断标准的104份患者病例资料,以及2002年1月—2005年12月在首都医科大学附属北京中医医院心血管科住院的符合急性心肌梗死诊断标准161例患者病例资料,共计AMI病例资料265份。对AMI并发SIRS的流行病学情况,及AMI患者中出现SIRS和未出现SIRS两情况的发病特点、临床并发症、短期预后以及中医证候方面的差异等进行回顾性分析。

田静峰对全国26家中医医院的2006年1月1日—2006年12月31日AMI住院患者进行调查,收集病例1 153例,经核查共计1 094例有效病例。

胡馨以病例报告表形式登记2013年全国范围内29家中医医院AMI患者住院治疗状况,以中华医学会心肌梗死诊断与治疗指南为依据,对AMI患者进行临床流行病学调查。选用Microsoft SQL Server关系数据库管理系统,应用SPSS 15.0统计软件对一般资料采用描述性分析,分析2013年全国中医院心肌梗死患者临床特征、治疗状况及其与预后转归的关系。

易建新对2004年12月—2006年12月在广东省中医院心脏中心行冠状动脉造影检查资料完整的222例急性心肌梗死患者为研究对象进行证候调查,分析冠心病AMI的证候分布特点、影响因素。

二、中医医院住院AMI患者性别和年龄特征

目前的研究显示中医医院AMI住院患者有自己独特的区别于西医医院患者的临床特征。中医医院AMI患者中老年患者比例较高,男性患者较女性患者为高,且中医医院AMI患者的年龄比同期的西医医院患者年龄高,说明中医院女性患者比例较西医医院的为高。具体如下:

刘红旭等对400例患者研究结果显示,AMI患者平均年龄(66.62±11.91)岁,其中25岁以下患者1例,25~45岁(含45岁,以下同)24例,45~60岁70例,60~65岁55例,65~70岁89例,>70岁161例。老年AMI患者比例较高,65岁以上老年人250例(62.50%)。男性患者平均年龄(63.86±11.79)岁,女性患者平均年龄(70.99±10.96)岁。男性245例(61.25%),女性155例(38.75%)。男女比例为1.58∶1。

高铸烨等的研究发现117例AMI患者中116例患者平均年龄(66.88±12.85)岁(1例男性患者年龄不详),其中40岁以下患者有2例,年龄≤45岁者8例,≤60岁者19例,≤65岁者17例,≤70岁者31例,>70岁者39例。老年AMI患者比例较高,65岁以上老年人89例(76.07%)。117例AMI患者中男性79例(67.52%),女性38例(32.48%)。其中男女比例为2.08∶1。男患者平均年龄(66.8±10.77)岁,女患者平均年龄(67.03±13.92)岁。

刘红旭等对中西医院1 142例AMI的对比研究显示,中医医院患者229例,西医医院患者913例。中医医院男性134例,女性92例,男女比例1.46∶1,平均年龄(67.55±8.18)岁;西医医院男性675例,女性238例,男女比例2.84∶1,平均年龄(61.42±10.14)岁。显示中医医院较西医医院女性患者比例为高,年龄亦大,差异具有统计学意义。人口学特征见表4-1-1。

表 4-1-1　北京地区三级中、西医院 AMI 住院患者人口学特征

	性别		年龄（岁）
	男性（%）	女性（%）	
中医医院*	134（58.52）	92（40.17）	67.55 ± 8.18
西医医院	675（73.93）	238（26.07）	61.42 ± 10.14

注：* 与西医医院比较 $P<0.05$

周琦等的研究显示 1 390 例 AMI 患者中男性患者 874 名（62.88%）；女性患者 516 名（37.12%）。实际明确登记年龄的患者为 1 128 例，平均年龄 66.46 岁；其中男性患者为年龄为（63.78 ± 13.16）岁，女性患者年龄为（71.07 ± 9.22）岁。其中 1 128 例登记年龄患者发病情况显示，男性患者平均发病年龄年轻于女性患者，女性患者随年龄增加，发病比例增加，与男性患者发病率逐渐接近。对不同性别的患者发病平均年龄进行方差分析，得出 F 值 98.975，$P<0.01$，不同性别间的发病年龄差异具有统计学意义（表 4-1-2）。

表 4-1-2　不同年龄段患者情况

年龄（岁）	N（%）	男性	女性
<45	66（4.75）	64	2
45~65	345（24.82）	256	80
65~85	683（49.14）	365	318
>85	34（2.45）	19	15
不详	262（18.85）		

王玲等的研究显示 1 124 例 AMI 患者中，男性 715 例（63.61%），女性 409 例（36.39%），男女比例为 1.75∶1。年龄在 24.18~97.99 岁（66.7 岁 ± 12.3 岁）。其中 <45 岁者 67 例（5.96%），45~65 岁者 344 例（30.60%），65~85 岁者 681 例（60.59%），>85 岁者 32 例（2.85%）。

董巧稚的调查入选病例共计 1 350 例，其中男性 850 例（占 62.96%），女性 500 例（占 37.04%），年龄最小 35 岁，最大 89 岁，平均（68 ± 10.25）岁。男性平均年龄为（65.08 ± 11.21）岁，女性平均年龄为（75.35 ± 12.34）岁。AMI 女性组的平均发病年龄明显高于男性组，女性 AMI 患者的发病年龄要明显晚于男性，两组间差异具有统计学意义。

高伟的调查显示 1 663 例 AMI 病例的平均发病年龄为（63.94 ± 12.83）岁；其中中医医院 AMI 患者平均发病年龄为（69.14 ± 11.84）岁，西医医院 AMI 患者的平均发病年龄为（62.84 ± 12.77）岁，中医医院 AMI 患者的平均发病年龄明显高于西医医院。经统计学分析，差异具有统计学意义。

1 663 例 AMI 病例中大于 65 岁的 AMI 患者超过总患者的半数，而小于 45 岁的患者比例已接近 10%，一方面说明 AMI 的发病人群仍集中在老年人群，另一方面提示 AMI 的发病年龄有年轻化的趋势。

从中、西医医院年龄分层来看，中医医院大于 65 岁的各年龄组患者比例均高于西医医院，其中年龄在 75~84 岁之间的患者比例明显高于西医医院，说明中医医院患者的发病年龄

具有老龄化特点。具体入院患者年龄分层如表4-1-3。

表 4-1-3　AMI 患者年龄分层及比例

年龄分层	中医医院		西医医院		总体	
	例数	百分比	例数	百分比	例数	百分比
≤45 岁	11	3.70%	124	9.08%	135	8.12%
46~54 岁	31	10.44%	280	20.50%	311	18.70%
56~64 岁	43	14.48%	283	20.71%	326	19.60%
65~74 岁	97	32.66%	422	30.89%	519	31.21%
75~84 岁	94	31.65%	205	15.01%	299	17.98%
≥85 岁	11	3.70%	34	2.49%	45	2.71%

性别方面：1 663 例病例中男性 1 180 例,女性 483 例,男女比例为 2.44∶1;其中中医医院 AMI 患者中,男性 182 例,女性 115 例,男女比例为 1.58∶1;西医医院中 AMI 患者中,男性 998 例,女性 368 例,男女比例为 2.71∶1。中医医院较西医医院女性患者比例高,两者性别比例差异具有统计学意义。1 663 例病例中随着年龄的增长,女性比例逐渐增加。具体如表 4-1-4。

表 4-1-4　AMI 患者各年龄分层的性别比例

年龄分层	男性（人）	女性（人）	比例（%）
≤45 岁	123	13	9.46
46~55 岁	287	27	10.63
56~65 岁	251	78	3.22
>65 岁	507	360	1.41

石卉对北京地区 10 年间 2 053 例 AMI 患者的动态监控显示结果如下：

年龄方面：其中 2 015 例明确记录患者发病年龄的 1 977 例(98.11%),不详 38 例(1.89%)。患者最小年龄 18 岁,最大年龄 105 岁,平均年龄(67.37 ± 12.10)岁,其中 45 岁以下者 116 例,45~54 岁者 223 例,55~64 岁者 377 例,65~74 岁者 694 例,≥75 岁者 605 例。老年 AMI 患者比例较高,65 岁以上老年人 1 299 例,占总病例数的 64.47%。1999—2008 年 AMI 患者的平均发病年龄有缓慢上升趋势,$F=2.928$,$P=0.002$(表 4-1-5、图 4-1-1)。

男性患者的平均发病年龄为(64.55 ± 12.66)岁,女性患者的发病平均年龄为(71.57 ± 9.41)岁,女性患者的平均发病年龄明显高于男性患者,且女性患者的平均发病年龄有逐年上升趋势,2008 年女性患者的平均发病年龄较 1999 年增长 2 岁。对不同性别的患者发病平均年龄进行方差分析 $F=190.80$,$P<0.01$,不同性别间的发病年龄差异具有统计学意义(图 4-1-2)。

表 4-1-5　1999—2008 年北京地区三级甲等中医院 AMI 患者年龄情况

年份	平均年龄	<45 岁 病例数（%）	45~54 岁 病例数（%）	55~64 岁 病例数（%）	65~74 岁 病例数（%）	≥75 岁 病例数（%）	总病 例数
1999	66.64 ± 11.04	7(5.47)	8(6.25)	31(24.22)	56(43.75)	26(20.31)	128
2000	65.96 ± 12.31	14(8.70)	9(5.59)	39(24.22)	65(40.37)	34(21.12)	161
2001	68.71 ± 11.59	4(3.57)	12(10.71)	21(18.75)	34(30.36)	35(31.25)	112
2002	66.12 ± 11.85	11(8.87)	7(5.65)	20(16.13)	49(39.52)	37(29.84)	124
2003	66.17 ± 12.84	6(4.80)	15(12.00)	19(15.20)	51(40.80)	34(27.20)	125
2004	68.74 ± 11.73	5(2.94)	18(10.59)	26(15.29)	60(35.29)	61(35.88)	170
2005	69.33 ± 12.02	13(4.48)	28(9.66)	39(13.45)	99(34.14)	111(38.28)	290
2006	66.00 ± 12.51	21(7.61)	36(13.04)	57(20.65)	89(32.25)	73(26.45)	276
2007	65.63 ± 12.25	17(5.25)	51(15.74)	69(21.30)	102(31.48)	85(26.23)	324
2008	67.37 ± 12.88	18(5.90)	39(12.79)	56(18.36)	89(29.18)	103(33.77)	305
总计	67.37 ± 12.10	116(5.76)	223(11.07)	377(18.71)	694(34.44)	605(30.02)	2 015

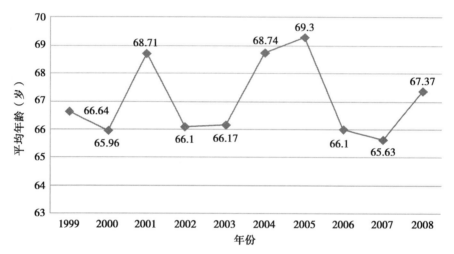

图 4-1-1　1999—2008 年北京地区三级甲等中医院住院 AMI 患者平均年龄变化趋势

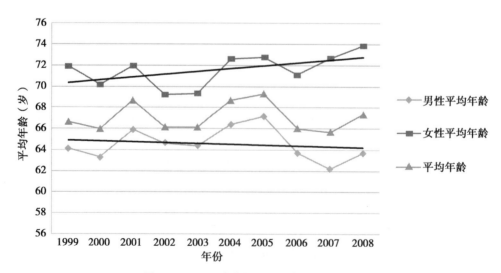

图 4-1-2　AMI 患者男女平均年龄变化趋势

性别方面:入选 AMI 患者 2 053 例,其中男性患者 1 316 例(64.10%);女性患者 737 例(35.90%),男女比例为 1.79∶1(表 4-1-6)。

表 4-1-6　1999—2008 北京地区三级甲等中医院住院 AMI 患者入院情况

	1999 年(例)	2000 年(例)	2001 年(例)	2002 年(例)	2003 年(例)	2004 年(例)	2005 年(例)	2006 年(例)	2007 年(例)	2008 年(例)	合计(例)
男性	87	99	60	83	83	108	182	195	221	198	1 316
女性	41	62	52	41	51	67	115	87	107	114	737
男女比例	2.12	1.60	1.15	2.02	1.63	1.61	1.58	2.24	2.07	1.74	1.79
合计	128	161	112	124	134	175	297	282	328	312	2 053

来晓磊对北京地区区县中医医院 756 例 AMI 患者调查结果如下:

年龄方面:其中 666 例明确记录患者的发病年龄(88.10%);年龄不详 90 例(11.90%)。666 例 AMI 患者中最小年龄 26 岁,最大年龄 94 岁,总发病的平均年龄(65.33 ± 12.37)岁,其中年龄 <45 岁 40 例(5.29%);45~65 岁 255 例(33.73%);65~85 岁 346 例(45.77%);>85 岁 25 例(3.31%)。65 岁以上 AMI 患者共计 371 例(49.07%),老年 AMI 患者比例较高。具体年龄分布情况见表 4-1-7。

表 4-1-7　区县中医医院 AMI 患者年龄分层及比例

年龄分层	例数	百分比(%)	年龄分层	例数	百分比(%)
<45 岁	40	5.29	>85 岁	25	3.31
45~65 岁	255	33.73	不详	90	11.9
65~85 岁	346	45.77			

性别方面:男性患者 457 例(60.45%),女性患者 299 例(39.55%),男女比例为 1.53∶1。

高坤的调查显示 AMI 伴发 SIRS 组的患者最小年龄 40 岁,最大年龄 90 岁,平均年龄(72.37 ± 11.01)岁;非 SRIS 组的患者最小年龄 44 岁,最大年龄 96 岁,平均年龄(71.61 ± 12.31)岁。其中男性患者 155 例,女性患者 110 例。

田静峰收集全国 26 家中医医院 AMI 病例 1 094 例的调查如下:

年龄方面:总发病的平均年龄(65.96 ± 12.44)岁,其中年龄 <45 岁共 77 例(7.04%);46~65 岁共 382 例(34.92%);66~85 岁共 599 例(54.75%);>85 岁共 26 例(2.38%);10 例年龄不详(0.91%)。具体年龄分布情况见表 4-1-8。

表 4-1-8　AMI 患者不同年龄段分布

年龄分层	例数	百分比(%)	年龄分层	例数	百分比(%)
<45 岁	77	7.04	>86 岁	26	2.38
46~65 岁	382	34.92	不详	10	0.91
66~85 岁	599	54.75			

性别与年龄方面：其中男性患者 718 名(65.63%)，女性患者 376 名(34.37%)，男女比例为 1.91∶1。

男性患者发病的平均年龄为(63.26±12.97)岁，女性患者为(71.12±9.40)岁。对不同性别的患者发病平均年龄进行方差分析，得出 F 值 107.127，P<0.01，不同性别间的发病年龄差异具有显著的统计学意义，男性患者的平均发病年龄年轻于女性患者。不同性别患者发病年龄情况见表 4-1-9。

表 4-1-9　AMI 患者不同性别发病年龄情况

性别	例数	平均年龄(岁)	标准差	F	P
男性	712	63.26	12.97	107.127	<0.001
女性	372	71.12	9.40		

从不同的年龄分层可以看出男性和女性患者在≥65 岁差异不大，在 <65 岁年龄段男性患者明显多于女性患者(表 4-1-10)。

表 4-1-10　AMI 患者不同性别各年龄段分布

性别	年龄分层			
	≤45 岁	46~65 岁	66~85 岁	>85 岁
男性	73	301	322	16
女性	4	81	277	10

胡馨的调查共收集出院转归记录完整的有效病例 1 217 例，具体如下：

年龄方面：患者发病的平均年龄为(65.48±12.96)岁，最小发病年龄 31 岁，最大发病年龄 107 岁。其中 65 岁以下患者 579 例(47.58%)，65 岁及以上的患者 638 例(52.42%)。282 名患者(23.17%)年龄在 65~74 岁之间，75 岁及以上患者共 356 人(29.25%)(表 4-1-11)。

表 4-1-11　AMI 患者年龄分布情况

年龄	例数	百分比(%)	年龄	例数	百分比(%)
≤45 岁	75	6.16	65~74 岁	282	23.17
46~54 岁	176	14.46	≥75 岁	356	29.25
55~64 岁	328	26.95			

性别方面：男性患者 851 名，占总病例数的 69.93%；女性患者 357 名，占总病例数的 29.33%。9 例性别不详，占总病例数的 0.74%。

易建新对 222 例 AMI 患者的调查显示，急性心肌梗死患者的男性多于女性，其中男性 152 例(68.47%)，女性 70 例(31.53%)。患者的年龄在 30~91 岁之间，平均年龄为(66.93±11.73)岁。男性患者发病年龄早于女性。男性患者平均年龄(64.29±12.0)岁，女性患者平均年龄为(72.66±8.68)岁，男女两组间年龄相比差异具有统计学意义(P<0.05)。

三、危险因素及伴发疾病方面

吸烟,合并高血压、高脂血症及糖尿病是冠心病的危险因素,临床 AMI 患者多合并有多种危险因素及伴发疾病。

刘红旭等调查的 400 例 AMI 患者中患高血压者 251 例(62.75%),患糖尿病者 170 例(42.50%),患高脂血症者 142 例(35.50%),患脑梗死者 79 例(19.75%),患脑出血者 3 例(0.75%)。有长期吸烟史 113 例(28.25%),有家族史者 14 例(3.50%)。

高铸烨等调查的中国医学科学院西苑医院 117 例 AMI 患者中有长期吸烟史者 20 例(17.09%),有家族史者 3 例(2.56%),患高血压者 37 例(31.62%),患 2 型糖尿病者 18 例(15.38%),患高脂血症者 18 例(15.38%),患脑梗死者 18 例(15.38%),患脑出血者 3 例(2.56%)。

刘红旭等调查的三级甲等医院 1 142 例 AMI 患者中,对比中医、西医医院 AMI 患者伴随的高血压、高脂血症及糖尿病情况,结果显示中医医院患者伴随此三种疾病的比例明显高于西医医院(表 4-1-12)。

表 4-1-12　北京地区三级中、西医院 AMI 住院患者伴随疾病情况

	高血压		高脂血症		糖尿病	
	例数	百分比(%)	例数	百分比(%)	例数	百分比(%)
三级中医医院 *	139	60.70	67	29.26	85	37.12
三级西医医院	467	51.15	133	14.57	190	20.81

注:与西医医院比较:*$P<0.05$

周琦等调查的 1 390 例 AMI 患者中吸烟患者占所有入选病例的 35.04%,既往伴冠心病者占 39.78%,伴高血压者 56.62%,伴血脂异常者占 11.73%,伴糖尿病者占 24.24%(表 4-1-13)。

表 4-1-13　AMI 相关危险因素

危险因素及并发症	例数	百分比(%)	危险因素及并发症	例数	百分比(%)
高血压	787	56.62	吸烟	487	35.04
既往冠心病史	553	39.78	糖尿病	337	24.24
既往脑卒中病史	495	35.61	血脂异常	163	11.73

王玲等的研究显示 1 124 例患者心功能 Killip 分级如下:Ⅰ级 621 例(55.25%),Ⅱ级 340 例(30.25%),Ⅲ级 116 例(10.32%),Ⅳ级 47 例(4.18%),危险因素及并发症情况见表 4-1-14。

表 4-1-14　危险因素及并发症情况

危险因素及并发症	例数	百分比(%)	危险因素及并发症	例数	百分比(%)
吸烟史	417	37.1	高脂血症	141	12.54
高血压	650	57.83	既往冠心病史	457	40.66
糖尿病	281	25	脑出血	22	1.96

续表

危险因素及并发症	例数	百分比(%)	危险因素及并发症	例数	百分比(%)
脑梗死	363	32.3	心力衰竭	191	16.99
心律失常	347	30.87	心源性休克	189	16.81

高伟对中西医院 AMI 患者的调查结果如下：

所有观察病例中有吸烟史的患者 770 例,无吸烟史者 787 例,总吸烟率为 49.45%,其中中医医院有吸烟史患者 110 例,吸烟率为 42.15%;西医医院有吸烟史患者 660 例,吸烟率为 50.93%,西医医院 AMI 患者中有吸烟史者比例较高,其差异具有统计学意义。所有观察病例中有饮酒史的患者 261 例,无饮酒史者 1 238 例,总饮酒率为 17.41%,其中中医医院有饮酒史患者 44 例,饮酒率为 18.33%;西医医院有饮酒史患者 217 例,饮酒率为 17.24%,中、西医院 AMI 患者饮酒比例相当,差异无统计学意义。

既往病史方面,所有观察病例中既往有冠心病史的患者 587 例(37.41%),无冠心病史者 982 例,其中中医医院既往有冠心病者 150 例(占中医医院总患者的 55.56%);西医医院既往有冠心病者 437 例(占西医医院总患者的 33.64%)。所有观察病例中既往有脑卒中病史的患者 397 例,无脑卒中病史者 1 137 例,有脑卒中病史者占 25.88%。其中中医医院既往有脑卒中史者 139 例,占中医医院总患者的 51.48%;西医医院既往有脑卒中史者 258 例,占西医医院总患者的 20.41%;比较中、西医院 AMI 患者既往患心、脑血管疾病情况,中医医院既往有冠心病史和脑卒中病史的 AMI 患者比例均高于西医医院,其差异具有统计学意义(表 4-1-15)。

表 4-1-15 中西医医院患者个人史及既往史情况

	吸烟史		饮酒史		冠心病史		脑卒中病史	
	n/N	百分比	n/N	百分比	n/N	百分比	n/N	百分比
中医医院	110/261	42.15%[*]	44/240	18.33%	150/270	55.56%[**]	139/270	51.48%[**]
西医医院	660/1 296	50.93%	217/1 259	17.24%	437/1 299	33.64%	258/1 264	20.41%
总计	770/1 557	49.45%	261/1 499	17.41%	587/1 569	37.41%	397/1 534	25.88%

注:n 为伴随该因素的患者例数,N 为明确是否伴随该因素的患者总例数

[*] 与西医医院比较:$P<0.05$　[**] 与西医医院比较:$P<0.01$

伴发疾病方面,所有观察病例中,伴随有高血压者 930 例(57.27%)。其中中医医院伴随有高血压者 187 例,占中医医院患者的 64.26%;西医医院伴随有高血压者 743 例,占西医医院患者的 55.74%。所有观察病例中,伴随有糖尿病者 418 例(26.62%)。其中中医医院伴随有糖尿病者 99 例,占中医医院患者的 35.61%;西医医院伴随有糖尿病者 319 例,占西医医院患者的 24.69%。所有观察病例中,伴随有高脂血症者 157 例,占(15.14%)。其中中医医院伴随有高脂血症者 38 例,占中医医院患者的 24.20%;西医医院伴随有高脂血症者 119 例,占西医医院患者的 13.52%。对比中、西医院 AMI 患者伴随疾病情况,中医医院患者伴随高血压、糖尿病及高脂血症的比例均高于西医医院,且差异具有有统计学意义(表 4-1-16)。

表 4-1-16　中西医医院患者伴发疾病情况

	高血压		糖尿病		高脂血症	
	n/N	百分比	*n/N*	百分比	*n/N*	百分比
中医医院	187/291	64.26%*	99/278	35.61%*	38/157	24.20%*
西医医院	743/1 333	55.74%	319/1 292	24.69%	119/880	13.52%
总计	930/1 624	57.27%	418/1 570	26.62%	157/1 037	15.14%

注:*n* 为伴随该因素的患者例数,*N* 为明确是否伴随该因素的患者总例数

　　石卉的调查显示明确有吸烟史患者共计 680 例(33.12%),明确无吸烟史者 1 146 例(55.82%),不详 227 例(11.06%),2000 年吸烟患者所占比例最低,为 18.63%;2007 年吸烟患者所占比例最高,为 41.46%,1999—2008 年吸烟史患者所占比例总体呈上升趋势。明确饮酒史患者共计 299 例(14.56%),无饮酒史患者 1 075 例(52.36%),不详 278 例(13.54%)。2003 年饮酒患者所占比例最低,为 13.43%;2002 年及 2008 年饮酒患者所占比例最高,分别为 22.58%、21.15%。2003—2008 年有饮酒史患者所占比例总体呈缓慢上升趋势。

　　明确既往冠心病史患者 638 例(31.08%),明确无冠心病史患者 869 例(42.33%),不详 145 例(7.06%)。2005 年既往冠心病史者所占比例最高,为 50.51%,2008 年既往冠心病史者所占比例最低,为 27.88%;既往冠心病史患者所占比例总体呈下降趋势。1999—2008 年明确脑卒中史患者 695 例(33.85%),明确无脑卒中史者 904 例(44.03%),不详 454 例(22.11%);2001 年有脑卒中史患者所占比例最低,为 13.39%;2005 年有脑卒中史患者所占比例最高,为 46.80%,1999—2008 年脑卒中患者所占比例总体呈上升趋势。

　　伴发疾病方面,2 053 例注册病例中明确既往伴高血压者 1 130 例(55.04%),明确无高血压患者 721 例(35.12%),不详者 202 例(9.84%);2000 年伴高血压患者所占比例最低,为 31.68%,2005 年伴高血压患者所占比例最高,为 62.96%;1999—2008 年伴高血压患者所占比例总体呈上升趋势。明确既往伴高脂血症者 438 例(21.33%),明确无高脂血症者 957 例(46.61%),不详者 658 例(32.05%);2002 年伴高脂血症患者所占比例最低,为 5.65%;2006 年伴高脂血症患者所占比例最高,为 31.56%;1999—2008 年伴高脂血症患者所占比例总体呈上升趋势。明确既往伴糖尿病者 542 例(26.40%),明确无糖尿病者 1 427 例(69.51%),不详者 84 例(4.09%);2000 年伴糖尿病患者所占比例最低,为 10.56%;2005 年伴糖尿病患者所占比例最高,为 33.33%;1999—2008 年伴糖尿病患者所占比例总体呈上升趋势。通过趋势卡方检验,既往有吸烟史、冠心病史、脑卒中史,及伴随高脂血症、糖尿病的 AMI 患者各年差异具有统计学意义,$P<0.01$;既往有饮酒史、伴随高血压的 AMI 患者各年差异无统计学意义(表 4-1-17、图 4-1-3)。

　　来晓磊的调查研究结果如下:

　　共注册 756 例 AMI 患者,明确有吸烟史患者共计 212 例,占全部观察病例的 28.04%,明确无吸烟史者 469 例,占全部观察病例的 62.04%,不详者 75 例,占全部观察病例的 9.92%;明确饮酒史患者共计 130 例,占全部观察病例的 17.20%,无饮酒史患者 545 例,占全部观察病例的 72.09%,不详者 81 例,占全部观察病例的 10.71%。

表 4-1-17　各危险因素所占比例趋势变化

年份	吸烟史		饮酒史		冠心病史		脑卒中史		高血压		高脂血症		糖尿病	
	病例数	百分比(%)	病例数	百分比(%)	病例数	百分比(%)	病例数	百分比(%)	病例数	百分比(%)	病例数	百分比(%)	病例数	百分比(%)
1999	52	40.63	—		—		29	22.66	58	45.3	19	14.8	18	14.1
2000	30	18.63	—		—		35	21.74	51	31.7	51	31.7	17	10.6
2001	31	27.68	—		—		15	13.39	40	35.7	29	25.9	19	17
2002	42	33.87	28	22.58	52	41.94	57	45.97	74	59.7	7	5.65	34	27.4
2003	36	26.87	18	13.43	40	29.85	47	35.07	79	59	16	11.9	35	26.1
2004	43	24.57	30	17.14	77	44	66	37.71	105	60	23	13.1	50	28.6
2005	104	35.02	44	14.81	150	50.51	139	46.8	187	63	38	12.8	99	33.3
2006	112	39.72	51	18.09	103	36.52	109	38.65	147	52.1	89	31.6	77	27.3
2007	136	41.46	62	18.9	129	39.33	110	33.54	199	60.7	100	30.5	92	28.1
2008	94	30.13	66	21.15	87	27.88	88	28.21	190	60.9	66	21.2	101	32.4
合计	680	31.12	299	14.56	638	31.08	695	33.85	1 130	55	438	21.3	542	26.4

注:1999—2001 年 CRF 表未设计饮酒史和冠心病史内容

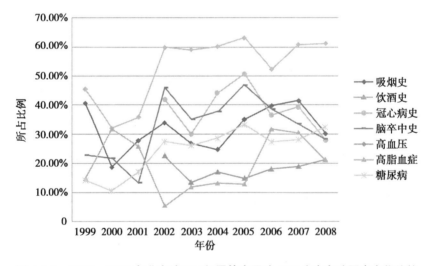

图 4-1-3　1999—2008 年北京地区三级甲等中医院 AMI 患者危险因素变化趋势

　　明确既往冠心病史患者 248 例,占全部观察病例的 32.80%,明确无冠心病史患者 393 例,占全部观察病例的 51.98%,不详者 115 例,占全部观察病例的 15.21%;明确脑卒中史患者 211 例,占全部观察病例的 27.91%,明确无脑卒中史者 467 例,占全部观察病例的 61.77%,不详者 78 例,占全部观察病例的 10.32%。

　　高血压、高脂血症及糖尿病是冠心病独立的危险因素。756 例注册病例中明确既往伴高血压者 378 例,占全部观察病例的 50.00%,占明确记录高血压史患者的 57.28%,明确无高血压患者 282 例,占全部观察病例的 37.30%,占明确记录高血压史患者的 42.73%,不详者 96 例,占全部观察病例的 12.70%;明确既往伴糖尿病者 169 例,占全部观察病例的 22.35%,占明确记录糖尿病患者的 25.76%,明确无糖尿病者 483 例,占全部观察病例的 63.89%,占明确记录糖尿病患者的 73.63%,不详者 104 例,占全部观察病例的 13.76%;明确既往伴高脂血症者 69 例,占全部观察病例的 9.13%,占明确记录高脂血症病史患者的 13.53%,明确无高脂血症者 441 例,占全部观察病例的 58.33%,占明确记录高脂血症病史患者的 86.47%,不详者 246 例,占全部观察病例的 32.54%。具体危险因素分布状况见表 4-1-18。

表 4-1-18　AMI 相关危险因素

危险因素	病例数	百分比(%)	危险因素	病例数	百分比(%)
高血压	378	50.00	糖尿病	169	22.35
冠心病史	248	32.80	饮酒	130	17.20
吸烟	212	28.03	高脂血症	69	9.13
脑卒中史	211	27.91			

田静峰的调查结果如下:

AMI 患者中吸烟者占所有入选病例的 30.71%,饮酒者占所有入选病例的 14.35%。在所有 AMI 患者中,有 516 例伴发高血压(47.17%),有 255 例伴发糖尿病(23.31%);有 223 例伴发高脂血症(20.38%)。既往史中有冠心病及脑卒中者分别占总患者数的 38.30% 和 33.36%。具体分布状况见表 4-1-19。

表 4-1-19　AMI 相关危险因素

危险因素及家族史	病例数	百分比(%)	危险因素及家族史	病例数	百分比(%)
吸烟	336	30.71	血脂异常	223	20.38
饮酒	157	14.35	既往冠心病史	419	38.30
高血压	516	47.17	既往脑卒中病史	365	33.36
糖尿病	255	23.31			

胡馨的调查显示危险因素方面,心梗近一年经常吸烟者 402 人(占有效病例数的 33.03%,下同),经常饮酒者 225 人(18.49%),有 737 人伴发高血压(60.56%);383 人伴发糖尿病(31.47%);伴有高脂血症者 339 人(27.86%)。

既往疾病方面,既往明确诊断冠状动脉粥样硬化性心脏病者 439 人(36.07%);其中既往心肌梗死者 136 人(11.18%);有 245 人曾患脑出血、脑梗死等脑血管病(20.13%);33 人患恶性肿瘤(2.71%)。

四、AMI 患者来院时间、心肌梗死部位及类型特征

AMI 患者发病至来院的时间(以下称"来院时间")、心梗部位及类型直接决定着 AMI 患者的治疗措施及预后。目前的调查研究显示中医医院患者具有"就医时间晚,并发症多,病

情重"的特点。

（一）刘红旭等进行的 400 例 AMI 患者的特点研究

1. 心肌梗死部位　累及下壁最多,其次是前间隔及局限前壁。

2. 梗死类型　发生 Q 波伴 ST 段抬高者 189 例(47.25%),Q 波不伴 ST 段抬高者 83 例(20.75%),发生无 Q 波伴 ST 段抬高者 44 例(11.00%),发生无 Q 波不伴 ST 段抬高者 84 例(21.00%)。

3. 心梗次数　第 1 次心梗的有 279 例(69.75%),第 2 次心梗的有 43 例(10.75%),第 3 次心梗的有 2 例(0.50%),第 4 次心梗的有 1 例(0.25%),75 例情况不详。

（二）高铸烨等对 117 例 AMI 患者的特点研究

1. 心肌梗死部位　下壁心肌梗死者最多,其次是广泛前壁及前间隔心肌梗死。

2. 梗死类型　发生 Q 波伴 ST 段抬高者 84 例(占 71.79%),Q 波伴非 ST 段抬高者 8 例(6.84%),发生无 Q 波伴 ST 段抬高者 8 例(6.84%),发生无 Q 波伴非 ST 段抬高者 17 例(14.53%)。

3. 心梗次数　第 1 次心梗的有 37 例(31.62%),第 2 次心梗的有 10 例(8.55%),第 3 次心梗无,第 4 次心梗的有 1 例(0.85%),其中 69 例情况不详。

（三）周琦等的研究结果

1. 心肌梗死部位　从多到少排序为:下壁 > 广泛前壁 > 前间隔 > 局限前壁 > 后壁 > 右室 > 侧壁 > 前侧壁。入院患者心电图显示 ST 段抬高的患者依然占多数,61.65% 患者入院心电图已出现 Q 波,其中下壁及广泛前壁心梗多发,分别占所有发病患者的 43.81% 及 25.40%。

2. 梗死类型　总前壁梗死者为 844 例,占总病例数的 60.72%,ST 段抬高型 AMI 患者 956 例,Q 波 AMI 患者共 857 例。

3. 心梗次数　首次 AMI 占总比例的 85.30%,二次 AMI 占 10.20%。

（四）董巧稚的调查结果

男女两组梗死部位的比较,两组在出现前壁、侧壁、下壁、后壁、右室和间壁心梗等梗死部位方面之差异均无统计学意义,而在出现多部位梗死的比例方面则女性明显高于男性。结果表明,女性 AMI 患者的梗死部位与男性无明显差异,但女性出现多部位梗死的比例明显高于男性(表 4-1-20)。

表 4-1-20　两组梗死部位之比较

部位	男性组	女性组	X^2 值	P 值
前壁 [△]	305(35.9)	180(36.0)	3.335	0.068
侧壁 [△]	190(22.4)	117(23.4)	2.004	0.091
下壁 [△]	279(32.8)	173(34.6)	3.125	0.078
后壁 [△]	239(28.6)	124(24.8)	4.777	0.066
右壁 [△]	114(13.4)	56(11.2)	1.335	0.124
间壁 [△]	54(6.4)	22(4.4)	1.001	0.135
多部位 [*]	255(30.0)	3 300(60.0)	12.855	0.009

注: [*] $P<0.05$, [△] $P>0.05$

（五）高伟对中西医院的调查结果

1. **来院时间**　AMI 患者来院时间较分散，其数据资料呈非正态分布，1 663 例 AMI 患者来院时间的中位数为 14 小时。其中三甲中医医院患者来院时间的中位数为 14 小时，三甲西医医院患者来院时间的中位数为 11 小时，中医医院 AMI 患者来院时间长于西医医院，但两者差异无统计学意义（$P>0.05$）。

2. **心肌梗死次数**　1 663 例 AMI 患者中，心肌梗死次数明确者 1 602 例，首次心肌梗死者 1 410 例（88.01%），再梗者 191 例（11.92%）；其中中医医院 AMI 患者中，首次心梗者 233 例（87.27%），再梗者 34 例（12.73%）；西医医院 AMI 患者中，首次心梗者 1 177 例（88.16%），再梗者 158 例（11.86%）。中医医院再梗患者与西医医院再梗率相当。具体情况见表 4-1-21。

表 4-1-21　中西医医院 AMI 患者心肌梗死次数情况

医院分类	AMI 次数	人数	百分比
中医医院	1 次	233	87.27%
	2 次	32	11.99%
	3 次	2	0.75%
西医医院	1 次	1 177	88.16%
	2 次	146	10.94%
	3 次	12	0.90%

3. **AMI 类型**　1 663 例有效病例中，ST 段抬高者 802 例（48.23%）；其中中医医院 AMI 患者中，55.89% 为 ST 段抬高型心肌梗死；西医医院 AMI 患者中，46.56% 为 ST 段抬高型心肌梗死。西医医院 ST 段抬高型心肌梗死患者比例与中医医院相当，两者之间差异无统计学意义。Q 波心梗者 862 854 例（52.79%）；其中中医医院 AMI 患者中，60.61% 为 Q 波心肌梗死；西医医院 AMI 患者中，49.93% 为 Q 波心肌梗死。西医医院患者 Q 波心肌梗死患者比例亦与中医医院相当，两者之间差异无统计学意义。

同时，三甲中医医院及三甲西医医院 AMI 患者中都以 Q 波伴 ST 段抬高心梗比例较高（表 4-1-22）。

表 4-1-22　AMI 患者心梗性质及所占比例

心梗性质	所有病例		三甲中医医院		三甲西医医院	
	n/N	百分比（%）	n/N	百分比（%）	n/N	百分比（%）
Q 波伴 ST 段抬高	664/1 663	39.93%	129/297	43.43%	535/1 366	39.17%
Q 波不伴 ST 段抬高	198/1 663	11.91%	51/297	17.17%	147/1 366	10.76%
无 Q 波伴 ST 段抬高	138/1 663	8.30%	37/297	12.46%	101/1 366	7.39%
无 Q 波伴非 ST 段抬高	355/1 663	21.35%	73/297	24.58%	282/1 366	20.64%
心梗性质不详	308/1 663	18.52%	7/297	2.36%	301/1 366	22.04%

注：n 为伴随该因素的患者例数，N 为患者总例数

4. 梗死部位 三甲中、西医院心肌梗死患者的心梗部位均主要分布在下壁、广泛前壁、局限前壁,比例关系为:下壁 > 广泛前壁 > 局限前壁,具体心梗部位比例关系见表 4-1-23。

表 4-1-23 AMI 患者梗死部分及所占比例

梗死部位	所有病例		三甲中医医院		三甲西医医院	
	n/N	百分比	n/N	百分比	n/N	百分比
前间隔	178/1 663	10.90%	38/297	12.79%	140/1 366	10.25%
局限前壁	262/1 663	16.04%	56/297	18.86%	206/1 366	15.08%
前侧壁	89/1 663	5.35%	14/297	4.71%	75/1 366	5.49%
广泛前壁	394/1 663	24.13%	71/297	23.91%	323/1 366	23.66%
侧壁	106/1 663	6.49%	16/297	5.39%	90/1 366	6.59%
下壁	657/1 663	40.23%	122/297	41.08%	535/1 366	39.17%
后壁	193/1 663	11.82%	21/297	7.07%	172/1 366	12.59%
右室	114/1 663	6.98%	28/297	9.43%	86/1 366	6.30%

注:n 为符合该因素的患者例数,N 为患者总例数

5. 冠状动脉造影结果 1 642 例病例明确指出患者是否行冠状动脉造影,其中进行冠状动脉造影的患者 975 例(59.38%),其中中医医院 96 例行冠状动脉造影,西医医院 879 例行冠状动脉造影,西医医院行冠状动脉造影患者比例明显高于中医医院,其差异具有统计学意义。

冠状动脉造影结果显示 975 例患者中,5.03% 的患者冠状动脉造影结果未见异常,94.97% 患者存在不同程度的病变。其中单支病变患者 344 例,占 35.28%;双支病变患者 291 例,占 29.85%;三支病变患者 291 例,占 29.85%。中医医院冠状动脉造影结果中单支病变、双支病变及无病变患者的比例与西医医院患者比例相当,差异无统计学意义;中医医院三支病变患者 35 例,占中医医院总患者的 36.46%;而西医医院三支病变患者 256 例,仅占西医医院总患者的 29.12%;中医医院三支病变患者比例高于西医医院,但两者差异亦无统计学意义。具体情况见表 4-1-24。

表 4-1-24 AMI 患者冠状动脉造影结果

病变情况	所有病例		三甲中医医院		三甲西医医院	
	n/N	百分比	n/N	百分比	n/N	百分比(%)
单支病变	344/975	35.28%	33/96	34.38%	311/879	35.38%
双支病变	291/975	29.85%	23/96	23.96%	268/879	30.49%
三支病变	291/975	29.85%	35/96	36.46%	256/879	29.12%
无病变	49/975	5.03%	5/96	5.21%	44/879	5.01%

注:n 为伴随该因素的患者例数,N 为患者总例数

（六）石卉的调查研究结果

1. 心肌梗死部位方面,1999—2008 年 AMI 患者心肌梗死部位例数从多到少排序为:下壁 > 广泛前壁 > 局限前壁 > 前间隔 > 后壁 > 右室 > 前侧壁。下壁心梗者为 943 例(45.93%),广泛前壁心梗者 461 例(22.45%),局限前壁心梗者 395 例(19.24%),前间隔心梗者 350 例(17.05%),后壁心梗者 204 例(9.94%),右室心梗者 170 例(8.28%),前侧壁心梗者 118 例(5.75%)。总前壁心梗者 1 324 例(64.49%),下后壁心梗者 1 147 例(55.87%),右室心梗者 170 例(8.28%)。

2003 年总前壁心梗患者所占比例最低,为 47.76%,2001 年总前壁心梗患者所占比例最高,为 74.11%,1999—2008 年总前壁心肌梗死患者所占比例无明显变化。2005 年下后壁心梗患者所占比例最低,为 48.15%,2001 年下后壁心梗患者所占比例最高,为 68.66%,1999—2008 年下后壁心肌梗死患者所占比例呈缓慢下降趋势。2008 年右室心梗患者所占比例最低,为 7.05%,1999 年右室心梗患者所占比例最高,为 11.72%,1999—2008 年右室心梗患者所占比例呈缓慢下降趋势。通过趋势卡方检验,前壁、后下壁 AMI 患者各年差异具有统计学意义,$P<0.01$,右室 AMI 患者各年差异具有统计学意义,$P<0.05$(见表 4-1-25、图 4-1-4)。

表 4-1-25　北京地区三级甲等中医医院 AMI 患者心肌梗死部位所占比例

年份	前壁 AMI		下后壁 AMI		右室 AMI	
	病例数	百分比(%)	病例数	百分比(%)	病例数	百分比(%)
1999	87	67.97	77	60.16	15	11.72
2000	103	63.98	96	59.63	13	8.07
2001	83	74.11	69	61.61	8	7.14
2002	80	64.52	60	48.39	11	8.87
2003	64	47.76	92	68.66	10	7.46
2004	119	68	85	48.57	14	8
2005	179	60.27	143	48.15	28	9.43
2006	199	70.57	165	58.51	25	8.87
2007	207	63.11	184	56.1	24	7.32
2008	203	65.06	176	56.41	22	7.05
合计	1 324	64.49	1 147	55.87	170	8.28

2. 心肌梗死类型方面,2 053 例 AMI 患者中,明确 ST 段抬高者 1 287 例(62.69%),非 ST 段抬高患者 719 例(35.02%),不详者 47 例(2.29%)。明确 Q 波心梗者 1 231 例(60.00%),无 Q 波心梗患者 743 例(36.20%),不详者 79 例(3.85%)。

发生 Q 波伴 ST 段抬高者 921 例(44.86%),Q 波不伴 ST 段抬高者 310 例(15.10%),发生无 Q 波伴 ST 段抬高者 343 例(16.71%),发生无 Q 波不伴 ST 段抬高者 399 例(19.43%),不详者 80 例(3.90%)。趋势卡方检验,Q 波、无 Q 波 AMI 患者各年差异具有统计学意义,$P<0.01$;ST 段抬高及非 ST 段抬高 AMI 患者各年差异无统计学意义(表 4-1-26、图 4-1-5)。

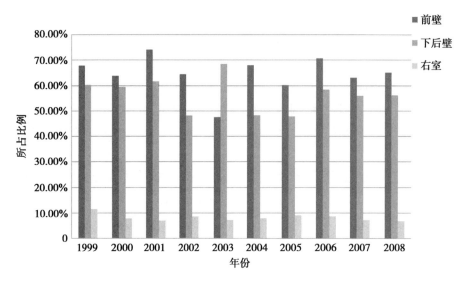

图 4-1-4　1999—2008 年北京地区三级甲等中医医院 AMI 患者心肌梗死部位分布情况

表 4-1-26　心肌梗死类型所占比例

年份	ST 段抬高		非 ST 段抬高		Q 波		无 Q 波	
	病例数	百分比（%）	病例数	百分比（%）	病例数	百分比（%）	病例数	百分比（%）
1999	88	68.75	40	31.25	88	68.75	40	31.25
2000	81	50.31	80	49.69	113	70.19	48	29.81
2001	64	57.14	48	42.86	72	64.29	40	35.71
2002	84	67.74	38	30.63	83	66.94	35	28.23
2003	96	71.64	32	23.92	90	67.16	34	25.42
2004	124	70.86	48	27.44	104	59.43	58	33.12
2005	183	61.62	111	37.43	166	55.89	124	41.84
2006	178	63.12	93	33.00	170	60.28	99	35.13
2007	218	66.46	100	30.52	198	60.37	118	36.00
2008	171	54.81	129	41.33	147	47.12	147	47.13
总计	1 287	62.69	719	34.81	1 231	62.04	743	34.36

3. 心肌梗死次数方面，心肌梗死次数明确患者 1 875 例（91.32%），其中第一次心梗患者 1 616 例（78.71%），第二次心梗患者 243 例（11.84%），第三次心肌梗死患者 16 例（0.78%），不详者 178 例（8.67%）。1999—2008 年第一次心肌梗死患者所占比例呈上升趋势，第二次及第三次心肌梗死患者所占比例趋势平稳。通过趋势卡方检验，心肌梗死次数各年差异无统计学意义，$P>0.05$（表 4-1-27、图 4-1-6）。

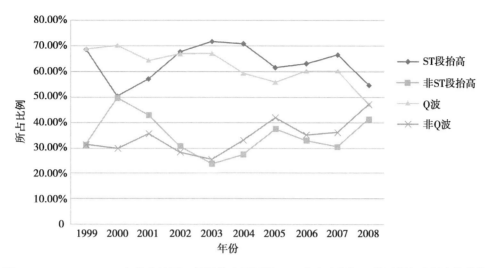

图 4-1-5 1999—2008 年北京地区三级甲等中医医院 AMI 患者心肌梗死类型所占比例变化趋势

表 4-1-27 心肌梗死次数所占比例

年份	第一次 AMI		第二次 AMI		第三次 AMI	
	病例数	百分比(%)	病例数	百分比(%)	病例数	百分比(%)
1999	84	65.63	8	6.25	0	0
2000	105	65.22	16	9.94	1	0.62
2001	90	80.36	19	16.96	2	1.79
2002	102	82.26	17	13.71	2	1.61
2003	111	82.84	14	10.45	0	0
2004	134	76.57	32	18.29	1	0.57
2005	233	78.45	32	10.77	2	0.67
2006	233	82.62	39	13.83	1	0.35
2007	277	84.45	33	10.06	5	1.52
2008	247	79.17	33	10.58	2	0.64
合计	1 616	78.71	243	11.84	16	0.78

4. 冠状动脉造影结果方面,1999—2008 年共有 1 706 例病例明确指出患者是否行冠状动脉造影,行冠状动脉造影的患者 656 例(38.45%),其中单支病变患者 121 例,占明确行冠状动脉造影患者的 18.45%(121/656);双支病变患者 187 例,占 28.51%(187/656);三支病变患者 343 例,占 52.29%(343/656),不详者 5 例,占 0.76%(5/656)。

1999 年及 2000 年北京地区三级甲等中医医院无冠状动脉造影患者,2001—2008 年行冠状动脉造影患者例数逐年上升,至 2008 年达最高比例为 53.85%。2007 年单支病变患者所占比例最低,为 9.21%,2001 年单支病变患者所占比例最高,为 28.57%;2001—2008 年单支病变患者所占比例呈明显下降趋势。2007 年双支病变患者所占比例最低,为 19.74%,

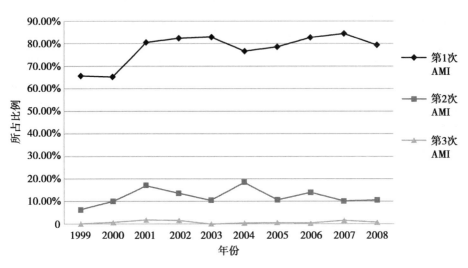

图 4-1-6　1999—2008 年北京地区三级甲等中医医院 AMI 患者心肌梗死次数所占比例趋势变化

2006 年双支病变患者所占比例最高,为 34.56%;2001—2008 年双支病变患者所占比例呈波动缓慢上升趋势。2005 年三支病变患者所占比例最低,为 41.67%,2007 年三支病变患者所占比例最高,为 71.05%;2001—2008 年三支病变患者所占比例呈明显上升趋势。通过趋势卡方检验,行冠状动脉造影患者、三支病变患者各年差异具有统计学意义,$P<0.01$,单支病变、双支病变患者各年差异具有统计学意义,$P<0.05$(表 4-1-28、图 4-1-7)。

表 4-1-28　冠状动脉造影结果

年份	单支病变		双支病变		三支病变		行冠状动脉造影	
	病例数	百分比(%)	病例数	百分比(%)	病例数	百分比(%)	病例数	百分比(%)
1999	0	0	0	0	0	0	0	0
2000	0	0	0	0	0	0	0	0
2001	2	28.57	2	28.57	3	42.86	7	6.25
2002	4	21.05	5	26.32	10	52.63	19	15.32
2003	8	26.67	8	26.67	14	46.67	30	22.39
2004	9	18.75	15	31.25	23	47.92	48	27.43
2005	23	23.96	29	30.21	40	41.67	96	32.32
2006	16	11.76	47	34.56	73	53.68	136	48.23
2007	14	9.21	30	19.74	108	71.05	152	46.34
2008	45	26.79	51	30.36	72	42.86	168	53.85
合计	121	18.45	187	28.51	343	52.29	656	31.95

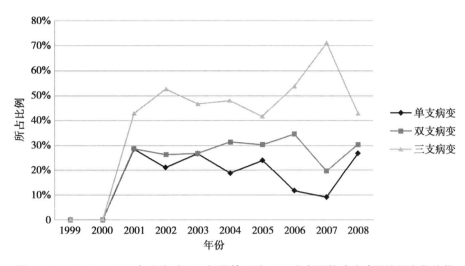

图 4-1-7　1999—2008 年北京地区三级甲等医院 AMI 患者冠状动脉造影结果变化趋势

（七）来晓磊的调查研究结果

1. **心梗次数**　调查所有入院患者统计入院心梗次数,首次心梗患者共计 661 例,占全部观察病例的 87.43%,二次心梗患者共计 83 例,占全部观察病例的 10.98%,第三次心梗的患者共计 5 例,占全部观察病例的 0.66%,心梗次数不详的患者 7 例,占全部观察病例的 0.93%,入院心梗次数情况见表 4-1-29。

表 4-1-29　区县中医医院 AMI 患者本次心梗次数情况

心梗次数	病例数	百分比(%)	心梗次数	病例数	百分比(%)
第一次	661	87.43	第三次	5	0.66
第二次	83	10.98	不详	7	0.93

2. **心肌梗死部位**　756 例 AMI 注册患者中,包括前间隔、局限前壁、前侧壁、广泛前壁在内的前壁心肌梗死患者共计 434 例,占全部观察病例的 57.41%,下壁心梗的患者共计 343 例,占全部观察病例的 45.37%,后壁心梗的患者共计 71 例,占全部观察病例的 9.39%,右室心梗的患者共计 62 例,占全部观察病例的 8.20%,侧壁心梗的患者共计 49 例,占全部观察病例的 6.48%。从心肌梗死部位来看,患者数从多到少排序为:前壁 > 下壁 > 后壁 > 右室 > 侧壁。梗死部位的频度分布见表 4-1-30。

表 4-1-30　区县中医医院 AMI 患者心肌梗死部位

心梗部位	病例数	百分比(%)	心梗部位	病例数	百分比(%)
前间隔	121	16.01	下壁	343	45.37
局限前壁	75	9.92	后壁	71	9.39
前侧壁	33	4.37	右室	62	8.20
广泛前壁	205	27.12	侧壁	49	6.48

3. **心肌梗死类型**　本次统计的病例中以 ST 段抬高型心梗患者居多,共 510 例,占全部观察病例的 67.46%,非 ST 段抬高型患者共 208 例,占全部观察病例数的 27.51%,不详 38 例,占全部观察病例的 5.03%。入院心电图(electrocardiogram,ECG)出现 Q 波患者共 376 例,占全部观察病例数的 49.74%,无 Q 波患者共 259 例,占全部观察病例数的 34.26%,不详者 121 例,占全部观察病例的 16.01%。心肌梗死类型详见表 4-1-31。

表 4-1-31　区县中医医院 AMI 患者心肌梗死类型

心电图情况	病例数	百分比(%)	心电图情况	病例数	百分比(%)
ST 抬高	510	67.46	Q 波	376	49.74
非 ST 抬高	208	27.51	无 Q 波	259	34.26

(八) 高坤的调查研究结果

显示 AMI 的发生以下壁和前壁(局限前壁、广泛前壁、前间壁)为多见,均为 $P>0.05$,表明在梗死部位分布方面,两组病例差异无统计学意义。

(九) 田静峰的调查研究结果

1. **心梗及再梗次数**　首次心梗占总比例的 84.46%,而二次再梗的只占 9.96%,三次再梗的只占 1.01%,再梗情况不详的占 4.57%。

2. **心梗性质**　本次统计的病例中以 ST 段抬高型心梗患者居多,共 761 例(69.56%)。入院 ECG 出现 Q 波患者共 606 例(55.39%),不详者 22 例(2.01%)。Q 波心梗者 606 例(55.39%),无 Q 波者 455(41.59%),不详者 33 例(3.02%)。

3. **心梗部位**　从心肌梗死部位来看,患者数从多到少排序为:下壁 > 广泛前壁 > 前间隔 > 局限前壁 > 右室 > 侧壁 > 后壁 > 前侧壁。梗死部位的频度分布见表 4-1-32。

表 4-1-32　AMI 患者梗死部位分布

心梗部位	病例数	百分比(%)	心梗部位	病例数	百分比(%)
前间隔	204	18.64	侧壁	84	7.68
局限前壁	190	17.37	下壁	493	45.06
前侧壁	73	6.67	后壁	79	7.22
广泛前壁	261	23.86	右室	91	8.31

(十) 胡馨的调查研究结果

胡馨对全国中医医院的调查结果显示,AMI 患者中 ST 段抬高型心肌梗死者 686 例(56.37%),非 ST 段抬高型心肌梗死者 393 例(32.29%)。

五、AMI 患者并发症情况

AMI 患者常见的并发症有心律失常、心力衰竭及心源性休克,目前的调查研究显示中医医院的患者并发症发生率高于西医医院,且患者的心功能较西医医院的 AMI 患者心功能差,继而导致病死率较西医医院为高,考虑与中医医院 AMI 患者的年龄高有关。

（一）刘红旭等调查结果

400 例 AMI 患者中,有各类心律失常发生 142 例,其中传导阻滞 61 例,室性期前收缩 49 例,心房颤动 30 例,室性心动过速或心室颤动 23 例,室上性心动过速 16 例,窦房结异常 11 例。按照 Killip 分级,Ⅰ级 131 例(32.75%),Ⅱ级 146 例(36.50%),Ⅲ级 80 例(20.00%),Ⅳ级 29 例(7.25%)。14 例资料不详。400 例 AMI 患者中发生梗死后心绞痛者 47 例(11.75%)。

（二）高铸烨等调查结果

117 例急性心肌梗死患者中,心律失常方面,有各类心律失常发生 56 例,其中传导阻滞 15 例,室性期前收缩 16 例,心房颤动 7 例,室性心动过速或心室颤动 7 例,室上性心动过速 7 例,窦房结异常 4 例。梗死后心绞痛方面,发生梗死后心绞痛者 10 例(8.55%)。心功能及心力衰竭:按照 Killip 分级,Ⅰ级共有 48 例(41.03%),Ⅱ级共有 45 例(38.46%),Ⅲ级共有 21 例(17.95%),Ⅳ级共有 3 例(2.56%)。

（三）刘红旭对三级甲等医院的研究结果

并发症方面:对比两组病例发生严重心律失常情况,包括频发室性期前收缩、室性心动过速、心室颤动等,中医医院的发生率为 34.06%,明显高于西医医院的 16.65%,差异具有统计学意义(表 4-1-33)。

表 4-1-33　北京地区三级中、西医院 AMI 住院患者并发心律失常情况

医院分类	心律失常病例数	百分比(%)
三级中医医院 *	78	34.06
三级西医医院	152	16.65

注:三级中医医院与三级西医医院比较 *P<0.05

AMI 后 Killip 分级统计,中医医院 Killip Ⅰ级患者比例明显低于西医医院患者,Killip Ⅱ、Ⅲ、Ⅳ级患者比例均高于西医医院;其中 Killip Ⅱ及Ⅲ患者中、西医院的发生率分别为 48.47%、28.48%;中、西医院 Killip Ⅳ级(心源性休克)的发生率分别为 12.66%、5.81%;差异均具有统计学意义(表 4-1-34)。

表 4-1-34　北京地区三级中、西医院 AMI 住院患者并发心力衰竭及心源性休克情况

	Killip Ⅰ级		Killip Ⅱ级		Killip Ⅲ级		Killip Ⅳ级	
	例数	百分比(%)	例数	百分比(%)	例数	百分比(%)	例数	百分比(%)
中医医院 *	89	38.86	70	30.51	41	17.90	29	12.66
西医医院	600	65.72	191	20.92	69	7.56	53	5.81

注:三级中医医院与三级与西医医院比较 *P<0.05

（四）周琦等的研究结果

有 456 名 AMI 患者入院时发生了心律失常,占所有病例数的 32.80%。按 AMI 的 Killip 分级,Ⅰ级患者 698 例,Ⅱ级患者 414 例,Ⅲ级患者 140 例,Ⅳ级患者 63 例,另有 75 例 Killip 分级不详。约 1/3 患者入院出现不同类型的心律失常,其中频发室性期前收缩及阵发性室

上性心动过速最为多见,心功能 Killip 分级Ⅲ级、Ⅳ级患者 203 例。

（五）王玲的调查研究结果

927 例患者并发症情况见表 4-1-35。

表 4-1-35　患者并发症所占比例

并发症情况	例数(n)	百分比(%)	并发症情况	例数(n)	百分比(%)
心律失常	347	30.87	心源性休克	189	16.81
心力衰竭	391	34.79			

（六）董巧稚的对心梗男女性别不同的调查结果

两组 Killip 分级的比较,经卡方检验,AMI 患者男性组和女性组在心功能 Killip 分级上差异无统计学意义（表 4-1-36）。

表 4-1-36　两组急性心肌梗死 Killip 分级的比较[例数(百分比)]

组别	Ⅰ	Ⅱ	Ⅲ	Ⅳ
男性	382(44.94%)	170(20.00%)	175(20.59%)	123(14.47%)
女性	225(45.00%)	100(20.00%)	108(21.60%)	67(13.40%)
合计	607(44.96%)	270(20.00%)	283(20.96%)	190(14.07%)
X^2 值	1.48	0.00	0.82	0.58
P 值	0.22	1.00	0.34	0.35

并发症方面,心肌梗死患者男性组和女性组在急性左心衰竭、心源性休克、死亡方面的差异具有统计学意义,而心室颤动、室性心动过速、高度房室传导阻滞方面差异尚无统计学意义。结果表明,女性 AMI 患者出现急性左心衰竭、心源性休克、死亡三种严重并发症及预后的比例要明显高于男性,该研究提示女性 AMI 患者的预后不如男性（表 4-1-37）。

表 4-1-37　两组严重并发症的比较

严重并发症	男性组 例数(百分比)	女性组 例数(百分比)	χ^2 值	P 值
心室颤动	114(13.41%)	85(17.00%)	3.62	0.11
室性心动过速	119(14.00%)	79(15.80%)	2.16	0.21
高度房室传导阻滞	118(13.88%)	85(17.00%)	5.66	0.09
急性左心衰	96(11.29%)	157(31.40%)	13.11	0.01
心源性休克	119(14.00%)	136(27.20%)	9.77	0.03
死亡	90(10.59%)	129(25.80%)	11	0.03

注:*$P<0.05$

（七）高伟对中医院和西医院的调查结果

所有观察病例中，并发有心律失常者 290 例（18.69%）。其中中医医院并发有心律失常者 94 例，占中医医院患者的 35.47%；西医医院并发有心律失常者 196 例，占西医医院患者的 15.23%。并发有心力衰竭者 356 例（24.10%）。其中中医医院并发有心力衰竭者 105 例，占中医医院患者的 39.18%；西医医院并发有心力衰竭者 251 例，占西医医院患者的 20.76%。并发有心源性休克者 84 例（5.69%）。其中中医医院并发有心源性休克者 28 例，占中医医院患者的 10.45%；西医医院并发有心源性休克者 56 例，占西医医院患者的 4.63%。并发有梗死后心绞痛者 105 例（6.79%）。其中中医医院并发有梗死后心绞痛者 26 例，占中医医院患者的 9.81%；西医医院并发有梗死后心绞痛者 79 例，占西医医院患者的 6.17%。

对比中、西医院 AMI 患者并发有心律失常、心力衰竭、心源性休克及梗死后心绞痛情况，结果显示中医医院患者并发有心律失常、心力衰竭、心源性休克及梗死后心绞痛的比例均高于西医医院，差异具有统计学意义，结果见表 4-1-38。

表 4-1-38　中西医医院患者并发症情况

	心律失常		心力衰竭 （Killip Ⅱ~Ⅲ级）		心源性休克 （Killip Ⅳ级）		梗死后心绞痛	
	n/N	百分比	n/N	百分比	n/N	百分比	n/N	百分比
中医医院	94/265	35.47%*	105/268	39.18%**	28/268	10.45%**	26/265	9.81%*
西医医院	196/1 287	15.23%	251/1 209	20.76%	56/1 209	4.63%	79/1 281	6.17%
总计	290/1 552	18.69%	356/1 477	24.10%	84/1 477	5.69%	105/1 546	6.79%

注：n 为出现并发症的患者例数，N 为患者总例数

（八）石卉的调查结果

1. **并发心律失常**　2 053 例注册 AMI 患者中明确并发心律失常者共计 675 例（32.88%），明确未发心律失常者 1 308 例（63.71%），不详 70 例（3.41%）。1999 年并发心律失常者所占比例最高，为 42.97%，2008 年并发心律失常者所占比例最低，为 24.04%；1999—2008 年心律失常所占比例总体呈下降趋势。通过趋势卡方检验，并发心律失常患者所占比例各年差异具有统计学意义，$P<0.05$。

2. **并发心力衰竭与心源性休克**　按 Killip 分级，Killip Ⅰ级患者 935 例（45.54%），Killip Ⅱ~Ⅲ级患者 854 例（41.60%），Killip Ⅳ级 116 例（5.65%），不详 148 例（7.21%）。2007 年并发心力衰竭患者所占比例最低，为 28.35%，1999 年并发心力衰竭患者所占比例最高，为 60.16%，1999—2008 年并发心力衰竭患者所占比例呈明显下降趋势；1999 年并发心源性休克患者所占比例最低，为 3.13%，2001 年并发心源性休克患者所占比例最高，为 11.61%，1999—2008 年并发心源性休克患者所占比例总体趋势平稳。通过趋势卡方检验，并发心力衰竭、心源性休克患者所占比例各年差异具有统计学意义，$P<0.001$（表 4-1-39、图 4-1-8）。

表 4-1-39   1999—2008 年北京地区三级甲等中医医院 AMI 患者并发症所占比例

年份	心律失常		心力衰竭 Killip I 级		心力衰竭（Killip II～III级）		心源性休克（Killip IV级）	
	例数	百分比(%)	例数	百分比(%)	例数	百分比(%)	例数	百分比(%)
1999	48	37.5	38	26.69	77	60.16	4	3.13
2000	40	24.84	64	39.75	82	50.93	11	6.83
2001	40	35.71	29	25.89	66	58.93	13	11.61
2002	40	32.26	59	47.58	49	39.52	5	4.03
2003	67	50	57	42.54	49	36.57	5	3.73
2004	115	65.71	77	44.00	75	42.86	12	6.86
2005	92	30.98	127	42.76	135	45.45	13	4.38
2006	104	36.88	160	56.74	100	35.46	9	3.19
2007	75	22.87	182	55.49	93	28.35	20	6.1
2008	54	17.31	142	45.51	128	41.03	24	7.69
合计	675	32.88	935	45.54	854	41.6	116	5.65

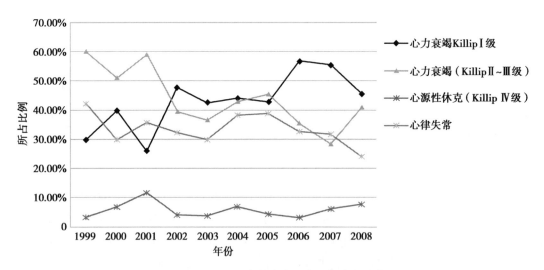

图 4-1-8   AMI 患者并发症所占比例变化趋势

（九）来晓磊调查结果

756 例注册 AMI 患者中明确并发心律失常者共计 169 例,占全部观察病例的 22.35%,明确未发心律失常者 523 例,占全部观察病例的 69.18%,不详者 64 例,占全部观察病例的 8.47%;并发心力衰竭者共计 176 例,占全部观察病例的 23.28%,未发心力衰竭者 517 例,占全部观察病例的 68.39%,不详者 63 例,占全部观察病例的 8.33%;并发心源性休克者共计 111 例,占全部观察病例的 14.68%,未发心源性休克者 582 例,占全部观察病例的 76.98%,不详者 63 例,占全部观察病例的 8.33%;并发梗死后心绞痛者共计 62 例,占全部观察病例的 8.20%,未发梗死后心绞痛者 628 例,占全部观察病例的 83.07%,不详者 66 例,占全部观察病例的 8.73%。具体并发症情况见表 4-1-40。

表 4-1-40 区县中医医院 AMI 患者并发症情况

并发症	例数	百分比(%)	并发症	例数	百分比(%)
心力衰竭	176	23.28	心源性休克	111	14.68
心律失常	169	22.35	梗死后心绞痛	62	8.20

(十) 田静峰的 26 家全国中医医院的调查结果

1. 心律失常方面,共有 377 名 AMI 患者入院时发生了心律失常(34.46%)。从心律失常的分型上看,患者数从多到少排序:窦性心动过缓或窦房传导阻滞 > 窦性心动过速或室上性心动过速 > 频发性室性期前收缩 > 心房颤动、心房扑动 > 三度房室传导阻滞 > 室性心动过速、心室颤动 > 二度房室传导阻滞(表 4-1-41)。

表 4-1-41 AMI 患者心律失常分型

心律失常类型	例数	百分比(%)
窦性心动过缓或窦房传导阻滞	102	9.32
二度房室传导阻滞	21	1.92
三度房室传导阻滞	31	2.83
窦性心动过速或室上性心动过速	97	8.87
心房颤动、心房扑动	64	5.85
频发性室性期前收缩	74	6.76
室性心动过速、心室颤动	25	2.29

2. 心功能状况 入选病例心功能情况:Killip 分级 I 级 593 例(54.20%),II 级 218 例(19.93%),III 级 218 例(9.41%),IV 级 218 例(4.57%),不详 130 例(11.88%)。

NYHA 分级 I 级 208 例(19.01%),II 级 265 例(24.22%),III 级 186 例(17.00%),IV 级 138 例(12.61%),不详 297 例(27.15%)。

(十一) 胡馨的调查结果

共 291 例患者入院时伴发心律失常,占有效病例数的 23.91%。从心功能情况来看,心功能 I、II、III、IV 级的患者分别为 659 例、286 例、107 例、97 例,占总病例数的 54.15%、23.50%、8.79%、7.97%。

六、中医证候类特征

中医证候类特征具体有一节详细论述,在此简单说明。目前大多数的研究显示证素分布气虚、血虚、阴虚、阳虚、气滞、血瘀、寒凝、痰阻等 8 个基本证素,其中虚证以气虚占比例最大,实证以血瘀、痰阻所占比例最大。将中医基本证型分为虚证、实证和虚实夹杂证三类,主要证型有气虚血瘀证、痰瘀互阻证、气虚兼痰瘀互阻证、气阴两虚兼痰瘀互阻证。

七、讨论

北京地区上一次 AMI 治疗状况调查是在 20 世纪 90 年代初期,此后 10 年 AMI 治疗已全面进入再灌注时代,药物治疗也有了更多的循证医学证据。近年来,中医医院住院患者疾病谱已经发生重要变化,由收治慢性疾病患者住院疗养为主转为多种终末期疾病的综合治疗为主,在心血管科尤为突出。

国内最大的一次西医的急性心肌梗死的调查,是刘力生等进行的研究。共收集 1990—1995 年全国 30 个省市自治区 600 家医院的 14 962 例急性心肌梗死的研究资料,分析 AMI 患者的临床特征。其中性别方面:男性患者 11 053 例(73.87%);女性 3 909 例(26.13%)。年龄方面:年龄 <45 岁者 1 064 例,占 7.11%,<60 岁者 5 984 例,占 40.00%,60%~69% 岁者 6 283 例,占 41.99%,≥70 岁者 2 695 例,占 18.01%,平均年龄(61.2±10.7)岁。疾病史及用药史方面:有急性心肌梗死病史者 1 821 例,占 12.17%;有高血压史者 6 047 例,占 40.42%;有糖尿病史者 1 376 例,占 9.20%。提示西医医院 AMI 患者也是男性患者多于女性,但患者的平均年龄较中医医院患者的年龄为低。

国内现有的对中医医院 AMI 住院患者临床流行病学调查显示,中医医院 AMI 患者具有"一晚、两高、三多"的临床特点,"一晚"即来院时间晚,"两高"主要表现在患者发病年龄高、女性比例高,"三多"即既往病史多、伴随疾病多、并发症多,一定程度上说明中医医院患者较西医医院病情更加危重。

综合以上的研究,分析主要结果如下:

1. 从患者人口学一般资料看,中医医院住院患者的年龄明显高于西医医院,平均年龄已经进入老年期,女性患者比例明显高于西医医院,这可能也是中医医院患者伴随其他疾病严重、中医医院 AMI 住院患者病死率高的重要原因。

2. 高血压、血脂异常和糖尿病是 AMI 重要的危险因素,也是 AMI 的重要预后预测因素。相关的研究调查还显示,中医医院 AMI 患者伴随高血压、血脂异常及糖尿病的比例明显高于西医医院患者。临床并发症心律失常、心力衰竭和心源性休克,中医医院患者的发生率均明显高于西医医院。这也是中医医院住院患者病情重及预后差的重要原因。

八、结论

中医医院 AMI 患者具有相对独立的临床特征;根据患者的特点开展有针对性的诊疗措施,规范地遵循 AMI 相关指南从事医疗实践是当务之急,深入探讨中医药在 AMI 治疗中的地位,采用综合的治疗手段,包括再灌注治疗和发挥中医药特色等,进一步降低中医医院治疗 AMI 的病死率是我们面临的课题。

(尚菊菊)

主要参考文献

[1] 刘红旭,雷燕,王硕仁,等.北京地区中医医院 400 例急性心肌梗死患者住院治疗状况初步分析[J].北

京中医药大学学报,2007(7):488-493.

[2] 高铸烨,苗阳,雷燕,等.西苑医院中西医结合诊治急性心肌梗死的回顾分析[J].辽宁中医杂志,2006
(7):769-771.

[3] 刘红旭,王硕仁,赵冬,等.北京地区中、西医院急性心肌梗死住院患者临床特征及治疗状况对比分析
[J].世界急危重病医学杂志,2007,4(4):5.

[4] 周琦,尚菊菊,王玲,等.北京地区中医医院急性心肌梗死患者临床特征分析[J].中国中医急症,2011,
20(1):52-53,70.

[5] 王玲,刘红旭,邹志东.北京地区中医医院急性心肌梗死住院病人中医证候特征研究[J].中西医结合
心脑血管病杂志,2008(4):379-380.

[6] 刘力生,龚兰生,王文,等.14962例急性心肌梗塞患者临床特征.高血压杂志,1997,5(2):91-93.

第二节　治疗状况

自 2002 年以来,首都医科大学附属北京中医医院以中医医院 AMI 住院患者为研究对象,分别对北京地区 6 家三级甲等中医医院 1999—2008 年、9 家区县中医院 2006—2009 年、26 家全国范围内中医院 2006 年的 AMI 住院患者进行了注册调查,主要研究结果如下:

一、北京地区三级甲等中医医院 AMI 住院状况

(一) 研究目的

本课题采用横断面注册调查的研究方法,收集了 1999—2008 年北京地区三级甲等中医医院住院 AMI 患者的临床资料,对北京地区三级甲等中医院近 10 年来住院 AMI 患者的临床特征、治疗状况、预后转归及病死率的相关危险因素等进行动态分析,为北京地区中医院规范化治疗 AMI,同时发挥中医药治疗 AMI 优势提供初步的流行病学资料。

(二) 研究对象

本次调查的对象为 1999 年 1 月 1 日—2008 年 12 月 31 日北京地区三级甲等中医院 AMI 住院患者。共收回病例报告表(case report form,CRF)2 056 份,经合格筛选,其中 2 053 份数据登记注册(表 4-2-1)。

表 4-2-1　参与调查医院列表

医院名称(级别)	例数(n)	百分比(%)
首都医科大学附属北京中医医院(三级甲等)	479	23.33%
中国中医科学院西苑医院(三级甲等)	584	28.45%
北京中医药大学东方医院(三级甲等)	456	22.21%
中国中医科学院广安门医院(三级甲等)	248	12.08%
北京中医药大学东直门医院(三级甲等)	204	9.94%
中国中医科学院望京医院(三级甲等)	82	3.99%

1. AMI 诊断标准　AMI 诊断标准采用中华医学会心血管病学分会、中华心血管杂志编辑委员会、中国循环杂志编辑委员会 2001 年联合制定的《急性心肌梗死诊断和治疗指南》

标准,至少具备下列三条标准中的两条:

(1) 缺血性胸痛的临床病史;

(2) 心电图的动态演变;

(3) 心肌坏死的血清心肌标志物浓度的动态改变。

2. 病例纳入标准

(1) 所有协作医院病案统计室计算机管理系统中国际疾病编码(international classification of diseases,ICD)为 AMI 的病历;

(2) 根据 2001 年《急性心肌梗死诊断和治疗指南》确诊为 AMI 的患者;

(3) 入院日期自 1999 年 1 月 1 日起,出院日期截止至 2008 年 12 月 31 日的住院患者;

(4) 研究的相关资料填写完整或通过补充完整可供本研究使用者。

全部符合上述四条者即可纳入。

3. 病例排除标准

(1) 陈旧性心肌梗死的患者。

(2) 24 小时内死亡未发生任何治疗的患者。

(3) 相关资料填写严重不全、无法补充的患者。

符合上述三条中的任意一条者即可排除。

(三) 研究方法

1. 临床调查表的建立(CRF 表)

(1) CRF 表的设计

1) 首发基金课题组在系统培训了中华医学会心血管病学分会 2001 年发布的《急性心肌梗死诊断和治疗指南》和相关的流行病学知识后,从课题组的需要出发设计 CRF 表草案。

2) CRF 表草案经由专家组会议讨论并提出二次修改方案。

3) 二次修改草案经由陈可冀、李天德、杨跃进、史载祥、郭维琴五位专家评议。

4) 以上工作已由首发基金课题组前成员完成。

(2) CRF 表的内容

1) AMI 患者的基本病情资料,包括年龄、性别、梗死性质(ST 段及非 ST 段)、梗死部位、伴随疾病及并发症情况等。

2) 中医证候特征资料,包括患者临床症状、舌苔、脉象、证候、证素、证候分类。

3) 再灌注治疗情况,包括溶栓治疗、PTCA、CABG、药物干预情况,包括 ACEI、β 受体拮抗剂、抗凝及抗血小板药等。

4) 中医药治疗情况,包括中药静脉制剂的使用、中成药及中药汤剂的使用。

5) 出院转归情况。

2. AMI 病例的筛选

(1) 由课题组召集 6 所协作医院的相关负责人对病例的筛选标准进行培训。

(2) 由经培训后的医师统计本院病案统计室计算机管理系统中所有 ICD 编码为 AMI 的病例,并根据筛选标准剔除不符合标准的病例。

3. CRF 表格的填写

(1) 由课题组召集所有参研人员进行 CRF 表格填写培训,培训的内容包括明确数据表的填写流程和方法。

(2) 由课题组将空 CRF 表格统一发放到所有参研单位,经筛选后即由经培训的参研人员根据实际情况填写 CRF 表。

(3) 所有合作单位病例最后汇总到首都医科大学附属北京中医医院心内科,由研究生胡馨主要负责整理检查数据,剔除无效数据。

4. 数据库的建立与运行

(1) 数据库的设计:在 CRF 表的基础上,由课题组以 ACCESS 2000 为基础,本着易用性和可操作性的原则建立调查数据库。

(2) 数据库的试运行:课题组将部分数据作为试验数据录入数据库,在各种系统(包括Windows 98、Windows 2000、Windows XP)进行数据库的试运行,详细评测本数据库与各系统的兼容性及自身运行的稳定性,并对数据库的各细节问题进行易用性测试。

(3) 数据库的修改:针对试运行的结果及课题需要进行数据库的修改和校对。

5. 数据录入

(1) 数据录入培训:对所有课题组负责录入人员进行培训。培训内容包括 ACCESS 数据库的应用、数据库录入方法和应注意的问题、本课题数据库的特点等。

(2) 数据录入:由课题组人员统一编号,由本课题组组织人员统一同步数据录入。

(3) 数据库的合并:两次录入的子库由课题组负责人员用 ACCESS 合并,核对是否存在重复录入和 CRF 表格编码错误,是否存在缺失值数量较多的数据。

(4) 数据查错与校正:两次录入所有数据汇总合并后并经差异逻辑法查错,专业软件校正以保证数据准确性。如存在错误数据,经核查 CRF 表格及原始病历数据进行校正。

6. 数据整理与统计分析

数据录入完成之后由研究生胡馨负责进行对 1999—2008 年北京地区三级甲等中医医院数据的进行整理,提取相同数据,并完成数据的统计分析工作,对于分析统计过程中出现的问题,由课题组讨论解决。

(1) 统计内容:依据数据库资料,分析北京地区 AMI 住院患者的临床特征、治疗状况、中西药使用状况、预后转归及其趋势变化进行统计分析,并进行病死率进行相关因素分析。

(2) 统计学方法:应用 SPSS 15.0 统计软件(PN:32119001 SN:5045602)。一般资料采用描述性分析,计量资料进行 F 检验和 Q 检验,双组计量资料进行 t 检验,多组计量治疗进行方差分析;非正态计量资料进行秩和检验;对构成比进行卡方检验,对各年度构成比变化趋势利用趋势卡方检验。对于病死率与疾病一般影响因素和各治疗措施的关系分析,先采用逐一的单因素分析,后采用 Logistic 回归进行多因素分析。

(四) 结果

1. 一般状况

(1) 年龄:共注册 2 053 例 AMI 患者,其中 2 015 例明确记录患者的发病年龄,占全部病例的 98.15%,不详 38 例,占全部病例的 1.85%。2 015 例 AMI 患者最小年龄 18 岁,最大年龄 105 岁,平均年龄(67.37 ± 12.10)岁,其中 45 岁以下者 116 例,45~54 岁者 223 例,55~64

岁者 377 例,65~74 岁者 694 例,≥75 岁者 605 例。老年 AMI 患者比例较高,65 岁以上老年人 1 299 例,占总病例数的 63.27%。1999—2008 年 AMI 患者的平均发病年龄有缓慢上升趋势,$F=2.928$,$P=0.002$(表 4-2-2、图 4-2-1)。

表 4-2-2　1999—2008 年北京地区三级甲等中医院 AMI 患者年龄情况

年份	平均年龄(岁)	<45 岁	45~54 岁	55~64 岁	65~74 岁	≥75 岁	总计
1999	66.64 ± 11.04	7(5.49%)	8(6.25%)	31(24.22%)	56(43.75%)	26(20.31%)	128
2000	65.96 ± 12.31	14(8.70%)	9(5.59%)	39(24.22%)	65(40.37%)	34(21.12%)	161
2001	68.71 ± 11.59	4(3.57%)	12(10.71%)	21(18.75%)	34(30.36%)	35(31.35%)	112
2002	66.12 ± 11.85	11(8.87%)	7(5.65%)	20(16.13%)	49(39.52%)	37(29.84%)	124
2003	66.17 ± 12.84	6(4.80%)	15(12.00%)	19(15.20%)	51(40.80%)	34(27.20%)	125
2004	68.74 ± 11.73	5(2.94%)	18(10.59%)	26(15.29%)	60(35.29%)	61(35.88%)	170
2005	69.33 ± 12.02	13(4.48%)	28(9.66%)	39(13.45%)	99(34.14%)	111(38.28%)	290
2006	66.00 ± 12.51	21(7.61%)	36(13.04%)	57(20.65%)	89(32.25%)	73(26.45%)	276
2007	65.63 ± 12.25	17(5.25%)	51(15.74%)	69(21.30%)	102(31.48%)	85(26.23%)	324
2008	67.37 ± 12.88	18(5.90%)	39(12.79%)	56(18.36%)	89(29.18%)	103(33.77%)	305
总计	67.37 ± 12.10	116(5.76%)	223(11.07%)	377(18.71%)	694(34.44%)	605(30.02%)	2 015

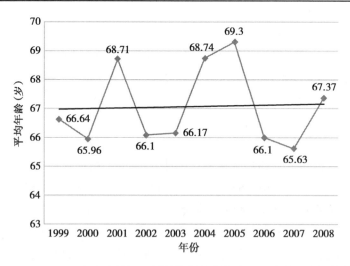

图 4-2-1　1999—2008 年北京地区三级甲等中医院住院 AMI 患者平均年龄变化趋势

男性患者的平均发病年龄为(64.55 ± 12.66)岁,女性患者的发病平均年龄为(71.57 ± 9.41)岁,女性患者的平均发病年龄明显高于男性患者,且女性患者的平均发病年龄有逐年上升趋势,2008 年女性患者的平均发病年龄较 1999 年增长 2 岁。对不同性别的患者发病平均年龄进行方差分析 $F=190.797$,$P<0.01$,不同性别间的发病年龄差异具有统计学意义(图 4-2-2)。

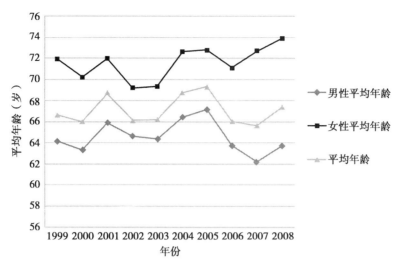

图 4-2-2　AMI 患者男女平均年龄变化趋势

（2）性别：入选 AMI 患者 2 053 例，其中男性患者 1 316 例，占总人数的 64.10%；女性患者 737 例，占总人数的 35.90%，男女比例为 1.79：1。对照本课题组 2005 年中西医院对比研究显示，西医医院男女比例为 2.7：1，说明中医院女性患者比例较高（表 4-2-3）。

表 4-2-3　1999—2008 北京地区三级甲等中医院住院 AMI 患者入院情况（单位：例）

年份	1999	2000	2001	2002	2003	2004	2005	2006	2007	2008	合计
男性	87	99	60	83	83	108	182	195	221	198	1 316
女性	41	62	52	41	51	67	115	87	107	114	737
男女比例	2.12	1.6	1.15	2.02	1.63	1.61	1.58	2.24	2.07	1.74	1.78
合计	128	161	112	124	134	175	297	282	328	312	2 053

（3）个人史及既往史：明确有吸烟史患者共计 680 例（33.12%），明确无吸烟史者 1 146 例（55.82%），不详者 227 例（11.06%），2000 年吸烟患者所占比例最低，为 18.63%；2007 年吸烟患者所占比例最高，为 41.46%，1999—2008 年有吸烟史患者所占比例总体呈上升趋势。有明确饮酒史患者共计 299 例（18.09%），无饮酒史患者 1 075 例（65.07%），不详者 278 例（16.82%）。2003 年饮酒患者所占比例最低，为 13.43%；2002 年及 2008 年饮酒患者所占比例最高，分别为 22.58%、21.15%。2003—2008 年有饮酒史患者所占比例总体呈缓慢上升趋势。

明确既往有冠心病史患者 638 例（31.08%），明确无冠心病史患者 869 例（42.33%），不详者 145 例（7.06%）。2005 年既往有冠心病史患者所占比例最高，为 50.51%，2008 年既往有冠心病史者所占比例最低，为 27.88%；既往有冠心病史患者所占比例总体呈下降趋势。1999—2008 年明确脑卒中史患者 695 例（33.85%），明确无脑卒中史患者 904 例（44.03%），不详 454 例（22.11%）；2001 年有脑卒中史患者所占比例最低，为 13.39%；2005 年有脑卒中史患者所占比例最高，为 46.80%，1999—2008 年有脑卒中史患者所占比例总体呈上升趋势。

（4）伴发疾病：高血压、高脂血症及糖尿病是冠心病独立的危险因素。2 053 例注册病例中明确既往伴高血压者 1 130 例（55.04%），明确无高血压患者 721 例（35.12%），不详者 202 例（9.84%）；2000 年伴高血压患者所占比例最低，为 31.68%，2005 年伴高血压患者所占比例最高，为 62.96%；1999—2008 年伴高血压患者所占比例总体呈上升趋势。明确既往伴高脂血症者 438 例（21.33%），明确无高脂血症者 957 例（46.61%），不详者 658 例（32.05%）；2002 年伴高脂血症患者所占比例最低，为 5.65%；2006 年伴高脂血症患者所占比例最高，为 31.56%；1999—2008 年伴高脂血症患者所占比例总体呈上升趋势。明确既往伴糖尿病者 542 例（26.40%），明确无糖尿病者 1 427 例（69.51%），不详者 84 例（4.09%）；2000 年伴糖尿病患者所占比例最低，为 10.56%；2005 年伴糖尿病患者所占比例最高，为 33.33%；1999—2008 年伴糖尿病患者所占比例总体呈上升趋势。通过趋势卡方检验，既往有吸烟史、冠心病史、脑卒中史，及伴随高脂血症、糖尿病的 AMI 患者各年差异具有统计学意义，$P<0.01$；既往有饮酒史、伴随高血压的 AMI 患者各年差异无统计学意义（表 4-2-4、图 4-2-3）。

表 4-2-4　各危险因素所占比例趋势变化

年份	吸烟史		饮酒史		冠心病史		脑卒中史		高血压		高脂血症		糖尿病	
	n	%	n	%	n	%	n	%	n	%	n	%	n	%
1999	52	40.6	—		—		29	22.66	58	45.31	19	14.84	18	14.06
2000	30	18.6	—		—		35	21.74	51	31.68	51	31.68	17	10.56
2001	31	27.7	—		—		15	13.39	40	35.71	29	25.89	19	16.7
2002	42	33.9	28	22.58	52	41.94	57	45.97	74	59.68	7	5.65	34	27.42
2003	36	26.9	18	13.43	40	29.85	47	35.07	79	58.96	16	11.94	35	26.12
2004	43	24.6	30	17.14	77	44	66	37.71	105	60	23	13.14	50	28.57
2005	104	35	44	14.81	150	50.51	139	46.8	187	62.96	38	12.79	99	33.33
2006	112	39.7	51	18.09	103	36.52	109	38.65	147	52.13	89	31.56	77	27.3
2007	136	41.5	62	18.9	129	39.33	110	33.54	199	60.67	100	30.49	92	28.05
2008	94	30.1	66	21.15	87	27.88	88	28.21	190	60.9	66	21.15	101	32.37
合计	680	31.1	299	18.09	638	38.61	695	33.85	1 130	55.04	438	2 121.33	542	26.4

注：1999—2001 年 CRF 表未设计饮酒史和冠心病内容

2. AMI 发病特点

（1）心肌梗死部位：1999—2008 年 AMI 患者心肌梗死部位例数从多到少排序为：下壁＞广泛前壁＞局限前壁＞前间隔＞后壁＞右室＞前侧壁。下壁心梗者为 943 例，占全部观察病例 45.93%，广泛前壁心梗者 461 例，占全部观察病例的 22.45%，局限前壁心梗者 395 例，占全部观察病例的 19.24%，前间隔心梗者 350 例，占全部观察病例的 17.05%，后壁心梗者 204 例，占全部观察病例的 9.94%，右室心梗者 170 例，占全部观察病例的 8.28%，前侧壁心梗者 118 例，占全部观察病例的 5.75%。总前壁心梗者 1 324 例，占全部观察病例的 64.49%，下后壁心梗者 1 147 例，占全部观察病例的 55.87%，右室心梗者 170 例，占全部观察病例的 8.28%。

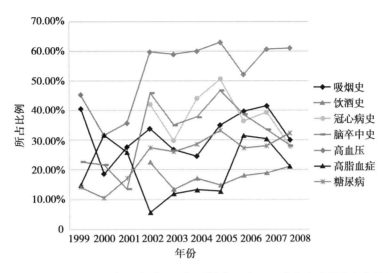

图 4-2-3　1999—2008 年北京地区三级甲等中医院 AMI 患者危险因素变化趋势

2003 年总前壁心梗患者所占比例最低,为 47.76%,2001 年总前壁心梗患者所占比例最高,为 74.11%,1999—2008 年总前壁心肌梗死患者所占比例无明显变化。2005 年下后壁心梗患者所占比例最低,为 48.15%,2001 年下后壁心梗患者所占比例最高,为 68.66%,1999—2008 年下后壁心肌梗死患者所占比例呈缓慢下降趋势。2008 年右室心梗患者所占比例最低,为 7.05%,1999 年右室心梗患者所占比例最高,为 11.72%,1999—2008 年右室心梗患者所占比例呈缓慢下降趋势。通过趋势卡方检验,前壁、后下壁 AMI 患者各年差异具有统计学意义,$P<0.01$,右室 AMI 患者各年差异具有统计学意义,$P<0.05$(表 4-2-5、图 4-2-4)。

表 4-2-5　北京地区三级甲等中医医院 AMI 患者心肌梗死部位所占比例

年份	前壁 AMI		下后壁 AMI		右室 AMI	
	n	%	n	%	n	%
1999	87	67.97	77	60.16	15	11.7
2000	103	63.98	96	59.63	13	8.07
2001	83	74.11	69	61.61	8	7.14
2002	80	64.52	60	48.39	11	8.87
2003	64	47.76	92	68.66	10	7.46
2004	119	68.00	85	48.57	14	8
2005	179	60.27	143	48.15	28	9.43
2006	199	70.57	165	58.51	25	8.87
2007	207	63.11	184	56.1	24	7.32
2008	203	65.06	176	56.41	22	7.05
合计	1 324	64.49	1 147	55.87	170	8.28

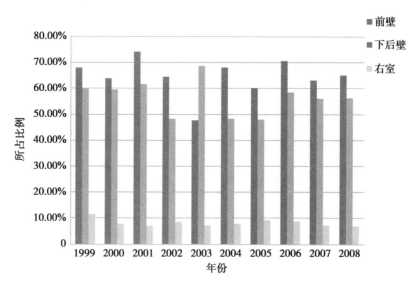

图 4-2-4　北京地区三级甲等中医医院 AMI 患者心肌梗死部位分布情况

（2）心肌梗死类型：2 053 例 AMI 患者中，明确 ST 段抬高者 1 287 例（62.69%），非 ST 段抬高患者 719 例（35.02%），不详 47 例（2.29%）。明确 Q 波心梗者 1 231 例（60.00%），无 Q 波心梗患者 743 例（36.20%），不详 79 例（3.85%）。

发生 Q 波伴 ST 段抬高者 921 例（44.86%），Q 波不伴 ST 段抬高者 310 例（15.10%），发生无 Q 波伴 ST 段抬高者 343 例（16.71%），发生无 Q 波不伴 ST 段抬高者 399 例（19.43%），不详 80 例（3.90%）。趋势卡方检验，Q 波、无 Q 波 AMI 患者各年差异具有统计学意义，$P<0.01$；ST 段抬高及非 ST 段抬高 AMI 患者各年差异无统计学意义（表 4-2-6、图 4-2-5）。

表 4-2-6　心肌梗死类型所占比例

年份	ST 段抬高		非 ST 段抬高		Q 波		无 Q 波	
	n	%	n	%	n	%	n	%
1999	88	68.75	40	31.25	88	68.75	40	31.25
2000	81	50.31	80	49.69	113	70.19	48	29.81
2001	64	57.14	48	42.85	72	64.29	40	35.71
2002	84	67.74	38	30.65	83	66.94	35	28.23
2003	96	71.64	32	23.88	90	67.16	34	25.37
2004	124	70.86	48	27.43	104	59.43	58	33.14
2005	183	61.62	111	37.37	166	55.89	124	41.84
2006	178	63.12	93	32.98	170	60.28	99	35.11
2007	218	66.46	100	30.49	198	60.37	118	35.98
2008	171	54.81	129	41.35	147	47.12	147	47.12
总计	1 287	62.69	719	35.02	1 231	59.96	743	36.19

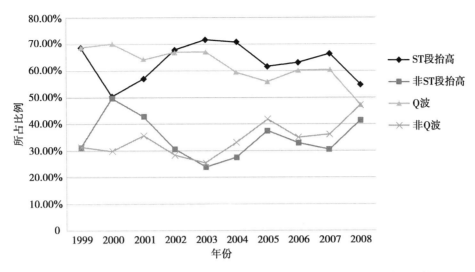

图 4-2-5　北京地区三级甲等中医医院 AMI 患者心梗类型所占比例变化趋势

(3) 心肌梗死次数:心肌梗死次数明确患者 1 875 例,其中第一次心梗患者 1 616 例 (78.71%),第二次心梗患者 243 例(11.84%),第三次心肌梗死患者 16 例(0.78%),不详 178 例 (8.67%)。1999—2008 年第一次心肌梗死患者所占比例呈上升趋势,第二次及第三次心肌 梗死患者所占比例趋势平稳。通过趋势卡方检验,心肌梗死次数各年差异无统计学意义, $P>0.05$(表 4-2-7、图 4-2-6)。

表 4-2-7　心肌梗死次数所占比例

年份	第一次 AMI		第二次 AMI		第三次 AMI	
	n	%	n	%	n	%
1999	84	65.63	8	6.25	0	0
2000	105	65.22	16	9.94	1	0.62
2001	90	80.36	19	16.96	2	1.79
2002	102	82.26	17	13.71	2	1.61
2003	111	82.84	14	10.45	0	0
2004	134	76.57	32	18.29	1	0.57
2005	233	78.45	32	10.77	2	0.67
2006	233	82.62	39	13.83	1	0.35
2007	277	84.45	33	10.06	5	1.52
2008	247	79.17	33	10.58	2	0.64
合计	1 616	78.71	243	11.84	16	0.78

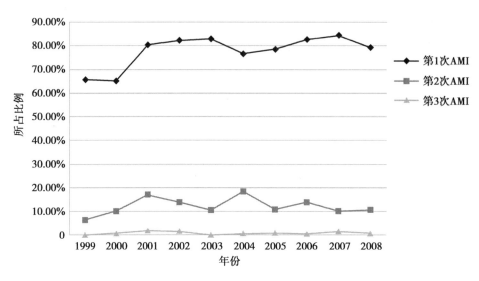

图 4-2-6　患者心梗次数所占比例变化趋势

（4）冠状动脉造影结果：1999—2008 年共有 1 706 例病例明确是否行冠状动脉造影，行冠状动脉造影的患者 656 例（占全部观察病例的 31.95%），其中单支病变患者 121 例，占明确行冠状动脉造影患者的 18.45%（121/656）；双支病变患者 187 例，占明确行冠状动脉造影患者的 28.51%（187/656）；三支病变患者 343 例，占明确行冠状动脉造影患者的 52.29%（343/656），不详者 5 例，占明确行冠状动脉造影患者的 0.76%（5/656）。

1999 年及 2000 年北京地区三级甲等中医医院无冠状动脉造影患者，2001—2008 年行冠状动脉造影患者例数逐年上升，至 2008 年达最高比例为 53.85%。2007 年单支病变患者所占比例最低，为 9.21%，2001 年单支病变患者所占比例最高，为 28.57%；2001—2008 年单支病变患者所占比例呈明显下降趋势。2007 年双支病变患者所占比例最低，为 19.74%，2006 年双支病变患者所占比例最高，为 34.56%；2001—2008 年双支病变患者所占比例呈波动缓慢上升趋势。2005 年三支病变患者所占比例最低，为 41.67%，2007 年三支病变患者所占比例最高，为 71.05%；2001—2008 年三支病变患者所占比例呈明显上升趋势。通过趋势卡方检验，行冠状动脉造影患者、三支病变患者各年差异具有统计学意义，$P<0.01$，单支病变、双支病变患者各年差异具有统计学意义，$P<0.05$（表 4-2-8、图 4-2-7）。

表 4-2-8　冠状动脉造影结果

年份	单支病变		双支病变		三支病变		行冠状动脉造影	
	n	%	n	%	n	%	n	%
1999	0	0	0	0	0	0	0	0
2000	0	0	0	0	0	0	0	0
2001	2	28.57	2	28.57	3	42.86	7	6.25
2002	4	21.05	5	26.32	10	52.63	19	15.32
2003	8	26.67	8	26.67	14	46.67	30	22.39

续表

年份	单支病变		双支病变		三支病变		行冠状动脉造影	
	n	%	n	%	n	%	n	%
2004	9	18.75	15	31.25	23	47.92	48	27.43
2005	23	23.96	29	30.21	40	41.67	96	32.32
2006	16	11.76	47	34.56	73	53.68	136	48.23
2007	14	9.21	30	19.74	108	71.05	152	46.34
2008	45	26.79	51	30.36	72	42.86	168	53.85
合计	121	18.45	187	28.51	343	52.29	656	31.95

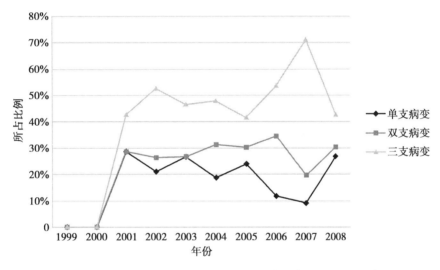

图 4-2-7　1999—2008 年 AMI 患者冠状动脉造影结果变化趋势

3. 中医辨证

（1）基本证素：1999—2008 年 2 053 例急性心肌梗死患者标实证中以血瘀、痰阻者所占比例最大，血瘀者 1 706 例（83.10%），痰阻者 1 204 例（58.65%），气滞者 179 例（8.72%），寒凝者 139 例（6.77%）。本虚证中以气虚最多见，2 053 例患者中气虚者 1 398 例（68.10%），阴虚者 440 例（21.43%），阳虚者 143 例（6.97%），血虚者 69 例（3.36%）。

2004 年血瘀证患者所占比例最低，为 70.29%，1999 年及 2001 年血瘀证患者所占比例最高，皆为 93.75%，1999—2008 年血瘀证患者所占比例总体呈下降趋势。2003 年痰阻证患者所占比例最低，为 46.27%，2007 年痰阻证患者所占比例最高，为 66.77%，1999—2008 年痰阻证患者所占比例总体呈上升趋势。2008 年气滞证患者所占比例最低，为 6.09%，2003 年气滞证患者所占比例最高，为 14.93%，1999—2008 年气滞证患者所占比例呈下降趋势。2000 年寒凝证患者所占比例最低，为 0.62%，2006 年及 2007 年寒凝证患者所占比例最高，分别为 15.25%、19.21%，寒凝证患者所占比例呈上升趋势。通过趋势卡方检验，血瘀证、痰阻证、气滞证、寒凝证 AMI 患者各年差异具有统计学意义，$P<0.01$（表 4-2-9）。

表 4-2-9　1999—2008 年 AMI 患者标实证所占比例

年份	血瘀证		痰阻证		气滞证		寒凝证	
	n	%	n	%	n	%	n	%
1999	120	93.75	81	63.28	17	13.28	2	1.56
2000	147	91.3	94	58.39	20	12.42	1	0.62
2001	105	93.75	66	58.93	11	9.82	1	0.89
2002	107	86.29	62	50	13	10.48	2	1.61
2003	95	70.9	62	46.27	20	14.93	5	3.73
2004	123	70.29	83	47.43	17	9.71	9	5.14
2005	257	86.53	175	58.92	12	4.04	6	2.02
2006	225	79.79	171	60.64	30	10.64	43	15.25
2007	253	77.13	219	66.77	20	6.1	63	19.21
2008	274	87.82	191	61.22	19	6.09	7	2.24
合计	1 706	83.1	1 204	58.65	179	8.72	139	6.77

　　2003 年气虚证患者所占比例最低,为 50.00%,1999 年气虚证患者所占比例最高,为 89.06%。1999—2008 年气虚证患者所占比例总体呈下降趋势。2004 年阴虚证患者所占比例最低,为 11.43%,1999 年阴虚证患者所占比例最高,为 38.28%。1999—2008 年阴虚证患者所占比例总体呈下降趋势。2008 年阳虚证患者所占比例最低,为 1.92%,2006 年阳虚证患者所占比例最高,为 13.12%。1999—2008 年阳虚证患者所占比例总体趋势无明显变化。2003 年血虚证患者所占比例最低,为 2.24%,2004 年血虚证患者所占比例最高,为 7.43%。1999—2008 年血虚证患者所占比例总体趋势无明显变化。通过趋势卡方检验,气虚证、阴虚证、阳虚证、血虚证 AMI 患者各年差异具有统计学意义,$P<0.01$(表 4-2-10、图 4-2-8)。

表 4-2-10　1999—2008 年 AMI 患者本虚证所占比例

年份	气虚证		阴虚证		阳虚证		血虚证	
	n	%	n	%	n	%	n	%
1999	114	89.06	41	32.03	15	11.72	8	6.25
2000	139	86.34	42	26.09	8	4.97	7	4.35
2001	109	97.32	32	28.57	8	7.14	10	8.93
2002	69	55.65	20	16.13	3	2.42	5	4.03
2003	67	50	26	19.4	4	2.99	3	2.24
2004	88	50.29	20	11.43	15	8.57	13	7.43
2005	208	70.03	77	25.93	13	4.38	11	3.7
2006	190	67.38	43	15.25	37	13.12	17	6.03
2007	232	70.73	47	14.33	34	10.37	12	3.66
2008	182	58.33	72	23.08	6	1.92	8	2.56
合计	1 398	68.1	420	20.46	143	6.97	94	4.58

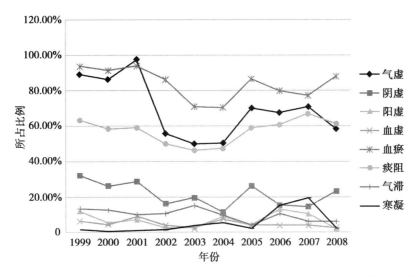

图 4-2-8　1999—2008 年北京地区三级甲等中医院 AMI 患者中医基本证素变化趋势

（2）中医证型：1999—2008 年各年中医证型总频数分别为：35、29、23、30、38、50、52、72、66、74。频度高的前 6 位中医证型是：气虚血瘀痰阻证、气虚血瘀证、血瘀痰阻证、气阴两虚血瘀痰阻证、气阴两虚血瘀证、气滞血瘀证。1999—2008 年气虚血瘀痰阻证患者所占比例总体呈上升趋势；气虚血瘀证、血瘀痰阻证、气阴两虚血瘀痰阻证、气阴两虚血瘀证、气滞血瘀证患者所占比例均呈下降趋势（表 4-2-11、图 4-2-9）。

表 4-2-11　1999—2008 年 AMI 患者频度较高前 6 位中医证型所占比例

年份	气虚血瘀痰阻证		气虚血瘀证		血瘀痰阻证		气阴两虚血瘀痰阻证		气阴两虚血瘀证		气滞血瘀证	
	n	%	n	%	n	%	n	%	n	%	n	%
1999	12	9.38	16	12.5	18	14.1	25	19.53	12	9.38	2	1.56
2000	26	16.15	30	18.63	23	14.3	20	12.42	12	7.45	11	6.83
2001	22	19.64	17	15.18	20	17.9	14	12.5	13	11.6	8	7.14
2002	11	8.87	32	25.81	25	20.2	9	7.26	4	3.23	5	4.03
2003	17	12.69	14	10.45	18	13.4	6	4.48	4	2.99	7	5.22
2004	26	14.86	25	14.29	18	10.3	5	2.86	7	4	8	4.57
2005	61	20.54	39	13.13	25	8.42	39	13.13	26	8.75	6	2.02
2006	45	15.96	37	13.12	25	8.87	20	7.09	9	3.19	9	3.19
2007	67	20.43	31	9.45	32	9.76	27	8.23	5	1.52	6	1.83
2008	44	14.1	40	12.82	23	10.6	32	10.26	15	4.81	8	2.56
合计	331	16.12	281	13.69	227	11.1	197	9.6	107	5.21	70	3.41

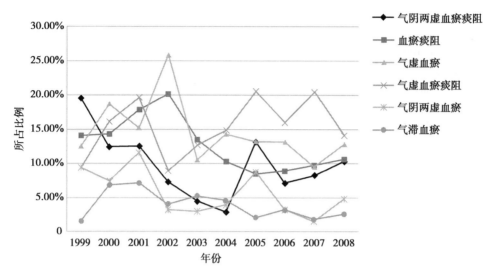

图 4-2-9　1999—2008 年北京地区三级甲等中医院 AMI 患者主要中医证型变化趋势

（3）中医分类证候：将中医基本证型分为虚证、实证和虚实夹杂证三类，2 053 例登记注册 AMI 患者中明确记载有中医分类证候的 1 992 例，其中虚证 73 例（占所有观察病例的 3.56%，下同），实证 409 例（19.92%），虚实夹杂 1 510 例（73.55%），不详 61 例（2.97%）。1999 年虚证患者所占比例最低，为 0.78%，2003 年虚证患者所占比例最高，为 8.21%。1999—2008 年虚证患者所占比例总体趋势无明显变化；2005 年实证患者所占比例最低，为 13.47%，2003 年实证患者所占比例最高，为 28.36%，1999—2008 年实证患者所占比例呈下降趋势。2003 年虚实夹杂证患者所占比例最低，为 53.73%，2006 年虚实夹杂证患者所占比例最高，为 80.81%。1999—2008 年虚实夹杂证患者所占比例呈上升趋势。通过趋势卡方检验，虚证、实证及虚实夹杂证 AMI 患者各年差异具有统计学意义，$P<0.01$（表 4-2-12、图 4-2-10）。

表 4-2-12　AMI 患者分类证候所占比例

年份	虚证		实证		虚实夹杂证		不详		合计
	n	%	n	%	n	%	n	%	N
1999	1	0.78	25	19.53	102	79.69	0	0	128
2000	7	4.35	42	26.09	112	69.57	0	0	161
2001	2	1.79	32	28.57	78	69.64	0	0	112
2002	3	2.42	38	30.65	80	64.52	3	2.42	124
2003	11	8.21	38	28.36	72	53.73	13	9.7	134
2004	3	1.71	39	22.29	113	64.57	20	11.43	175
2005	4	1.35	40	13.47	240	80.81	13	4.38	297
2006	18	6.38	41	14.54	220	78.01	3	1.06	282
2007	13	3.96	51	15.55	256	78.05	8	2.44	328
2008	11	3.53	63	20.19	237	75.96	1	0.32	312
合计	73	3.56	409	19.92	1 510	73.55	61	2.97	2 053

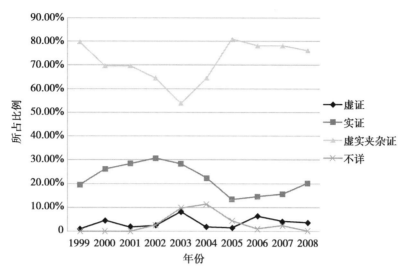

图 4-2-10　1999—2008 年 AMI 患者分类证候变化趋势

4. 入院治疗情况

（1）再灌注治疗：再灌注治疗是指急性心肌梗死后早期血管再通，包括溶栓治疗、急诊 PCI、补救 PCI 及急诊 CABG。行静脉溶栓患者 319 例（15.53%），急诊 PCI 321 例（15.64%），补救 PCI 54 例（2.63%），无急诊 CABG 患者。补救 PCI 是指对溶栓未成功者行 PCI 以开通梗死相关动脉，故总的再灌注治疗患者共计 640 例（31.17%）。

2008 年静脉溶栓患者所占比例最低，为 9.29%，2001 静脉溶栓患者所占比例最高，为 28.57%，1999—2008 年静脉溶栓患者所占比例呈明显下降趋势。1999 年及 2000 年无急诊 PCI 患者，2001 年急诊 PCI 患者所占比例最低，为 1.79%，2006 急诊 PCI 患者所占比例最高，为 24.82%，1999—2008 年急诊 PCI 患者所占比例呈明显上升趋势。2003 年补救 PCI 患者所占比例最低，为 1.54%，2008 补救 PCI 患者所占比例最高，为 8.01%，1999—2008 年补救 PCI 患者所占比例呈明显上升趋势。2000 年再灌注治疗患者所占比例最低，为 20.50%，2007 年再灌注治疗患者所占比例最高，为 37.81%，1999—2008 年接受再灌注治疗患者所占比例呈明显上升趋势。通过趋势卡方检验，急诊 PCI、静脉溶栓患者各年差异具有统计学意义，$P<0.01$，急诊 CABG 及再灌注治疗各年差异无统计学意义（表 4-2-13、图 4-2-11）。

表 4-2-13　AMI 患者再灌注治疗所占比例

年份	急诊 PCI		静脉溶栓		急诊 CABG		再灌注治疗	
	n	%	n	%	n	%	n	%
1999	0	0	30	23.44	0	0	30	23.44
2000	0	0	33	20.5	0	0	33	20.5
2001	2	1.79	32	28.57	0	0	34	30.36
2002	9	7.26	32	25.81	0	0	41	33.07
2003	19	14.18	20	14.93	0	0	39	29.1

续表

年份	急诊 PCI		静脉溶栓		急诊 CABG		再灌注治疗	
	n	%	*n*	%	*n*	%	*n*	%
2004	29	16.57	32	18.29	0	0	61	34.86
2005	40	13.47	32	10.77	0	0	72	24.24
2006	70	24.82	32	11.35	0	0	102	36.17
2007	77	23.48	47	14.33	0	0	124	37.81
2008	75	24.04	29	9.29	0	0	104	33.33
合计	321	15.64	319	15.54	0	0	640	31.17

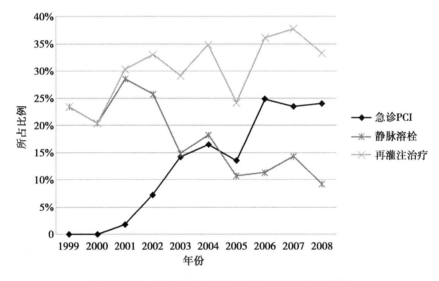

图 4-2-11　AMI 患者再灌注治疗所占比例变化趋势

（2）血运重建治疗：血运重建治疗包括住院期间各种类型 PCI 手术及 CABG。

PCI 手术包括：急诊 PCI、补救 PCI 及择期 PCI 手术。2 053 例注册 AMI 患者中 PCI 手术者共计 621 例（占所有观察病例的 30.25%，下同），未行 PCI 手术者 1 371 例（66.78%），不详 61 例（2.97%）；其中急诊 PCI 321 例（15.64%），补救 PCI 54 例（2.63%），择期 PCI 246 例（11.98%）。CABG 包括急诊 CABG 及择期 CABG。行 CABG 患者共计 8 例（0.39%），未行 CABG 患者 1 960 例（95.47%），不详 85 例（4.14%），其中急诊 CABG 患者 0 例，择期 CABG 患者 8 例（0.39%）。接受血运重建治疗共 629 例（30.64%）。

2001 年急诊 PCI 患者所占比例最低，为 1.79%，2006 急诊 PCI 患者所占比例最高，为 24.82%，1999—2008 年急诊 PCI 患者所占比例呈明显上升趋势。2003 年补救 PCI 患者所占比例最低，为 1.54%，2008 补救 PCI 患者所占比例最高，为 8.01%，1999—2008 年补救 PCI 患者所占比例呈明显上升趋势。1999 年及 2000 年无择期 PCI 患者。2001 年择期 PCI 患者所占比例最低，为 0.89%，2008 择期 PCI 患者所占比例最高，为 20.51%，1999—2008 年择期 PCI 患者所占比例呈明显上升趋势。1999 年及 2000 年、2007 年及 2008 年无 CABG 患者,2006年所占CABG患者所占比例最低,为0.35%,2002年CABG患者所占比例最高,为1.61%。2001年接受血运重建治疗患者所占比例最低,为3.57%,2008年接受血运重建治疗患者所占比例最高,为52.56%,1999—2008年接受血运重建治疗的患者所占比例呈明显上升趋势。通过趋势卡方检验,急诊PCI、择期PCI、接受血运重建治疗患者所占比例各年差异具有统计学意义,$P<0.01$,补救PCI患者所占比例各年差异有统计学意义,$P<0.05$,择期CABG患者各年差异无统计学意义(表4-2-14、图4-2-12)。

表 4-2-14 AMI 患者血运重建治疗所占比例

年份	急诊 PCI		补救 PCI		择期 PCI		择期 CABG		血运重建治疗	
	n	%	n	%	n	%	n	%	n	%
1999	0	0	0	0	0	0	0	0	0	0
2000	0	0	0	0	0	0	0	0	0	0
2001	2	1.79	0	0	1	0.89	1	0.89	4	3.57
2002	9	7.26	2	1.63	9	7.26	2	1.61	22	17.76
2003	19	14.18	2	1.54	8	5.97	1	0.75	30	22.44
2004	29	16.57	5	2.86	14	8	1	0.57	49	28
2005	40	13.47	9	3.03	32	10.77	2	0.67	83	27.95
2006	70	24.82	4	1.42	56	19.86	1	0.35	131	46.45
2007	77	23.48	7	2.15	62	18.9	0	0	146	44.53
2008	75	24.04	25	8.01	64	20.51	0	0	164	52.56
合计	321	15.64	54	2.63	246	11.98	8	0.39	629	30.64

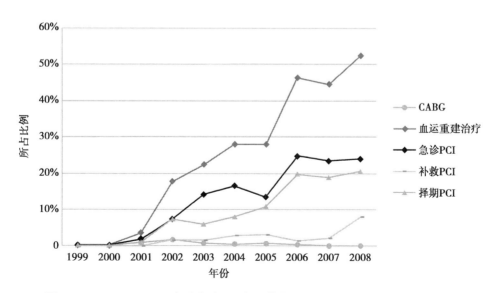

图 4-2-12 1999—2008 年北京地区三级甲等中医院 AMI 患者血运重建变化趋势

（3）口服药物治疗：1999—2008 年《急性心肌梗死诊断和治疗指南》推荐药物中，使用阿司匹林患者 1 831 例（89.19%），未用阿司匹林患者 105 例（5.11%），不详者 117 例（5.70%）；使用氯吡格雷患者 1 039 例（50.61%），未用氯吡格雷患者 599 例（29.18%），不详者 415 例（20.21%）；使用硝酸酯类患者 1 793 例（87.34%），未用硝酸酯类患者 249 例（12.13%），不详者 11 例（0.54%）；使用 β 受体拮抗剂患者 1 447 例（70.48%），未用 β 受体拮抗剂患者 594 例（28.93%），不详者 12 例（0.58%）；使用 ACEI 与 ARB 的患者 1 683 例（81.95%），未使用 ACEI 与 ARB 的患者 355（17.29%），不详者 15 例（0.73%）；使用低分子肝素患者 1 759 例（85.68%），未用低分子肝素患者 283 例（13.78%），不详者 11 例（0.54%）；使用调脂药患者 1 280 例（62.35%），未用调脂药物患者 760 例（37.02%），不详者 13 例（0.63%）。

1999 年阿司匹林使用率最低，为 65.63%，2006 年阿司匹林使用率最高，为 96.10%，1999—2008 年阿司匹林使用率呈明显上升趋势；1999—2001 年未统计氯吡格雷的使用情况，2003 年氯吡格雷使用率最低，为 21.64%，2008 年氯吡格雷使用率最高，为 91.03%，1999—2008 年氯吡格雷使用率呈明显上升趋势；1999 年 β 受体拮抗剂使用率最低，为 46.09%，2008 年 β 受体拮抗剂使用率最高，为 83.33%，1999—2008 年 β 受体拮抗剂使用率总体呈上升趋势；2000 年 ACEI/ARB 使用率最低，为 54.66%，2008 年 ACEI/ARB 使用率最高，为 94.87%，1999—2008 年 ACEI/ARB 使用率总体呈上升趋势；1999 年低分子肝素使用率最低，为 43.75%，2006 年低分子肝素使用率最高，为 95.04%，1999—2008 年低分子肝素使用率总体呈上升趋势；1999 年调脂药物使用率最低，为 16.41%，2008 年调脂药物使用率最高，为 86.22%，1999 年至 2008 年调脂药物使用率总体呈明显上升趋势；2008 年硝酸酯类使用率最低，为 75.96%，2001 年硝酸酯类使用率最高，为 98.21%，1999—2008 年硝酸酯类使用率总体呈下降趋势。通过趋势卡方检验，氯吡格雷、β 受体拮抗剂、ACEI/ARB、低分子肝素、调脂药物、硝酸酯类的使用率各年差异具有统计学意义，$P<0.01$，阿司匹林的使用率各年差异无统计学意义（表 4-2-15、图 4-2-13）。

表 4-2-15　1999—2008 年《急性心肌梗死诊断和治疗指南》推荐药物使用情况

年份	阿司匹林		氯吡格雷		β 受体拮抗剂		ACEI/ARB		低分子肝素		调脂药物		硝酸酯类	
	n	%	n	%	n	%	n	%	n	%	n	%	n	%
1999	84	65.63	—	—	59	46.09	88	68.75	56	43.75	21	16.41	123	96.09
2000	112	69.57	—	—	97	60.25	88	54.66	108	67.08	67	41.61	151	93.79
2001	98	87.5	—	—	70	62.5	70	62.5	90	80.36	44	39.29	110	98.21
2002	110	88.71	28	22.58	83	66.94	83	66.94	114	91.94	41	33.06	111	89.52
2003	113	84.33	29	21.64	87	64.93	103	76.87	116	86.57	66	49.25	112	83.58
2004	162	92.57	57	32.57	135	77.14	154	88	147	84	96	54.86	156	89.14
2005	278	93.6	143	48.15	207	69.7	265	89.23	266	89.56	178	59.93	274	92.26
2006	271	96.1	227	80.5	213	75.53	246	87.23	268	95.04	226	80.14	247	87.59

续表

年份	阿司匹林		氯吡格雷		β受体拮抗剂		ACEI/ARB		低分子肝素		调脂药物		硝酸酯类	
	n	%	n	%	n	%	n	%	n	%	n	%	n	%
2007	310	94.51	271	82.62	236	71.95	290	88.41	309	94.21	272	82.93	272	82.93
2008	293	93.91	284	91.03	260	83.33	296	94.87	285	91.35	269	86.22	237	75.96
合计	1 831	89.19	1 039	50.61	1 447	70.48	1 683	81.95	1 759	85.68	1 280	62.35	1 793	87.34

注:1999—2001年CRF表未设计氯吡格雷和β受体拮抗剂内容

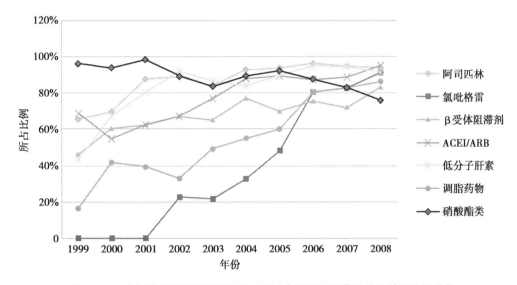

图4-2-13　《急性心肌梗死诊断和治疗指南》推荐口服药物使用情况变化趋势

其他药物:2 053例注册AMI患者中,使用普通肝素患者342例(16.66%),未用普通肝素患者1 692例(82.42%),不详者19例(0.93%);使用抗心律失常药患者331例(16.12%),未用抗心律失常药患者1 706例(83.10%),不详者16例(0.78%);使用利尿剂患者789例(38.43%),未用利尿剂患者1 223例(59.57%),不详者41例(1.20%);使用洋地黄类强心药患者329例(16.03%),未用洋地黄类强心药患者1 712例(83.39%),不详者12例(0.58%);使用非洋地黄类强心药患者160例(7.79%),未用非洋地黄类强心药患者1 880例(91.57%),不详者13例(0.63%);使用CCB患者481例(23.43%),未用CCB患者1 553例(75.65%),不详者19例(0.93%);使用极化液患者418例(20.36%),未用极化液患者1 613例(78.57%),不详者22例(1.07%)。

2002年普通肝素使用率最低,为8.06%,1999年普通肝素使用率最高,为42.19%,1999—2008年普通肝素使用率总体呈下降趋势。2000年抗心律失常药物使用率最低,为10.56%,1999年抗心律失常药物使用率最高,为27.34%,1999—2008年抗心律失常药物使用率总体呈下降趋势。2003年利尿剂使用率最低,为15.67%,2005年利尿剂使用率最高,为53.87%,1999— 2008年利尿剂使用率总体呈上升趋势。2008年洋地黄类使用率最低,为9.29%,2001年洋地黄类使用率最高,为27.68%,1999—2008年洋地黄类使用率总体呈下降趋势。2002 年非洋地黄类强心药使用率最低，为 2.46%，1999 年非洋地黄类强心药使用率最高，为 14.06%，1999—2008 年非洋地黄类强心药使用率总体呈波动下降趋势。2006年 CCB 使用率最低，为 15.60%，1999 年 CCB 使用率最高，为 31.25%，1999—2008 年 CCB 使用率总体呈下降趋势。2008 年极化液使用率最低，为 6.73%，2000 年极化液使用率最高，为 37.89%，1999—2008 年极化液使用率总体呈下降趋势。通过趋势卡方检验，洋地黄类、极化液的使用率各年差异具有显著统计学意义，$P<0.01$，普通肝素的使用率各年差异具有统计学意义，$P<0.05$，抗心律失常药、CCB、利尿剂、非洋地黄类强心药的使用率各年差异无统计学意义（表 4-2-16、图 4-2-14）。

表 4-2-16　1999—2008 年北京地区三级甲等中医院 AMI 患者其他药物使用情况

年份	普通肝素		抗心律失常药		CCB		利尿剂		洋地黄类		非洋地黄类强心药		极化液	
	n	%	n	%	n	%	n	%	n	%	n	%	n	%
1999	54	42.19	34	27.34	40	31.25	49	38.28	30	23.44	18	14.06	32	25
2000	29	18.01	17	10.56	49	30.43	60	37.27	37	22.98	13	8.07	61	37.89
2001	20	17.86	16	14.29	38	33.93	44	39.29	31	27.68	8	7.14	29	25.89
2002	10	8.06	16	12.9	23	18.55	36	29.03	17	13.71	3	2.46	27	21.77
2003	13	9.7	19	14.18	23	17.16	21	15.67	13	9.7	5	3.88	14	10.45
2004	38	21.71	36	20.57	35	20	83	47.43	23	13.14	9	5.2	45	25.71
2005	35	11.78	47	15.82	80	26.94	160	53.87	82	27.61	16	5.41	91	30.64
2006	25	8.87	56	19.86	44	15.6	111	39.36	28	9.93	35	12.41	67	23.76
2007	34	10.37	46	14.02	58	17.68	107	32.62	39	11.89	37	11.28	31	9.45
2008	84	26.92	44	14.1	91	29.17	118	37.82	29	9.29	16	5.13	21	6.73
合计	342	16.66	331	16.12	481	23.43	789	38.43	329	16.03	160	7.79	418	20.36

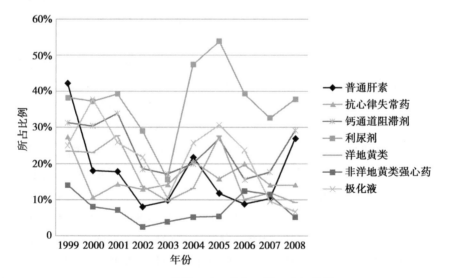

图 4-2-14　其他口服西药使用情况变化趋势

（4）中药干预情况：2 053 例注册 AMI 患者中，使用中药静脉制剂患者 1 851 例（90.16%），未使用中药静脉制剂 193 例（9.40%），不详者 9 例（0.44%）；使用口服中成药患者 549 例（26.74%），未口服中成药患者 1 083 例（52.75%），不详者 421 例（20.51%）；使用口服汤剂患者 1 172 例（57.09%），未用中药汤剂患者 468 例（22.80%），不详者 413 例（20.12%）。

1999 年中药静脉制剂使用率最低，为 80.47%，2008 年中药静脉制剂使用率最高，为 95.20%，1999—2008 年中药静脉制剂的使用率呈上升趋势；2008 年中成药使用率最低，为 9.29%，1999 年中成药使用率最高为 57.03%，1999—2008 年中成药的使用率总体呈下降趋势；2000 年中药汤剂使用率最低，为 20.50%，2008 年中药汤剂使用率最高，为 68.91%，1999—2008 年口服中药汤剂的使用率总体呈上升趋势。通过趋势卡方检验，中药静脉制剂、中药汤剂的使用率各年差异具有显著统计学意义，$P<0.01$，中成药的使用率各年差异无统计学意义（表 4-2-17、图 4-2-15）。

表 4-2-17　1999—2008 年中药制剂使用情况

年份	中药静脉制剂		中成药		中药汤剂	
	n	%	n	%	n	%
1999	103	80.47	73	57.03	56	43.75
2000	132	81.99	34	21.12	33	20.5
2001	97	86.61	42	37.5	27	24.11
2002	105	84.68	33	26.61	108	87.1
2003	126	94.03	41	30.6	99	73.88
2004	165	94.29	46	26.29	117	66.86
2005	277	93.27	94	31.65	184	61.95
2006	260	92.2	75	26.6	168	59.57
2007	289	88.11	82	25	165	50.3
2008	297	95.2	29	9.29	215	68.91
合计	1 851	90.16	549	26.74	1 172	57.09

1）中药静脉制剂使用情况：10 年间共涉及不同商品名中药静脉制剂 35 种，使用频度高的前 10 种静脉制剂是生脉注射液、丹参制剂、三七制剂、参附注射液、灯盏花注射液、舒血宁注射液、刺五加注射液、葛根素注射液、川芎制剂、灯盏细辛注射液（图 4-2-16）。

2）口服中成药使用情况：1999—2008 年共涉及不同商品名中成药共计 130 种，使用频度高的前 10 种口服中成药是通便灵、复方丹参制剂、复方鲜竹沥液、通心络、麻仁软胶囊、心通口服液、复方芦荟胶囊、生脉饮、速效救心丸、血府逐瘀胶囊。

将上述中成药分类，分为以下几类：①泻下剂：包括通便灵、麻仁软胶囊、复方芦荟胶囊；②扶正剂：生脉饮；③祛瘀类：复方丹参制剂、通心络、心通口服液、速效救心丸、血府逐瘀胶囊；④止咳化痰剂：复方鲜竹沥液。其中泻下剂的使用率呈波动上升趋势，祛瘀剂的使用率呈波动下降趋势，扶正剂及止咳化痰剂的使用率无明显变化（表 4-2-18、图 4-2-17）。

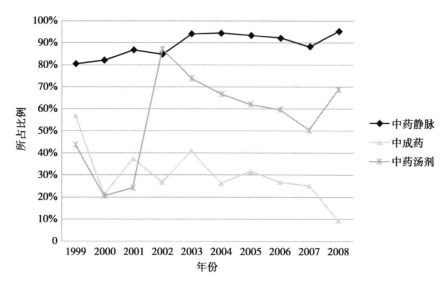

图 4-2-15　中药情况使用情况变化趋势

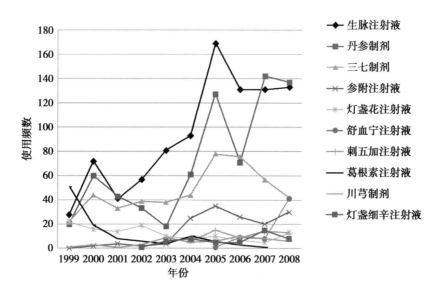

图 4-2-16　中药静脉制剂变化趋势

表 4-2-18　1999—2008 年北京地区三级甲等中医院 AMI 患者常用中成药及使用频次

常用中成药	使用频次	常用中成药	使用频次
通便灵	162	心通口服液	34
复方丹参滴丸（片）	71	复方芦荟胶囊	27
复方鲜竹沥液	56	生脉饮	25
通心络	41	血府逐瘀胶囊	16
麻仁软胶囊	36	速效救心丸	16

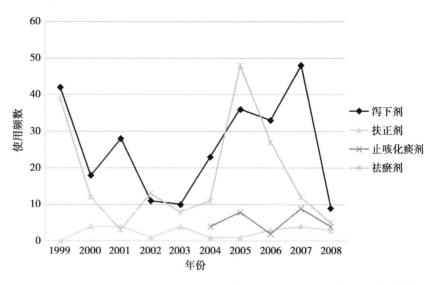

图 4-2-17　1999—2008 年北京地区三级甲等中医院 AMI 患者使用中成药变化趋势

3）中药汤剂使用情况：口服中药汤剂中丹参的使用频率最高，处于前 10 位的分别是丹参、生黄芪、桃仁、赤芍、半夏、瓜蒌、红花、麦冬、薤白、陈皮。通过频次较高的 16 味中药组合，可以组合成以下 3 个常用方：生脉散、瓜蒌薤白半夏汤、桃红四物汤。主要治法以益气活血法及益气养阴法为主（表 4-2-19）。

表 4-2-19　1999—2008 年北京地区三级甲等中医院 AMI 患者常用中成药及使用频次

常用中草药	频次	常用中草药	频次
丹参	499	薤白	254
生黄芪	406	陈皮	253
桃仁	313	党参	242
赤芍	304	川芎	228
半夏	296	茯苓	218
瓜蒌	291	当归	218
红花	290	五味子	196
麦冬	256	太子参	161

（5）住院期间并发症发生情况

1）并发心律失常：2 053 例注册 AMI 患者中明确并发心律失常者共计 675 例（占全部观察病例的 32.88%，下同），明确未发心律失常者 1 308 例（63.71%），不详者 70 例（3.41%）。1999 年并发心律失常者所占比例最高，为 37.50%，2008 年并发心律失常者所占比例最低，为 17.31%；1999—2008 年心律失常所占比例总体呈下降趋势。通过趋势卡方检验，并发心律失常患者所占比例各年差异具有统计学意义，$P<0.05$。

2）并发心力衰竭与心源性休克：按 Killip 分级，Killip Ⅰ级患者 935 例（占全部观察病例的 45.54%,下同),Killip Ⅱ~Ⅲ级患者 854 例(41.60%),Killip Ⅳ级 116 例(5.65%),不详 148 例
(7.21%)。2007 年并发心力衰竭患者所占比例最低,为 28.35%,1999 年并发心力衰竭患者所
占比例最高,为 60.16%,1999—2008 年并发心力衰竭患者所占比例呈明显下降趋势;1999
年并发心源性休克患者所占比例最低,为 3.13%,2001 年并发心源性休克患者所占比例最
高,为 11.61%,1999—2008 年并发心源性休克患者所占比例总体趋势平稳。通过趋势卡方
检验,并发心力衰竭、心源性休克患者所占比例各年差异具有统计学意义,$P<0.01$(表 4-2-20、
图 4-2-18)。

表 4-2-20　1999—2008 年北京地区三级甲等中医医院 AMI 患者并发症所占比例

年份	心律失常		心力衰竭 Killip Ⅰ级		心力衰竭 (Killip Ⅱ~Ⅲ级)		心源性休克 (Killip Ⅳ级)	
	n	%	n	%	n	%	n	%
1999	48	37.5	38	26.69	77	60.16	4	3.13
2000	40	24.84	64	39.75	82	50.93	11	6.83
2001	40	35.71	29	25.89	66	58.93	13	11.61
2002	40	32.26	59	47.58	49	39.52	5	4.03
2003	67	50	57	42.54	49	36.57	5	3.73
2004	115	65.71	77	44	75	42.86	12	6.86
2005	92	30.98	127	42.76	135	45.45	13	4.38
2006	104	36.88	160	56.74	100	35.46	9	3.19
2007	75	22.87	182	55.49	93	28.35	20	6.1
2008	54	17.31	142	45.51	128	41.03	24	7.69
合计	675	32.88	935	45.54	854	41.6	116	5.65

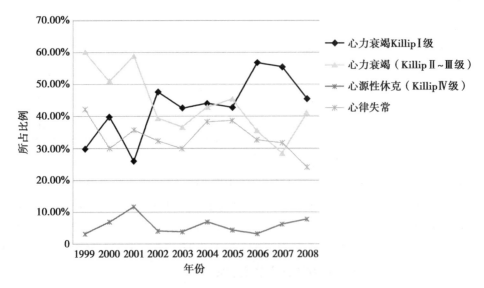

图 4-2-18　AMI 患者并发症所占比例变化趋势

（6）住院期间病死率：1999—2008 年所有登记病例中共有 1 756 例生存病例（占全部观察病例的 85.53%，下同）；277 例发生死亡（13.49%），其中心源性死亡患者 245 人（11.93%），非心源性死亡患者 32 例（1.56%），20 例患者出院转归情况不详（0.97%）。2006 年心源性病死率最低，为 8.51%，2004 年 AMI 患者心源性病死率最高，为 18.86%，1999—2008 年 AMI 患者的病死率呈波动下降的趋势，通过卡方检验病死率，$X^2=16.733$，$P=0.053$，即各年度心源性病死率差异无统计学意义（表 4-2-21、图 4-2-19）。

表 4-2-21　1999—2008 年急性心肌梗死患者心源性病死率

年份	患者人数	心源性死亡人数	心源性病死率（%）
1999	128	13	10.16%
2000	162	20	12.35%
2001	111	13	11.71%
2002	124	15	12.10%
2003	134	17	12.69%
2004	175	33	18.86%
2005	297	42	14.14%
2006	282	24	8.51%
2007	328	33	10.06%
2008	312	35	11.22%
合计	2 053	245	11.93%

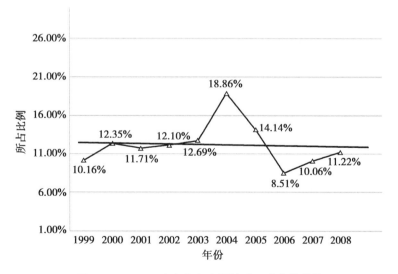

图 4-2-19　AMI 患者各年心源性病死率变化趋势

1) 与病死率相关一般临床资料的单因素分析

① 年龄与病死率的关系:登记注册的 2 053 例 AMI 患者中,明确记录患者发病年龄 2 015 例,其中生存病例 1 724 例,平均年龄为(66.28 ± 12.497)岁;死亡病例 271 例,平均年龄为(73.59 ± 9.657)岁,20 例患者出院转归情况不详;两者之间的年龄差异具有统计学意义 ($P<0.001$)。

从不同年龄分层来看,45 岁以下年龄组死亡 3 例,占本年龄组病例的 2.59%;45~54 岁年龄组死亡 7 例,占本年龄组病例的 3.18%;55~64 岁死亡 31 例,占本年龄组病例的 8.24%;65~74 岁年龄组死亡 93 例,占本年龄组病例的 13.58%;大于 75 岁年龄组死亡 137 例,占本年龄组病例的 22.91%。不同年龄组病死率之间差异具具有统计学意义(χ^2=85.667,$P<0.001$)。具体情况见表 4-2-22。

表 4-2-22 不同年龄分层病死率情况

年龄分层(岁)	死亡例数	百分比(%)	χ^2 值	P 值
<45	3	2.59	85.667	<0.001
45~54	7	3.18		
55~64	31	8.24		
65~74	93	13.58		
≥75	137	22.91		

② 性别与病死率的关系:男性患者共计 1 302 例,其中生存 1 165 例,占男性患者总数的 89.47%,死亡 137 例,占男性患者总数的 10.52%;女性患者共计 731 例,其中生存 591 例,占女性患者总数的 80.85%,死亡 140 例,占女性患者总数的 19.15%。男女性别的病死率之间差异具有统计学意义(χ^2=29.624,$P<0.001$)。具体见表 4-2-23。

表 4-2-23 不同性别病死率情况

性别	死亡例数	百分比(%)	χ^2 值	P 值
男性	137	10.52	29.624	<0.001
女性	140	19.15		

③ 危险因素、伴随疾病与病死率的关系:对所有 AMI 患者病死率与危险因素、伴随疾病进行分析,统计结果显示既往有冠心病史、脑卒中病史、心梗次数,以及伴有高血压、糖尿病的患者与 AMI 病死率呈正相关,吸烟、饮酒、血脂异常与 AMI 病死率呈负相关(表 4-2-24)。

表 4-2-24 各种常见危险因素与病死率的关系

危险因素	是/否	病例数	死亡例数	病死率(%)	χ^2 值	P 值
吸烟 *	是	699	66	9.44	10.045	0.002
	否	1 146	166	14.49		
饮酒 *	是	299	20	6.69	11.154	0.001
	否	1 075	149	13.86		

续表

危险因素	是/否	病例数	死亡例数	病死率(%)	χ^2值	P值
高血压 *	是	1 130	163	14.42	4.277	0.039
	否	721	80	11.1		
血脂异常 *	是	438	32	7.31	12.519	0.000
	否	957	133	13.9		
糖尿病 *	是	542	108	19.93	25.857	0.000
	否	1 427	159	11.14		
冠心病史 *	是	638	104	16.3	9.695	0.002
	否	869	94	10.82		
脑卒中史 *	是	695	123	17.7	16.531	0.000
	否	1 225	136	11.1		
心梗次数 *	1 次	1 337	177	13.24	8.338	0.015
	2 次	200	41	20.5		
	3 次	13	3	23.08		

*$P<0.05$

④ AMI 并发症与病死率的关系:对所有 AMI 患者病死率与并发症情况进行分析表明,并发有心律失常、心力衰竭、梗死后心绞痛的患者与 AMI 病死率呈正相关(表 4-2-25)。

表 4-2-25 AMI 并发症与病死率的关系

并发症	是/否	例数	死亡例数	病死率(%)	χ^2值	P值
心律失常 *	有	675	152	22.52	71.998	0.000
	无	1 308	115	8.79		
心力衰竭 *	Killip Ⅰ	935	41	4.39	281.065	0.000
	Killip Ⅱ	609	86	14.12		
	Killip Ⅲ	245	58	23.67		
	Killip Ⅳ	116	66	56.9		
梗死后心绞痛 *	有	227	45	19.82	28.838	0.000
	无	1 294	150	11.59		

*$P<0.05$

2) 相关治疗措施与病死率的单因素分析:对所有 AMI 患者病死率与住院期间治疗情况进行分析,将再灌注治疗、使用药物逐一与病死率进行卡方检验,结果显示:接受再灌注治疗患者的病死率明显降低;使用 ACEI、β 受体拮抗剂、低分子肝素、阿司匹林、降脂药、氯吡格雷、ARB、硝酸酯类、中药静脉制剂、中成药及中药汤剂的患者与 AMI 病死率呈负相关;使用洋地黄类药物、利尿剂、抗心律失常药物的患者与 AMI 病死率呈正相关;使用极化液、普通肝素、CCB 患者与 AMI 病死率无关,差异无统计学意义(表 4-2-26)。

表 4-2-26　相关治疗措施与病死率的单因素分析

治疗措施	使用情况	死亡例数	病死率(%)	χ^2 值	P 值
再灌注 *	行	57	6.3	70.362	0.000
	未行	218	19.1		
抗心律失常药 *	未用	212	12.4	9.464	0.002
	使用	62	18.7		
降脂药 *	未用	183	24.1	116.657	0.000
	使用	92	7.2		
硝酸酯 *	未用	57	22.9	21.324	0.000
	使用	219	12.2		
阿司匹林 *	未用	60	57.1	179.404	0.000
	使用	217	11.2		
β 受体拮抗剂 *	未用	157	26.4	119.378	0.000
	使用	119	8.2		
ACEI*	未用	149	27.9	128.693	0.000
	使用	126	8.4		
ARB*	未用	263	14.1	6.202	0.013
	使用	13	7.4		
极化液	未用	213	13.2	0.377	0.539
	使用	60	14.4		
普通肝素	未用	228	13.5	0.000	0.990
	使用	46	13.5		
低分子肝素 *	未用	78	27.6	55.446	0.000
	使用	198	11.3		
氯吡格雷 *	未用	139	23	68.754	0.000
	使用	87	8.4		
钙通道阻滞剂	未用	220	14.2	3.131	0.077
	使用	53	11		
洋地黄 *	未用	198	11.6	33.177	0.000
	使用	77	23.4		
非洋地黄类强心药 *	未用	222	11.8	57.446	0.000
	使用	53	33.1		

续表

治疗措施	使用情况	死亡例数	病死率(%)	χ^2 值	P 值
利尿剂 *	未用	109	8.9	55.286	0.000
	使用	167	20.4		
中药静脉制剂 *	未用	55	28.5	40.635	0.000
	使用	222	12		
中成药 *	未用	184	15	22.199	0.000
	使用	36	9		
中药汤剂 *	未用	137	23.5	86.889	0.000
	使用	86	8.2		

*$P<0.05$

3) 病死率的多因素分析:将年份、再灌注治疗、药物治疗及患者一般资料代入 Logistic 回归统计模型中进行多因素综合分析。

结果:患者入院一般资料中 AMI 病死率升高的影响因素(以危险度从高到低排序)依次为心功能不全程度的增加、糖尿病、年龄的增长、脑卒中。治疗状况中病死率降低的影响因素(贡献度从高到低排序)为阿司匹林、再灌注治疗、ACEI、中药静脉制剂、调脂药物、β 受体拮抗剂。其他各项一般状况及治疗措施差异无统计学意义,本应剔除,但为了表现影响 AMI 一般情况及治疗状况的全貌,差异无统计学意义者也在此全部列出,有意义各因素继续进入下一步回归方程(表 4-2-27)。

表 4-2-27　AMI 病死率与影响因素多因素分析

影响因素	偏回归系数	P 值	OR 值 $\mathrm{Exp}(\beta)$	OR 的 95% CI
心功能 *	0.586	0.000	1.796	1.463,2.204
糖尿病 *	−0.581	0.003	0.559	0.379,0.826
年龄分层 *	0.496	0.000	1.642	1.311,2.058
脑卒中 *	−0.402	0.043	0.669	0.453,0.987
心律失常	−0.279	0.155	0.756	0.515,1.112
吸烟	−0.096	0.665	0.908	0.587,1.404
性别	0.129	0.524	1.137	0.765,1.690
阿司匹林 *	1.763	0.000	5.829	2.831,12.001
再灌注治疗 *	1.103	0.003	3.014	1.455,6.241
ACEI*	0.813	0.000	2.256	1.516,3.356
中药静脉制剂 *	0.654	0.024	1.923	1.091,3.390
降脂药 *	0.644	0.002	1.904	1.270,2.856

续表

影响因素	偏回归系数	P 值	OR 值 Exp(β)	OR 的 95% CI
β 受体拮抗剂 *	0.63	0.001	1.878	1.278,2.759
钙通道阻滞剂	0.272	0.229	1.312	0.843,2.042
硝酸酯类	0.422	0.194	1.525	0.806,2.886
极化液	0.208	0.360	1.231	0.789,1.923
抗心律失常药	0.18	0.940	1.018	0.636,1.631
低分子肝素	−0.128	0.641	0.88	0.515,1.506
洋地黄类	−0.038	0.866	0.962	0.615,1.506
利尿剂	−0.427	0.052	0.652	0.424,1.003

注:*$P<0.05$

(五) 讨论

1. 临床特征

（1）人口学特征:本次调查显示,AMI 患者中男性患者 1 316 例,占总人数的 64.10%;女性患者 737 例,占总人数的 35.90%,男女比例为 1.8∶1。本课题组 2005 年调查北京地区 13 家中、西医院对比,中医医院男女比例为 1.6∶1;西医医院为 2.7∶1,提示中医院女性患者比例高于西医院。

北京地区三级甲等中医医院总病例数男性患者多于女性患者,女性患者主要集中在 65 岁以上年龄段,绝经后的女性 AMI 患者病例数明显增多,大于 75 岁以上年龄段女性患者病例数高于男性,这一差别可能与雌激素对心血管的保护作用有关。雌激素可使 HDL-C 增高,LDL-C 下降,可预防或减少动脉粥样硬化斑块形成,因此,女性患者绝经后雌激素水平下降,女性 AMI 的发病率迅速增加。本研究中,小于 65 岁女性患者 134 例,占总人数的 6.53%,与文献报道绝经前女性较少发生 AMI 一致。

1999—2008 年北京地区三级甲等中医医院 AMI 患者的平均发病年龄为 67.37 岁,其中 65 岁以上患者占所有观察病例的 64.40%,即超过一半的中医院 AMI 患者为老年患者,2008 年 AMI 患者的平均年龄与 1999 年相比增长了 0.73 岁,AMI 患者的平均发病年龄呈上升趋势,对比课题组 2005 年中西医院 AMI 患者研究,中医院患者的平均发病年龄为(69.14 ± 11.84)岁,西医院 AMI 患者的平均发病年龄为(62.84 ± 12.87)岁,提示北京地区三级甲等中医院 AMI 患者总体更趋于老龄化。

（2）危险因素

1）个人史

吸烟史:中医院 AMI 患者长期吸烟人数呈上升趋势,男性患者 584 例(占吸烟患者总数的 85.88%),女性患者 96 例(占吸烟患者总数的 14.12%),提示中医院男性 AMI 患者吸烟率较高,并持续在较高水平,女性 AMI 患者吸烟率较低。吸烟是心血管疾病的主要危险因素之一,吸烟可以导致冠状动脉炎症反应、血栓形成和低密度脂蛋白胆固醇氧化,可以对冠状动脉粥样硬化各个阶段(从内皮功能异常到血栓事件)产生影响。INTERHEART 研究结果显示目前吸烟人群比从未吸烟人群发生非致死性急性心肌梗死的危险性(OR)增加近 3 倍,且危险性与吸烟数量呈正相关,每额外增加 1 支烟,风险增加 5.6%。既往吸烟人群在戒烟后发生心肌梗死的危险性逐年下降,戒烟 3 年后 OR 可降到 1.87。提示我们应进一步进行健康宣教,加强冠心病的一级预防。

饮酒史:中医院 AMI 患者饮酒人数呈上升趋势。饮酒与心血管病关系的研究结果不尽一致。目前国际上比较一致的结论是:轻、中度饮酒对心血管系统无明显损害;大量饮酒明显增加心血管病发病和死亡危险;不饮酒者心血管病发病和死亡危险高于少量饮酒者,即饮酒量与心血管病发病危险呈一种所谓的"U"型或"J"型关系,但现在还没有充分的证据证明少量饮酒对心血管系统有保护作用。

2) 既往史:中医院 AMI 患者既往有冠心病史的 AMI 患者占所有观察病例的 38.61%,2002—2008 年既往冠心病史患者总体呈下降趋势;既往有脑卒中史的 AMI 患者占所有观察病例的 33.85%,1999—2008 年既往脑卒中史患者总体呈上升趋势。对照本课题组 2005 年中西医院对比研究显示,中医院 AMI 患者既往冠心病史及脑卒中病史比例分别为 55.56%、51.48%,西医院 AMI 患者既往冠心病史及脑卒中病史比例分别为 33.64%、20.41%。提示中医院 AMI 患者既往病史较西医院 AMI 患者更为复杂。

3) 伴发疾病:本次调查显示,北京地区三级甲等中医院 AMI 既往伴高血压者占所有观察病例的 55.04%,所占比例由 1999 年的 45.31% 上升至 2008 年的 60.90%,总体呈上升趋势。既往伴随糖尿病患者占全部观察病例的 26.40%,所占比例由 1999 年的 14.06% 上升至 2008 年的 32.37%,总体呈上升趋势。既往伴随高脂血症患者占全部观察病例的 21.33%,所占比例由 1999 年的 14.84% 上升至 2008 年的 21.15%,总体呈上升趋势。提示中医院 AMI 患者伴发疾病呈不断上升趋势,对照课题组 2005 年中西医院对比结果显示,中医院 AMI 患者伴发高血压、糖尿病及高脂血症患者所占比例分别为 64.26%、35.61%、24.20%,西医院 AMI 患者伴发高血压、糖尿病及高脂血症患者所占比例分别为 55.74%、24.69%、13.52%,提示中医院 AMI 患者既往伴随疾病较多,病情相对较重。

(3) 心梗情况:首次 AMI 患者 1 616 例,占总人数的 78.71%,再次 AMI 患者 243 例,占总人数的 11.84%,1999—2008 年北京地区中医院首次 AMI 患者所占比例呈上升趋势,第二次 AMI 及第三次 AMI 患者所占比例无明显变化;AMI 类型以 Q 波伴 ST 段抬高患者 921 例,占所有观察病例的 44.86%;心肌梗死部位主要分布在前壁、下后壁,其中总前壁 AMI 患者 1 324 例,占总人数的 64.49%,下后壁 AMI 患者 1 147 例,占总人数的 55.87%,前壁 AMI 患者所占比例无明显变化,下后壁及右室 AMI 患者所占比例呈缓慢下降趋势。

1999—2000 年北京地区三甲中医院无冠状动脉造影患者,随着介入性诊断技术的引进和发展,2001—2008 年冠状动脉造影患者比例呈直线上升趋势,从 2001 年的 6.25% 上升 2008 年的 53.85%。冠状动脉造影结果显示 2001 年至 2008 年中医院 AMI 患者单支病变患者所占比例呈逐年下降趋势,双支病变及三支病变患者所占比例呈逐年上升趋势,在一定程度上说明了中医院 AMI 患者病变更为复杂,病情更加危重。

（4）中医辨证

1）基本证素：证素，即辨证的基本要素，是辨证的关键，证素是根据中医学理论而提炼出的具体诊断单元。本次调查显示北京地区三甲中医院 AMI 患者基本证素出现频次按大小依次为血瘀证、气虚证、痰阻证、阴虚证、气滞证、阳虚证、血虚证、寒凝证。虚证以气虚所占比例最大，实证以血瘀所占比例最大。此结果与课题组以前调查结果一致。

实证中血瘀证患者所占比例呈缓慢波动下降趋势，由 1999 年的 93.75% 下降至 2008 年的 87.82%；痰阻证患者所占比例呈缓慢波动上升趋势，由 1999 年的 63.28 上升至 2007 年的 66.77%；气滞证患者所占比例呈缓慢下降趋势，由 1999 年的 13.28% 下降至 2008 年的 6.09%；寒凝证患者所占比例呈缓慢上升趋势，由 1999 年的 1.56% 上升至 2007 年的 19.21%。虚证中气虚证患者所占比例呈明显下降趋势，由 1999 年的 89.06% 下降至 2008 年的 58.33%；阴虚证患者所占比例呈明显下降趋势，由 1999 年的 38.28% 下降至 2008 年的 23.08%；血虚证患者及阳虚证患者所占比例较低，总体趋势无明显变化。虚证患者整体呈下降趋势，尤其是气虚证患者所占比例呈明显下降趋势，这可能与早期进行介入治疗，并发心力衰竭下降有关；实证中痰阻证及寒凝证患者呈缓慢上升趋势，血瘀证及气滞证患者呈下降趋势，这可能与目前人们的饮食结构、生活方式改变有关，加之中医院 AMI 患者多伴随有高血压、糖尿病、高脂血症等危险因素，故实证患者尤其是痰阻证患者所占比例逐渐升高。

2）临床证型：AMI 患者临床证型复杂多样，多以复合证型为主，1999—2008 年 AMI 患者的临床实际证型频数逐渐增多，频度前 6 位的证型依次为气虚血瘀痰阻证、气虚血瘀证、血瘀痰阻证、气阴两虚血瘀痰阻证、气阴两虚血瘀证、气滞血瘀证。其中气虚血瘀痰阻证患者所占比例呈上升趋势，其余上述临床证型患者所占比例均呈下降趋势。AMI 患者临床证型表现出的复杂性、多样性特点，可能与冠心病的多重危险因素有关。

3）分类证候：将中医基本证型分为虚证、实证和虚实夹杂证。其中以虚实夹杂证为主，实证次之，单纯虚证相对出现较少。这与课题组之前关于 AMI 患者证候研究相符。1999—2008 年虚实夹杂证患者所占比例呈上升趋势，实证患者所占比例呈下降趋势，虚证患者所占比例无明显变化。AMI 为临床的急危重证，来势急，变化快，且中医院 AMI 患者具有独特的临床特征，年龄较大，伴发疾病多，病变复杂有关，故虚实夹杂证较为多见；中医院患者以高龄老人为主，平均年龄呈上升趋势，故单纯实证患者较为少见。

2. 西医治疗状况

（1）再灌注治疗：再灌注治疗始于 1959 年，在 20 世纪 80 年代在全球开始广泛开展，目前再灌注治疗已成为治疗 AMI 最重要的手段。再灌注治疗有较强的时效性，越早进行再灌注治疗，越能更好地挽救病变血管，减少心肌梗死面积，对 AMI 预后具有重要的作用。10 年间北京地区三级甲等中医药再灌注治疗情况提示，再灌注治疗率由 1999 年的 23.44% 上升至 2008 年的 33.33%，呈波动上升趋势。分析再灌注的组成，1999—2000 年北京地区三甲中医院以静脉溶栓为主，再灌注治疗率为 23.44%，随着介入技术的开展和普及，急诊 PCI 所占比例逐渐增加由 2001 年的 1.79% 上升至 2008 年的 24.04%，急诊 PCI 呈逐年上升趋势。由于急诊 PCI 的广泛应用，静脉溶栓治疗率则由 1999 年的 23.44% 下降至 2008 年的 9.29%，呈明显下降趋势。上述结果提示，北京地区三级甲等中医院整体再灌注技术和水平明显提高。

（2）血运重建治疗：血运重建治疗包括住院期间各种类型 PCI 手术及 CABG。本次调查中 15.64%（321 例）的患者进行了急诊 PCI 治疗，11.98%（246 例）的患者进行了择期 PCI 治疗，2.63%（54 例）患者进行了补救 PCI 治疗，0.39%（8 例）的患者进行了 CABG 治疗。北京地区三级甲等中医院血运重建治疗率由 1999 年的 0 上升至 2008 年的 52.56%，呈明显上升趋势，急诊 PCI、择期 PCI、补救 PCI 治疗率均呈明显上升趋势，CABG 治疗率无明显变化，提示着血运重建技术的普及与发展，北京地区中医院血运重建技术不断提高，接受血运重建治疗患者数量不断增加，北京地区中医院整体血运重建水平较 10 年前明显提高，并对降低 AMI 病死率起了重要作用。

（3）西药治疗

1）《急性心肌梗死诊断和治疗指南》推荐药物：ACEI 或 ARB、β 受体拮抗剂、阿司匹林、低分子肝素及调脂药、ADP 受体拮抗剂等的使用率均呈明显上升，其中 ACEI/ARB 的使用率由 1999 年的 68.75% 上升至 2008 年的 94.87%，β 受体拮抗剂使用率由 1999 年的 46.09% 上升至 2008 年的 83.33%，阿司匹林使用率由 1999 年的 65.63% 上升至 2008 年的 93.91%，氯吡格雷使用率由 2002 年的 22.58% 上升至 2008 年的 91.03%，低分子肝素使用率由 1999 年的 43.75% 上升至 91.35%，降脂药使用率由 1999 年的 16.41% 上升至 2008 年的 86.22%。而硝酸酯类药物的使用率有逐年下降趋势，由 1999 年的 96.09% 下降至 2008 年的 75.96%。上述结果表明，北京地区三级甲等中医院自《急性心肌梗死诊断和治疗指南》发布以来，始终贯彻其思想，与《急性心肌梗死诊断和治疗指南》要求的差距在不断缩小，不仅再灌注治疗水平明显提高，而且对于指南中推荐使用的 ACEI 或 ARB、β 受体拮抗剂、阿司匹林、低分子肝素及调脂药、ADP 受体拮抗剂等药物的使用率均显著增高。提示中医医院在 AMI 药物治疗观点上有较大进步。硝酸酯类药物使用率呈下降趋势可能与 AMI 患者能够及时进行介入手术，梗死后心绞痛的发生减少，故对硝酸酯类药物依赖性降低有关。

2）其他药物：其他药物普通肝素、抗心律失常药、洋地黄类强心药、非洋地黄类强心药、CCB、极化液的使用率均呈波动下降趋势，其中普通肝素的使用率由 1999 年的 42.19% 下降至 2008 年的 26.92%，抗心律失常药的使用率由 1999 年的 27.34% 下降至 2008 年的 14.10%，CCB 的使用率由 1999 年的 31.25% 下降至 2008 年的 29.17%，洋地黄类强心药的使用率由 1999 年的 23.44% 下降至 2008 年的 9.29%，非洋地黄类强心药的使用率由 1999 年的 14.06% 下降至 2008 年的 5.13%，极化液的使用率由 1999 年的 25.00% 下降至 2008 年的 6.73%。而利尿剂的使用率呈波动上升趋势，由 1999 年的 38.28% 上升至 2006 年的 39.36%。上述结果提示，由于规范化治疗，AMI 患者的并发症减少，故洋地黄类、非洋地黄类及抗心律失常药物的使用率逐年下降，而利尿剂作为心衰患者的基础用药和常用药物，在临床上仍广泛使用；由于普通肝素逐渐被低分子肝素所替代，故普通肝素的使用率明显下降；而 CCB 及极化液没有相关的循证医学证据，故 CCB 及极化液的使用率呈下降趋势。中医院的临床医师在用药方面依据《急性心肌梗死诊断和治疗指南》要求，较前更加规范。

3. **中医药治疗情况** AMI 的中医药治疗包括中药静脉制剂、中成药和中药汤剂。中药静脉制剂的使用率为 90.16%，中成药的使用率为 26.74%，中药汤剂的使用率为 57.09%，其中中药静脉制剂的使用率由 1999 年的 80.47% 上升至 2008 年的 95.20%，呈逐年上升趋势；中药汤剂的使用率由 1999 年的 43.75% 上升至 2008 年的 68.91%，呈波动上升趋势；中成药的使用率由 1999 年的 57.03% 下降至 2008 年的 9.30%，呈波动下降趋势。

（1）中药静脉制剂：1999—2008 年所用所使用的中药静脉制剂主要以益气、活血的治法为主，其中以益气作用为主的药物是生脉注射液及参附注射液；以活血作用为主的药物是丹参类制剂、三七类制剂。所使用的中药静脉制剂的主要治法基本符合临床及文献研究中 AMI 主要的临床证型——气虚血瘀证。

王硕仁对 1999—2001 年北京地区中西医院 AMI 患者调查显示，将降低 AMI 病死率的因素由强到弱排序，前三位依次为再灌注治疗、调脂药物、中药静脉制剂，提示中药静脉制剂对降低 AMI 病死率有贡献；2002—2005 年课题组对北京地区中医院 AMI 患者进行调查，结果显示在 logistic 回归中，中药静脉制剂在降低 AMI 病死率方面排名第三。2005 年课题组对北京地区中西医院对比显示，中药静脉制剂在降低病死率方面位于 ACEI 及降脂药之后，排在第三位；郑丽 Meta 分析结果亦表明：急性心肌梗死患者急性期应用中药静脉制剂辅助治疗可以降低病死率和提高再通率。中药静脉制剂目前得到了广泛使用，分析其原因，一是中药静脉制剂使用方便、起效速度快。AMI 作为临床急危重症，要求在施治的过程中选择的药物具有良好的实效性和操作的简易性，以保证在最短的时间内对危重患者进行抢救；中药静脉制剂是通过将中药的有效成分进行提取，其有效成分相对单一，较利于对临床使用疗效的评价和进行药物实验的要求。二是本课题组多项研究显示中药静脉制剂有降低病死率作用。

（2）中成药：1999—2008 年共涉及不同商品名中成药共计 130 种，其中通便灵、复方丹参制剂、复方鲜竹沥液、通心络、麻仁软胶囊为使用频度最高的前五位。其中通便灵及麻仁软胶囊等泻下类药物使用率呈上升趋势，复方丹参制剂及通心络等活血类药物的使用率呈下降趋势，而生脉饮等益气养阴类药物及复方鲜竹沥液等化痰止咳类药物的使用率无明显变化。由于 AMI 患者急性期需卧床休息，卧床易导致肠蠕动减慢，大便秘结，用力排便则加重 AMI 患者心脏负荷，故润肠通便是治疗 AMI 兼症的重要环节，加用中成药是常用方法之一。由于抗血小板药物、抗凝药物及活血类中药静脉制剂广泛应用，在加用活血类中成药的时候更加慎重，所以活血类药物的使用率呈下降趋势。提示中成药在改善 AMI 患者症状方面起到了一定作用。

（3）中药汤剂：中药汤剂治疗具有个体化的特点，即根据每个患者不同的症状、病机，辨证论治，选择适合的治疗原则和主方，并根据具体情况加减用药。中药汤剂主要以益气活血法、益气养阴法为主，使用频次较高的中药包括丹参、生黄芪、桃仁、赤芍、半夏、瓜蒌、红花、麦冬、薤白、陈皮，将上述中药组合，可以组合成生脉散、瓜蒌薤白半夏汤、桃红四物汤 3 个常用方。提示北京地区三甲中医院在治疗 AMI 上充分发挥中医特色，中药汤剂的使用率明显提高。

4. 并发症情况　心律失常、心力衰竭和心源性休克等是 AMI 常见的临床并发症，也是导致 AMI 患者死亡的主要原因。北京地区三甲中医院 10 年资料显示，并发心律失常的患者所占比例由 1999 年的 37.50% 下降至 2008 年的 17.31%，呈波动下降趋势；并发心力衰竭的患者比例由 1999 年的 60.16% 下降至 2008 年的 41.03%,呈明显下降趋势;心源性休克患者所占比例无明显变化。提示北京地区中医院在治疗观念、治疗手段等方面不断进步,中医院早期再灌注水平的不断提高,中药静脉制剂的广泛应用等,使得 AMI 患者能够得到及时有效的治疗,住院期间并发症逐渐减少。

5. 病死率分析

(1) 一般状况与病死率的单因素分析:本次调查显示,1999—2008 年北京地区三级甲等中医医院患者病死率呈波动下降趋势,死亡原因以心源性死亡为主。随着年龄的增长,AMI 住院病死率逐步上升,大于 75 岁患者住院病死率达 22.91%。女性 AMI 患者住院病死率高于男性,达 19.15%。有研究表明老年 AMI 患者无论在临床特征、伴随危险因素、治疗,还是长期或短期预后方面,与青年患者相比均差异具有统计学意义。尤其是女性老年患者,其比例明显高于男性患者。

本次研究显示,吸烟、饮酒与 AMI 患者住院病死率呈负相关,吸烟患者病死率低于不吸烟患者,饮酒患者病死率低于不饮酒患者。国内有研究显示吸烟与冠心病发病独立相关,吸烟级别越高冠心病发病的相对危险越大,但是吸烟级别与不稳定心绞痛无关,与冠脉的严重程度评分也无关。Barbash 等研究发现,在急性心肌梗死溶栓治疗中出现吸烟者预后明显好于无吸烟者的"吸烟者矛盾"现象(smoker's paradox)。无吸烟组的住院率和 30 天死亡率(分别为 9.9%、10.3%)明显高于吸烟组(分别为 3.7%、4%),两者 P 均 < 0.001。经分析发现吸烟组年龄明显低于无吸烟组(平均低 11 岁),且吸烟组男性居多,合并其他疾病及冠状动脉病变严重情况均好于无吸烟组。亦有研究显示,有吸烟史的 AMI 患者预后反而好于非吸烟者,可能是由于吸烟可以激活内源性凝血系统,使部分冠脉病变较为局限的患者发生心肌梗死,吸烟者与非吸烟者相比多支病变更为少见。肖小华等研究发现中青年(小于 40 岁)急性冠状动脉综合征患者,大量吸烟者明显多于 40 岁以上患者,且冠状动脉以单支病变为主,预后较 40 岁以上患者良好。罗太阳等研究显示,无吸烟组、已戒烟组、正在吸烟组随访期死亡率分别为 1.6%、3.9%、1.3%。本课题组既往 2002—2005 年北京地区中医院单因素分析及 2005 年北京地区中西医院对比单因素分析结果皆显示,AMI 患者病死率与吸烟呈负相关。吸烟是冠心病发病的重要危险因素,但吸烟对 AMI 预后的影响应该进一步研究。

在饮酒方面,大多数流行病学研究结果如下:轻、中度饮酒对心血管系统无害,甚至有保护作用(减少发病危险);不饮酒(包括从不饮酒和戒酒者)和重度饮酒者心血管病发病危险升高。60 多个前瞻性研究表明,适度饮酒对心脏具有保护作用,可降低冠心病和缺血性脑卒中的危险。经常少量或中度饮酒与心肌梗死发生率、冠心病病死率、猝死和心绞痛的发生均呈负相关,此现象无地区和种族特异性,冠心病死亡的危险性可降低 30%。但是长期大量饮酒(>60g/d 酒精)使总死亡率和各种类型脑卒中的危险性增加。酒精对心脏的保护作用可能与以下的机制有关:增加血清 HDL-C 水平;降低血小板凝集或凝血;促进纤维蛋白溶解;有些酒精中含有多酚类物质,具有抗氧化剂或血小板抑制剂的特性。

既往有脑卒中史、冠心病史,伴随高血压、糖尿病患者以及多次住院 AMI 患者,考虑其伴随疾病较多,病情较为复杂,血管条件不佳,故其病死率相对较高,风险较大;而血脂异常与 AMI 患者的病死率呈负相关,考虑原因为血脂资料不详患者过多,从而干扰了对病死率影响的分析,亦提示与患者入院前对血脂情况关注不够有关。血脂又包括胆固醇、甘油三酯、低密度脂蛋白、高密度脂蛋白、载脂蛋白 a 等,以后的研究中对于高脂血症史的调查有待进一步细化,以期做出进一步的分析。

心律失常、心力衰竭、心源性休克是 AMI 患者的常见并发症。AMI 患者的心功能是影响短期预后和长期预后的重要指标之一,有研究表明,无心功能不全患者的住院病死率在 5%,伴有心功能不全患者的预后明显较差,即使采取溶栓等治疗措施,Killip Ⅲ级 AMI 患者 30 天病死率仍高达 20%~40%,而心源性休克患者的病死率高达 50%~70%。课题组对 2000—2001 年北京地区中西医院研究显示,AMI 患者并发心律失常、心力衰竭、心源性休克病死率分别为 21.21%、23.9%、62.5%;课题组对 2002—2005 年北京地区中医院研究显示,AMI 患者并发心律失常、心力衰竭、心源性休克病死率分别为 25.2%、50.2%、50%;课题组对 2005 年北京地区中西医院研究显示,AMI 患者并发心律失常、心力衰竭、心源性休克病死率分别为 26.2%、32%、51.5%。本次调查亦显示,并发有心律失常、心力衰竭的患者病死率均明显高于无该并发症的患者(22.5%vs8.8%、37.8%vs4.4%),尤其是并发心源性休克的患者病死率高达 56.9%。AMI 的并发症(包括心律失常、心力衰竭及心源性休克等)与病死率高度相关。

(2) 治疗状况与病死率的单因素分析:与病死率相关治疗措施分析结果显示,再灌注治疗有降低病死率的作用,接受再灌注治疗患者的病死率仅为 6.3%,而未行再灌注治疗患者的病死率高达 19.1%,体现了再灌注对 AMI 患者预后产生的影响较为明显。

《急性心肌梗死诊断和治疗指南》推荐药物阿司匹林、氯吡格雷、β 受体拮抗剂、ACEI/ARB、低分子肝素、降脂药及硝酸酯类均起到了降低病死率的作用。

其他药物中抗心律失常药物、洋地黄强心药、非洋地黄类强心药及利尿剂有升高病死率的作用,考虑原因为入院后使用抗心律失常药、洋地黄、非洋地黄类强心药及利尿剂患者多存在严重的心功能不全与心律失常,与病死率密切相关,故使用洋地黄、利尿剂及抗心律失常药物的患者病死率较高。而普通肝素、极化液和钙通道阻滞剂未产生使 AMI 病死率显著改变的作用。

单因素分析结果显示,中药静脉制剂、中成药及中药汤剂均起到了降低病死率的作用。

单因素分析只是把分析因素作为单独的因素与病死率纳入方程进行分析,而其中包含众多混杂因素,应进行多因素的数据分析以排除混杂因素的干扰,上述结果有待多因素回归分析加以验证。

(3) 与病死率相关的多因素分析:在住院一般情况及危险因素方面,使 AMI 病死率升高的因素为:心功能不全 > 糖尿病 > 年龄的增长 > 脑卒中病史。心功能不全的相对危险度为 0.586,Killip 分级每增加一级患者病死率升高 1.796 倍;伴随有糖尿病患者的相对危险度为 0.581,伴随有糖尿病患者比无糖尿病患者的病死率高 0.559 倍;年龄的相对危险度为 0.496,年龄的增加使 AMI 的病死率增高 1.642 倍;既往脑卒中史患者的相对危险度为 0.402,既往脑卒中史患者比无脑卒中史患者的病死率增高 0.669 倍。而此次调查中显示性别、吸烟史、饮酒史、冠心病史、高血压、血脂异常在多因素统计中差异无统计学意义。

在治疗方面,可使病死率降低的因素依次为:阿司匹林 > 再灌注治疗 >ACEI> 中药静脉制剂 > 降脂药 >β 受体拮抗剂。阿司匹林的相对危险度为 1.763,未使用阿司匹林的患者比使用阿司匹林患者的病死率升高 5.829 倍;再灌注治疗的相对危险度为 1.103,未接受再灌注治疗患者比接受再灌注治疗患者病死率高 3.014 倍;ACEI 的相对危险度为 0.813,未使用 ACEI 患者比使用 ACEI 患者的病死率高 2.256 倍;中药静脉制剂的相对危险度为 0.654,未用中药静脉制剂患者比使用中药静脉制剂患者的病死率高 1.923 倍;降脂药的相对危险度为 0.644,未用降脂药患者比使用降脂药患者病死率高 1.904 倍;β 受体拮抗剂的相对危险度为 0.630,未使用 β 受体拮抗剂患者比使用 β 受体拮抗剂患者病死率高 1.878 倍。

单因素分析中与病死率相关的钙通道阻滞剂、硝酸酯类、低分子肝素、洋地黄类、利尿剂、极化液及抗心律失常药物等各项治疗措施差异无统计学意义。中药静脉制剂无论是在单因素还是多因素都表现出明显的降低病死率的作用,且在各种降低病死率的治疗措施中位列第四位,本次调查再次印证了中药静脉制剂在 AMI 治疗中具有降低病死率的作用。

(六) 结论

1. 北京地区中医医院 AMI 患者以老年人群为主,年龄高,且呈上升趋势;女性比例高;既往有脑卒中病史,以及伴随高血压、糖尿病、高脂血症者比例呈逐年上升趋势。

2. 中医证素以气虚、血瘀及痰阻证为主,气虚血瘀证是临床主要证型,虚实夹杂是主要证候特征。气虚、血瘀证下降可能与 AMI 治疗技术进步与规范化有关。

3. 10 年间北京地区三级甲中医院再灌注治疗水平、药物使用、对《急性心肌梗死诊断和治疗指南》执行力度均有了较大的进步,中药静脉制剂及中药汤剂得到了广泛的应用,而中成药主要用于 AMI 后临床兼证的使用。中医药在 AMI 治疗中发挥了重要作用。

4. 住院期间并发心律失常、心功能不全的患者所占比例呈下降趋势,10 年间住院 AMI 患者的病死率呈缓慢下降趋势。

5. 与 AMI 病死率相关的 logistic 回归分析显示,使 AMI 病死率升高的影响因素有(以危险度从高到低排序)心功能不全、糖尿病、年龄、脑卒中;而使 AMI 病死率降低的影响因素有(以危险度从高到低排序)阿司匹林、再灌注治疗、ACEI、中药静脉制剂、降脂药、β 受体拮抗剂。

二、北京地区区县中医医院 AMI 住院状况

(一) 研究目的

本课题采用横断面注册调查的研究方法,收集了 2006—2009 年北京地区区县中医医院 AMI 住院患者的临床资料,对北京地区区县中医院 2006—2009 年 AMI 住院患者的临床特征、治疗状况及其对病死率的影响等进行分析,以冀为北京地区区县中医医院规范化治疗 AMI,同时发挥中医药治疗 AMI 优势提供初步的流行病学资料。

(二) 研究对象

本次调查的对象为 2006 年 1 月 1 日—2009 年 12 月 31 日北京地区区县中医医院 AMI 住院患者。共收回 CRF 手册 803 份,经合格筛选,其中 756 份数据登记注册(表 4-2-28)。

表 4-2-28 参与调查医院列表

区县中医院名称	例数(n)	区县中医院名称	例数(n)
北京市房山区中医医院	139	北京市大兴区中医医院	56
北京中医医院平谷医院	67	北京市通州区中医医院	38
北京市昌平区中医医院	179	北京市宣武中医医院	49
北京市密云区中医院	87	北京市中西医结合医院	56
北京中医医院怀柔医院	85		

1. AMI 诊断标准 AMI 诊断标准采用中华医学会心血管病学分会、中华心血管病杂志编辑委员会、中国循环杂志编辑委员会 2001 年联合制定的《急性心肌梗死诊断和治疗指南》标准,至少具备下列 3 条标准中的 2 条:

(1) 缺血性胸痛的临床病史;

(2) 心电图的动态演变;

(3) 心肌坏死的血清心肌标志物浓度的动态改变。

2. 病例纳入标准

(1) 所有协作医院病案统计室计算机管理系统中 ICD 编码为 AMI 的病历;

(2) 根据《急性心肌梗死诊断和治疗指南》(2001 年)确诊为 AMI 的患者;

(3) 入院日期为 2006 年 1 月 1 日起,出院日期截止至 2009 年 12 月 31 日的住院患者;

(4) 研究的相关资料填写完整或通过补充完整可供本研究使用者。

全部符合上述 4 条者即可纳入。

3. 病例排除标准

(1) 陈旧性心肌梗死的患者;

(2) 24 小时内死亡未发生任何治疗的患者;

(3) 相关资料填写严重不全、无法补充的患者;

符合上述 3 条中的任意一条者即可排除。

(三) 研究方法

1. 临床调查表的建立(CRF 表)

(1) CRF 表的设计

1) 首发基金课题组在系统培训了中华医学会心血管病学分会 2001 年制定的《急性心肌梗死诊断和治疗指南》和相关的流行病学知识后,从课题组的需要出发设计 CRF 表草案。

2) CRF 表草案经由专家组会议讨论并提出二次修改方案。

3) 二次修改草案经由陈可冀、李天德、杨跃进、史载祥、郭维琴五位专家评议。

4) 以上工作已由首发基金课题组前成员完成。

(2) CRF 表的内容

1) AMI 患者的基本病情资料,包括年龄、性别、梗死性质(ST 段及非 ST 段)、梗死部位、伴随疾病及并发症情况等。

2）中医证候特征资料，包括患者临床症状、舌苔、脉象、证候、证素、证候分类。

3）再灌注治疗情况，包括溶栓治疗、PTCA、CABG、药物干预情况，包括 ACEI、β 受体拮抗剂、抗凝及抗血小板药等。

4）中医药治疗情况，包括中药静脉制剂的使用、中药成药及中药汤剂的使用。

5）出院转归情况。

2. AMI 病例的筛选

（1）由课题组召集 9 所协作医院的相关负责人对病例的筛选标准进行培训；

（2）由经培训后的医师统计本院病案统计室计算机管理系统中所有 ICD 编码为 AMI 的病例，并根据筛选标准剔除不符合标准的病例。

3. CRF 表格的填写

（1）由课题组召集所有参研人员进行 CRF 表格填写培训，培训的内容包括明确数据表的填写流程和方法。

（2）由课题组将空 CRF 表格统一发放到所有参研单位，经筛选后即由经培训的参研人员根据实际情况填写 CRF 表。

（3）所有合作单位病例最后汇总到北京中医医院心内科，由研究生胡馨主要负责整理检查数据，剔除无效数据。

4. 数据库的建立与运行

（1）数据库的设计：在 CRF 表的基础上，由课题组以 ACCESS 2003 为基础，本着易用性和可操作性的原则建立调查数据库。

（2）数据库的试运行：课题组将部分数据作为试验数据录入数据库，在各种系统（包括 Windows 98、Windows 2000、Windows XP）进行数据库的试运行，详细评测本数据库与各系统的兼容性及自身运行的稳定性，并对数据库的各细节问题进行易用性测试。

（3）数据库的修改：针对试运行的结果及课题需要进行数据库的修改和校对。

5. 数据录入

（1）数据录入培训：对所有课题组负责录入人员进行培训。培训内容包括 ACCESS 数据库的应用、数据库录入方法和应注意的问题、本课题数据库的特点等。

（2）数据录入：由课题组人员统一编号，由本课题组组织人员统一同步数据录入。

（3）数据库的合并：两次录入所有录入的子库由课题组负责人员用 ACCESS 合并，核对是否存在重复录入和 CRF 表格编码错误，是否存在缺失值数量较多的数据。

（4）数据查错与校正：两次录入所有数据汇总合并后并经差异逻辑法查错，专业软件校正以保证数据准确性。如存在错误数据，经核查 CRF 表格及原始病历数据进行校正。

6. 数据整理与统计分析　数据录入完成之后由本研究生负责进行对 2006—2009 年北京地区区县中医医院的数据进行整理，提取相同数据，并完成数据的统计分析工作，对于分析统计过程中出现的问题，由课题组讨论解决。

（1）统计内容：依据数据库资料，对北京地区区县中医医院 AMI 住院患者的临床特征、治疗状况、预后转归状况进行统计分析，并进行病死率相关因素分析。

（2）统计学方法：应用 SPSS 15.0 统计软件（PN:32119001 SN:5045602）。一般资料采用

描述性分析,计量资料进行 F 检验和 Q 检验,双组计量资料进行 t 检验,多组计量治疗进行方差分析;非正态计量资料进行秩和检验;对构成比进行卡方检验。对于病死率与疾病一般影响因素和各治疗措施的关系分析,先采用逐一的单因素分析,后采用 Logistic 回归进行多因素分析。

(四) 结果

1. 一般状况

(1) 年龄:共注册 756 例 AMI 患者,其中 666 例明确记录患者的发病年龄,占全部观察病例的 88.10%;不详 90 例,占全部观察病例的 11.90%。666 例 AMI 患者最小年龄 26 岁,最大年龄 94 岁,总发病的平均年龄(65.33 ± 12.37)岁,其中年龄小于 45 岁 40 例,占全部观察病例数的 5.29%;45~65 岁 255 例,占全部观察病例数的 33.73%;65~85 岁 346 例,占全部观察病例数的 45.77%;大于 85 岁 25 例,占全部观察病例数的 3.31%。65 岁以上 AMI 患者共计 371 例,占总病例数的 49.07%,老年 AMI 患者比例较高。具体年龄分布情况见表 4-2-29。

表 4-2-29　区县中医医院 AMI 患者年龄分层及比例

年龄分层	例数	百分比(%)	年龄分层	例数	百分比(%)
<45 岁	40	5.29	>85 岁	25	3.31
45~65 岁	255	33.73	不详	90	11.9
65~85 岁	346	45.77			

(2) 性别:共注册 756 例 AMI 患者,其中男性患者 457 例,占全部观察病例的 60.45%;女性患者 299 例,占全部观察病例的 39.55%,男女比例为:1.53∶1。具体性别分布情况见表 4-2-30。

表 4-2-30　区县中医医院 AMI 患者性别比例

性别	例数	百分比(%)
男性	457	60.45
女性	299	39.55

(3) 危险因素:共注册 756 例 AMI 患者,明确有吸烟史患者共计 212 例,占全部观察病例的 28.03%,明确无吸烟史者 469 例,占全部观察病例的 62.04%,不详者 75 例,占全部观察病例的 9.92%;明确饮酒史患者共计 130 例,占全部观察病例的 17.20%,无饮酒史患者 545 例,占全部观察病例的 72.09%,不详者 81 例,占全部观察病例的 10.71%。

明确既往冠心病史患者 248 例,占全部观察病例的 32.80%,明确无冠心病史患者 393 例,占全部观察病例的 51.98%,不详者 115 例,占全部观察病例的 15.21%;明确脑卒中史患者 211 例,占全部观察病例的 27.91%,明确无脑卒中史者 467 例,占全部观察病例的 61.77%,不详者 78 例,占全部观察病例的 10.32%。

高血压、高脂血症及糖尿病是冠心病独立的危险因素。756 例注册病例中明确既往伴高血压者 378 例,占全部观察病例的 50.00%,占明确记录高血压史患者的 57.28%,明确无高血压患者 282 例,占全部观察病例的 37.30%,占明确记录高血压史患者的 42.73%,不详者 96 例,占全部观察病例的 12.70%;明确既往伴糖尿病者 169 例,占全部观察病例的 22.35%,占明确记录糖尿病患者的 25.76%,明确无糖尿病者 483 例,占全部观察病例的 63.89%,占明确记录糖尿病患者的 73.63%,不详者 104 例,占全部观察病例的 13.76%;明确既往伴高脂血症者 69 例,占全部观察病例的 9.13%,占明确记录高脂血症病史患者的 13.53%,明确无高脂血症者 441 例,占全部观察病例的 58.33%,占明确记录高脂血症病史患者的 86.47%,不详者 246 例,占全部观察病例的 32.54%。具体危险因素分布状况见表 4-2-31。

表 4-2-31　AMI 相关危险因素

危险因素	病例数	百分比(%)	危险因素	病例数	百分比(%)
高血压	378	50.00	糖尿病	169	22.35
冠心病史	248	32.80	饮酒	130	17.20
吸烟	212	28.03	高脂血症	69	9.13
脑卒中史	211	27.91			

(4) AMI 并发症情况:心律失常、心力衰竭、心源性休克及梗死后心绞痛是 AMI 常见的并发症,能够较好地对预后进行评价。

756 例注册 AMI 患者中明确并发心律失常者共计 169 例,占全部观察病例的 22.35%,明确未发心律失常者 523 例,占全部观察病例的 69.18%,不详者 64 例,占全部观察病例的 8.47%;并发心力衰竭者共计 176 例,占全部观察病例的 23.28%,未发心力衰竭者 517 例,占全部观察病例的 68.39%,不详者 63 例,占全部观察病例的 8.33%;并发心源性休克者共计 111 例,占全部观察病例的 14.68%,未发心源性休克者 582 例,占全部观察病例的 76.98%,不详者 63 例,占全部观察病例的 8.33%;并发梗死后心绞痛者共计 62 例,占全部观察病例的 8.20%,未发梗死后心绞痛者 628 例,占全部观察病例的 83.07%,不详者 66 例,占全部观察病例的 8.73%。具体并发症情况见表 4-2-32。

表 4-2-32　区县中医医院 AMI 患者并发症情况

并发症	例数	百分比(%)	并发症	例数	百分比(%)
心力衰竭	176	23.28	心源性休克	111	14.68
心律失常	169	22.35	梗死后心绞痛	62	8.20

2. AMI 发病特点

(1) 心梗次数:调查所有入院患者统计入院心梗次数,首次心梗患者共计 661 例,占全部观察病例的 87.43%,二次心梗患者共计 83 例,占全部观察病例的 10.98%,第三次心梗的患者共计 5 例,占全部观察病例的 0.66%,心梗次数不详的患者 7 例,占全部观察病例的 0.93%,入院心梗次数情况见表 4-2-33。

表 4-2-33　区县中医医院 AMI 患者本次心梗次数情况

心梗次数	例数	百分比(%)	心梗次数	例数	百分比(%)
第一次	661	87.43	第三次	5	0.66
第二次	83	10.98	不详	7	0.93

(2) 心肌梗死部位:756 例 AMI 注册患者中,包括前间隔、局限前壁、前侧壁、广泛前壁在内的前壁心肌梗死患者共计 434 例,占全部观察病例的 57.41%,下壁心梗的患者共计 343 例,占全部观察病例的 45.37%,后壁心梗的患者共计 71 例,占全部观察病例的 9.39%,右室心梗的患者共计 62 例,占全部观察病例的 8.20%,侧壁心梗的患者共计 49 例,占全部观察病例的 6.48%。从心肌梗死部位来看,患者数从多到少排序为:前壁 > 下壁 > 后壁 > 右室 > 侧壁。梗死部位的频度分布见表 4-2-34。

表 4-2-34　区县中医医院 AMI 患者心肌梗死部位

心梗部位	例数	百分比(%)	心梗部位	例数	百分比(%)
前间隔	121	16.01	下壁	343	45.37
局限前壁	75	9.92	后壁	71	9.39
前侧壁	33	4.37	右室	62	8.20
广泛前壁	205	27.12	侧壁	49	6.48

(3) 心肌梗死类型:本次统计的病例中以 ST 段抬高型心梗患者居多,共 510 例,占全部观察病例的 67.46%,非 ST 段抬高型患者共 208 例,占全部观察病例数的 27.51%,不详者 38 例,占全部观察病例的 5.03%。入院 ECG 出现 Q 波患者共 376 例,占全部观察病例数的 49.74%,无 Q 波患者共 259 例,占全部观察病例数的 34.26%,不详者 121 例,占全部观察病例的 16.01%。心肌梗死类型详见表 4-2-35。

表 4-2-35　区县中医医院 AMI 患者心肌梗死类型

心电图情况	例数	百分比(%)	心电图情况	例数	百分比(%)
ST 抬高型	510	67.46	Q 波	376	49.74
非 ST 抬高型	208	27.51	无 Q 波	259	34.26

3. 中医辨证

(1) 证素分布:756 例急性心肌梗死患者证素分布显示:标实证中以血瘀、痰阻者所占比例最大,血瘀者 481 例,占全部观察病例的 63.62%,痰阻者 180 例,占全部观察病例的 23.81%,气滞者 104 例,占全部观察病例的 13.76%,寒凝者 21 例,占全部观察病例的 2.78%;本虚证中以气虚最多见,气虚者 343 例,占全部观察病例的 45.37%,阴虚者 68 例,占全部观察病例的 8.99%,血虚者 62 例,占全部观察病例的 8.20%,阳虚者 45 例,占全部观察病例的 5.95%。证素分布情况详见表 4-2-36、表 4-2-37。

表 4-2-36　区县中医医院 AMI 患者标实证所占比例

证素	例数	百分比(%)	证素	例数	百分比(%)
血瘀	481	63.62	气滞	104	13.76
痰阻	180	23.81	寒凝	21	2.78

表 4-2-37　区县中医医院 AMI 患者本虚证所占比例

证素	例数	百分比(%)	证素	例数	百分比(%)
气虚	343	45.37	血虚	62	8.20
阴虚	68	8.99	阳虚	45	5.95

（2）临床常见证型分布：756 例急性心肌梗死患者中医证型分布显示，气虚血瘀证患者共计 319 例，占全部观察病例的 42.20%，血瘀痰阻证患者共计 152 例，占全部观察病例的 20.11%，气滞血瘀证患者共计 100 例，占全部观察病例的 13.23，气阴两虚证患者共计 85 例，占全部观察病例的 11.25%，气虚痰阻证患者共计 83 例，占全部观察病例的 10.98%，寒凝血瘀证患者共计 16 例，占全部观察病例的 2.12%，气滞痰阻证患者共计 12 例，占全部观察病例的 1.5%。频度大于 10% 的中医证型是：气虚血瘀证、血瘀痰阻证、气滞血瘀证、气阴两虚证、气虚痰阻证，证型分布详见表 4-2-38。

表 4-2-38　区县中医医院 AMI 患者中医证型分布

证型	例数	百分比(%)	证型	例数	百分比(%)
气虚血瘀	319	42.20	气虚痰阻	83	10.98
血瘀痰阻	152	20.11	寒凝血瘀	16	2.12
气滞血瘀	100	13.23	气滞痰阻	12	1.59
气阴两虚	85	11.25			

（3）中医分类证型：将中医基本证型分为虚证、实证和虚实夹杂证三类，756 例登记注册 AMI 患者的中医分类证型分布显示，虚证患者共计 174 例，占所有观察病例的 23.02%，实证患者 280 例，占全部观察病例的 37.04%，虚实夹杂患者共计 484 例，占全部观察病例的 64.02%，不详者 18 例，占全部观察病例的 2.4%，分类证型分布情况见表 4-2-39。

表 4-2-39　区县中医医院 AMI 患者中医分类证型分布

分类证型	例数	百分比(%)	分类证型	例数	百分比(%)
虚实夹杂证	484	64.02	虚证	174	23.03
实证	280	37.04	不详	18	2.38

（4）中医证候寒热证型：756 例急性心肌梗死患者的寒热证型分布显示，证候偏寒者 133 例，占全部观察病例的 17.59%，证候偏热者 40 例，占全部观察病例的 5.29%，寒热混杂者 26 例，占全部观察病例的 3.44%，寒热证型记载不明的患者 319 例，占全部观察病例的 42.20%，寒热证型分布情况见表 4-2-40。

表 4-2-40   区县中医医院 AMI 患者寒热证型分布情况

寒热分型	例数	百分比(%)	寒热分型	例数	百分比(%)
证候偏寒	133	17.59	寒热混杂	26	3.44
证候偏热	40	5.29	寒热不明	319	42.20

4. 入院治疗情况

（1）早期再灌注治疗：早期再灌注治疗是指急性心肌梗死后早期血管再通，包括溶栓治疗、急诊 PCI 及急诊 CABG。756 例急性心肌梗死患者中行静脉溶栓患者 194 例，占全部观察病例的 25.66%，急诊 PCI 26 例，占全部观察病例的 3.44%，无急诊 CABG 患者。总的接受早期再灌注治疗患者共计 220 例（240 例次），占全部观察病例的 29.10%。早期再灌注治疗情况见表 4-2-41。

表 4-2-41   区县中医医院 AMI 患者再灌注治疗情况

方式	例数	百分比(%)	方式	例数	百分比(%)
溶栓	194	25.66	补救 PCI	20	2.65
急诊 PCI	26	3.44	急诊 CABG	0	0

（2）血运重建治疗：血运重建治疗包括住院期间各种类型 PCI 手术及 CABG。

PCI 手术包括：急诊 PCI、补救 PCI 及择期 PCI 手术。756 例注册 AMI 患者中行 PCI 手术者共计 81 例，占全部观察病例的 10.72%，其中急诊 PCI 26 例，占全部观察病例的 3.44%，补救 PCI 20 例，占全部观察病例的 2.65%，择期 PCI 35 例，占全部观察病例的 4.63%，未行 PCI 手术者 658 例，占全部观察病例的 87.04%，不详者 17 例，占全部观察病例的 2.25%。CABG 包括急诊 CABG 及择期 CABG，未行 CABG 患者。总的接受血运重建治疗患者共 81 例，占全部观察病例的 10.72%，血运重建治疗详见表 4-2-42。

表 4-2-42   区县中医医院 AMI 患者血运重建治疗所占比例

方式	例数	百分比(%)	方式	例数	百分比(%)
急诊 PCI	26	3.44	择期 PCI	35	4.63
补救 PCI	20	2.65	择期 CABG	0	0

（3）西药干预情况

1)《急性心肌梗死诊断和治疗指南》推荐药物：756 例急性心肌梗死患者中使用阿司匹林患者 709 例，占全部观察病例的 93.78%，未用阿司匹林患者 44 例，占全部观察病例的 5.82%，不详者 3 例，占全部观察病例的 0.40%；使用低分子肝素患者 660 例，占全部观察病例的 87.30%，未用低分子肝素患者 93 例，占全部观察病例的 12.30%，不详者 3 例，占全部观察病例的 0.40%；使用调脂药患者 588 例，占全部观察病例的 77.78%，未用调脂药物患者 165 例，占全部观察病例的 21.83%，不详者 3 例，占全部观察病例的 0.40%；使用硝酸酯类患者 582 例，占全部观察病例的 76.98%，未用硝酸酯类患者 171 例，占全部观察病例的 22.62%，不详者 3 例，占全部观察病例的 0.40%；使用 ACEI 与 ARB 的患者 506 例，占全部观察病例的66.93%,未使用ACEI与ARB的患者243,占全部观察病例的32.14%,不详者7例,占全部观察病例的0.93%;使用β受体拮抗剂患者445例,占全部观察病例的58.86%,未用β受体拮抗剂患者308例,占全部观察病例的40.74%,不详者3例,占全部观察病例的0.40%;使用氯吡格雷患者274例,占全部观察病例的36.24%,未用氯吡格雷患者474例,占全部观察病例的62.70%,不者详8例,占全部观察病例的1.06%。《急性心肌梗死诊断和治疗指南》推荐药物使用情况详见表4-2-43。

表4-2-43　区县中医医院AMI患者《急性心肌梗死诊断和治疗指南》推荐药物使用情况

药物	例数	百分比(%)	药物	例数	百分比(%)
阿司匹林	709	93.78	ACEI/ARB	506	66.93
低分子肝素	660	87.30	β受体拮抗剂	445	58.86
调脂药	588	77.78	氯吡格雷	274	36.24
硝酸酯类	582	76.98			

2)其他药物:756例注册AMI患者中,使用利尿剂患者228例,占全部观察病例的30.16%,未用利尿剂患者525例,占全部观察病例的69.44%,不详者3例,占全部观察病例的0.40%;使用抗心律失常药患者126例,占全部观察病例的16.67%,未用抗心律失常药患者624例,占全部观察病例的82.54%,不详者6例,占全部观察病例的0.79%;使用极化液患者112例,占全部观察病例的14.81%,未用极化液患者641例,占全部观察病例的84.79%,不详者3例,占全部观察病例的0.40%;使用钙通道阻滞剂患者73例,占全部观察病例的9.66%,未用钙通道阻滞剂患者680例,占全部观察病例的89.95%,不详者3例,占全部观察病例的0.40%;使用洋地黄类强心药患者46例,占全部观察病例的6.08%,未用洋地黄类强心药患者707例,占全部观察病例的93.52%,不详者3例,占全部观察病例的0.40%;使用非洋地黄类强心药患者33例,占全部观察病例的4.37%,未用非洋地黄类强心药患者720例,占全部观察病例的95.24%,不详者3例,占全部观察病例的0.40%;使用普通肝素患者9例,占全部观察病例的1.19%,未用普通肝素患者737例,占全部观察病例的97.49%,不详者10例,占全部观察病例的1.32%,其他药物使用情况详见表4-2-44。

表4-2-44　区县中医医院AMI患者其他药物使用情况

药物	例数	百分比(%)	药物	例数	百分比(%)
利尿剂	228	30.16	洋地黄类	46	6.08
抗心律失常药	126	16.67	非洋地黄类	33	4.37
极化液	112	14.81	普通肝素	9	1.19
CCB	73	9.66			

(4)中药干预情况:756例注册AMI患者中,使用中药静脉制剂患者670例,占所有观察病例的88.62%,未使用中药静脉制剂者83例,占全部观察病例的10.98%,不详者3例,占全部观察病例的0.40%;使用口服中成药患者111例,占全部观察病例的14.68%,未口服中成

药患者 641 例,占全部观察病例的 84.79%,不详者 4 例,占全部观察病例的 0.53%;使用口服汤剂患者 151 例,占全部观察病例的 19.97%,未用中药汤剂患者 605 例,占全部观察病例的 80.03%。中药使用情况见表 4-2-45。

表 4-2-45　区县中医医院 AMI 患者中药使用情况

中药剂型	例数	百分比(%)	中药剂型	例数	百分比(%)
静脉制剂	670	88.62	中药汤剂	151	19.97
口服中成药	111	14.68			

1) 中药静脉制剂使用情况:756 例患者共有 670 例使用中药静脉制剂,总使用率 88.62%,共涉及不同商品名中药静脉制剂 18 种,使用频度超过 5.00% 的静脉制剂是丹参制剂、丹红注射液、苦碟子注射液、舒血宁注射液、生脉注射液,中药静脉制剂使用情况见表 4-2-46。

表 4-2-46　区县中医医院 AMI 患者中药静脉制剂使用情况

常用中药静脉制剂	频次	常用中药静脉制剂	频次
丹参制剂	238	舒血宁注射液	77
丹红注射液	130	生脉注射液	47
苦碟子注射液	105		

2) 口服中成药使用情况:756 例患者共有 111 例使用中成药,总使用率 14.68%,共涉及不同商品名中成药共计 27 种,使用频度超过 5 次的口服中成药是新清宁片、复方丹参滴丸、麝香保心丸、通心络,中成药使用情况详见表 4-2-47。

表 4-2-47　区县中医医院 AMI 患者中成药使用情况

常用中成药	频次	常用中成药	频次
新清宁片	21	麝香保心丸	13
复方丹参制剂	18	通心络	8

将上述中成药分类,分为:①泻下剂:包括新清宁、便通胶囊、麻仁软胶囊、复方芦荟胶囊;②扶正剂:生脉饮;③祛瘀类:复方丹参制剂、通心络、速效救心丸;④止咳化痰剂:复方鲜竹沥液。

3) 中药汤剂使用情况:756 例患者共有 151 例使用中药汤剂,总使用率 19.97%,常用方剂为桃红四物汤、瓜蒌薤白半夏汤,使用频度高的前 10 种中草药是丹参、瓜蒌、川芎、桃仁、当归、红花、赤芍、半夏、陈皮、薤白,中草药使用情况详见表 4-2-48。

5. 住院期间病死率　756 例 AMI 注册患者中共有 77 例发生死亡,总病死率 10.19%,其中心源性死亡 71 例,心源性病死率 9.39%;非心源性死亡 6 例,非心源性病死率 0.79%。病死率情况详见表 4-2-49。

表 4-2-48　区县中医医院 AMI 患者常用中草药及使用频次

常用中成药	频次	常用中成药	频次
丹参	121	红花	81
瓜蒌	98	赤芍	68
川芎	89	半夏	64
桃仁	88	陈皮	55
当归	87	薤白	54

表 4-2-49　区县中医医院 AMI 患者病死率情况

死亡原因	例数	百分比(%)
心源性死亡	71	9.39
非心源性死亡	6	0.79

（1）与病死率相关一般临床资料的单因素分析

1）年龄与病死率：45 岁以下年龄组死亡 1 例，占本年龄组病例的 2.50%；45~65 岁年龄组死亡 15 例，占本年龄组病例的 5.88%；65~85 岁死亡 48 例，占本年龄组病例的 13.87%；大于 85 岁年龄组死亡 10 例，占本年龄组病例的 40.00%。不同年龄组病死率之间差异具有统计学意义（χ^2=43.287，$P<0.001$）。不同年龄分层病死率情况详见表 4-2-50。

表 4-2-50　不同年龄分层病死率情况

年龄分层	死亡例数	百分比(%)	χ^2 值	P 值
<45	1	2.50	43.287	<0.001
45~65	15	5.88		
65~85	48	13.87		
>85	10	40.00		

2）性别与病死率：男性患者中 41 例死亡，病死率 8.97%；女性患者中 36 例死亡，病死率为 12.04%。男女性别的病死率之间无显著统计学差异（χ^2=1.860，$P>0.05$）。不同性别病死率情况详见表 4-2-51。

表 4-2-51　不同性别病死率情况

性别	死亡例数	百分比(%)	χ^2 值	P 值
男性	41	8.97	1.860	0.173
女性	36	12.04		

3）危险因素与病死率：统计结果显示 AMI 病死率与吸烟、饮酒、血脂异常显著相关，与高血压、糖尿病、冠心病史、脑卒中病史、心梗次数无关。危险因素与病死率相关情况详见表 4-2-52。

表 4-2-52　危险因素与病死率

危险因素	是/否	例数	死亡例数	病死率(%)	χ^2 值	P 值
吸烟 *	是	212	9	4.25	16.545	0.001
	否	469	64	13.65		
饮酒 *	是	130	8	6.15	8.237	0.016
	否	545	66	12.11		
血脂异常 *	是	69	1	1.45	6.674	0.036
	否	441	51	11.56		
高血压	是	378	41	10.85	1.062	0.588
	否	282	29	10.28		
糖尿病	是	169	25	14.79	5.239	0.073
	否	483	44	9.11		
冠心病史	是	248	32	12.9	3.568	0.168
	否	393	37	9.41		
脑卒中史	是	211	25	11.85	1.653	0.799
	否	467	45	9.64		
心梗次数	1 次	661	68	10.29	1.408	0.704
	2 次	83	9	10.84		
	3 次	5	0	0		

*$P<0.05$

4）AMI 并发症与病死率：对所有 AMI 患者病死率与并发症情况进行分析，并发有心律失常、心力衰竭、低血压心源性休克、梗死后心绞痛的患者的病死率均明显高于无并发症的患者。提示 AMI 住院病死率与 AMI 并发症情况有关。AMI 并发症与病死率的关系详见表 4-2-53。

表 4-2-53　AMI 并发证与病死率的关系

并发症	是\否	例数	死亡例数	病死率(%)	χ^2 值	P 值
心律失常 *	有	169	41	24.26	47.847	0.000
	无	523	34	6.5		
心力衰竭 *	有	176	48	27.27	73.481	0.000
	无	517	27	5.22		
心源性休克 *	有	111	60	54.05	273.788	0.000
	无	582	16	2.75		
梗死后心绞痛 *	有	62	13	20.97	11.64	0.003
	无	628	62	9.87		

*$P<0.05$

（2）与病死率相关治疗措施的单因素分析：将再灌注治疗、药物治疗逐一与病死率进行卡方检验，结果显示：接受血运重建的患者的病死率明显降低；使用阿司匹林、氯吡格雷、ACEI/ARB、β受体拮抗剂、低分子肝素、降脂药、硝酸酯类、中药静脉制剂、中成药的患者与AMI病死率呈负相关；使用抗心律失常药物的患者与AMI病死率呈正相关；使用洋地黄类药物、利尿剂、极化液、普通肝素、CCB患者与AMI病死率无关，差异无统计学意义。与病死率相关治疗措施的单因素分析详见表4-2-54。

表4-2-54 与病死率相关治疗措施的单因素分析

治疗措施	使用情况	死亡例数	病死率(%)	χ^2值	P值
早期再灌注	行	14	7.22	5.216	0.074
	未行	63	11.6		
血运重建 *	行	1	1.19	10.503	0.005
	未行	76	11.57		
阿司匹林 *	使用	58	8.18	50.275	0.000
	未用	18	40.91		
氯吡格雷 *	使用	12	4.84	17.616	0.001
	未用	63	13.29		
β受体拮抗剂 *	使用	29	6.52	16.974	0.000
	未用	47	15.26		
ACEI/ARB*	使用	30	6.36%	21.074	0.000
	未用	46	16.37%		
低分子肝素 *	使用	45	6.82%	64.412	0.000
	未用	31	33.33%		
降脂药 *	使用	32	5.44%	65.213	0.000
	未用	44	26.67%		
硝酸酯 *	使用	50	8.59%	8.084	0.018
	未用	26	15.20%		
普通肝素	使用	1	20.00%	0.981	0.806
	未用	75	10.18%		
抗心律失常药 *	使用	23	18.25%	11.195	0.004
	未用	53	8.49%		
钙通道阻滞剂	使用	12	16.44%	5.322	0.070
	未用	64	9.41%		
洋地黄	使用	7	15.22%	3.171	0.205
	未用	69	9.76%		

续表

治疗措施	使用情况	死亡例数	病死率(%)	χ^2 值	P 值
非洋地黄类强心药	使用	6	18.18%	4.233	0.120
	未用	70	9.72%		
利尿剂	使用	24	10.53%	1.831	0.400
	未用	52	9.90%		
极化液	使用	11	9.82%	1.775	0.412
	未用	65	10.14%		
中药静脉制剂 *	使用	62	9.25%	6.444	0.040
	未用	14	16.87%		
中成药 *	使用	5	4.50%	6.100	0.047
	未用	71	11.08%		
中药汤剂	使用	12	7.95%	1.033	0.309
	未用	65	10.74		

*$P<0.05$

(3) 多因素分析:将再灌注治疗、药物治疗及患者一般资料代入 Logistic 回归统计模型中进行多因素综合分析。

结果:患者入院一般资料中 AMI 病死率升高的影响因素(以危险度从高到低排序)包括心源性休克、性别、年龄、心功能;治疗状况中病死率降低的影响因素(贡献度从高到低排序)包括阿司匹林、降脂药、再灌注治疗、中药静脉制剂,其他各项一般状况及治疗措施差异无统计学意义。其他各项一般状况及治疗措施差异无统计学意义,本应剔除,但为了表现影响 AMI 一般情况及治疗状况的全貌,差异无统计学意义者也在此全部列出,有意义各因素继续进入下一步回归方程。AMI 病死率与影响因素多因素分析详见表 4-2-55。

表 4-2-55　AMI 病死率与影响因素多因素分析

影响因素	偏回归系数	P 值	OR 值 Exp(β)	OR 的 95% CI
心源性休克 *	-2.495	0.000	0.082	0.049,0.139
性别 *	0.561	0.031	1.753	1.053,2.919
年龄分层 *	0.246	0.028	1.279	1.027,1.592
心功能 *	0.219	0.007	0.245	1.063,1.459
吸烟	0.166	0.213	1.18	0.909,1.531
饮酒	-0.129	0.377	0.858	0.659,1.171
冠心病史	-0.066	0.398	0.884	0.804,1.091
高血压	-0.005	0.969	0.968	0.782,1.267

续表

影响因素	偏回归系数	P 值	OR 值 Exp（β）	OR 的 95% CI
高脂血症	0.009	0.852	1.009	0.916,1.112
糖尿病	0.054	0.656	1.056	0.831,1.341
阿司匹林 *	1.387	0.009	4.002	1.417,11.302
降脂药 *	1.308	0.001	3.700	1.698,8.064
再灌注治疗 *	0.947	0.030	2.578	1.098,6.053
中药静脉制剂 *	0.496	0.006	1.643	1.152,2.343
ACEI/ARB	0.208	0.597	1.232	0.570,2.664
β 受体拮抗剂	−0.025	0.949	0.975	0.446,2.132
钙通道阻滞剂	−0.827	0.097	0.437	0.165,1.163
硝酸酯类	−0.133	0.731	0.875	0.410,1.867
抗心律失常药	−0.126	0.663	0.882	0.502,1.550
利尿剂	0.523	0.166	1.688	0.804,3.541

*$P<0.05$

（五）讨论

1. 一般入院状况分析 本次调查显示：2006—2009 年北京地区区县中医医院 AMI 患者的平均发病年龄 65.33 岁，其中以大于 65 岁年龄段的发病比例占到总人数的 49.07%，即将近一半的区县中医医院 AMI 患者为老年患者。

在性别方面，男性患者 457 例，占全部观察病例的 60.45%；女性患者 299 例，占全部观察病例的 39.55%，男女比例为：1.53∶1。

既往病史方面，本次调查显示：区县中医医院 AMI 患者中明确记载既往伴高脂血症者 69 例，占全部观察病例的 13.53%，记录不详者 246 例，占全部观察病例的 32.54%，即将近 1/3 的区县中医医院 AMI 患者既往高脂血症病史记录不详，提示区县中医医院对血脂情况关注不够，分析其原因，考虑与区县中医医院 AMI 规范化治疗尚存在一定差距有关，亦可能与区县中医医院患者人群经济水平有关。

发病特点方面，区县中医医院 AMI 患者入院心电图显示 ST 段抬高的患者占多数，占全部观察病例的 67.46%，49.74% 患者入院心电图已出现 Q 波，从心肌梗死的部位看，以前壁及下壁心梗多发，分别占所有发病患者的 57.41% 及 45.37%。

2. 治疗状况分析 再灌注治疗（reperfusion therapy）始于 1959 年，在 20 世纪 80 年代在全球开始广泛开展，目前再灌注治疗已成为治疗 AMI 最重要的手段。再灌注治疗有较强的时效性，越早进行再灌注治疗，越能更好地挽救病变血管，减少心肌梗死面积，对 AMI 预后具有重要的作用。2006—2009 年北京地区区县中医医院的早期再灌注治疗率为 29.10%，血运重建治疗率为 10.72%，分析其早期再灌注的组成，溶栓的比例占 25.66%，急诊 PCI 的比例占 3.44%，无急诊 CABG 患者。区县中医医院早期再灌注治疗主要以溶栓为主，急诊 PCI 所占比例较低,分析其原因,考虑与区县地区中医院 PCI 硬件水平及技术水平较低有关,首发基金课题组 2005 年调查北京地区 13 家中、西医院对比,三甲中医院急诊 PCI 比例为 11.8%,三甲西医院急诊 PCI 比例为 20.4%,提示区县中医院院在再灌注治疗技术方面尤其是 PCI 技术方面与三甲中西医院尚存在较大差距,亟待加强。

《急性心肌梗死诊断和治疗指南》推荐药物中,阿司匹林的使用率为 93.78%,低分子肝素的使用率为 87.30%,调脂药的使用率为 77.78%,硝酸酯类药物的使用率为 76.98%,ACEI/ARB 的使用率为 66.93%,β 受体拮抗剂的使用率为 58.86%,氯吡格雷的使用率为 36.24%。区县中医医院氯吡格雷使用率低考虑有以下原因:区县中医医院 PCI 比例较低,双联抗血小板应用较少;区县中医医院在治疗观念上与规范化治疗据《急性心肌梗死诊断和治疗指南》尚存在一定的差距;氯吡格雷价钱偏高,区县中医医院患者的经济水平不能承受。上述结果表明:北京地区区县中医医院在强化抗血小板、β 受体拮抗剂、ACEI/ARB 等一线药物的使用上仍需继续推广,区县中医医院贯彻《急性心肌梗死诊断和治疗指南》的力度尚待进一步提高。

AMI 的中医药治疗包括中药静脉制剂、中成药和中药汤剂。区县中医医院中药静脉制剂的使用率为 88.62%,中成药的使用率为 14.68%,中药汤剂的使用率为 19.97%。中药静脉制剂主要以益气、活血的治法为主,其中以益气作用为主的药物是生脉注射液;以活血作用为主的药物是丹参制剂、复方丹参制剂、丹红注射液。研究使用的中药静脉制剂的主治功效基本符合临床及文献研究中 AMI 主要的临床证型——气虚血瘀证。

王硕仁对 1999—2001 年北京地区中西医院 AMI 患者调查显示,将降低 AMI 病死率的因素由强到弱排序,前三位依次为再灌注治疗、调脂药物、中药静脉制剂,提示中药静脉制剂对降低 AMI 病死率有贡献;2002—2005 年课题组对北京地区中医院 AMI 患者进行调查,结果显示在 Logistic 回归中,中药静脉制剂在降低 AMI 病死率方面排名第三。2005 年课题组对北京地区中西医院对比显示,中药静脉制剂在降低病死率方面位于 ACEI 及降脂药之后,排在第三位;1999—2008 年对北京地区三级甲等中医医院 AMI 患者趋势分析显示:中药静脉制剂在降低病死率方面位于 ACEI 及降脂药之后,排在第四位,郑丽 Meta 分析结果亦表明:急性期急性心肌梗死患者应用中药静脉制剂辅助治疗可以降低病死率和提高再通率。中药静脉制剂目前得到了广泛使用,分析其原因,一是中药静脉制剂使用方便、起效速度快,AMI 作为临床急危重症,要求在施治的过程中选择的药物具有良好的实效性和操作的简易性,以保证在最短的时间内对危重患者进行抢救;中药静脉制剂是将中药的有效成分进行提纯的药物制剂,其有效成分相对单一,较利于临床使用疗效的评价和符合进行药物实验的要求;二是本课题组多项研究显示中药静脉制剂有降低病死率作用。

2006—2009 年区县中医医院 AMI 患者使用的不同商品名中成药共计 27 种,其中新清宁片、复方丹参滴丸、麝香保心丸、通心络为使用频度的前四位。由于 AMI 患者急性期需卧床休息,卧床易导致肠蠕动减慢,大便秘结,用力排便则加重 AMI 患者心脏负荷,故润肠通便是治疗 AMI 兼症的重要环节,加用中成药是常用方法之一。这提示中成药在改善 AMI 患者症状方面起到了一定作用。

中药汤剂治疗具有个体化的特点,即根据每个患者不同的症状、病机进行辨证论治,选择适合的治疗原则和主方,并根据具体情况加减用药。中药汤剂主要以活血法为主,使用频次较高的中药包括丹参、瓜蒌、川芎、桃仁、当归、红花、赤芍、半夏、陈皮、薤白,将上述中药组合,可以组合成桃红四物汤、瓜蒌薤白半夏汤两个常用方。区县中医医院中药汤剂使用率为19.97%,即仅约 1/5 的患者使用了中药汤剂,中药汤剂具有个体化治疗及对机体进行整体调节的特点,区县中医院在 AMI 的治疗上尚需进一步发挥中医特色。

3. 中医证素分析

(1) 基本证素:证素,即辨证的基本要素,是辨证的关键,证素是根据中医学理论而提炼出的具体诊断单元。本次调查显示区县中医医院 AMI 患者基本证素出现频次按大小依次为血瘀证、气虚证、痰阻证、气滞证、阴虚证、血虚证、阳虚证、寒凝证。虚证以气虚所占比例最大,实证以血瘀所占比例最大。此结果与课题组以前调查结果一致。临床证型以气虚血瘀所占比例最大,血瘀痰阻次之,基本符合临床及文献研究中 AMI 主要的临床证型。

(2) 分类证候:将中医基本证型分为虚证、实证和虚实夹杂证。区县中医医院 AMI 患者分类证型以虚实夹杂证为主,实证次之,单纯虚证相对出现较少。这与课题组之前关于 AMI 患者证候研究相符。寒热辨证中寒热不明的患者占全部病例的42.20%,即将近一半的患者寒热辨证不明确,提示区县中医医院在 AMI 的中医辨证中,对寒热辨证重视程度不够,应对寒热辨证加以重视,进一步规范八纲辨证。

4. 病死率分析

(1) 一般状况与病死率:本研究中区县中医医院的 AMI 患者病死率为 10.19%,死亡原因以心源性死亡为主。随年龄分层的增长,AMI 住院患者病死率逐渐上升,超过 85 岁的高龄患者住院病死率达到 40.00%。

本次研究显示,吸烟、饮酒与 AMI 患者住院病死率呈负相关。吸烟患者病死率低于不吸烟患者,饮酒患者病死率低于不饮酒患者。Barbash 等研究发现,在急性心肌梗死溶栓治疗中出现吸烟者预后明显好于无吸烟者的"吸烟者矛盾"现象(smoker's paradox)。无吸烟组的住院率和 30 天病死率(分别为 9.9%、10.3%)明显高于吸烟组(分别为 3.7%、4.0%),两者 P 均 <0.001,住院并发症也明显多。最后分析发现吸烟组年龄明显低于无吸烟组(平均低 11 岁),且吸烟组男性居多,合并其他疾病及冠状动脉病变严重情况均好于无吸烟组。亦有研究显示,有吸烟史的 AMI 患者预后反而好于非吸烟者,可能是由于吸烟可以激活内源性凝血系统,使部分冠脉病变较为局限的患者发生心肌梗死,吸烟者与非吸烟者相比多支病变更为少见。首发基金课题组既往 2002—2005 年北京地区中医院单因素分析、2005 年北京地区中西医院对比单因素分析及北京地区三级甲等中医医院 1999—2008 年 10 年趋势单因素分析研究结果皆显示,AMI 患者病死率与吸烟呈负相关。吸烟是冠心病发病的重要危险因素,但吸烟对 AMI 预后的影响应该进一步研究。在饮酒方面,大多数流行病学研究结果是:轻、中度饮酒对心血管系统无害,甚至有保护作用(减少发病危险);不饮酒(包括从不饮酒和戒酒者)和重度饮酒者心血管病发病危险升高。60 多个前瞻性研究表明,适度饮酒对心脏具有保护作用,可降低冠心病和缺血性脑卒中的危险。经常少量或中度饮酒与心肌梗死发生率、冠心病病死率、猝死和心绞痛的发生均呈负相关,此现象无地区和种族特异性,冠心病死亡的危险性可降低 30%。但是长期大量饮酒(>60g/d 酒精)使总病死率和各种类型脑卒中的危险性增加。酒精对心脏的保护作用可能与以下的机制有关:增加血清 HDL-C 水平;降低血小板凝集或凝血;促进纤溶;有些酒精中含有多酚类物质,具有抗氧化剂或血小板抑制剂的特性。

血脂异常与 AMI 患者的病死率呈负相关,考虑原因为血脂资料不详患者过多,从而干扰了对病死率影响的分析,亦提示患者入院前对血脂情况关注不够有关。血脂又包括胆固醇、甘油三酯、低密度脂蛋白、高密度脂蛋白,载脂蛋白 a 等,以后的研究中对于高脂血症史的调查有待进一步细化,以期做出进一步的分析。

高血压、糖尿病、冠心病史、脑卒中病史、心梗次数异常未显示临床意义,可能与本组资料中既往病史及伴发疾病情况不详患者比例较高有关,提示区县中医医院可能对 AMI 患者的既往病史及伴发疾病状态关注不够。

并发症方面,单因素分析显示 AMI 临床并发症(包括心律失常、心力衰竭、梗死后心绞痛等)均与病死率高度相关。

(2) 治疗状况与病死率的单因素分析:与病死率相关治疗措施分析结果显示,血运重建治疗有降低病死率的作用,接受血运重建治疗患者的病死率仅为 1.19%,而未行血运重建治疗患者的病死率高达 11.57%,体现了血运重建对 AMI 患者预后产生的影响较为明显。

《急性心肌梗死诊断和治疗指南》推荐药物阿司匹林、氯吡格雷、β 受体拮抗剂、ACEI/ARB、低分子肝素、降脂药及硝酸酯类均起到了降低病死率的作用。

其他药物中抗心律失常药物与病死率相关,考虑入院后使用抗心律失常药的患者多存在严重的心律失常,与病死率密切相关,故使用抗心律失常药物的患者病死率较高。而普通肝素、洋地黄、利尿剂、极化液和钙通道阻滞剂未产生使 AMI 病死率显著改变的作用。

单因素分析结果显示,中药静脉制剂、中成药均起到了降低病死率的作用。

单因素分析只是把分析因素作为单独的因素与病死率纳入方程进行分析,而其中包含众多混杂因素,应进行多因素的数据分析以排除混杂因素的干扰,上述结果有待多因素回归分析加以验证。

(3) 与病死率相关的多因素分析:在住院一般情况及危险因素方面,使 AMI 病死率升高的因素为:心源性休克 > 性别 > 年龄的增长 > 心功能不全。心源性休克的相对危险度为 2.495,发生心源性休克的患者比不发生心源性休克的患者病死率升高 0.082 倍;性别的相对危险度为 0.561,女性患者比男性患者的病死率高 1.753 倍;年龄的相对危险度为 0.246,年龄的增加使 AMI 的病死率增高 1.279 倍;心功能不全的相对危险度为 0.219,心功能每增加一级患者病死率升高 0.245 倍。而此次调查中显示吸烟史、饮酒史、冠心病史、高血压、血脂异常、糖尿病在多因素统计中未表现出明显统计学差异。

在治疗方面,可有效降低病死率的因素为:阿司匹林 > 降脂药 > 再灌注治疗 > 中药静脉制剂。阿司匹林的相对危险度为 1.387,未使用阿司匹林的患者比使用阿司匹林患者的病死率升高 4.002 倍;降脂药的相对危险度为 1.308,未用降脂药患者比使用降脂药患者病死率高 3.700 倍;再灌注治疗的相对危险度为 0.947,未接受再灌注治疗患者比接受再灌注治疗患者病死率高 2.578 倍;中药静脉制剂的相对危险度为 0.496,未用中药静脉制剂患者比使用中药静脉制剂患者的病死率高 1.643 倍。

单因素分析中与病死率相关的 ACEI/ARB、β 受体拮抗剂、硝酸酯类、氯吡格雷、低分子肝素及抗心律失常药物等各项治疗措施差异无统计学意义。中药静脉制剂无论是在单因素还是多因素都表现出明显的降低病死率的作用,且在各种降低病死率的治疗措施中位列第四位,本次调查再次印证了中药静脉制剂在 AMI 治疗中具有降低病死率的作用。

（六）结论

1. 北京地区区县中医医院急性心肌梗死住院患者以老年人群为主。

2. 中医证素分布以气虚、血瘀为主,气虚血瘀证是临床主要证型,虚实夹杂是主要证候特征,八纲辨证中对寒热辨证关注不够,应进一步重视。

3. 区县中医医院急性心肌梗死住院患者再灌注治疗以溶栓为主,PCI 所占比例较低,应广泛在区县中医医院普及以 PCI 为主的再灌注治疗手段,保证再灌注时间窗内患者可以得到及时治疗,以期有效降低区县中医医院 AMI 病死率。区县中医医院在强化抗血小板、β 受体拮抗剂、ACEI/ARB 等一线药物的使用上仍需继续推广,贯彻指南的力度尚待进一步提高。

4. 中药静脉制剂得到了广泛的应用,中药静脉制剂在 AMI 治疗中发挥了重要作用。

5. 与 AMI 病死率相关的 Logistic 回归分析显示:使 AMI 病死率升高的影响因素(以危险度从高到低排序)包括心源性休克、性别、年龄、心功能;使 AMI 病死率降低的影响因素(以危险度从高到低排序)包括阿司匹林、降脂药、再灌注治疗、中药静脉制剂。

三、全国范围内中医医院

（一）人口学特征

本次研究共收集有效病例 1 094 例,其中男性患者 718 名,占总病例数 65.63%;女性患者 376 名,占总病例数的 34.37%。总发病的平均年龄(65.96 ± 12.44)岁,其中年龄小于 45 岁共 77 例,占总病例数的 7.04%;46~65 岁共 382 例,占所有病例数的 34.92%;66~85 岁共 599 例,占所有病例数的 54.75%;大于 85 岁共 26 例,占所有病例数的 2.38%;10 例年龄不详,占所有病例数的 0.91%。具体年龄分布情况见表 4-2-56。

表 4-2-56　AMI 患者不同年龄段分布

年龄分层	例数	百分比（%）	年龄分层	例数	百分比（%）
<45 岁	77	7.04	>86 岁	26	2.38
46~65 岁	382	34.92	不详	10	0.91
66~85 岁	599	54.75			

男性患者发病的平均年龄为(63.26 ± 12.97)岁,女性患者为(71.12 ± 9.40)岁。对不同性别的患者发病平均年龄进行方差分析,得出 F 值 107.127,P<0.01,不同性别间的发病年龄差异具有统计学意义,男性患者的平均发病年龄年轻于女性患者。不同性别患者发病年龄情况见表 4-2-57。

从不同的年龄分层可以看出男性和女性患者在≥65 岁年龄段差异不大,在 <65 岁年龄段男性患者明显多于女性患者(表 4-2-58)。

表 4-2-57　AMI 患者不同性别发病年龄情况

性别	例数	平均年龄	标准差	F	P
男性	712	63.26	12.97	107.127	<0.001
女性	372	71.12	9.4		

表 4-2-58　AMI 患者不同性别各年龄段分布

性别	年龄分层			
	≤45 岁	46~65 岁	66~85 岁	>85 岁
男性	73	301	322	16
女性	4	81	277	10

(二) 危险因素及既往史

从危险因素方面看,吸烟患者 AMI 占所有入选病例的 30.71%;饮酒患者 AMI 占所有入选病例的 30.71%。在所有 AMI 患者中,有 516 例伴发高血压,占所有患者数的 47.17%,有 255 例伴发糖尿病,占所有患者数的 23.31%;有 223 例伴发高脂血症,占所有患者数的 20.38%。既往史中冠心病及脑卒中分别占总患者数的 38.30% 和 33.36%。具体分布状况见表 4-2-59。

表 4-2-59　AMI 相关危险因素

危险因素及家族史	病例数	百分比(%)	危险因素及家族史	病例数	百分比(%)
吸烟	336	30.71	血脂异常	223	20.38
饮酒	157	14.35	既往冠心病史	419	38.30
高血压	516	47.17	既往脑卒中病史	365	33.36
糖尿病	255	23.31			

(三) 入院情况

1. 心梗及再梗次数　调查所有入院患者统计入院心梗次数,首次心梗占总比例的 84.46%,而二次再梗的只占 9.96%,三次再梗的只占 1.01%,不详的占 4.57%(表 4-2-60)。

表 4-2-60　AMI 患者本次心梗次数情况

心梗次数	例数	百分比(%)	心梗次数	例数	百分比(%)
第一次	924	84.46	第三次	11	1.01
第二次	109	9.96	不详	50	4.57

2. 入院心电图情况　本次统计的病例中以 ST 段抬高型心梗患者居多,共 761 例,占所有病例的 69.56%。入院心电图出现 Q 波患者共 606 例,占所有病例数的 55.39%。入院心电图描述详见表 4-2-61、表 4-2-62。

表 4-2-61　AMI 患者心电图情况

心电图情况	例数	百分比(%)	心电图情况	例数	百分比(%)
ST 抬高	761	69.56	不详	22	2.01
非 ST 抬高	311	28.43			

表 4-2-62　AMI 患者心电图情况

Q 波情况	例数	百分比(%)	Q 波情况	例数	百分比(%)
Q 波	606	55.39	不详	33	3.02
无 Q 波	455	41.59			

3. **心梗部位**　从心肌梗死部位来看,患者数从多到少排序为:下壁 > 广泛前壁 > 前间隔 > 局限前壁 > 右室 > 侧壁 > 后壁 > 前侧壁。梗死部位的频度分布见表 4-2-63。

表 4-2-63　AMI 患者梗死部位分布

心梗部位	例数	百分比(%)	心梗部位	例数	百分比(%)
前间隔	204	18.65	侧壁	84	7.68
局限前壁	190	17.37	下壁	493	45.06
前侧壁	73	6.67	后壁	79	7.22
广泛前壁	261	23.86	右室	91	8.32

(四) 并发症情况

1. **入院伴发心律失常**　共有 377 名 AMI 患者入院时发生了心律失常,占所有病例数的 34.46%,从心律失常的分型上看,患者数从多到少排序:窦性心动过缓或窦房传导阻滞 > 窦性心动过速或室上性心动过速 > 频发室性期前收缩 > 心房颤动、心房扑动 > 三度房室传导阻滞 > 室性心动过速、室颤 > 二度房室传导阻滞。心律失常情况详见表 4-2-64、表 4-2-65。

表 4-2-64　AMI 患者心律失常

心律失常	例数	百分比(%)	心律失常	例数	百分比(%)
出现心律失常	377	34.46	不详	20	1.83
未出现心律失常	697	63.71			

表 4-2-65　AMI 患者心律失常分型

心律失常类型	例数	百分比(%)
窦性心动过缓或窦房传导阻滞	102	9.32
二度房室传导阻滞	21	1.92
三度房室传导阻滞	31	2.83

续表

心律失常类型	例数	百分比(%)
窦性心动过速或室上性心动过速	97	8.87
心房颤动、心房扑动	64	5.85
频发室性期前收缩	74	6.76
室性心动过速、心室颤动	25	2.29

2. 心功能状况   入选病例心功能情况:Killip 分级 I 级 593 例,II 级 218 例,III 级 218 例,IV 级 218 例,不详 130 例(表 4-2-66)。

表 4-2-66   AMI 患者 Killip 分级情况

分级	例数	百分比(%)	分级	例数	百分比(%)
I	593	54.20	IV	50	4.57
II	218	19.93	不详	130	11.88
III	103	9.41			

NYHA 分级 I 级 208 例,II 级 265 例,III 级 186 例,IV 级 138 例,不详 297 例(表 4-2-67)。

表 4-2-67   AMI 患者 NYHA 分级情况

分级	例数	百分比(%)	分级	例数	百分比(%)
I	208	19.01	IV	138	12.61
II	265	24.22	不详	297	27.15
III	186	17.00			

(五) 中医证候

中医证候方面显示实证以血瘀、痰阻为主,分别占总病例数的 78.06%、42.96%;虚证以气虚、心阴虚为主,分别占总病例数的 62.43%、21.12%(表 4-2-68)。

表 4-2-68   AMI 患者中医证候分布

证候	例数	百分数(%)	证候	例数	百分数(%)
气虚	683	62.43	肝肾阴虚	18	1.65
心阴虚	231	21.12	阳脱	24	2.19
心阳虚	85	7.77	气滞	106	9.69
心血虚	59	5.39	血瘀	854	78.06
心肾阳虚	41	3.75	寒凝	61	5.58
脾肾气虚	29	2.65	痰阻	470	42.96

(六) 入院治疗情况

1. 再灌注治疗情况   入选病例中共有 616 例患者明确未进行再灌注治疗,478 例患者进行了再灌注治疗。其中 131 例次进行了溶栓治疗,占再灌注病例的 27.41%;387 例次患者进行了 PCI 治疗,占再灌注病例的 80.96%,8 例次患者进行了 CABG,占再灌注病例的 1.67%(表 4-2-69)。

表 4-2-69　AMI 患者再灌注治疗方式分布

方式	例数	百分比(%)	方式	例数	百分比(%)
溶栓	131	27.41	CABG	8	1.67
PCI	387	80.96			

溶栓:溶栓药物选择方面以静脉 UK 为多,共 102 例;采用链激酶(streptokinase,SK)及 r-tPA 分别为 11 例和 16 例。详见表 4-2-70。

表 4-2-70　AMI 患者溶栓药物选择分布

药物选择	例数	占溶栓的百分比(%)	药物选择	例数	占溶栓的百分比(%)
UK	102	77.86	r-tPA	16	12.21
SK	11	8.40	不详	2	1.53

PCI:在所有患者当中共有 224 例接受了急诊 PCI 治疗,占所有 PCI 病例的 57.88%;25 名患者接受了补救 PCI 治疗,占总 PCI 病例的 6.46%;136 名患者进行了择期 PCI 治疗,占总 PCI 病例的 35.14%(表 4-2-71)。

表 4-2-71　AMI 患者 PCI 方式分布

PCI 方式	例数	占所有 PCI 百分比(%)	PCI 方式	例数	占所有 PCI 百分比(%)
急诊 PCI	224	57.88	择期 PCI	136	35.14
补救 PCI	25	6.46	不详	2	0.52

2. **住院期间药物干预情况**　西药干预情况:药物使用中阿司匹林的使用率为 91.50%,噻氯匹啶及氯吡格雷的使用率为 66.45%,硝酸酯类的使用率为 70.66%,β 受体拮抗剂的使用率 66.27%,ACEI 的使用率为 66.00%,低分子肝素的使用率为 83.82%,普通肝素的使用率为 6.58%,调脂药的使用率为 76.14%。西药干预情况详见表 4-2-72。

表 4-2-72　AMI 患者西药干预分布

药物	例数	百分比(%)	药物	例数	百分比(%)
阿司匹林	1 001	91.50	极化液	303	27.70
低分子肝素	917	83.82	抗心律失常	256	23.40
调脂药	833	76.14	CCB	167	15.27
硝酸酯类	773	70.66	洋地黄类	140	12.80
噻氯匹啶及氯吡格雷	727	66.45	非洋地黄类	113	10.33
β 受体拮抗剂	725	66.27	ARB	100	9.14
ACEI	722	66.00	普通肝素	72	6.58
利尿剂	392	35.83			

(七) 中药干预情况

1. 有 946 例患者接受了中药制剂静脉滴注治疗,占所有病例数的 86.47%。涉及不同商品名静脉制剂 40 余种,使用频率超过 5% 的中药静脉制剂为生脉注射液、丹参类注射制剂(包括丹参粉针、丹参酮注射液、香丹注射液、复方丹参注射液)、三七类注射液(血栓通、血塞通)、参附注射液、刺五加等,具体情况如表表 4-2-73。单独或组合成三种主要治法:益气法(612 例)、活血法(335 例)、益气养阴法(458 例)(表 4-2-73)。

表 4-2-73　AMI 患者中药静脉制剂使用情况

常用中药静脉制剂	使用频次	常用中药静脉制剂	使用频次
生脉注射液	520 次	参附注射液	68 次
丹参类注射制剂	305 次	刺五加注射液	29 次
三七类注射液	185 次	灯盏花素	64 次

2. 中成药使用情况　1 094 例患者中共有 394 例患者使用中成药,总使用率为 36.01%,常用的中成药为复方芦荟软胶囊、麻仁软胶囊、通心络胶囊、复方丹参滴丸(片)、补心气口服液等,使用频率分别为 45 次、32 次、31 次、20 次及 17 次等。用以下治法为主:活血(245 例),益气(143 例),行气(116 例),化痰(75 例),养阴法(64 例),润肠通便法(50 例),温阳法(13 例),固脱法(3 例)。具体中成药使用情况见表 4-2-74(使用频次为 1 次的中成药未列出)。

表 4-2-74　AMI 患者中成药使用情况

常用中成药	使用频次	常用中成药	使用频次
复方芦荟软胶囊	45	麻仁软胶囊	32
通心络胶囊	31	复方丹参滴丸(片)	20
补心气口服液	17	参麦合剂	16
化瘀通脉胶囊	15	麦氏镇心痛口服液	10
稳心胶囊	7	银杏叶	6
参芪合剂	6	血府逐瘀胶囊	5
脑心康胶囊	5	复方鲜竹沥口服液	3
参松养心胶囊	2	六味安消丸	2

3. 中药汤剂　1 094 例患者中共有 575 例患者使用中药汤剂,总使用率为 52.56%。用以下治法为主:活血法(477 例)、益气法(332 例)、化痰法(303 例),行气法(202 例),养阴法(177 例),温阳法(76 例),固脱法(11 例)。常用方剂为生脉散、桃红四物汤、血府逐瘀汤、瓜蒌薤白白酒汤(瓜蒌薤白半夏汤)、二陈汤(温胆汤)等。使用频次排在前 10 位的中药依次为丹参 360 次,人参(党参、红参、太子参、西洋参)323 次,半夏 283 次,红花 268 次,瓜蒌 242 次,川芎 235 次,茯苓 227 次,甘草 226 次,麦冬 212 次,当归 205 次等,详见表 4-2-75。

表 4-2-75 AMI 患者中药使用情况

常用中草药	频次（次）	常用中草药	频次（次）
丹参	360	人参	323
半夏	283	红花	268
瓜蒌	242	川芎	235
茯苓	227	甘草/炙甘草	226
麦冬	212	当归	205
桃仁	203	黄芪	197
陈皮	189	赤芍	188
枳壳	187	白术	180
薤白	153	五味子	114
白芍	106	竹茹	88
生地黄	83	枳实	63

（八）AMI 住院期病死率及影响因素分析

所有登记病例中共有 122 例发生死亡，总病死率 11.15%，其中心源性死亡 101 例，占总病例数的 9.23%，非心源性死亡 21 例，占总病例数的 1.92%。其中最小年龄 32 岁，最大年龄 94 岁，平均年龄 72.96 岁。

1. **年龄与病死率的关系** 从不同年龄组来看，随着发病年龄的增大，AMI 患者的病死率逐渐升高，其差异具有统计学意义。具体情况见表 4-2-76。

表 4-2-76 AMI 患者各年龄组与病死率的关系

病例	年龄组 [*]			
	≤45 岁 例数（百分比）	46~65 岁 例数（百分比）	65~85 岁 例数（百分比）	>85 岁 例数（百分比）
生存病例	75（97.40%）	358（93.72%）	512（85.48%）	17（65.38%）
死亡病例	2（2.60%）	24（6.28%）	87（14.52%）	9（34.62%）

注：[*] 不同年龄组间比较 $P<0.05$

2. **性别与病死率的关系** 712 例男性患者中 68 例死亡，病死率为 9.55%；372 例女性患者中 54 例死亡，病死率为 14.52%。男女性别的病死率差异具有统计学意义。具体情况见表 4-2-77。

表 4-2-77 AMI 患者性别与病死率关系

性别	总例数	死亡例数	百分比
男性	712 例	68 例	9.55%
女性	372 例	54 例	14.52%

注：不同性别组间比较 $P<0.01$

3. 危险因素与病死率　统计结果显示 AMI 病死率与吸烟、饮酒、高脂血症显著相关,表现无这些因素的患者病死率高;显示 AMI 病死率与冠心病、卒中、糖尿病、心律失常、心衰显著相关,表现有这些因素的患者病死率高;与高血压相关比较不显著(表 4-2-78)。

表 4-2-78　AMI 患者危险因素与病死率

危险因素	有/无	例数	死亡例数	病死率	χ^2	P 值
吸烟 *	有	336	16	4.76%	17.79	0.000
	无	671	90	13.41%		
饮酒 *	有	157	6	3.82%	8.085	0.004
	无	788	89	11.29%		
冠心病 *	有	419	52	12.41%	4.564	0.033
	无	557	46	8.26%		
卒中 *	有	365	47	12.88%	5.415	0.020
	无	595	49	8.24%		
糖尿病 *	有	255	39	15.29%	6.419	0.011
	无	802	77	9.60%		
高血压	有	561	61	10.87%	0.022	0.883
	无	511	57	11.15%		
高脂血症 *	有	223	9	4.04%	11.37	0.001
	无	642	76	11.84%		
心律失常 *	有	377	66	17.51%	21.801	0.000
	无	697	56	8.03%		
心衰 *	有	371	77	20.75%	62.243	0.000
	无	593	27	4.55%		

*$P<0.05$

4. 中医证型与病死率相关性　结果显示阳脱证患者病死率高,无痰阻证患者病死率高,具有明显统计学意义,其余证型差异无统计学意义(表 4-2-79)。

表 4-2-79　AMI 患者各种常见证型与病死率的相关性分析

证型	有/无	例数	死亡例数	病死率	χ^2	P 值
气虚	有	683	76	11.13%	0.142	0.706
	无	344	41	11.92%		
心阴虚	有	231	32	13.85%	1.77	0.183
	无	795	85	10.69%		
心阳虚	有	85	11	12.94%	0.217	0.641
	无	941	106	11.26%		

续表

证型	有/无	例数	死亡例数	病死率	χ^2	P 值
心血虚	有	59	9	15.25%	0.919	0.338
	无	967	108	11.17%		
心肾阳虚	有	41	8	19.51%	2.779	0.095
	无	985	109	11.07%		
脾肾气虚	有	29	2	6.90%	0.6	0.439
	无	997	115	11.53%		
肝肾阴虚	有	18	1	5.56%	0.62	0.431
	无	1 008	116	11.51%		
阳脱 *	有	24	13	54.17%	44.481	0.000
	无	1 002	104	10.38%		
气滞	有	106	13	12.26%	0.175	0.676
	无	934	102	10.92%		
血瘀	有	854	100	11.71%	2.004	0.157
	无	185	15	8.11%		
寒凝	有	61	7	11.48%	0.011	0.917
	无	978	108	11.04%		
痰阻 *	有	470	37	7.87%	8.847	0.003
	无	580	78	13.45%		

*$P<0.05$

5. AMI 病死率多因素分析　将临床资料代入 Logistic 回归统计模型中进行多因素综合分析。

结果:患者入院临床资料中 AMI 病死率升高的影响因素(以危险度从高到低排序)有:心功能不全程度的增加、性别、年龄的增长,虚证中心阴虚、阳脱也是 AMI 病死率升高的影响因素,差异具有统计学意义;血脂异常、痰阻证结果显示可使病死率降低;余各因素差异无统计学意义(表 4-2-80)。

表 4-2-80　AMI 病死率与影响因素多因素分析

影响因素	回归系数 B	P 值	OR 值 Exp(β)	OR 的 95% CI
吸烟	1.004	0.055	2.729	0.901,7.440
饮酒	0.358	0.599	1.431	0.377,5.428
血脂异常 *	1.255	0.018	3.507	1.245,9.879
心功能 *	1.061	0.000	2.889	2.069,4.033

续表

影响因素	回归系数 B	P 值	OR 值 Exp(β)	OR 的 95% CI
心律失常	0.017	0.964	1.017	0.491, 2.106
糖尿病	−0.323	0.394	0.724	0.344, 1.523
脑卒中	−0.508	0.143	0.602	0.305, 1.188
性别 *	0.472	0.015	1.603	1.095, 2.347
冠心病史	−0.019	0.957	0.981	0.487, 1.976
年龄 *	0.051	0.000	1.052	1.035, 1.070
高血压	−0.242	0.501	0.785	0.388, 1.590
虚证				
气虚	−0.084	0.722	0.919	0.579, 1.461
心阴虚	−0.481	0.047	0.618	0.384, 0.994
心阳虚	−0.191	0.598	0.826	0.407, 1.679
心血虚	−0.429	0.276	0.651	0.301, 1.410
心肾阳虚	−0.85	0.053	0.428	0.181, 1.011
脾肾气虚	0.652	0.408	1.92	0.409, 9.007
肝肾阴虚	0.473	0.650	1.604	0.208, 12.352
阳脱 *	−2.457	0.000	0.086	0.036, 0.203
实证				
气滞	−0.131	0.676	0.877	0.474, 1.623
血瘀	−0.266	0.372	0.766	0.427, 1.375
寒凝	−0.121	0.773	0.886	0.389, 2.019
痰阻 *	0.578	0.007	1.783	1.173, 2.712

*$P<0.05$

赋值说明:出院 1 死亡 2,年龄赋值为分层,性别赋值 男 1 女 2,心功能(Killip 分级),其余变量是 1 否 2

(九) 讨论

1. 人口学特征   本次调查人口学一般资料看,总发病的平均年龄(65.95 ± 12.44)岁。其中超过 65 岁年龄段发病比例占到总人数的 57.13%,即超过一半的中医院 AMI 入院患者为老年患者,34.92% 患者处于 46~65 岁中年阶段。王硕仁、刘红旭等研究 2000 年北京地区 1 242 例 AMI 患者中大于 65 岁者仅占 15%,提示中医医院住院患者更加趋于老龄化。

AMI 患者的性别比例来看,本研究观察患者的男女比例为 1.9∶1;男性发病年龄 (63.26 ± 12.97)岁,女性发病年龄(71.12 ± 9.40)岁,两者比较 $P<0.01$,此结果显示女性发病年龄高于男性。

2. 并发症、既往史　在所有 AMI 患者中，有 516 例伴发高血压，占所有患者数的 47.17%，有 255 例伴发糖尿病，占所有患者数的 23.31%；有 223 例伴发高脂血症，占所有患者数的 20.38%。既往史中冠心病及脑促卒中分别占总患者数的 38.30% 和 33.36%。

GAM 研究显示急性心肌梗死合并糖尿病及糖耐量异常的患者 50 个月的无事件生存率明显降低。而 INTERHEART 研究显示 90% 的 AMI 可被 9 种易于测定评估的危险因素预测，其中高血压、糖尿病及高脂血症均为 AMI 重要的危险因素，也是 AMI 的重要预后预测因素。对照 12 家中、西医院调查资料中医医院 AMI 患者年龄高于西医医院，女性比例高，伴随疾病、并发症及病死率均高于西医医院，提示中医医院 AMI 患者具有自己的临床特征。

3. 中医证候　本次调查研究可以看出：中医证候方面显示实证以血瘀、痰阻为主，分别占总病例数的 78.06%、42.96%；虚证以气虚、心阴虚为主，分别占总病例数的 62.43%、21.12%。单因素分析显示阳脱证患者病死率 54.17%，无阳脱证患者病死率 10.38%，两者比较差异具有统计学意义（$P<0.01$）；痰阻证患者病死率 7.87%，无痰阻证患者病死率 13.45%，两者比较差异具有统计学意义（$P<0.01$）；中医证候与病死率回归分析的结果显示导致病死率增高的因素为：心阴虚、阳脱。心阴虚的相对危险度为 0.481，有心阴虚证使 AMI 病死率危险增高 0.62 倍；阳脱的相对危险度为 2.457，有阳脱证使 AMI 病死率危险增高 10.63 倍。而结果显示无痰阻证患者 AMI 病死率危险增高 0.78 倍，考虑到痰阻并非急性心梗最后阶段，血瘀才是最终，调查中血瘀证有 854 例，痰阻证有 470 例，有大量无痰阻却是血瘀证型，从而影响结果，故以后的研究中对于痰阻证的调查也待进一步细化，以期做出进一步的分析。

4. AMI 治疗状况

（1）再灌注治疗：研究显示有 478 例患者进行了再灌注治疗，占总病例的 43.69%。其中 131 例次进行了溶栓治疗，占再灌注病例的 27.41%；387 例次患者进行了 PCI 治疗，占再灌注病例的 80.96%，8 例次患者进行了 CABG，占再灌注病例的 1.67%。在所有患者当中共有 224 例接受了急诊 PCI 治疗，占所有 PCI 病例的 57.88%；25 名患者接受了补救 PCI 治疗，占总 PCI 病例的 6.46%；136 名患者进行了择期 PCI 治疗，占总 PCI 病例的 35.14%。

依据《急性心肌梗死诊断和治疗指南》，再灌注治疗已经成为 AMI 最为重要的治疗手段，并且在近年来不断普及。2000—2001 年，上海和北京两个协作组分别对 AMI 住院患者进行调查，结果显示：上海协作组 2 063 例 AMI 患者总的再灌注治疗率仅为 24.5%；而北京协作组 1 242 例 AMI 患者总再灌注治疗率为 56%，中医医院再灌注治疗率为 40.4%。现结果显示全国范围中医医院 AMI 住院患者的总再灌注治疗率达到 43.7%，较上海协作组研究结果有了大幅度的提高。同时此次研究显示急诊 PCI 治疗率是 20.5%（占总病例数的百分比），同课题组成员高伟研究 2005 年北京地区急诊 PCI 患者比例是 18.9%，从而显示了中医院整体再灌注水平的有了进一步提高。

（2）西药治疗：研究显示药物使用中阿司匹林的使用率为 91.50%，噻氯匹啶及氯吡格雷的使用率为 66.45%，硝酸酯类的使用率为 70.66%，β 受体拮抗剂的使用率 66.27%，ACEI 的使用率为 66.00%，低分子肝素的使用率为 83.82%，普通肝素的使用率为 6.58%，调脂药的使用率为 76.14%。ACEI、β 受体拮抗剂、阿司匹林和降脂药等指南推荐药物的使用率分别高出了 2003 年发布的北京地区中医院 400 例 AMI 患者的研究结果 0.2%、2.8%、18.2%、43.1%。说明临床上 AMI 的药物治疗距《急性心肌梗死诊断和治疗指南》要求的差距在缩小。提示中医院在 AMI 药物治疗规范性上有进一步的提高。

（3）中医药治疗情况：在 AMI 的中医药治疗中较常使用中药静脉制剂、中成药和中药汤剂三种中药制剂类型。

本次研究结果显示，共有 946 例患者使用中药静脉制剂，使用率为 86.47%。所使用的中药静脉制剂的主要治法基本符合临床及文献研究中 AMI 主要的临床证型——气虚血瘀型，以益气、活血、养阴的治法为主，其中益气活血法组合应用所占比例最高，其次为单纯使用活血或具有益气作用的中药静脉制剂。使用频率较高的药物中，以益气作用为主的药物为生脉注射液及参附注射液；以活血作用为主的药物为丹参类制剂、三七类制剂及刺五加注射液。

中成药的使用方面，1 094 例患者中仅有 394 例患者使用中成药，总使用率为 36.01%。复方芦荟软胶囊、麻仁软胶囊、通心络胶囊、复方丹参滴丸（片）、补心气口服液依次排在使用频率较高药物的前五位。中成药在 AMI 治疗中除可针对其主要病机进行治疗外，亦在辅助治疗、改善临床次要症状方面起到了良好的作用。

中药汤剂使用方面，1 094 例患者中共有 575 例患者使用中药汤剂，总使用率为 52.56%。本研究中中药汤剂以下列三种治法为主：活血法（477 例）、益气法（332 例）、化痰法（303 例）。通过分析使用频次较高的 18 味中药发现，可以组合成以下 5 个常用主方：生脉散、桃红四物汤、瓜蒌薤白白酒汤（瓜蒌薤白半夏汤）、二陈汤（温胆汤）、四君子汤。

提示目前中医医院治疗 AMI 所用的中药静脉制剂主要治法以益气、活血、养阴的治法为主，中药汤剂主要以活血法、益气法、化痰法为主，辅用中成药通便、化痰、活血治疗。

5. 病死率分析

（1）一般状况与病死率：本研究中中医医院 AMI 患者的病死率为 11.15%，这一结果低于同课题组成员高伟研究 2005 年北京地区中医医院 15.8% 的病死率。

随年龄分层的增长，AMI 住院患者病死率逐步上升，45 岁以下病死率 2.60%，46~65 岁病死率 6.28%，66~85 岁病死率 14.52%，超过 85 岁的高龄患者住院病死率达到 34.62%。同时结果显示女性住院患者的病死率明显高于男性患者，达到 14.52%。这提示患者年龄及性别的差异与病死率相关：年龄越大，病死率越高；同时女性较男性病死率为高。

（2）单因素相关分析：危险因素方面相关性分析显示吸烟、饮酒患者病死率低于无吸烟、无饮酒的患者，差异具有统计学意义；既往史方面既往有冠心病的患者病死率是 12.41%，无冠心病的患者病死率是 8.26%，两者比较具有差异具有统计学意义（$P<0.05$），有卒中的患者病死率是 12.88%，无卒中的患者病死率是 8.24%，两者比较差异具有统计学意义（$P<0.05$）；伴随疾病方面有高血压的患者病死率是 10.87%，无高血压的患者病死率是 11.15%，两者比较差异无统计学意义（$P>0.05$），有糖尿病的患者病死率是 15.29%，无糖尿病的患者病死率是 9.60%，两者比较差异具有统计学意义（$P<0.05$），有高脂血症的患者病死率是 4.04%，无高脂血症的患者病死率是 11.84%，两者比较差异具有统计学意义（$P<0.05$）；并发症方面有心律失常的患者病死率是 17.51%，无心律失常的患者病死率是 8.03%，两者比较差异具有统计学意

义（P<0.01），有心力衰竭的患者病死率是20.75%，无心力衰竭的患者病死率是4.55%，两者比较差异具有统计学意义（P<0.01）。

（3）Logistic 多元回归分析：将各因素带入 Logistic 多元回归，分析各因素与病死率的关系。多因素分析结果显示一般情况及危险因素中能明显导致病死率升高的风险因素为年龄、性别、心功能不全程度；吸烟、饮酒、心律失常、糖尿病、冠心病、高血压、糖尿病病史在多因素分析中差异无统计学意义。

年龄的相对危险度为0.051，年龄的增加使 AMI 病死率危险增高0.05倍；心功能的相对危险度为1.061，心功能不全程度（Killip 分级）每增加一级病死率增高1.889倍；性别的相对危险度为0.472，女性患者比男性患者病死率高0.60倍。

相关性分析显示吸烟与 AMI 住院病死率相关，结果显示吸烟患者病死率低于不吸烟患者，但考虑在本次调查中回顾吸烟的调查中分为经常吸、偶吸、不吸，偶然吸烟患者可能干扰了对病死率影响的分析，随后的多因素 Logistic 回归结果证实了这一分析结果，在纳入了各项相关因素进行分析后，吸烟对病死率的影响没有统计学意义，以后的研究中对于吸烟史的调查有待进一步细化，以期做出进一步的分析。多元回归结果显示无高脂血症的患者要比有高脂血症的患者病死率高出2.51倍，考虑在本次调查中分为有和无，未考虑高脂血症的分型，不同分型的高脂血症对冠状动脉影响不尽相同，另外急性心梗期会影响胆固醇一过性降低，会使一些未发现血脂异常的高脂血症患者漏选，从而影响到数据调查，以后的研究中对于血脂异常的调查有待进一步细化，以期做出进一步的分析。

四、结论

1. 中医医院 AMI 患者具有年龄偏高、女性比例高、伴随疾病及并发症多等特点，与西医医院比较，具有相对独立的临床特征。

2. 中医证候方面实证以血瘀、痰阻为主，虚证以气虚、心阴虚为主。

3. 中医院具有较好的再灌注治疗能力，药物治疗规范化程度较高，但距《急性心肌梗死诊断和治疗指南》尚存在一定差距。

4. 中医治疗 AMI 所用中药静脉制剂主要以益气、活血、养阴的功效为主，中药汤剂主要以活血法、益气法、化痰为主。

5. 病死率研究显示年龄越大，病死率越高；同时女性较男性病死率为高；既往心脑血管疾病、高血压、糖尿病、高脂血症、临床并发症（包括心律失常、心力衰竭、梗死后心绞痛等）均与病死率高度相关；中医证型方面，显示阳脱证及痰阻证的差异与病死率相关；多因素分析显示患者入院临床资料中 AMI 病死率升高的影响因素有心功能不全程度的增加、性别、年龄的增长等，虚证中心阴虚、阳脱也是 AMI 病死率升高的影响因素，血脂异常与痰阻证两种因素有待进一步研究。

6. 通过本研究与同课题2000年、2005年北京地区研究的对比发现，中医医院在急性心肌梗死的救治方面取得了一定的进步，但降低急性心肌梗死病死率的工作依然任重道远。伴随本课题的不断深入，中医医院在再灌注能力、规范化治疗及中医特色发挥方面将会有更大的进步。

第三节　预后转归

一、概述

急性心肌梗死是由于冠状动脉粥样硬化斑块破裂,引起血栓性阻塞,心肌细胞长时间缺血从而导致死亡。临床表现为持续的胸骨后或左胸部剧烈疼痛,实验室检查可见心脏生物标志物(特别是肌钙蛋白)增高及心电图进行性改变,常并发心力衰竭、心源性休克及心律失常等。由于其高发病率、高致残率、高病死率的特点,AMI 既是临床上常见的急危重症,也是危害人类健康的公共卫生问题。心血管疾病自 1990 年起便成为我国城乡居民首位死亡原因,世界卫生组织 2010 年统计结果显示,心血管疾病导致的死亡人数已占全国总死亡人数的 38%。根据 2010 年全国疾病监测系统死因监测数据,我国 18 岁及以上居民 AMI 发病率为 4.37‰,病死率 48.75/10 万。根据中国冠心病政策模型,2010—2030 年仅考虑人口数目增加和人口构成老龄化的因素,中国 35~84 岁人群心血管病事件数增加将大于 50%;如果考虑血压、总胆固醇、糖尿病患病率的因素,心血管事件数将额外增加 23%,死亡增加约 770 万。1980—2010 年间,急性心肌梗死患者出院人次数以年平均 8.92% 的速度持续增长,次均住院费用增高,社会经济负担不断增大。从 2010 年起,如果每年能够使心血管病死率降低 1%,其总体净经济效益将相当于 2010 年中国实际国内生产总值(gross domestic product,GDP)的 68%,即 10.7 万亿美元。心血管疾病的防治面临着巨大的机遇和挑战。1999 年开始的全球急性冠状动脉事件注册(global registry of acute coronary events,GRACE)研究是世界上首个对急性冠脉综合征(acute coronary syndrome,ACS)患者进行的多国家、前瞻性的大规模观察性研究,近 15 年关于急性心肌梗死的基础研究、临床诊疗均取得了重要进展,而注册登记研究的广泛开展反映了真实世界中不同国家、地区 AMI 患者的人口学特点、临床特征、诊断、救治情况及临床结局。通过对注册登记数据进行分析解读,AMI 的防治策略得到了优化,在推动领域进展中起到了重要作用。自世界卫生组织 MONICA 研究以来,学者们逐渐意识到,在我国,冠心病患者有其独特的基线特征,诊治水平与欧美发达国家相比存在不足。

随着人们对 AMI 发病机制及危险因素的认识和医疗水平的提高,中国 MONICA 研究结果显示 20 世纪 80—90 年代,北京市急性冠心病事件医院病死率呈下降趋势。安贞医院流行病研究室对北京市公共卫生信息中心出院病人信息系统所收集的资料进行统计分析,指出 2007—2009 年北京户籍 25 岁以上 AMI 患者平均住院病死率为 10.0%,所调查的 3 年间年龄标化住院病死率下降 12.1%,2009 年 AMI 住院病死率为 9.4%,这一数字较 20 世纪 70—80 年代明显进步,与美国 2003—2005 年水平大致相当。但《中国心血管病报告 2011》仍指出,我国城乡居民冠心病死亡率总体呈增长趋势,农村增长速度高于城市,从 2005 年开始,农村地区急性心梗死亡粗率呈现快速上升趋势,到 2009 年已超过城市平均水平,中国的心血管死亡率仍高于日本和欧美发达国家。只有不断收集以我国人群为基础的调查资料,积累本土化的研究证据,制定出适合我国国情的防治策略,才能进一步提高全民心血管健康水平。

2010 年及 2012 年,中华医学会心血管病学分会先后制定并发布《急性 ST 段抬高型心肌梗死(STEMI)诊断和治疗指南》《非 ST 段抬高急性冠状动脉综合征诊断和治疗指南》。指南从心肌梗死的定义、诊断和分类出发,对早期医疗与急诊流程;临床和实验室评价、危险分层;入院后初始处理和再灌注治疗;抗栓与抗心肌缺血治疗;并发症及处理;出院前危险评估;二级预防等进行了详细地阐述。对于非 ST 段抬高型急性心肌梗死(non-ST-segment elevation myocardial infarction,NSTEMI)患者,指南强调了早期风险评估的重要价值,并强调应根据危险分层采取适当的药物治疗和冠脉血运重建策略;而 STEMI 的诊治原则必须贯彻"时间就是心肌,时间就是生命"的理念,治疗上应早期、持续、有效地开通梗死相关动脉,恢复有效的心肌灌注。China PEACE 研究抽取了全国 162 家医院的 18 631 例心肌梗死住院患者,结果显示我国 STEMI 的总体再灌注治疗率为 53.9%~55.2%。在新指南践行前后,直接 PCI 治疗率从 10.2% 增到 27.6%,溶栓治疗则从 45.0% 降至 27.4%,但未接受再灌注治疗患者的比例并无显著变化。这一结果提示我国心肌梗死的临床实践正在逐步向国际循证医学证据靠拢,但提高指南的践行程度并未明显改善患者预后,这可能与我国人群独特的人口学特征、伴发疾病谱有关。因此研究更加强调了收集本土化的研究证据,积极转化为符合我国国情的防治策略的重要性。

二、中医医院急性心肌梗死患者预后转归概况

急性心肌梗死属于中医学"真心痛"范畴,是临床常见疾病之一,是由于正气内虚,痰浊、瘀血、气滞、寒凝而引起心脉痹阻不畅,临床以膻中或胸部发作性憋闷、疼痛为主要表现的一种病证。随着现代社会生活方式及饮食结构的改变,该病发病率有逐渐增高的趋势,是威胁中老年人生命健康的重要心系病证之一。中医医院 AMI 住院患者与西医医院患者在人口学特征、伴发疾病等方面具有不同的特征;而我们在进行临床实践和研究的过程必须考虑到中医医院这个特殊的 AMI 患者群体。急性心肌梗死有着复杂的临床表现及病理变化,而中医药治疗从整体出发,具有综合作用的优势,因而受到广泛关注。中医药对于该病的治疗积累了丰富的经验,现有证据显示中西医结合治疗可以进一步改善患者预后。

2000—2001 年中国中西医结合学会 STSAMI 研究是首个中医药相关 AMI 临床流行病学调查。2006 年的中国急性心肌梗死治疗状况流行病学调查 CC-TCMART 项目以 STSAMI 为起点,首次对全国范围内三级甲等中医医院 AMI 住院患者治疗状况进行了注册调查。初步结果显示全国范围内中医医院 AMI 患者与西医医院患者在人口学特征、伴发疾病等方面具有不同的特征;中医医院在 AMI 患者再灌注水平、药物规范治疗方面有了提高,但距《急性心肌梗死诊断和治疗指南》尚存在一定差距;多元回归显示中药静脉制剂对降低 AMI 病死率有益,中成药在辅助治疗、改善临床次要症状方面亦起到了良好的作用,中医药参与 AMI 治疗对患者的生存质量可能有益。

随着社会不断发展,我国疾病谱发生了显著变化,中医医院疾病谱也随之变化,中医医院住院患者由计划经济时代的慢病疗养为主,发展为市场经济时代的中末期疾病综合治疗为主。中华医学会于 2010 年出台了新的急性心肌梗死诊断和治疗指南,明确了急性 STEMI 的诊断,强调了再灌注治疗的重要性,AMI 治疗已正式进入再灌注时代,药物治疗也有了更

多循证医学证据,遵循《急性心肌梗死诊断和治疗指南》成为 AMI 规范化治疗的基础。但是 AMI 仍是高病死率疾病,有效降低 AMI 住院病死率是当务之急。我们在进行临床实践和研究的过程必须考虑到中医医院这个特殊的 AMI 患者群体。目前,尚无在 2006 年 CC-TCMART 研究基础上,对中医医院 AMI 患者本底资料的深入研究。如全国范围内中医医院的再灌注治疗技术应用状况如何、规范化治疗及中医药参与程度的变化趋势这些问题的研究,是中医药防治重大疾病策略研究最基本的循证医学资料。

中国中医科学院高铸烨等人以中国医学科学院西苑医院 1999 年 1 月 1 日—2001 年 12 月 31 日期间所有 AMI 住院患者为研究对象进行调查,114 例出院转归明确的 AMI 患者中共有 11 例死亡,总病死率为 9.64%(11/114),其中心源性死亡 7 例。

首都医科大学附属北京中医医院等 5 家北京地区三级甲等中医医院对其 1999 年 1 月 1 日—2001 年 12 月 31 日出院的 400 例 AMI 患者开展调查,其中 383 例出院转归明确的患者中共有 51 例死亡,总病死率 13.31%(51/383),其中心源性死亡 40 例。由中国中西医结合学会心血管病专业委员会发起,北京 10 家三级甲等中医医院及 2 家二级甲等医院组成北京市 AMI 治疗状况调查协作组,以 12 家医院 2000 年 1 月 1 日—2001 年 3 月 31 日全部 AMI 住院患者为调查对象,1 242 例患者中共发生 113 例死亡,总病死率为 9.1%(113/1 242),其中心源性死亡 91 例。2005 年一项注册登记研究纳入北京地区部分三级甲等中、西医院 13 家,共计 1 663 例 AMI 住院患者,有效病例 1 642 例,其中生存病例 1 506 例,总病死率为 8.3%,中医医院高于西医医院,分别为 15.8% 和 6.6%。首都医学发展基金联合攻关项目《北京地区中医医院治疗 AMI 质量及其动态信息监控的研究》和北京市中医心血管重点学科基金 51 510 项目《北京地区中医医院心血管疾病住院患者临床特征、中医证候及规范化治疗信息平台》,对 1999—2008 年北京地区三级甲等中医医院的 AMI 患者的临床特征、治疗状况、预后转归及其变化趋势研究进行调查(图 4-3-1),1999—2008 年所有登记病例中共有 1 756 例生存病例(占全部观察病例的 85.53%,下同);277 例发生死亡(13.49%),其中心源性死亡患者 245 人(11.93%),非心源性死亡患者 32 例(1.56%),20 例患者出院转归情况不详(0.97%)。

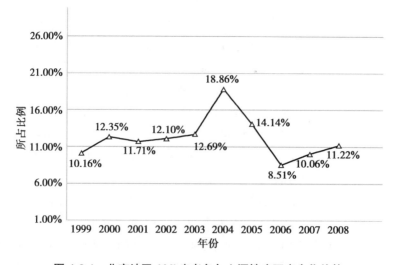

图 4-3-1　北京地区 AMI 患者各年心源性病死率变化趋势

2006 年心源性病死率最低,为 8.51%,2004 年 AMI 患者心源性病死率最高,为 18.86%,1999—2008 年 AMI 患者的病死率呈波动下降的趋势,通过卡方检验病死率,χ^2=16.733,P=0.053,即各年度心源性病死率差异无统计学意义(表 4-3-1)。

表 4-3-1 1999—2008 年急性心肌梗死患者心源性病死率

年份	患者人数	心源性死亡人数	心源性病死率
1999	128	13	10.16%
2000	162	20	12.35%
2001	111	13	11.71%
2002	124	15	12.10%
2003	134	17	12.69%
2004	175	33	18.86%
2005	297	42	14.14%
2006	282	24	8.51%
2007	328	33	10.06%
2008	312	35	11.22%
合计	2 053	245	11.93%

田静峰等的研究以 2006 年 1 月 1 日—2006 年 12 月 31 日全国 26 家三级甲等中医医院的 AMI 住院患者为研究对象,收集病例 1 153 例,共计 1 094 例有效病例。所有登记病例中共有 122 例发生死亡,总病死率 11.15%,其中心源性死亡 101 例,占总病例数的 9.23%,非心源性死亡 21 例,占总病例数的 1.92%。此后该课题组再次以病例报告表形式登记 2013 年全国范围内 29 家中医医院 AMI 患者住院治疗状况,以中华医学会心肌梗死诊断与治疗指南为依据,对 AMI 患者进行临床流行病学调查。选用 Microsoft SQL Server 关系数据库管理系统,应用 SPSS 15.0 统计软件对一般资料采用描述性分析,2013 年 1 月—2013 年 12 月间,全国范围内 29 家达成协作意向的三级甲等中医医院,共计 1 217 名急性心肌梗死患者纳入本研究。患者发病的平均年龄为(65.48 ± 12.96)岁,总院内病死率为 10.62%。与本研究团队 2006 年对全国 26 家三甲中医医院 1 094 例 AMI 患者院内病死率 11.15% 的调查结果相比,总院内病死率有所下降。而与 China-PEACE 研究对全国 2011 年度因 AMI 住院治疗的 9 333 例患者进行调查所报道的 6.6% 的住院期间病死粗率相比较,仍存在较大差距。分析其原因,可能与中医医院收治 AMI 患者中高龄患者多,来院时间晚,伴随疾病多,病情相对重有关。

三、中医医院急性心肌梗死患者预后转归的影响因素

急性心肌梗死是内科急危重症,其发病急骤、病情凶险,近期病死率较高,故深入研讨影响其近期预后的各风险因素,对拟定更为有效的防治措施,继而提高抢救成功率、降低近期

病死率意义重大。一系列大型临床流行病学调查结果提示我国心肌梗死的临床实践正在逐步向国际循证医学证据靠拢,但提高指南的践行程度并未明显改善患者预后,这可能与我国人群独特的人口学特征、伴发疾病谱有关。中医医院 AMI 患者具有其独特的临床特征,收集具有中医特色的研究证据,发挥辨证论治的独特优势,积极转化为符合中医医院需要的防治策略,是控制中医医院 AMI 患者病死率改善预后的关键所在。

田静峰等对 2006 年 1 月 1 日—2006 年 12 月 31 日全国 1 094 名急性心肌梗死住院患者开展了一项注册等级研究,与病死率相关的单因素分析结果显示,与病死率有关的患者一般情况有:发病年龄、性别、既往病史、伴随病史及并发症情况;与病死率有关的中医证候方面有:阳脱证与痰阻证。与病死率相关的多因素分析结果显示:使 AMI 病死率升高的影响因素(以危险度从高到低排序)有心功能不全程度的增加、性别、年龄的增长等,血脂异常表现是使 AMI 病死率降低的影响因素;虚证中心阴虚、阳脱使 AMI 病死率升高;实证中表现无痰阻证患者反而病死率更高。

2013 年度北京中医医院刘红旭等再次纳入全国范围内 29 家三级甲等中医医院急性心肌梗死住院患者 1 217 例,总院内病死率为 10.62%。通过对人口学特征、危险因素、既往病史、入院情况、中医证候以及再灌注治疗、中药使用情况进行二分类变量非条件 Logistic 回归检验,排除各因素间的相互作用效应,对病死率的影响具有统计学显著性的分别为年龄、糖尿病史、心律失常、Killip 分级、脾肾气虚、寒凝、早期再灌注治疗、口服中成药及中药汤剂。其中年龄在 65 岁及以上,既往诊断糖尿病、心律失常,心功能分级Ⅱ、Ⅲ、Ⅳ级,中医证候见脾肾气虚、寒凝者为发生院内死亡的危险因素。接受早期再灌注治疗,住院期间口服中成药及中药汤剂对急性心肌梗死患者近期预后可能有改善作用(表 4-3-2)。

表 4-3-2　AMI 住院期间病死率影响因素

影响因素	OR 值	OR 的 95% 置信区间	影响因素	OR 值	OR 的 95% 置信区间
年龄≥65 岁	4.647	2.208,9.778	脾肾气虚	5.467	1.819,16.433
糖尿病史	1.995	1.154,3.450	寒凝	9.62	2.661,34.774
心律失常	2.382	1.379,4.116	早期再灌注治疗	0.222	0.106,0.464
Killip Ⅱ级	3.188	1.598,6.361	口服中成药	0.394	0.213,0.727
Killip Ⅲ级	6.938	3.195,15.066	口服中药汤剂	0.196	0.109,0.353
Killip Ⅳ级	6.72	2.844,15.877			

四、中医证候对急性心肌梗死患者预后转归的影响

中医学认为 AMI 的发生与年老体衰、过食肥甘、烟毒过量、寒邪侵袭、七情内伤等原因导致血瘀痰浊,闭塞心脉,心脉不通。本病为本虚标实之证,本虚包括气、血、阴、阳不足,以气虚、阳虚为主,标实包括寒凝、气滞、血瘀、痰浊,以血瘀、痰浊为主。

刘红旭等对北京地区 1 242 例 AMI 住院患者进行调查,证素中血虚证、阳虚证、阴虚证患者死亡风险较高,证型分类亦提示虚证是死亡的危险因素,其中以血虚证为最。而对

2002年1月1日—2005年12月31日北京地区6家三级甲等中医医院及8家二级甲等中医医院的入院AMI住院患者中医证型规律与预后的关系进行分析,证素分布中虚证以气虚所占比例最大(58.1%),实证以血瘀所占比例最大(85.1%)。临床证型分布中共出现74个证型,其中单一证型8个,共129例(11.5%),复合证型66个,共995例(88.5%);分类证型分布中虚证59例(5.2%),实证347例(30.9%),虚实夹杂718例(63.9%)。住院期间AMI总病死率14.0%,素中血虚证、阳虚证、阴虚证的患者死亡风险较高,而以血虚证为最。气虚血瘀证,血瘀痰阻证,气虚兼痰瘀互阻证,气阴两虚兼痰瘀互阻证4个临床证型与死亡风险无明显相关性。分类证型中虚证与死亡有相关性,是死亡的危险因素。将1166例2005年1月—2008年12月期间在北京地区6家三级甲等中医医院住院治疗的AMI患者中医证候拆分为气虚、血虚、阴虚、阳虚、气滞、血瘀、寒凝、痰阻等8个基本证素,其中虚证以气虚所占比例最大,共844例,占全部病例的72.4%,其次是阴虚293例(25.1%)、阳虚126例(10.8%)、血虚47例(4.0%);实证以血瘀所占比例最大,依次为血瘀982例(84.2%)、痰阻739例(63.4%)、寒凝117例(10.0%)、气滞80例(6.9%)。该调查所纳入患者中死亡135例,总病死率11.6%,以患者死亡情况为因变量,气虚证、阴虚证、阳虚证、血虚证、血瘀证、气滞证、寒凝证、痰阻证等8个证素为自变量,进行Logistic回归分析。结果显示血虚证的患者出现死亡的风险是无血虚证患者的2.963倍。

　　田静峰等的研究以2006年1月1日—2006年12月31日全国26家三级甲等中医医院的AMI住院患者为研究对象,收集病例1153例,对中医证型与病死率进行相关性分析,中医证候方面显示实证以血瘀、痰阻为主,分别占总病例数的78.06%、42.96%;虚证以气虚、心阴虚为主,分别占总病例数的62.43%、21.12%。单因素分析显示阳脱证患者病死率54.17%,无阳脱证患者病死率10.38%,两者比较差异具有统计学意义($P<0.01$);痰阻证患者病死率7.87%,无痰阻证患者病死率13.45%,两者比较差异具有统计学意义($P<0.01$);中医证候与病死率回归分析的结果显示导致病死率增高的因素为心阴虚、阳脱。心阴虚的相对危险度为0.481,有心阴虚证使AMI病死率危险增高0.62倍;阳脱的相对危险度为2.457,有阳脱证使AMI病死率危险增高10.63倍。而结果显示无痰阻证患者AMI病死率危险增高0.78倍,考虑到痰阻并非急性心梗最后阶段,血瘀才是最终,调查中血瘀证有854例,痰阻证有470例,有大量无痰阻却是血瘀证型,从而影响结果。

　　2013年1月1日—2013年12月31日间,首都医科大学附属北京中医医院刘红旭等对全国范围内29家自愿达成协作意向的三级甲等中医医院1217例患者的中医证型进行归类,虚证中出现频次最多前三位依次为心气虚、心阴虚、脾肾气虚,具有上述证候的患者分别为759人、233人、124人,分别占总纳入病例数的62.37%、19.15%、10.19%;气阳虚者共计944例,占77.57%;阴血虚者262例,占21.53%。在实证方面,有1053例患者有血瘀证的表现,占86.52%;痰饮者次之,共606人,占49.79%;提示瘀血、痰饮可能是急性心梗的主要病理因素。对AMI患者的寒热辨证显示,寒热不明 > 证候偏寒 > 证候偏热 > 寒热混杂。分析结果显示虚证中心阳虚、心肾阳虚、阳脱;实证中血瘀、寒凝、痰饮,以及寒热辨证的结果对AMI患者院内转归的影响有统计学意义($P<0.05$)。

　　分析上述几项大规模注册登记研究结果,中医证候中的心阳虚、心肾阳虚、阳脱以及血瘀、寒凝、痰饮均未进入住院病死率影响方程。无论是心阳虚、心肾阳虚、阳脱均含有阳虚的病性证素。《医门法律·中寒门》素有"胸痹心痛,然总因阳虚"一说。后世亦认为阳气是维持心脏正常泵血功能的基础,阳虚者普遍心功能受损严重。本研究对纳入的患者进行单因素分析提示,中医证候表现为心阳虚、心肾阳虚、阳脱者近期预后不佳。但经多因素分析调整后对住院病死率的影响无统计学显著性,可能与临床上证属阳虚的急性心肌梗死患者往往年龄较大、伴发疾病较多有关。《千金翼方·养老大例》云"人年五十以上,阳气日衰,损与日至,心力渐退",《金匮要略心典》言"阳痹之处,必有痰浊阻其间耳",提示年老者阳气渐衰,甚或虚羸,阳虚既成,易携诸邪共犯,往往预后不佳。

五、中药制剂干预对急性心肌梗死住院患者预后转归的影响

随着 AMI 现代研究的进展和治疗手段的更新,其病死率已经逐年下降,但仍是高病死率疾病,且该病的发病率呈现升高的趋势,而病死率的下降水平趋于平缓;其次,无论是院内病死率,还是 AMI 患者远期生存率和生存质量问题,都依然困扰着医学工作者。因此,如何提高 AMI 的治疗效果将仍然是临床研究的重点。中医药治疗 AMI 将是一条重要的思路。

上海市急性心肌梗死调查协作组开展的 AMI 治疗状况分析,共调查 AMI 住院患者 2 063 例,其中 53.5% 应用了中医药治疗,50.6% 的患者通过静脉途径使用中药,14.2% 的患者口服中药。甚至在西医医院,至 2011 年,也有超过 58% 的 STEMI 患者在入院 24 小时内接受中药治疗。林谦等对中药(中药单体成分、单味药和复方,剂型包括汤剂、中成药制剂和注射液等)治疗 AMI 临床研究文献进行 Meta 分析,共有 8 篇文献进入 Meta 分析程序,总病例数为 738 例。Meta 结果分析显示与常规西药相比,加用中药干预对 AMI 患者病死率的影响差异无统计学意义($P=0.24$, RR 为 0.78［0.52,1.18］),临床总有效率($P=0.17$)和心律失常发生率($P=0.07$)两者间差异无统计学意义,RR 分别为 1.27［0.90,1.81］和 0.78［0.60,1.02］,但中药干预组再梗率、心力衰竭发生率明显低于对照组(P 分别为 0.007 和 0.01),RR 分别为 0.41［0.21,0.78］和 0.55［0.34,0.87］,治疗后左室 EF 射血分数明显高于对照组($P<0.000\ 1$)。提示与单纯西药相比,加用中药对减少再梗和心力衰竭、提高左室 EF 射血分数有益,而病死率、心律失常发生率和临床总有效率两组的差异无统计学意义。

2013 年 1 月 1 日—2013 年 12 月 31 日间,首都医科大学附属北京中医医院刘红旭等对全国范围内 29 家自愿达成协作意向的三级甲等中医医院 1 217 例患者开展的一项注册登记研究中,AMI 患者在住院期间使用静脉中药的达 1 101 例,占总病例数的 90.47%;口服中成药使用人数为 530 人(43.55%);共 741 名(60.89%)患者口服中药汤剂治疗。统计学分析显示,住院期间口服中成药及中药汤剂对于 AMI 患者发生院内死亡这一结局可能起到保护作用。服用中药汤剂的患者其发生院内死亡的 OR 值仅为 0.196,这可能与中药汤剂在辨证论治的基础上更加强调因时、因地、因人制宜的个体化治疗理念有关。

在中药制剂干预对急性心肌梗死住院患者预后转归的临床研究方面,北京中医药大学应飞曾电子检索 1994—2005 年 CNKI 中的中医药治疗 AMI 临床研究文献,提取相关数据,共纳入 95 篇文献中,总病例数 6 540 例,总死亡人数 626 例,总病死率为 9.57%。设对照组的文献共 47 篇,病例数为 4 197 例,病死率为 10.22%,其中治疗组病死率为 6.19%,对照组

为 15.09%，两组比较差异具有统计学意义（$P<0.01$）。未设对照组的文献 48 篇，病例数为 2 343 例，病死率为 8.41%。全部病例中，使用中医药治疗的病例 4 638 例，死亡 339 例，病死率 7.31%，低于设对照组文献中的对照组（$P<0.01$）。

以下，将分别从中药静脉注射剂、口服中成药及中药汤剂三个方面，流行病学调查数据、临床研究结果两个维度分别探讨中药制剂对于急性心肌梗死患者预后转归的影响。

1. **中药静脉注射制剂干预对急性心肌梗死住院患者预后转归的影响**　近年来中药静脉注射制剂治疗心肌梗死在临床、实验方面的研究逐渐增多，中药静脉注射制剂在升高血压、治疗及预防心律失常发生、改善心功能等方面有很好的治疗作用，在再灌注治疗、防止溶栓后心肌再灌注损伤、保护心肌方面取得了一定的疗效。

（1）临床应用于辅助治疗 AMI 的中药静脉注射剂

1）以益气为主要功效的中药静脉注射制剂

① 参麦注射液：由人参、麦冬组成，具有大补元气、益气固脱、养阴生津、补心复脉之功。研究表明，参麦注射液能改善 AMI 患者的左室功能，缩短 AMI 患者 QT 间期离散度，提高 AMI 患者血中超氧化物歧化酶活性，使 AMI 患者心室晚电位阳性转阴率升高，在配合尿激酶溶栓治疗时具有抗心肌顿抑作用。

② 生脉注射液：主要成分为人参、麦冬、五味子，有补气升阳、扶正固本的作用。

③ 黄芪注射液：是从黄芪中提取的纯中药制剂，具有补气升阳、扶正固本的功用。

2）以活血为主要功效的中药静脉注射制剂

① 丹参注射液：丹参注射液为纯中药提取物，有效成分为丹参素，具有活血化瘀、养血安神之功。实验研究结果显示丹参液能抑制心肌梗死后血小板聚集和降低血黏度，降低纤维蛋白原，改善微循环，是心肌梗死综合保护机制中的重要一环。

② 灯盏花注射液：从中药灯盏花中提取的有效成分灯盏花素总黄酮。

③ 葛根素注射液：豆根植物野葛干燥根的总黄酮中提取的有效成分，经分离纯化而得到的单一成分注射液。

④ 路路通注射液：路路通注射液为一种从中药三七中提取的三七总皂苷。

⑤ 莪红注射液：莪红注射液主要由莪术、红花等药物组成，具有活血化瘀的功效。

3）以行气活血为主要功效的中药静脉注射制剂

① 川芎嗪注射液：川芎嗪系川芎的有效成分，具有活血行气之功。

② 复方丹参注射液：含丹参、降香，具有行气活血祛瘀之效。张萍等采取末端脱氧核苷酸转换酶介导的脱氧尿嘧啶-生物素平移末端标记技术对兔实验性急性心肌梗死时不同损伤区心肌细胞凋亡情况进行研究，用药组（急性心肌梗死后静滴复方丹参注射液）的梗死区和再灌注区心肌细胞凋亡阳性细胞数与阳性率低于对照组（急性心肌梗死后静滴生理盐水）。

（2）流行病学调查：近年来中药静脉注射制剂治疗心肌梗死在临床、实验方面的研究逐渐增多。中国心脏研究协作组分析卡托普利并用口服硝酸酯、静脉硝酸酯、β 受体拮抗剂、阿司匹林、钙通道阻滞剂、复方丹参对急性心肌梗死患者 4 周重要临床事件的影响，其中口服硝酸酯使用率为 86.97%，静脉硝酸盐为 62.2%，β 受体拮抗剂为 23.47%，阿司匹林为

74.57%,钙通道阻滞剂为 55.27%,复方丹参注射液为 34.87%,治疗 4 周,卡托普利与交慰剂组比较,基础心率 >90 次/min,除 β 受体拮抗剂外,在其余 5 种药中病死率均下降,但以口服、静脉硝酸酯、阿司匹林、钙通道阻滞剂为明显(P<0.05 或 P<0.001)。以上六种药中总病死率分别减少 8.17%、5. 37%、1.37%、5.37%、6.17%、8.17%,差异无统计学意义。卡托普利并用口服或静脉硝酸酯、β 受体拮抗剂、阿司匹林、钙通道阻滞剂、或复方丹参注射液治疗急性心肌梗死均可能有益。

王硕仁对北京地区 12 家医院 2000 年 1 月—2001 年 3 月的 1 242 例 AMI 患者进行调查,结果显示:经多元回归分析,可降低病死率的综合因素有再灌注治疗、调脂药物、静脉滴注中药、β 受体拮抗剂、低分子肝素、ACEI 和洋地黄;在对病死率降低的影响因素中,中药静脉注射制剂在再灌注、调脂药等之后排在了第三位。周琦对北京地区 2002—2005 年 16 家中医院 1 390 例 AMI 患者进行调查,结果显示:与病死率降低的相关因素(按贡献度由高到低排序)有:阿司匹林、ACEI、中药静脉制剂、再灌注治疗、调脂药物、β 受体拮抗剂,其中中药静脉制剂排在第三位。高伟对 2005 年北京地区三级甲等中西医院对比结果显示:去除其他影响因素对病死率的干扰,中药静脉制剂对降低病死率具有相当的作用,且仅次于 ACEI 及降脂药排在第三位。

(3) 随机对照试验及 Meta 分析:韩国杰等将 82 例 AMI 患者随机分为黄芪组(38 例)和对照组(44 例),尿激酶常规治疗,黄芪组同时静滴黄芪注射液,结果再灌注性心律失常、心力衰竭及梗死后心绞痛发生率均明显低于对照组。休克及总病死率为 2.63% 和 5.26%,也均低于对照组的 9.09% 和 11.36%。

秦青通等将 AMI 患者 126 例配对分为治疗组与对照组(各 63 例),尿激酶溶栓后,治疗组加用复方丹参注射液。结果显示治疗组与对照组临床再通分别为 48 例(76.19%)和 40 例(63.49%);住院期间死亡分别为 2 例(3.17%)和 8 例(12.70%);发生严重心力衰竭分别为 2 例(3.17%)和 8 例(12.70%);发生再灌注心律失常分别为 16 例(25.40%)和 33 例(52.38%)。两组比较差异具有统计学意义。

虽然有中药静脉注射制剂在再灌注治疗、防治再灌注损伤、减少合并症方面起到了重要、确实的作用,但临床研究样本例数少,研究设计不规范,疗效判定标准不科学,缺乏以心源性死亡作为硬终点的大规模、多中心的临床试验,临床论证的证据强度不足。

郑丽、刘红旭等检索 CBM、CNKI、VIP 共收集符合纳入标准的文献 15 篇进行了 Meta 分析,病死率固定效应模型总相对危险度(RR)及可信区 95% 置信区间(CI)为 0.39(0.17,0.88),总效应 Z=2.25,P=0.02;再通率固定效应模型总 RR 值及 95% 置信区间为 1.07(1.01,1.14)总效应 Z=2.15,P=0.03。结果显示:中药静脉制剂对急性心肌梗死可能有降低病死率、提高再通率方面有一定作用。且现有资料未提示有严重不良反应事件。

来晓磊、尚菊菊等收集中药静脉制剂干预急性心肌梗死的临床随机和半随机对照试验,按 Cochrane 系统评价方法筛选纳入 21 项研究,共计 1 713 例患者,Meta 分析结果显示中药静脉制剂 + 常规治疗较常规治疗能够降低急性心肌梗死的病死率(P=0.03,RR 为 0.53 [0.30,0.93])、显著减少恶性心律失常(P=0.008,RR 为 0.42 [0.22,0.80])和心力衰竭(P=0.000 7,RR 为 0.31 [0.16,0.61])的发生。

2. 口服中成药干预对急性心肌梗死住院患者预后转归的影响

(1) 流行病学调查:北京中医药大学周靖收集917例病例,其中186例患者应用了中成药口服剂型,占全部病例的20.28%,共使用了57种口服中成药。其中通便类口服中成药共计7种,以通便灵最多,共44例患者使用,占23.66%;麻仁软胶囊共计21例患者使用,占11.29%;15名患者使用复方芦荟胶囊,占8.06%。化痰类口服中成药共计使用5种,以复方鲜竹沥口服液最多,共计19例患者使用,占10.22%。活血类口服中成药共计有10种,以心通口服液最多,共计有15名患者使用,占8.06%;复方丹参滴丸及心悦胶囊分别有12、10例患者应用,占6.45%及5.38%。益气养阴类口服中成药方面,以生脉口服液应用最多,共计11例患者使用,占5.91%。行气类、解表类、补益肝肾类、止血类、温阳类口服中成药亦有使用,但使用比例均小于5%。

前文提到的田静峰2006年所调查的全国范围内1 094例AMI患者中共有394例患者使用中成药,总使用率为36.01%,常用的中成药为复方芦荟软胶囊、麻仁软胶囊、通心络胶囊、复方丹参滴丸(片)、补心气口服液等,使用频率分别为45次、32次、31次、20次及17次等。以以下治法为主,分别为:活血(245例),益气(143例),行气(116例),化痰(75例),养阴法(64例),润肠通便法(50例),温阳法(13例),固脱法(3例)。

刘红旭等2013年开展的全国三级甲等中医医院AMI住院患者治疗状况注册研究中,口服中成药使用人数为530人,占43.55%,单因素分析显示,口服中成药对于AMI患者发生院内死亡这一结局均可能起到保护作用。进行二分类变量非条件Logistic回归检验,排除各因素间的相互作用效应,口服中药制剂对病死率的影响仍具有统计学意义。

(2) 随机对照试验及Meta分析:李旭丰、张文宝等人将急性心肌梗死患者50例随机分为麝香保心丸治疗组(Ⅰ组)和安慰剂对照组(Ⅱ组)观察治疗前后心室壁运动、心脏功能、左室重塑变化及严重心脏血管事件(major adverse cardiovascular events,MACE)和再住院(rehospitalization,RH)的发生率。麝香保心丸40mg每天3次,口服3个月者室壁运动指数明显改善($P<0.05$),左室收缩末期容量(left ventricular end systolic volume,LVESV)、左室舒张末期容量(left ventricular end diastolic volume,LVEDV)明显下降($P<0.01$),左室射血分数(left ventricular ejection fraction,LVEF)明显升高($P<0.01$),左室重塑受抑,严重心血管事件和再住院发生率减少($P<0.05$或0.01),对降低AMI患者病死率可能有益。

3. 中药汤剂干预对急性心肌梗死住院患者预后转归的影响

(1) 流行病学调查:农一兵等从回顾性队列研究构建Cox比例风险回归模型,研究包括中药汤剂在内的多种可能因素对AMI远期预后的影响。连续收集1996年1月—2002年4月因AMI在北京中医药大学附属东直门医院、东方医院心内科住院并渡过急性期(28天)的资料完整的患者(共162例)的病历资料,随访观察患者发生死亡和重大心脑血管事件的预后情况,并用Cox比例风险回归模型分析可能因素对预后的影响。预后指标即终点事件,包括主要终点事件和次级终点事件。主要终点事件指死亡,次级终点事件是除死亡外的其他重要心脑血管事件,包括再次心肌梗死、心脏骤停、Ⅱ级及Ⅱ级以上心力衰竭、脑出血或脑梗死;影响预后的因素选择年龄、性别、梗死部位、心功能、心律失常、既往病史、溶栓、西药及中药汤剂治疗。研究以上各因素与主要终点结局之间的关系时,各因素中只有年龄、心功能、

ACEI、中药汤剂 4 个变量进入了 Cox 回归模型,得到风险回归方程,模型的得分检验卡方值为 26.005,$P<0.001$,模型有统计学意义。其中年龄和心功能为死亡的危险因素,年龄每增大 10 岁,死亡风险增加为原来的 1.983 倍(相对危险度);心功能每增加 1 个等级,死亡风险增加至 3.169 倍。ACEI 和中药汤剂为死亡的保护因素,使用 ACEI 类药物的死亡风险是未使用的 16.1%;使用辨证论治中药汤剂的死亡风险仅是未使用者的 17.7%。研究各影响因素与所有终点事件的关系时,年龄、前壁梗死、心功能、心律失常、糖尿病史、ACEI、中药汤剂进入了 Cox 回归模型,得出风险回归方程,模型的得分检验卡方值为 54.991,$P<0.001$,模型有统计学意义。相似的,除后两者是保护因素以外,其他因素均为发生终点事件的危险因素。其中使用辨证论治中药汤剂治疗,发生终点事件的风险仅为未使用者的 9.3%。以上结果初步提示了早期中药汤剂治疗对 AMI 预后可能具有保护作用。

(2)随机对照试验及 Meta 分析:李静等选择发病 6 小时内的 AMI 患者,随机分为对照组($n=19$)和治疗组($n=28$)给予尿激酶($100 \times 10^4 \sim 150 \times 10^4 U$)或经静脉注射重组组织型纤溶酶原激活物(50~100mg),静脉滴注以及常规阿司匹林、肝素、硝酸甘油等治疗,治疗组加用逐瘀汤(丹参 30g,煎汁 100ml,分上午和下午空腹温服,每次冲服三七粉 1.5g,7 天为 1 个疗程)。采用溶栓再通疗效判断标准,分析两组的临床冠脉再通率(81.2%、61.9%)其临床病死率(2.6%、8.3%),并发症(4.7%、10.2%),比较差异具有统计学意义($P<0.01$),再梗死率(3.5%)略低于对照组(6.1%),但差异无统计学意义($P>0.05$);治疗组的血液流变学指标较对照组明显改善($P<0.05$),两组的纤维蛋白原均略有下降,但差异无统计学意义,表明逐瘀汤具有提高冠脉再通,降低临床病死率和并发症的作用。

(胡　馨)

主要参考文献

[1]中华医学会心血管病学分会.急性 ST 段抬高型心肌梗死诊断和治疗指南[J].中华心血管病杂志,2010(8):675-690.

[2]孔灵芝,胡盛寿.中国心血管病报告 2006[M].北京:中国大百科全书出版社,2008.

[3]刘晓婷,李镒冲,姜勇,等.2010 年我国急性心肌梗死疾病负担分析[J].中国慢性病预防与控制,2013,21(3):271-273.

[4]胡盛寿,孔灵芝.中国心血管病报告 2011[M].北京:中国大百科全书出版社,2012.

[5]赵冬,吴兆苏,姚丽,等.北京地区急性冠心病事件病死率的变化趋势——MONICA 方案的研究结果[J].中华心血管病杂志,1994(5):353-355,393.

[6]张秀英,赵冬,王薇,等.2007 年至 2009 年北京市居民急性心肌梗死住院病死率及其分布特征的研究[J].心肺血管病杂志,2012,31(1):1-4.

[7]胡大一,郭艺芳.中国心血管病领域 30 年回顾与展望[J].中国实用内科杂志,2011,31(11):824-826.

[8]沈卫峰,胡大一.非 ST 段抬高急性冠状动脉综合征诊断和治疗指南[J].中华心血管病杂志,2012(5):353-367.

[9]DHARMARAIAN K,LI J,LI X,et al. The China Patient-Centered Evaluative Assessment of Cardiac Events (China PEACE)retrospective study of acute myocardial infarction:study design. Circ Cardiovasc Qual Outcomes,2013,6(6):732-740.

［10］上海市急性心肌梗死调查协作组．上海市 2 063 例急性心肌梗死患者住院治疗状况分析［J］．中华心血管病杂志，2004（2）：29-33.

［11］陈可冀，张敏州，霍勇．急性心肌梗死中西医结合诊疗专家共识［J］．中国中西医结合杂志，2014，34（4）：389-395.

［12］刘红旭，王玲，尚菊菊．1 124 例急性心肌梗死住院患者中医证候特征与病死率相关性研究［J］．中华中医药学刊，2010，28（4）：771-774.

［13］王硕仁，刘红旭，赵冬，等．北京地区 1 242 例急性心肌梗死患者住院治疗状况调查［J］．中华流行病学杂志，2006（11）：991-995.

［14］林谦，农一兵，段文慧．中药治疗急性心肌梗死临床研究文献的 Meta 分析［J］．中华中医药杂志，2006（9）：528-531.

［15］应飞，刘红旭．中医药治疗急性心肌梗死临床研究文献中的病死率分析［J］．中国中西医结合急救杂志，2006（6）：357-360.

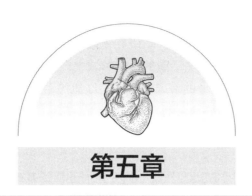

第五章

中医药干预急性心肌梗死的临床研究

第一节 治法进展

急性心肌梗死（AMI）是指冠状动脉因急性血管闭塞导致血流中断,致使相应的心肌因严重缺血、缺氧而发生变性、坏死。临床常表现为持久的胸骨后剧烈疼痛、急性循环功能障碍、心律失常、心力衰竭或休克,甚至猝死。AMI 是危害人类健康的重大疾病,是世界范围的主要死亡原因。随着人们对冠心病二级预防认识的逐渐加深以及我国急诊再灌注治疗的深入开展,AMI 的病死率得到了显著下降。但是仍有一系列临床问题尚待解决。AMI 属于中医学"真心痛"范畴,中医药对于该病的治疗积累了丰富经验,越来越多的研究证据显示中西医结合治疗可以进一步改善 AMI 患者预后。目前中医药对 AMI 的研究领域如何？针对 AMI 相关疾病的中医治法有哪些？中医药针对 AMI 治疗开展了哪些大型研究？本文将从中医药干预 AMI 的治法角度出发,列举具有典型代表意义的中药制剂,分类总结近期相关研究进展,旨在为中医药干预 AMI 的进一步研究提供思路。

一、活血化瘀法

"瘀"首见于《楚辞》。瘀,积血也（《说文解字》）,乃血行失度,血脉不通所致。宋代活血化瘀法被应用于治疗胸痹心痛,《太平圣惠方》《圣济总录》等书中均载有不少以活血化瘀立法治疗胸痹心痛的方剂。在继承传统学术思想的基础上,陈可冀院士认为冠心病心绞痛患者血小板黏附、聚集,血栓形成,微循环障碍,动脉内膜增厚,脂质沉积,血管狭窄等病理改变,皆可影响血液的正常运行,导致血行不畅,滞而不行。陈可冀院士开创性地将其归属于中医"血瘀"的范畴,并以活血化瘀法作为治疗冠心病的基本法则。在陈可冀、李连达两位院士带领下,研究团队深入开展了血瘀证与冠心病的临床和基础研究,相关研究在 2003 年荣获国家科学技术进步奖一等奖,是中医药研究领域在获得国家科技奖励上的历史性突破。目前,血瘀证与活血化瘀是当前最为活跃的研究领域之一。临床中,具有活血化瘀功效的中药静脉制剂广泛应用于 AMI 患者的临床治疗。刘红旭等调查了北京地区三级甲等中医医院的 AMI 患者中成药(含中药静脉制剂)的使用情况,结果表明,在 846 例使用中成药的患者中,应用活血类药物病例最多,为 749 例,占 88.53%。

（一）芎芍胶囊

芎芍胶囊是中国中医科学院西苑医院在研究血府逐瘀汤基础上,精选川芎、赤芍提取的有效成分川芎总酚、赤芍总苷制成的具有活血化瘀功效的中药制剂。从 20 世纪 90 年代开始,在"十五"国家科技攻关项目的支持下,陈可冀院士领衔开展了关于芎芍胶囊防治介入后支架再狭窄的一系列临床和基础研究,取得了丰硕成果。介入术后再狭窄(restenosis,RS)是 PCI 后的常见并发症,也是一直困扰冠心病介入治疗的重要难题。近年来,急诊 PCI 在我国 AMI 的治疗中迅速开展起来,随着药物洗脱支架(drug eluting stent,DES)在临床的广泛应用,PCI 术后再狭窄率已降至 10% 以下,但如何更好地降低 PCI 术后再狭窄的发生率仍然是需要研究的重要问题。2006 年陈可冀院士在中华医学杂志英文版上报道了我国第一个严格遵循前瞻性、随机、双盲和安慰剂对照原则设计的探讨中药干预 PCI 术后再狭窄的多中心临床试验,该研究纳入 335 例成功行冠状动脉介入治疗的冠心病患者,以术后 6 个月冠状动脉造影结果证实的再狭窄为一级终点,以术后 6 个月内的死亡非致死性心肌梗死、再次血运重建术和冠状动脉旁路搭桥术作为联合终点。结果表明,芎芍胶囊治疗组的再狭窄发生率显著低于安慰剂对照组(26.0% vs 47.2%,$P<0.05$);其主要心脏不良事件的发生率也显著低于对照组(10.4% vs 22.7%,$P<0.05$)。该研究结果表明,PCI 术后服用芎芍胶囊能降低冠心病 PCI 术后再狭窄事件发生率,为 PCI 术后中医药长期应用提供了可靠的临床依据。基础研究进一步发现,芎芍胶囊可从器官、细胞、亚细胞及蛋白分子水平,通过调节血管平滑肌细胞(vascular smooth muscle cell,VSMC)增生相关基因和蛋白表达、诱导细胞凋亡、影响跨膜信号转导等途径发挥抑制介入术后再狭窄的作用。

（二）丹红注射液

丹红注射液是从中药丹参、红花提取的复方制剂,是我国传统医药验方经过现代科技提取加工而成的中医药静脉制剂,具有活血化瘀、通络止痛之功效。研究发现该药能改善微循环和血液黏滞度,抑制血小板凝聚,阻止血栓形成及促进血栓溶解。研究显示,丹红注射液对成功接受静脉溶栓治疗的 AMI 患者具有良好的心肌保护作用。金元玖等将早期静脉溶栓成功再通的 AMI 患者 60 例随机分两组。对照组给予常规治疗,治疗组常规治疗加丹红注射液。结果显示,治疗组心肌酶峰值浓度、峰值恢复正常时间、心律失常发生率、梗死面积均明显低于对照组($P<0.05$);心功能、C 反应蛋白(CRP)及纤溶系统活性明显改善,室壁运动指数、CRP、纤维蛋白原、内皮细胞型纤溶酶原激活物抑制因子(plasminogen activator inhibitor-1,PAI-1)均低于对照组($P<0.01$),左室射血分数(LVEF)、纤溶酶原激活剂水平明显高于对照组($P<0.01$)。研究表明,丹红注射液能缩小 AMI 患者心肌梗死面积,减少再灌注损伤及心律失常的发生率,对保护缺血心肌损伤及心功能的恢复有良好作用。彭丽虹等对丹红注射治疗冠心病心绞痛疗效与安全性的临床研究进行了一项系统综述,共纳入 27 个随机

对照研究,包括 3 030 例患者。通过 Meta 分析后发现,丹红注射液能有效改善冠心病心绞痛患者心肌 ST 段缺血和各项血液流变学指标,显著降低心绞痛发作率,并具有较高安全性。

(三) 丹参酮ⅡA 磺酸钠注射液

丹参是具有活血、凉血、安神之效的单味中药,中医有"一味丹参饮,功同四物汤"之说。丹参酮ⅡA 磺酸钠是从丹参中分离的二萜醌类化合物丹参酮ⅡA 经磺化而得到的水溶性物质,药理学研究表明其具有扩张血管、改善微循环、抑制血小板聚集、抗血栓形成、缩小心肌梗死面积、清除氧自由基等作用。研究显示,丹参酮ⅡA 磺酸钠注射液可以对 AMI 患者起到心肌保护作用。豆利华等观察了 80 名 STEMI 患者,旨在评估丹参酮ⅡA 磺酸钠对 STEMI 患者的心肌保护作用。结果显示,相较于对照组,治疗组可以显著降低患者治疗后不同时间点(治疗后 1 天、3 天、7 天)血清中 CK-MB 及 cTnI 水平,提示丹参酮ⅡA 磺酸钠具有一定的心肌保护作用。孙海英等将 136 例 NSTEMI 患者分为治疗组(西药常规治疗加丹参酮ⅡA 磺酸钠注射液治疗)72 例和对照组(西药常规治疗)64 例,结果表明治疗后 2 组 PAI-1 水平均下降($P<0.05$),但治疗组下降更明显($P<0.05$);且治疗组严重心律失常、心绞痛、心力衰竭的发生率均显著低于对照组,提示丹参酮ⅡA 磺酸钠注射液可以辅助治疗 NSTEMI。

(四) 川芎嗪注射液

川芎嗪是从伞形科藁本属植物川芎中提取的生物碱,即四甲基吡嗪,是川芎的有效成分之一。自 20 世纪 70 年代陈可冀院士首先将其应用于缺血性中风至今,已有近 50 年的历史。研究发现,川芎嗪注射液具有保护血管内皮、抗血小板、抗缺血再灌注损伤、抗氧化应激等多种心脑血管药理作用,目前广泛应用于临床。汪克林等观察了川芎嗪联合尿激酶溶栓治疗 AMI 的效果。结果提示,治疗组与对照组在再通率、溶栓后心功能、并发症、住院病死率等方面差异无统计学意义($P>0.05$);再灌注心律失常的发生率治疗组和对照组分别为 53.2% 和 71.3%,差异具有统计学意义($P<0.01$)。说明川芎嗪联合尿激酶溶栓治疗 AMI 能有效抑制溶栓后再灌注心律失常的发生,但近期改善心功能尚需进一步研究。

二、益气活(破)血法

真心痛是胸痹心痛病进一步发展的严重病症,在仲景所著《金匮要略·胸痹心痛短气病脉证并治》中将胸痹的病机概括为"阳微阴弦",指出"阳微阴弦,即胸痹而痛,所以然者,责其极虚也。今阳虚知其在上焦,所以胸痹、心痛者,以其阴弦故也",认为"上焦阳虚、阴寒内盛、阴乘阳位、痹阻胸阳"是胸痹心痛病的核心病机,并创立了瓜蒌薤白白酒汤、瓜蒌薤白半夏汤、枳实薤白桂枝汤等系列宣痹通阳方剂。但是仲景所处年代为东汉末年时期,人们多处在饥寒交迫的战争动荡之中,而我们现在所处的和平年代物质生活水平已大大不同,因此疾病的病机也可能有所变化。基于以上背景,刘红旭等开展了中国 26 家三级甲等中医医院急性心肌梗死住院患者临床特征及治疗状况的调查,研究结果显示,气虚血瘀证成为 AMI 患者的主要证候。目前,该结论已得到普遍认同,并被纳入到 2014 年颁布的《急性心肌梗死中西医结合诊疗专家共识》之中。基于上述证候特点,目前市场上的中成药制剂多以益气活(破)血为基本法则,并取得了良好的临床疗效。

（一）通心络胶囊

通心络胶囊是吴以岭院士根据中医络病学理论研制而成的中药复方制剂，由人参、土鳖虫、水蛭、全蝎、蜈蚣、蝉蜕、降香、赤芍、冰片等药物组成，在益气活血为基本治疗法则的基础上，集中应用络虚通补药、虫类化瘀通络药、虫类搜风通络药和辛味通络药，具有益气活血、搜风通络之效。目前大量研究已从不同角度共同揭示了通心络胶囊对 AMI 患者良好的心肌保护作用，其中对急诊 PCI 无复流现象的积极干预作用受到了广泛关注。冠状动脉无复流现象（no-reflow phenomenon）是指在介入手术开通闭塞或严重狭窄的冠状动脉后，TIMI 血流仅为 0~1 级，而相关的近端心外膜冠状动脉无痉挛、夹层、撕裂、血栓和严重残余狭窄的现象。目前文献报道显示，在急诊 PCI 中无复流发生率可高达 30%。研究表明，无复流是介入术后心力衰竭、心律失常、心源性猝死等心血管事件的独立危险因素，其原因可能与微循环功能障碍和血栓形成和栓塞有关。随着急诊 PCI 手术例数在我国的不断增加，术后无复流现象的处理已成为临床研究热点。2004 年，由吴以岭院士和中国医学科学院阜外医院杨跃进教授共同领衔开展了通心络胶囊防治急性心肌梗死介入治疗后心肌无复流的多中心、随机、双盲、安慰剂、平行对照的研究，该研究由 9 家医院共同完成，共纳入发病 12 小时以内的 STEMI 患者 219 例，均在 PCI 后出现心肌无复流，在常规西药治疗的基础上分别给予通心络胶囊或安慰剂治疗。研究结果显示，通心络胶囊可以明显促进 PCI 术后 24 内 ST 段回落，改善急性心梗急性期和恢复期心肌有效再灌注，提高心梗后心脏收缩功能，减轻无复流。进一步的基础研究显示，通心络胶囊可显著降低 AMI 猪再灌注后细胞黏附和促炎症因子水平，调高抗炎症因子水平，并缩小心肌无再流面积，缩小梗死范围。相关研究结果获得多项省部级科技进步奖。

（二）通冠胶囊

随着 PCI 在 AMI 患者早期再灌注治疗的广泛应用，介入手术对患者生理心理的影响也越来越多的引起了临床医生的重视。研究表明，40%~ 44% 的患者在 PCI 术后 1 年内出现心绞痛复发，超过 50% 的患者术后出现不同程度的乏力、气短、失眠、抑郁等生理心理问题，严重影响了远期预后，如何帮助患者改善术后生活质量，成为临床亟待解决的问题。PCI 术可归属于中医学祛邪治法，具有活血破瘀之功效，冠心病 PCI 术后则以本虚为主，加之 PCI 术的破血作用，易耗伤正气，故本虚症状较前还可能加重，正气不足，邪必所凑，气血不能调和，瘀血痰浊内生，瘀阻脉络，则发为胸痛。通冠胶囊是在国医大师陈可冀院士"血瘀证"理论和国医大师邓铁涛教授"心脾相关"学术思想指导下拟方而成。全方由黄芪、丹参、水蛭等 4 味中药构成，兼具益气扶正、祛瘀通脉之效。研究表明，与西医常规治疗组比较，通冠胶囊能显著改善 AMI 患者 PCI 术后气虚血瘀证表现，提高 PCI 术后左心室收缩功能，抑制术后血小板激活，调节体内凝血-纤溶系统平衡，抑制急性心肌梗死左心室重构。2014 年 8 月，《国际心血管病学杂志》（*International Journal of Cardiology*）报道了单用通冠胶囊改善世界最高龄 110 岁老人心脏支架植入术后表现的病例，表明了国际学术界对中药制剂通冠胶囊临床疗效的高度认可。

（三）芪参益气滴丸

芪参益气滴丸是通过提取黄芪、丹参、三七、降香中的有效成分精制而成的中药滴丸。

近年来研究显示,芪参益气滴丸能增加缺血心脏的冠脉血流量,具有降脂、稳定动脉粥样硬化斑块、清除氧自由基、改善冠脉微循环等心肌保护作用。其中,芪参益气滴丸对心肌梗死二级预防的临床试验研究受到了广泛关注。一直以来,抗血小板药物(阿司匹林)作为冠心病二级预防的基石,在急性心肌梗死 PCI 术后的治疗中起到了至关重要的作用,其可以降低PCI 术后再狭窄发生率,减轻无复流及降低术后亚急性及晚期血栓形成的风险。然而,研究表明,有 8%~40% 的患者存在阿司匹林抵抗,在阿司匹林抵抗的患者中,PCI 术后远期心血管事件和死亡事件的风险大大提高,降低了 PCI 本身给患者带来的益处。因此,能否从传统中药中开发出具有抗血小板聚集作用的冠心病二级预防用药就显得尤为重要。

由中国中医科学院张伯礼院士领衔,天津天士力药业集团共同开展的芪参益气滴丸对心肌梗死二级预防的临床试验研究采用了随机、双盲、多中心的研究方法,以肠溶阿司匹林为阳性对照药,以心血管性死亡、非致死性再梗死、非致死性脑卒中为主要复合终点,在 5 年多的时间里,共纳入 3 508 例心肌梗死患者,平均随访达 37 个月。研究结果显示,芪参益气滴丸在心血管性死亡、非致死性再梗死、非致死性卒中发生率方面,和阿司匹林相比差异无统计学意义,提示芪参益气滴丸和阿司匹林对冠心病二级预防效果相当。同时,在改善患者心绞痛积分和西雅图生活质量积分方面,两组患者差异亦无统计学意义,而芪参益气滴丸组安全性更好。该研究的顺利完成为冠心病 PCI 术后中医药干预提供了新的思路和切入点,对扩大 PCI 术后中医药应用范围、促进冠心病中西医综合诊疗方案的建立具有重要意义。此外,毛静远等开展了一项西药常规加用芪参益气滴丸治疗慢性心力衰竭随机对照试验的系统评价,共纳入符合标准的研究 17 个,患者 1 840 例。研究结果显示,西药常规加用芪参益气滴丸较单纯西药常规治疗慢性心衰可进一步提高临床疗效且治疗过程安全。上述研究进一步体现了中医药"异病同治"的特点和优势。

(四) 参元益气活血胶囊

参元益气活血胶囊(简称"参元丹")是首都医科大学附属北京中医医院刘红旭教授在医院前辈学术思想的指导下研制的具有益气养阴、破血逐瘀功效的中药制剂。该药的成功研制体现了医院学术思想的传承与发展。在 20 世纪 60 年代,北京中医医院国家级名老中医、首都国医名师许心如教授总结《难经·二十二难》"气主煦之,血主濡之"的理论,提出了益气养阴、活血通脉法治疗冠心病心绞痛的治疗法则。率先组方二参通脉汤,逐步衍变为三参通脉口服液,由太子参、玄参、丹参、婆罗子等组成,取标本兼顾之法,临床治疗冠心病心绞痛取得良好疗效。相关研究报道《扶正祛邪法治疗冠心病、心绞痛——附 112 例临床总结及49 例远期疗效观察》发表在 1976 年的《中华医学杂志》上。此后历经 20 余年的基础与临床研究,三参通脉口服液成为北京中医医院治疗冠心病心绞痛的院内制剂。20 世纪 90 年代,不稳定性心绞痛成为关注的热点,刘红旭教授在前辈益气养阴、活血通脉、扶正祛邪学术思想的指导下,根据唐容川《血证论》"瘀血在经络脏腑之间,被气火煎熬,则为干血","盖系干血,使气化隔绝,非寻常行血之品所能治也,故用诸虫啮血之物,以消蚀干血"之说,针对不稳定性心绞痛系经年之疾,病势凶顽而又虚实相杂的特点,在益气养阴、活血化瘀的基础上,以益气养阴、破血逐瘀为法,组成治疗不稳定性心绞痛的特效方药参元丹,在益气扶正的同时选用破血逐瘀之品,力求破血而不伤正,即在重用黄芪、党参益气的同时,选用土鳖虫、水蛭破血逐瘀;同时配以丹参、延胡索等,旨在益气逐瘀,兼以养阴通络。大量研究显示,参元丹不但可以有效缓解不稳定心绞痛患者的临床症状,而且对 AMI 缺血再灌注损伤的干预同样可以起到积极作用。

缺血再灌注损伤(ischemic reperfusion injury,IRI)是 AMI 血管再通后常见的并发症,也是 AMI 介入术后患者死亡的独立危险因素。缺血预适应(ischemic preconditioning,IPC)是一种心肌内源性保护机制,主要是通过诱导内源性触发因子,经过多条细胞内信号转导途径介导,作用于多种细胞内效应器,影响自由基的产生,发挥心肌细胞保护作用。研究表明,缺血预适应可明显减少 AMI 的梗死面积,减少恶性心律失常,改善心肌的收缩和代谢功能,目前被认为是迄今为止最有力的心肌内源性保护措施。药物性预适应是药物替代缺血刺激产生缺血预适应样的保护作用。在国家自然科学基金、北京市自然科学基金等多项科研课题支持下,研究发现,参元丹预处理可以有效减轻 AMI 大鼠缺血再灌注损伤,通过抗脂质过氧化损伤、改善缺血心肌病理学变化、抑制心肌细胞凋亡等方式发挥心脏保护作用。

三、芳香通络法

芳香疗法(aromatherapy)是将气味芳香的药物制成适当的剂型,作用于全身或局部以防治疾病的一种自然疗法。该疗法历史悠久,早在我国殷商甲骨文中就有应用熏疗及艾蒸等疗法的记载,是中医传统疗法之一。中华人民共和国成立后,许多学者在挖掘整理中医学文献基础上,开展了一系列芳香通络方药应用于冠心病的疗效评价及作用机制研究,并成功研制了一系列防治冠心病心绞痛等心血管疾病的有效复方,如速效救心丸、麝香保心丸、复方丹参滴丸等。这些中药复方在我国应用广泛。2014 年颁布的《急性心肌梗死中西医结合诊疗专家共识》中,速效救心丸、麝香保心丸以及复方丹参滴丸均被列为用于缓解 AMI 患者急性胸痛的中医药制剂。

(一) 速效救心丸

速效救心丸是中华人民共和国药典第一个纯中药滴丸制剂,是由我国药学专家章臣桂教授开发研制,由川芎、冰片组成,具有活血化瘀、宣通脉络、行气止痛之效,有用量小、起效快、服用方便的特点,是治疗冠心病心绞痛的常用药物。现代药理研究显示,该药具有保护缺血心肌、抗心肌缺血-再灌注损伤、抗动脉粥样硬化、稳定斑块、抗凝血和血栓形成及改善微循环等作用。除了心血管系统药理作用外,速效救心丸还可根据中医辨证情况应用于血管性头痛、胃肠痉挛、肾绞痛、痛经等疾病的治疗。

(二) 复方丹参滴丸

复方丹参滴丸是一种纯中药的滴丸剂,于 2010 年成为我国首例通过美国 FDA Ⅱ 期临床试验的中药多组分复方制剂。目前已进入全球 Ⅲ 期临床试验的启动准备阶段。复方丹参滴丸主要由丹参、三七、冰片组成,是在原有复方丹参片的基础上采用先进工艺改良而成,具有活血化瘀、理气止痛、芳香通络之效,目前已被广泛运用于 AMI 的治疗与预防。2007 年,天津医科大学第二医院李广平教授领衔开展了一项观察复方丹参滴丸(compound danshen dropping pills,CDDP)对 STEMI 患者急诊 PCI 后临床作用及临床事件影响的多中心、随机、对照临床试验。研究将纳入患者随机分为 CDDP 组和对照组,CDDP 组在决定行诊断性冠状动脉造影前,立即口服 CDDP20 粒,随后每天口服 CDDP 10 粒,3 次/d,30 天。观察住院和 30 天随访期间的临床事件。研究历时 2 年,共纳入 500 例患者。结果显示,CDDP 组 PCI 术后 LVEF 明显高于对照组,室壁瘤发生率低于对照组($P<0.05$)。CDDP 组 PCI 术后胸痛发生率、PCI 术后的心律失常和住院期间的心律失常的发生率明显低于对照组($P<0.05$)。研究提示,CDDP 作为现代中药复方制剂,可以改善 STEMI 患者 PCI 术后的心肌血流和微循环状况,降低再灌注心律失常发生率,发挥急诊 PCI 围手术期心肌保护作用。由张伯礼院士领导的研究团队同样发现,复方丹参方预处理可以降低 AMI 大鼠缺血再灌注损伤心肌梗死面积,降低 LDH 和 MDA 的含量,减少再灌注后恶性心律失常的发生率,具有较强的抗缺血再灌注损伤心肌保护作用。

(三)麝香保心丸

麝香保心丸源于《太平惠民和剂局方》所记载的苏合香丸,目前是我国治疗冠心病的常用中成药之一。20 世纪 70 年代,以上海医学院附属华山医院戴瑞鸿教授为首的科研攻关小组,在苏合香丸的基础上进行组方及剂型的优化改良,去除了青木香、朱砂等毒性成分,增加人参等补益成分,经过系列动物实验和临床研究,成功研制出麝香保心丸。该药由麝香、苏合香脂、蟾酥、牛黄、肉桂、冰片及人参提取物组成,其组方特点是在芳香温通的基础上加用补益药人参,有效弥补了久服芳香温通药物耗伤正气的不足,适宜于长期服用。大量研究显示,麝香保心丸对 AMI 患者具有保护缺血心肌、改善左室重构、提高心脏功能等诸多作用,在临床中得到了广泛应用。

四、益气养阴法

尽早实施再灌注治疗是 AMI 的最重要治疗措施,然而心肌再灌注后出现的不同并发症仍然威胁着患者的临床获益。其中对再灌注心律失常的防治始终受到广泛关注。再灌注心律失常(reperfusion arrhythmia,RA)是指冠状动脉痉挛或完全闭塞,心肌供血急剧中断后痉挛解除或药物机械性再通 2~3 小时内新发生的心律失常,临床上可作为判断冠脉再通的一项指标,然而再灌注心室颤动又被认为是缺血再灌注期患者猝死的重要原因。Mehta 等对 APEXAMI 研究中 5 745 例行急诊 PCI 的 STEMI 患者进行回顾性分析发现,329 例患者出现室性心动过速/心室颤动(其中 25 例出现在 PCI 术前),与未出现 RA 组比较,该组患者 90 天的死亡率显著增加。因此抑制 RA 的发生对 AMI 患者的预后具有重要意义。在目前西医学缺少对 RA 有效干预的情况下,中医药开展了一系列相关研究,取得了一定成果。目前研究显示对 RA 有积极干预效果的中药制剂多以益气养阴为基本治疗法则,这也为对 RA 的基础研究提供了思路。

(一)参松养心胶囊

参松养心胶囊是中国工程院院士吴以岭教授及其学术团队遵照《黄帝内经》之络病学理论并结合临床实践而创制出来的一个治疗心律失常的中药制剂,由人参、麦冬、山茱萸、丹参、炒酸枣仁、桑寄生、赤芍、土鳖虫、甘松、黄连、南五味子、龙骨等组方而成,具有益气养阴、活血通络、清心安神之效。参松养心胶囊在国内进行了多项大规模、多中心、前瞻性、随机、双盲、与西药或安慰剂对照治疗心律失常的循证医学临床研究,并取得了多项可喜成果。研究发现,参松养心胶囊治疗非器质性室性期前收缩优于对照组;治疗器质性室性期前收缩优于西药慢心律组;治疗阵发性心房颤动疗效与西药心律平相当;对缓慢性心律失常也具有较好效果且用药相对安全。在 AMI 再灌注心律失常的干预方面,参松养心胶囊同样发挥了积极作用。陈聪等观察了参松养心胶囊对 STEMI 患者急诊 PCI 后再灌注心律失常的影响,研究共纳入 98 例患者,随机分为治疗组和对照组,研究显示治疗组再灌注心律失常发生率低于对照组,差异具有统计学意义(39.62% *vs* 60.3%,*P*<0.01)。提示参松养心胶囊对 AMI 后再灌注心律失常具有较好的预防和治疗作用。

(二) 稳心颗粒

稳心颗粒是根据中医理论研制而成的中药复方制剂,历经 30 余年的研究与发展,目前已成为我国临床用于治疗心律失常的常用中成药。稳心颗粒最初是中国中医科学院广安门医院的几位医生受《伤寒论·辨太阳病脉证并治》“伤寒脉结代,心动悸,炙甘草汤主之”启发,参考炙甘草汤的配伍特点,以党参、黄精、三七、琥珀、甘松五味中药配制而成。随后有公司进行了更深层次的临床与基础研究。自 2005 年,稳心颗粒的研究走出国门,开始了国外研究之路。在此过程中,国外著名的 Monsonic 心脏电生理研究中心、美国 Main Line Health 心脏中心先后加盟,并有世界著名的心脏电生理学家 Antzelevitch 及严干新教授亲自挂帅参与,大大促进了研究进展,成果颇丰。研究发现,稳心颗粒对 STMEI 患者再灌注心律失常具有良好的干预作用。刘英华等观察了稳心颗粒对 AMI 患者 PCI 或溶栓治疗后再灌注心律失常的影响,研究共纳入 185 例患者,其中行急诊 PCI 患者 67 例,静脉溶栓 118 例,随机分为对照组和治疗组,对照组在常规药物治疗上行直接 PCI 或溶栓治疗,治疗组在上述治疗上加用稳心颗粒。结果显示,治疗组再灌注心律失常发生率显著低于对照组(39.2% *vs* 70.8%,*P*<0.01)。研究提示,稳心颗粒对再灌注心律失常有较好治疗和预防作用。梁岩等观察了105 例接受急诊 PCI 治疗的 STEMI 患者应用稳心颗粒后再灌注心律失常的影响,结果显示,治疗组再灌注心律失常的发生率显著低于对照组(36.2% *vs* 72.3%,*P*<0.01)。研究同样提示,稳心颗粒对再灌注心律失常有较好的干预效果。

五、益气温阳法

心室重构是 AMI 后发生的主要病理变化,也是 AMI 心力衰竭形成的核心病理机制。如何有效干预心室重构,是全面管控 AMI 的重要步骤,也是中西医面临的重大难题。所谓心室重构是指由于一系列复杂的分子和细胞机制造成心肌结构、功能和表型的变化。主要特征包括:①伴有胚胎基因再表达的病理性心肌细胞肥大,进而导致心肌细胞收缩力降低,寿命缩短;②心肌细胞凋亡,使心衰从代偿走向失代偿;③心肌细胞外基质过度纤维化或降解增加,表现为心肌肌量和心室容量增加以及心室形状的改变。越来越多的研究证据显示,中医药可以对心室重构的干预起到积极作用,其中具有益气温阳、活血通络、利水消肿功效的芪苈强心胶囊受到了国内外的广泛关注。

芪苈强心胶囊是由中国工程院院士吴以岭教授在络病理论指导下研发的中药制剂,全方由黄芪、人参、附子、丹参、葶苈子、泽泻、玉竹、桂枝、红花、香加皮、陈皮组成。近些年,在科技部“863”计划、中华人民共和国国家发展和改革委员会重大专项、国家“十一五”科技支撑计划合作项目等多项国家重大科研课题的支持下,芪苈强心胶囊进行了一系列影响重大的临床和基础研究。2013 年,由中国医学科学院阜外医院高润霖院士、中国中医科学院院长张伯礼院士、南京医科大学第一附属医院黄峻教授牵头,南京医科大学第一附属医院及中国医学科学院阜外医院为组长单位,联合国内 23 家综合三甲医院历时 15 个月,共同完成了一项"随机、双盲、安慰剂平行对照评价芪苈强心胶囊治疗慢性心力衰竭患者有效性与安全性的多中心临床试验"的循证医学研究,研究共纳入 512 例患者。结果表明,芪苈强心胶囊在逆转心衰进程、抑制心肌重塑、改善患者预后方面均有良好治疗作用,中医药可以从多途径、多环节、多靶点治疗慢性心力衰竭。研究报告在国际心血管领域顶级杂志《美国心脏病学会杂志》(journal of the American college of cardiology,JACC)上发表,引发了国内外学者的广泛关注。《美国心脏病学会杂志》杂志主编德马里亚教授随后发表述评,高度评价了芪苈强心胶囊对慢性心力衰竭的治疗价值,并指出"中医药开启了心力衰竭治疗的希望之门"。大量的基础研究进一步表明,芪苈强心胶囊可以通过抑制心肌纤维化、抑制心肌细胞凋亡、改善心肌能量代谢、调节炎性细胞因子等方面抑制心室重构,延缓心衰发展。芪苈强心胶囊的成功研发为中医药循证医学之路树立了标杆,更为今后中医药工作的深入开展提供了借鉴。

六、益气固脱法

心源性休克是 AMI 严重并发症,是因 AMI 所致的心力衰竭导致终末器官的低灌注状态,临床主要表现为四肢末端厥冷,小便量减少,和/或神志改变。随着我国早期再灌注治疗在 AMI 治疗中的广泛开展,心源性休克住院发病率显著降低,STEMI 患者发病率为 5%~8%,NSTEMI 约为 2.5%;病死率也由以往的 80%~90% 降至目前的 50% 左右。早期再灌注治疗是防治心源性休克的核心措施,但是对于那些无法早期实施再灌注治疗或不能实施再灌注治疗的 AMI 患者,及时应用药物就成为干预心源性休克的重要手段之一。研究表明,中医药对心源性休克的干预可以发挥积极作用。心源性休克属于中医"脱证"范畴。目前治疗心源性休克的中药制剂多以益气固脱为基本治法,或在此基础上配以回阳救逆或养阴复脉,临床均可起到一定疗效。

(一) 黄芪注射液

黄芪注射液以先进工艺从中药黄芪中提取有效成分精制而成中药静脉制剂。研究发现,黄芪注射液具有增强心肌收缩力、抗氧自由基、抗血栓形成等作用。米志勇等在一项"黄芪注射液治疗急性心肌梗死并发心源性休克疗效观察"的临床研究中发现,黄芪注射液与西医常规内科疗法比较具有一定稳定血压,改善左心室收缩功能,抗休克作用,且未出现明显不良反应。可以作为辅助治疗急性心肌梗死并发心源性休克的药物选择。

(二) 参附注射液

《医宗金鉴·删补名医方论》云:"补后天之气无如人参,补先天之气无如附子,此参附汤之所由立也…… 二药相须用之得当,则能瞬息化气于乌有之乡,顷刻生阳于命门之内,方之最神捷者也。"参附注射液即源自《校注妇人良方》之参附汤,是根据古方参附汤用红参、黑附子经科学加工提炼而成的具有益气固脱、回阳救逆之功效的中药静脉制剂。毛炜等进行了一项关于参附注射液治疗心源性休克有效性和安全性的系统评价,研究共纳入 6 个随机对照试验,共 367 例患者,Meta 分析得出参附注射液联合基础治疗在治疗病死率、有效率、2 小时后心率、2 小时后及 2 周后收缩压、舒张压及射血分数都优于基础治疗组,但改善收缩末期容积和舒张末期容积与基础治疗组比较,差异无统计学意义。研究提示,参附注射液治疗心源性休克安全、有效。但总体而言纳入文献证据质量较低,故仍需高质量研究产生的证据支持。相关基础研究显示,参附注射液可以发挥抗心肌缺血再灌注损伤、改善心肌能量代谢、抑制心肌细胞凋亡、增加血管灌注改善微循环等功效,可作为防治 AMI 心源性休克的药物选择。

（三）生脉注射液

生脉注射液为《内外伤辨惑论》中的生脉散利用现代制剂工艺制成的高效提取物,由红参、麦冬、五味子按 1：3.12：1.56 比例配伍组成。具有益气固脱、养阴复脉之效。古人对生脉散有"人有将死脉欲绝者,服此能复生之"的评价,目前在我国已广泛用于急危重症患者的救治之中。贾迎辉等开展了生脉注射液在急性心肌梗死并心源性休克中应用的临床观察,在常规治疗基础上,对 50 例急性心肌梗死合并心源性休克的患者加用生脉注射液,与 40 例常规治疗该病的患者对比血压、心率、左室射血分数、心脏指数。结果显示,与常规治疗组比较,生脉治疗组患者血压、心率、左室射血分数及心脏指数均优于常规治疗组,两组比较差异均具有统计学意义（$P<0.05$）。研究提示,生脉注射液治疗急性心肌梗死合并心源性休克具有一定疗效,可在临床中推广使用。

七、健脾化痰法

由于心肌梗死的高病死率,如何开展有效的心肌梗死二级预防一直是各国学者研究的重点。所谓心肌梗死二级预防是指在心肌梗死发生后,预防再梗死和猝死,改善患者生活质量的措施和方法。目前主要包括:药物治疗（主要有四种:抗血小板制剂、他汀类、β 受体拮抗剂和 ACEI)];非药物治疗（心脏康复、适当锻炼、生活方式改善、心理治疗等）以及手术治疗。尽管大规模药物临床试验结果证实抗血小板药、β 受体拮抗剂、ACEI、调脂药物以及介入治疗等能够使 AMI 病死率显著下降,但仍有许多存活患者因继发再梗死、严重心律失常、心力衰竭等心血管事件致残或致死。因此,中医药是否能够发挥心肌梗死二级预防作用引起了国内外学者的广泛兴趣。目前西医学逐渐意识到使用单一药物进行二级预防效果很可能不如联合用药,故推出了一系列复方西药制剂作为心肌梗死二级预防用药,其中最突出的范例就是"polypill（多重药丸）"的提出。事实上,中医学几千年来就是以方剂治病为主,即使使用单味中药,因其成分复杂,实际上也可以看作一个小复方。目前大量研究已显示,中医药可以发挥多途径、多层次、多靶点的心血管相关保护作用,并且中药制剂药效缓和,药物之间因配伍而减毒增效,副作用较小,适宜作为二级预防用药长期服用。其中,具有血脂调节功效的血脂康胶囊在冠心病二级预防的成功研究获得了国内外的广泛关注。

中医认为,血脂异常多与脾、肾、肝关系密切,多数学者认为,高脂血症为血中之痰浊。明代张景岳曰:"故痰之化,无不在脾"。中医认为,脾失健运、痰浊内生为其基本病机。清代唐容川云:"须知痰水之壅,由瘀血使然。"故在治疗时多以化痰为主。血脂康胶囊是由特制红曲提炼而成具有健脾化痰、活血化瘀、消食祛湿功效的中药制剂。血脂康胶囊含有 13 种天然莫纳可林(monacolin),是他汀同系物,每粒血脂康胶囊中他汀同系物约 6mg。血脂康胶囊发酵采用了欧美国家普遍认可的先进的质量控制技术高效液相指纹图谱,保证了有效成分含量的稳定。2005 年在《中华心血管病杂志》发表了由血脂康调整血脂对冠心病二级预防研究协作组共同完成的中国冠心病二级预防研究(China coronary secondary prevention study,CCSPS)。该研究为多中心、随机、双盲、安慰剂对照的长期随访临床试验,研究时间从 1996 年 5 月—2003 年 12 月,在中国 19 个省市自治区的 65 家临床协作医疗中心,对 4 870 例血清总胆固醇水平在 4.40~6.47mmol/L(170~250mg/dl)之间、年龄在 18~75 岁,有明确心肌梗死史的中国冠心病患者,进行了平均 4 年的随访观察,以比较血脂康胶囊 0.6g,2 次/d 与安慰剂的作用。主要终点为冠心病事件,包括非致死性心肌梗死及冠心病死亡,次要目标为能否减少非心血管病事件如肿瘤、脑卒中、自杀、经皮冠状动脉介入术和冠状动脉旁路移植术需求以及总死亡。研究结果显示,血脂康组主要终点事件的发生率显著低于安慰剂组(5.72% vs 10.41%,P=0.000 0)。其中,冠心病死亡治疗组为 3.79%,对照组为 5.49%,治疗组相对危险降低 31.0%(P=0.004 8),非致死性心肌梗死治疗组为 1.93%,对照组为 4.92%,治疗组相对危险降低 60.8%(P=0.000 0)。次要终点方面,血脂康组脑卒中、肿瘤、PCI/CABG 需求的发病率同样显著低于安慰剂组(69.2 例/1 000 人 vs 100.4 例/1 000 人,P=0.000 4)。研究表明,与安慰剂比较,血脂康胶囊治疗能显著降低冠心病患者非致死性心肌梗死及冠心病死亡的发生率,能显著减少对 PCI 和/或 CABG 的需求,能显著减少肿瘤死亡和各种原因的总死亡,提示中国冠心病患者服用血脂康胶囊调整血脂可获得明显益处。在进一步的亚组分析中显示,糖尿病人群比非糖尿病人群在减少冠心病事件、冠心病死亡及总死亡等方面获益更多,提示血脂康可能在改善糖尿病相关大血管病变上具有一定优势。CCSPS 研究的成功完成为中医药在冠心病二级预防用药的开展提供了有力证据,其中具有健脾化痰功效的神曲也为临床医生在临证处方的药物选择提供了科学的循证医学证据。

八、"火神派"学说

"火神派"是近些年逐渐受到人们重视与研究学习的一个学术流派,它旗帜鲜明地以扶阳理论为指导,以善用大剂量附子为临床特色,为临床多重慢性疑难杂病的治疗提供了思路和方法。"火神派"创始于清代名医郑寿全(字钦安),自郑氏以后,代有传人,其学术思想的医家也遍及川滇,名医辈出,在西南地区乃至全国的影响都颇为深远。以鼻祖郑钦安为代表的"火神派",其学术思想具有鲜明的地域特色,方药的运用也具有独特个性。近现代具有代表性的"火神派"医家包括卢铸之、祝味菊、吴佩衡、李可等。概括"火神派"各位名家的学术思想,可总结以下几方面:

第一,明析阴阳之理,突出阴阳作为纲领性的重要作用。《医法圆通》云:"领会通身阴阳,用药从阴从阳法度,认得邪正关键,识得诸家错误,便可超人上乘,臻于神化。"

第二,阴阳之中又尤其重视阳气的作用,认为立命在于以火立极,立法在于以火消阴,阳为主导,阴为基础,阳为主,阴为从,强调肾中"真阳"的主导地位。

第三,重视医易相通,承袭儒医余绪。郑钦安、卢铸之等人皆是由儒入医,有着深湛的儒学底蕴,于儒家经史之学颇多造诣。故大多能用易理阐述其学术观点,受易学影响颇深。其学术大都源于易学与《黄帝内经》思想的结合体,形成其独特风格。

第四,崇尚《伤寒论》之学,用方多遵经方,以伤寒方为主,少用时方。承袭了《伤寒论》经方用药精当、药简效宏的特点,继承发扬了张仲景《伤寒论》"温扶阳气"大法,尤其重视伤寒"少阴病"诸方,如四逆汤、白通汤等。

第五,最重要的特点是用药偏于温燥,喜用大剂量姜、桂、附诸品,用量甚至达到数百克之多,堪称"惊世骇俗",故有"火神"之称。当然,"火神派"医家对温燥药物的运用是有一定原则的,即是须明辨阳虚证及"荡尽群阴,乾刚复振"的辨证治疗原则。近年来,学术界对"火神派"学术思想逐步重视,研究成果日渐增多,但对"火神派"的学术思想尚无系统的整理,目前亦缺乏现代循证医学的证据支持,以及基础研究的机制探讨。目前对火神理论的介绍多以病案方式介绍,笔者整理"火神派"当代名医傅文录先生治疗心肌梗死病案一则,希望以此能概窥其学术特点,为临床诊疗提供一定思路。

李某,女,67岁,农民。2007年6月29日就诊。

患者确诊为"心肌梗死"3个月余,经住院治疗1个月余病情稳定而出院,但出院后不久,患者活动之后仍然出现心慌、气短、胸闷等症,心电图T波仍然倒置,又经中西医治疗后,病情仍不能稳定,且有进行性加剧的趋势。来诊时症见消瘦,纳差腹胀,畏寒肢冷,不敢活动,动则气喘、胸闷、憋气,夏天天气炎热,她却身穿小棉袄,神疲懒言,精神不振,舌淡,质暗紫,脉沉细弱略涩。证属心肾阳虚,治宜回阳活血,方用四逆汤加味,药用:

附子(先煎)30g,炮姜30g,炙甘草10g,人参10g,三七10g,砂仁30g,肉桂10g。

3剂。水煎服,每日1剂。

二诊(2007年7月3日):服药之后,胃口有所恢复,食欲增加,活动后胸闷、气短明显减轻,原方有效,附子(先煎)加到45g,6剂。

三诊(2007年7月10日):胃口大开,畏寒肢冷减轻,小棉袄也脱去,活动后心慌、胸闷消失,心电图描记T波与上次相比已明显恢复,大喜过望,原方再服6剂,以加快恢复。后又服用6剂停药。

随访(2007年7月30日):经电话随访,患者一般情况很好,可做一般家务劳动,身体明显恢复,纳增神振。2007年11月20日复诊病情未见反复。

【傅文录先生按】　年老体衰患者患心肌梗死之后,虽经救治,但病情仍然不稳定,这表明患者的体质与食欲是疾病恢复重要环节。因此,治疗重点放在回阳活血行气上,方用双回阳饮,即四逆汤加人参、肉桂,这是郑钦安的回阳饮与吴佩衡先生回阳饮(四逆汤加肉桂),达到回阳、通阳、助阳、通脉之目的。加三七活血化瘀,加砂仁行气温中,纳气归肾;全方共达回阳助心、活血行气之效,重补先天,兼顾后天,同时活血,目的重在强身健体,增进食欲。患者服药之后,胃口大开,体质增强,病情迅速稳定,达到了逐渐恢复健康的目的。

"火神派"大剂量温阳药在临床上的成功使用,为我们处理像AMI类似的棘手重疾提供了宝贵经验。但是需要指出的是,"火神派"所使方药剂量往往超过《中华人民共和国药典》所规定的最大用量,这意味着临床医生在应用过程中必然承担一定的潜在风险。即便是"火神派"学者也同样强调,"初学者在没有充分把握之时,附子一定要从小剂量开始应用,决不能草率行事,避免发生不良反应。"此外还需要指出的是,"火神派"医生并不是只有应用姜、附、桂的医案。正如傅文录先生所言"我平素所积累的医案中约有三分之一的医案是用大黄、芒硝、石膏等药物的方剂。关键在于以辨证论治为准绳;'学其偏,用齐全,方为上工';一个真正的医林圣手,一定是会用多家特色经验的高手。"

九、针刺疗法

随着我国 AMI 患者预后的显著改善,如何进一步提高患者的生存质量,尤其是心理健康状况,越来越成为人们关注的焦点。胡大一等开展的一项调查研究显示,心肌梗死后患者抑郁症发生率为 35%~45%,其中重度抑郁占 15%~20%。在我国哈尔滨医科大学附属第一医院与加拿大卡尔加里大学合作开展的"心血管疾病与心境障碍的关系研究"显示,AMI 患者中约 1/5 合并心境障碍,其中抑郁症患病率约为 70%。越来越多的研究表明,AMI 患者抑郁症状的合并会增加 AMI 病死率和心血管事件的发生,抑郁状态已成为 AMI 患者预后的重要独立危险因素。一项 Meta 分析显示,合并抑郁症者较未合并抑郁症的心肌梗死患者心脏性病死率增加 2.4 倍,心血管事件发生率增加 2 倍。因此,如何有效管控抑郁状态在 AMI 患者中所带来的负面影响逐渐成为心血管科医生的关注焦点。2006 年,胡大一教授在我国首先提出了"双心医学"的概念,即"对于心血管疾病合并精神心理障碍的干预,需要综合的疾病管理模式,既要兼顾躯体疾病的治疗,加强心脏病的二级预防,又要注意精神心理障碍的干预"。但是目前西医学对于 AMI 患者抑郁状态的干预药物由于不良反应较大,往往不作为临床医生的一线用药选择,目前也尚未有临床指南或专家共识对 AMI 患者合并抑郁状态提供明确的推荐意见。这也就为中医药在该领域的研究提供了广阔的空间。其中,针灸治疗对于 AMI 患者合并抑郁状态的干预尤其值得我们深入探讨。

《素问·灵兰秘典论》篇曰:"心者,君主之官,神明出焉。"《医门法律·先哲格言》曰:"心为五脏六腑之大主。"中医认为,心具有主血脉和主神明的功能,同时心又是人体各脏腑组织器官发挥各自生理功能的保障。在发挥调节心主血脉和心主神明以及各脏腑之间整体功能方面,中医具有独特优势。针灸学作为中医学的一部分,遵循中医的传统模式,注重人体的完整性及形神一体、天人合一。针灸的治疗过程本身也是一种心身调节过程,可以将治神的理论贯穿于针灸治疗的整个过程中;并且它的临床独特的医患关系模式更有利于心身调节,其安全性也更能迎合心身疾病患者的心理需求。在此基础上,有学者开展了应用针刺疗法干预 AMI 患者合并抑郁状态的临床研究,取得了一定成果。

王乐亭是首都医科大学附属北京中医医院已故名老中医、针灸大家,以擅长应用六寸金针而闻名,享有"金针王乐亭"的美誉。五脏俞加膈俞方是王乐亭的临床经验处方,具有调气和血扶正固本、调理阴阳的作用。张捷等开展了一项针刺五脏俞加膈俞治疗抑郁症的随机对照临床研究,研究将 60 例抑郁症患者随机分为治疗组和对照组各 30 例,治疗组采用针刺五脏俞加膈俞治疗,对照组口服抗抑郁药西肽普兰治疗。研究发现针刺五脏俞加膈俞治疗抑郁症与抗抑郁药西肽普兰疗效相当,但针刺治疗起效快,对早期焦虑/躯体化、睡眠障碍、认知障碍的改善优于西药,且不良反应小,安全性高,患者依从性好。孙静等开展的"疏肝解郁法针刺预防急性心肌梗死患者早期抑郁状态临床观察"中,将 53 例 AMI 患者随机分为 2 组,对照组予西医基础治疗(药物治疗、急诊或择期 PCI),同时进行常规医护病情宣教。

治疗组在对照组治疗的基础上加用疏肝解郁法针刺治疗(选穴：双侧的章门、期门和太冲穴)，观察 2 组治疗前后 Zung 氏抑郁自评量表系统(SDS)评分及临床疗效。结果发现，治疗 9 天后治疗组抑郁状态发生率 44.44%，对照组为 88.46%，差异具有统计学意义($P<0.01$)。提示疏肝解郁法针刺具有预防 AMI 患者早期抑郁状态的潜在功效。一项针刺治疗抑郁症随机对照研究的系统评价，纳入 13 篇随机对照研究，通过 Meta 分析发现，针刺治疗轻到中度抑郁症具有一定临床疗效。但是目前针刺治疗在"双心医学"领域的高质量研究仍相对缺乏，进一步总结和发扬针灸对心身疾病的治疗经验，探讨针灸治疗双心疾病的深层作用机制，形成更规范的治疗体系及统一的疗效评价标准，这对于双心疾病的发展有着重要意义。

十、结语

随着对中医药干预 AMI 相关疾病研究的深入开展，越来越多的证据显示，中医药可以发挥区别于现代西药的多靶点、多途径的心肌保护作用。我们可以看到，通过活血化瘀法、益气养阴法、益气固脱法等多种中医治疗法则，中医药可以在发挥"整体观念""辨证论治""治未病"等自身治疗特色的同时，从不同方向弥补西医治疗 AMI 时所遇到的局限，这不但为我国广大心血管患者带来获益，更是我们的民族医学为世界广大患者带来的福音。当然，我们还需清醒意识到中医药的发展所面临的诸多问题和艰巨工作。中医理论创新与基础研究的临床应用尚有很长的路要走；临床研究中的相同水平重复广泛存在，缺乏基于强有力的循证医学的科学研究；临床诊断与治疗的规范化任重道远，中医药的特色优势有待进一步的发挥。目前面临的问题是，如何将已有的循证医学证据推广应用于临床，充分发挥中医药在心血管疾病各级预防中的作用，充分发挥中医药"治未病"的特色优势；如何将大量的中医药基础研究迅速转化为临床效益，让辨证施治的经验转化为循证医学的证据应用于临床，使广大患者获益；如何将各种便捷、有效的中医疗法，广泛收集、深入挖掘、整理并加以推广。

(李　享)

主要参考文献

[1] 陈可冀,张敏州,霍勇.急性心肌梗死中西医结合诊疗专家共识[J].中国中西医结合杂志,2014,34(4):389-395.

[2] 褚福永,刘红旭.后冠脉介入时代中医药干预研究现状与展望[J].时珍国医国药,2014,25(3):699-701.

[3] LIU HX,SHANG JJ,CHU FY,et al. Protective Effects of Shen-Yuan-Dan,a Traditional Chinese Medicine, against Myocardial Ischemia/Reperfusion Injury In Vivo and In Vitro. Evid Based Complement Alternat Med, 2013,2013:956397.

[4] 佟彤,尚菊菊,解欣然,等.心衰合剂对肥大心肌细胞凋亡及乳酸脱氢酶漏出率的影响[J].中华中医药杂志,2013,28(10):3086-3088.

[5] SHANG JJ,SHI H,ZHOU Q,et al. A Study of Prognosis,Outcome,and Changing Tendency of Hospitalized AMI Patients in Beijing Third-Grade A-Level Traditional Chinese Medicine Hospitals from 1999 to 2008. Evid Based Complement Alternat Med, ,2012,2012:837194.

[6] 田静峰,李俊德,雷燕,等.中国26家三级甲等中医医院急性心肌梗死住院患者临床特征及治疗状况调查[J].中国中西医结合杂志,2012,32(3):329-332.

[7] 张秀英,赵冬,王薇,等.2007年至2009年北京市居民急性心肌梗死住院病死率及其分布特征的研究[J].心肺血管病杂志,2012,31(1):1-4.

[8] 李广平,郑心田,王怀祯,等.复方丹参滴丸对急性ST段抬高心肌梗死介入治疗的临床作用[J].中国介入心脏病学杂志,2011,19(1):24-28.

[9] 刘红旭,刘平.中医药防治心血管疾病的临床特色优势[J].北京中医,2007(7):396-399.

[10] 应飞,刘红旭.中医药治疗急性心肌梗死临床研究文献中的病死率分析[J].中国中西医结合急救杂志,2006(6):357-360.

第二节 中药静脉注射制剂干预急性心肌梗死的临床研究进展

急性心肌梗死(AMI)属于中医"真心痛""胸痹"范畴。临床主要表现为突发持续胸痛,伴烦躁闷乱、晕厥、喘促等,甚者可致猝死,是临床常见急危重症,也是目前严重威胁人类健康的疾病之一。中药静脉注射制剂已广泛应用于AMI的治疗,在对北京地区12家医院2000年1月—2001年3月的1 242例AMI进行调查中显示:379例患者接受了中药制剂静脉滴注治疗,活血、益气中药静脉滴注使用率为30.5%;在对病死率降低的影响因素中,中药静脉注射制剂在再灌注、调脂药等之后排在了第三位。中药静脉注射制剂在AMI的治疗中起到了积极的作用,现将1996—2005年来中药静脉注射剂在治疗AMI方面研究应用概述如下:

一、以益气为主要功效的中药静脉注射制剂

(一)参麦注射液

由人参、麦冬组成,具有大补元气、益气固脱、养阴生津、补心复脉之功。研究表明,参麦注射液能改善AMI患者的左室功能,缩短AMI患者QT间期离散度,提高AMI患者血中超氧化物歧化酶活性使AMI患者心室晚期电位阳性转阴率升高,在配合尿激酶溶栓治疗时具有抗心肌顿抑作用。温爱萍等采用随机分组的方法,将56例AMI患者在常规治疗基础上配合参麦注射液静脉滴注治疗,与对照组46例进行对比分析,结果显示参麦组对AMI患者的心功能不全、低血压与休克、心律失常等合并症的显效率均高于对照组。

(二)生脉注射液

主要成分为人参、麦冬、五味子,有补气升阳、扶正固本的作用。贾占民等将100例AMI患者随机分为治疗组(52例)和对照组(48例),均以尿激酶常规溶栓,治疗组同时静滴生脉注射液。两组临床再通指标中,治疗组再灌注心律失常、心力衰竭及心绞痛发生率均明显低于对照组。刘爱宁等对69例AMI伴有低血压的患者,随机分为治疗组36例和对照组33例,在常规治疗的基础上,治疗组加用生脉注射液静滴治疗,结果治疗组和对照组总有效率分别为91.6%和66.6%,治疗后的血压回升优于对照组。刘涛等采用自身对照的方法,在升压药的基础上,加用生脉注射液治疗AMI并发心源性休克30例,结果显示,用生脉后血压稳定或上升,脉搏减慢,心脏每搏量、每分钟搏出量均增加,患者休克症状逐步纠正,无死亡。

张亚臣等分析了 50 例 AMI 患者用生脉注射液治疗的疗效,并与 48 例常规治疗患者进行比较,超声心动图及心肌酶动态观察显示,生脉组左心舒张功能较对照组明显改善,并能明显改善泵功能。田凤至在常规治疗基础上加用生脉注射液静滴治疗年龄为 60~83 岁老年 AMI 患者 26 例,并设有常规治疗对照组 24 例,结果显示,S-T 段偏移大于 1mm 及有病理性 Q 波的导联数,生脉组明显少于对照组,CK-MB 生脉组较对照组峰值略低。

（三）黄芪注射液

是从黄芪中提取的纯中药制剂,具有补气升阳、扶正固本的功用。孙凤雪等观察 36 例 AMI 患者,随机分为 A、B 两组。B 组给予常规基础治疗,A 组加用静滴黄芪注射液。治疗结果表明早期应用黄芪注射液可使 QT 间期离散度显著降低,其改善心肌梗死后患者的生活质量及降低死亡率的作用可能与降低 QT 间期离散度有密切关系。韩国杰等将 82 例 AMI 患者随机分为黄芪组（38 例）和对照组（44 例）,尿激酶常规治疗,黄芪组同时静滴黄芪注射液,结果显示再灌注性心律失常、心力衰竭及梗死后心绞痛发生率均明显低于对照组。休克及总病死率为 2.63% 和 5.26%,也均低于对照组的 9.09% 和 11.36%。杨贵志等采取随机对照方法,观察 90 例 AMI 患者,治疗组（45 例）采用静脉溶栓配合静脉滴注黄芪注射液,对照组（45 例）单纯静脉溶栓。治疗组临床再通后 7 天和 14 天心功能各指标改善明显优于治疗前,与对照组同期相比亦有明显改善,提示黄芪注射液有促进心功能恢复的作用。

二、以活血为主要功效的中药静脉注射制剂

（一）丹参注射液

丹参注射液为纯中药提取物,有效成分为丹参素,具有活血化瘀,养血安神之功。

1. 临床研究 袁志敏等采用中药丹参注射液配合西药静脉溶栓治疗 AMI 患者 46 例,治疗结果为 46 例中,临床血管再通 38 例,未通 8 例,临床血管再通率 82.6%,全部病例 2 周内心律失常发生率 21.7%。结果提示,丹参注射液可以提高传统静脉溶栓方案的血管再通率,降低心律失常发生率。

2. 实验研究 刘义等采用电刺激家兔冠脉形成急性心肌梗死模型,尿激酶联合丹参注射液溶栓治疗,可明显减轻或避免尿激酶溶栓治疗引发的再灌注心律失常、心肌收缩力和心输出量的下降、血清心肌损伤酶学的升高及心肌脂质过氧化损伤程度。刘启功等观察实验性心肌梗死犬急性期 12 项血液流变学指标的变化及中药影响,结果显示丹参注射液能抑制心肌梗死后血小板聚集和降低血黏度,降低纤维蛋白原,改善微循环,是心肌梗死综合保护机制中的重要一环。

（二）灯盏花注射液

灯盏花注射液是从中药灯盏花中提取的有效成分灯盏花素总黄酮。范洁等将再灌注治疗成功者（静脉溶栓临床再通 40 例、急诊支架植入成功 9 例）,随机分为灯盏花组（26 例）、常规组（23 例）,灯盏花组在行再灌注治疗同时给静脉滴注灯盏花注射液,结果显示灯盏花组与常规组比较,前者 6h 后 SOD 明显升高,MDA30 分钟后即开始降低,左室舒张末容积、左室收缩末容积 2 天后开始降低,LVEF 显著增加,再灌注心律失常发生率较低。

（三）葛根素注射液

葛根素注射液是从豆科植物野葛干燥根的总黄酮中提取的有效成分，经分离纯化而得到的单一成分注射液。崔红玲观察 AMI 患者 48 例，常规治疗基础上随机分为葛根素治疗组 26 例和对照组 22 例，加用静滴葛根素 2 周后 QRS 积分及梗死面积明显减小，静滴 3 周后效果更加明显，同时左心室收缩及舒张功能明显改善，而对照组无此现象。许荣廷等将102 例 AMI 患者随机平均分为两组进行观察治疗，其中试验组加用葛根素和门冬氨酸钾镁，对照组用极化液，两组均常规采用溶栓和其他治疗。结果显示试验组心律失常较对照组显著减少，综合评价总有效率试验组为 96.1%，对照组为 82.4%（$P<0.01$）。

（四）路路通注射液

路路通注射液为一种从中药三七中提取的三七总皂苷制成的液体制剂。祁斌良临床观察 AMI 患者 70 例，随机分为路路通组（36 例）与常规组（34 例），结果显示路路通组严重心律失常、心力衰竭及心肌梗死后心绞痛的发生率均明显低于常规组。陈丽娟将 AMI 患者 50例随机分为治疗组 30 例、对照组 20 例，治疗组给予路路通注射液，对照组用硝酸甘油。结果显示，路路通注射液可增加红细胞膜钠泵活性、SOD 活性，清除心肌细胞内过多的钙离子，降低过氧化损伤，对 AMI 患者心肌有保护作用。

（五）莪红注射液

莪红注射液主要由莪术、红花等药物组成，具有活血化瘀的功效。倪军等观察 AMI 患者 58 例，随机分为治疗组 31 例，对照组 27 例，采用 QRS 记分法预测梗死面积、彩色超声多普勒测定 LVEF 及 SOD、MDA 含量检测。结果显示，莪红注射液组梗死面积较对照组明显缩小，LVEF 明显改善，SOD 升高，MDA 含量下降，同对照组相比有统计学意义。

三、以行气活血为主要功效的中药静脉注射制剂

（一）川芎嗪注射液

川芎嗪系川芎的有效成分，具有活血行气之功。何欣等收治 AMI 患者 18 例，在应用 r-tPA或尿激酶溶栓同时加用川芎嗪注射液。治疗 18 例中显效 12 例，有效 6 例，大多数病例用药2 小时后胸痛减轻，AMI 所致的心律失常消失，ST 段下降 1/2 以上，6 小时后 ST 段接近或恢复正常，未见有严重心力衰竭出现，均未见出血病灶。提示川芎嗪注射液能提高溶栓的成功率，减少再灌注损伤。

（二）复方丹参注射液

含丹参、降香，具有行气活血祛瘀之效。

1. 临床研究 张国新用复方丹参注射液结合西药治疗 AMI 患者 24 例，治愈好转率为87.5%，作者认为复方丹参液联合双嘧达莫、钙通道阻滞剂是预防 AMI 再梗死的一种治疗方法。秦青通等将 AMI 患者 126 例配对分为治疗组与对照组（各 63 例），尿激酶溶栓后，治疗组加用复方丹参注射液。结果显示治疗组与对照组临床再通分别为 48 例（76.19%）和 40 例（63.49%）；住院期间死亡分别为 2 例（3.17%）和 8 例（12.70%）；发生严重心力衰竭分别为 2 例（3.17%）和 8 例（12.70%）；发生再灌注心律失常分别为 16 例（25.40%）和 33 例（52.38%）。两组比较差异具有统计学意义。

2. **实验研究**　张萍等采取末端脱氧核苷酸转换酶介导的脱氧尿嘧啶-生物素平移末端标记技术对兔实验性急性心肌梗死时不同损伤区心肌细胞凋亡情况进行研究,同时观察外周血 SOD 活性和 MDA 含量,结果显示,用药组(急性心肌梗死后静滴复方丹参注射液)的梗死区和再灌注区心肌细胞凋亡阳性细胞数与阳性率低于对照组(急性心肌梗死后静滴生理盐水),血浆 SOD 活性用药组高于对照组,MDA 含量用药组低于对照组。

四、以益气活血为主要功效的中药静脉注射制剂

(一)参麦配伍川芎嗪注射液

杨阳等将 62 例 AMI 患者随机分为治疗组(30 例)和对照组(32 例),对照组用尿激酶溶栓,治疗组在溶栓治疗的同时静脉滴注参麦、川芎嗪注射液。结果显示,治疗组再灌注心律失常、心力衰竭、梗死后心绞痛等并发症均低于对照组,差异具有统计学意义;治疗组 1 周后 SOD 的活性、MDA 的含量变化较对照组差异具有统计学意义,提示尿激酶溶栓同时联合参麦、川芎嗪注射液对心肌有保护作用。

(二)参麦配伍丹参注射液

王强等将 40 例 AMI 患者按入院时间顺序随机分为两组,治疗组 20 例在常规基础治疗上给予参麦注射液、丹参注射液,对照组 20 例给予钾镁极化液,治疗 1 疗程后,治疗组总有效率 75%,对照组总有效率为 50%。比较两组患者的症状改善时间、ECG 恢复正常时间,治疗组疗效明显优于对照组,差异具有统计学意义。

(三)生脉配伍川芎嗪注射液

李斌等将 59 例 AMI 患者随机分为治疗组(30 例)和对照组(29 例),两组均用西药常规治疗,治疗组加用生脉注射液、川芎嗪注射液静脉滴注,结果显示,对胸闷、胸痛、低血压、S-T改变,CK 总有效率治疗组均明显高于对照组,提示在西药的基础上联合使用生脉注射液、川芎嗪注射液有利于改善症状,加速恢复过程。

(四)丹参配伍黄芪注射液

周珩等将 50 例 AMI 患者随机分为两组,一组 24 例给予硝酸甘油静脉滴注,另一组 26例给予丹参注射液加黄芪注射液静脉滴注。治疗结果显示,丹参黄芪组与硝酸甘油对比,全血黏度比明显改善,且纤维蛋白原和高切率全血比率明显下降,这提示丹参加黄芪配伍使用能改善异常的血液流变学等指标,明显抑制血小板聚集。

(五)葛根素配伍黄芪注射液

刘三运观察 AMI 患者 102 例,随机分为 2 组,对照组常规溶栓治疗,治疗组在此基础上给予葛根素注射液、黄芪注射液,观察两组的心率和心律、平均动脉压、主要症状、心功能等指标,结果显示治疗组总有效率 92.16%;对照组总有效率 78.43%,两组比较差异具有统计学意义。提示两药合用,可防止或减轻再灌注损伤的发生。

通过以上综述可以发现,近年来中药静脉注射制剂治疗心肌梗死在临床、实验方面的研究逐渐增多,中药静脉注射制剂在升高血压、治疗及预防心律失常发生、改善心功能等方面有很好的治疗作用,在再灌注治疗、防止溶栓后心肌再灌注损伤及保护心肌方面取得了一定的疗效。但是其中还存在着一些需要解决和加强的问题:①目前中医医院在 AMI 的治疗上,

与《急性心肌梗死诊断和治疗指南》存在一定差距,如有些医院仍然以钙通道阻滞剂作为治疗常规。②临床研究样本例数少,研究设计不规范,疗效判定标准不科学,缺乏大规模、多中心的临床试验,临床论证的证据强度不够。③已开发中药注射制剂的药物比较局限,主要以益气、活血、行气活血药物为主,临床所需的其他发面,如化痰、开窍等功效药物没有涉及,研究范围较窄。④现有中药静脉注射制剂主要围绕在再灌注治疗、防治再灌注损伤及减少合并症方面,而缺少中医证候学方面的研究,没有充分体现中医特色、发挥中医药特长。针对上述问题,我们应规范地遵循《急性心肌梗死诊断和治疗指南》从事医疗实践,加深 AMI 中医证候学研究,加强中药制剂的研发,提高临床研究水平,严格按照循证医学模式进行系统评价,拓展中药注射剂在急性心肌梗死中的应用范围,提高疗效及起效速度,巩固其治疗地位。

(来晓磊)

主要参考文献

[1] 杨贵志,李传风,唐爱. 黄芪注射液合静脉溶栓治疗急性心肌梗死后再灌注损伤的研究[J]. 中国中西医结合急救杂志,2004(3):162-164.

[2] 何欣,吴清. 川芎嗪防治心肌梗死溶栓再灌注损伤临床观察[J]. 中国中医急症,2003(5):404-465.

[3] 倪军,张三林,代启宇,等. 莪红注射液对急性心肌梗死病人心肌保护作用的临床研究[J]. 中西医结合心脑血管病杂志,2003(9):502-503.

[4] 秦青通,王肖铭. 复方丹参注射液对急性心肌梗死溶栓治疗再灌注损伤防治作用的研究[J]. 中国中西医结合急救杂志,2003(4):242-244.

[5] 袁志敏,耿荣安,赵文颖. 丹参注射液配静脉溶栓治疗急性心肌梗塞 46 例[J]. 陕西中医,2003(2):107-108.

[6] 孙凤雪,李伟. 黄芪注射液对急性心肌梗塞 QT 间期离散度的影响[J]. 中国中医急症,2002(6):459-460.

[7] 刘爱宁,孙桂芝. 生脉注射液与多巴胺联用对急性心肌梗塞性低血压的疗效观察[J]. 辽宁中医杂志,2002(7):413-414.

[8] 高凤敏,李伟阳,张玉杰. 参麦注射液对急性心肌梗塞病人左室功能的影响[J]. 中国医师杂志,2001(10):789-790.

[9] 许荣廷,王涓冬,邢介玲,等. 葛根素加脉安定对急性心肌梗死溶栓再灌注心律失常的疗效观察[J]. 山东医药,2001(9):5-7.

[10] 王强,尹新中,赵汝菊,等. 参麦注射液合丹参粉针剂治疗急性心肌梗塞合并传导障碍疗效观察[J]. 中国中医急症,2000(6):261.

第三节 中药汤剂治疗急性心肌梗死疗效及安全性的系统评价及 Meta 分析

随着全球人口老龄化进程的加快,急性心肌梗死已成为全球重大公共卫生问题。虽然西医学对急性心肌梗死治疗理念和手段不断进步,急性心肌梗死患者的病死率及预后有了明显改善,但昂贵的治疗费用、大剂量化学药物所带来的不良反应以及介入后围手术期心肌损伤、缺血再灌注损伤、血管无复流等现象使得越来越多的患者更加青睐于补充替代医学。中医药因其在稳定病情、改善心功能、提高远期生存质量等方面具有整体调治优势,已被广泛地应用于急性心肌梗死的治疗中。已有大量研究发现,多种中药具有改善缺血心肌能量代谢、促进血管新生、改善缺血心肌微循环、防止左室重构、改善心功能等作用,其治疗机制与抗脂质过氧化物的形成、降低血液黏度、抑制血小板聚集、抑制凝血、促进纤溶等作用相关。然而,但这些研究的质量和疗效尚未得到系统的评价,在一定程度上影响了研究结论的可靠性和可推广性,导致研究结果难以得到业界的公认。本研究用 Meta 分析方法进行中药汤剂治疗急性心肌梗死的系统评价,为其临床疗效和安全性提供证据。

(一) 资料与方法

1. **纳入标准**

(1) 纳入文献类型:临床随机对照试验(randomized controlled trial,RCT)。

(2) 研究对象:纳入对象为符合国际公认的急性心肌梗死的诊断标准。患者的年龄、性别、种族、发病时间、病例来源不受限制。

(3) 干预措施

治疗组:符合急性心肌梗死治疗指南的常规西药治疗,包括硝酸酯类、抗血小板治疗、抗凝治疗、β 受体拮抗剂、ACEI、CCB、洋地黄制剂等药物及再灌注治疗(溶栓治疗及介入治疗)等基础上加用中药汤剂。

对照组:仅使用常规治疗。

2. **排除标准**

(1) 合并有严重脑、肝、肾和内分泌、代谢系统、造血系统等严重原发疾病者。

(2) 治疗期间使用其他中成药者;动物实验和机制研究、个案及经验报道、综述。

(3) 试验设计不严谨、统计方法不恰当的文献。

3. **结局指标疗效指标**　主要结局指标:病死率、血管再通率。次要结局指标:心力衰竭、心律失常、心源性休克、LVEF、脑利尿钠肽(brain natriuretic peptide,BNP)和不良事件。不良事件根据患者症状、体征和实验室检查判定,包括试验所记录的所有不良反应以及所有退出和失访的事件。

4. **文献检索**　电子检索 Cochrane 图书馆临床对照试验资料库(2014 年)、MEDLINE、CNKI、VIP、CBM、万方医学数据库,手工检索《中国中西医结合杂志》《中医杂志》《实用心脑肺血管病杂志》等杂志。检索无发表语种限制,检索年限均为建库起至2015 年12 月20 日。中文检索词:中药、中药汤药、急性心肌梗死、胸痛等。英文检索词:coronary artery disease,Chinese medicine,acute myocardial infarction,clinical trial,randomized controlled trial。通过不同主题词联合自由词进行综合检索。

5. **资料提取**　两位研究者独立阅读文题和摘要,排除明显不符合纳入标准的试验后,对可能符合纳入标准的试验阅读全文,获得以下信息:试验的基本情况、纳入人群/例数、干预特征、结局指标、随机方法、分配隐藏方法、盲法、失访情况等。对同一试验发表的不同报道,根据研究内容纳入所需的相关文献,如为重复报道,只纳入最新或最全面的研究。在排除明显不符合纳入标准的,对可能符合纳入标准的以及有疑问及有分歧的,通过请教相关专家,讨论决定是否纳入。

6. **纳入研究的质量评价**　本研究参考 Cochrane Handbook for Systematic Review of Interventions,Version5.1.0 协作网系统评价员手册评估随机对照试验偏倚风险的方法进行纳入文献的方法学质量评价,评价条目共 6 条,包括随机分配方法(selection bias)、分配方案隐藏(selection bias)、盲法的应用(performance bias,detection bias)、结果数据的完整性(attrition bias)、有无选择性报告研究结果(reporting bias)和其他偏倚(other bias)来源等。针对每一个条目做出"高风险"(High)、"低风险"(Low)和"不清楚"(Unclear)的判断。

7. **统计分析**　资料分析对纳入文献采用 Cochrane 协作网提供的 RevMan5.1 软件进行分析。采用卡方检验对纳入文献进行异质性检验,以 $P>0.1$, $I^2<50\%$ 判断无统计学异质性, $I^2>50\%$ 表示有较明显的异质性, $I^2>75\%$ 表示具有高度的异质性。有统计学异质性资料采用随机效应模型,无异质性资料采用固定效应模型。对随机效应模型采用敏感性分析。所有计数资料采用 RR 值为有效率的统计量,各统计量则以 95% 置信区间表示,并作发表性偏倚分析。以单项研究估算的治疗效果与其样本大小绘制倒漏斗图,分析收集的临床研究资料的分布状态,判断是否存在发表偏倚。

(二) 检索结果

1. **文献检索结果**　流程图描述了搜索过程和研究选择(图 5-3-1)。共检出文献 568 篇,阅读文题及摘要后排除专著、个案、综述等非临床观察文献 418 篇,通过阅读全文排除非随机对照试验及重复文献篇,排除不符合纳入标准文献 16 篇,其中患者未符合纳入标准 2 篇;数据重复 5 篇;无对照组 8 篇;无数据提取 1 篇,最终纳入 21 篇随机对照试验文献,检索流程图见图 5-3-1。

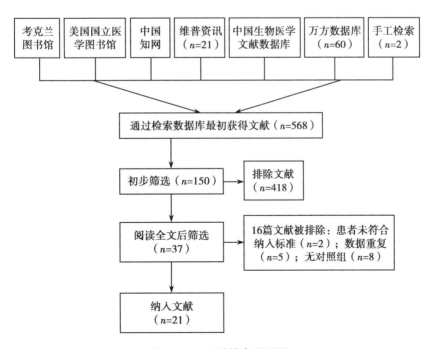

图 5-3-1　文献检索流程图

2. 纳入研究的特点　21 篇纳入的文献,共 1 819 例患者,人数从 40 到 203 不等。其中,纳入的 18 篇研究均有明确的纳入、排除标准,21 篇均对治疗组和对照组的基线情况进行了比较(包括年龄、性别、病程)。21 个试验均选用了中药汤剂联用常规西药与单用常规西药比较,疗程 1~25 周不等。11 个试验均描述了患者总的有效率,2 个试验记录了病死率,3 个试验记录了血管再通率,4 个试验记录了恶性心律失常及心力衰竭发生率,3 个试验描述了 BNP 变化,3 个试验记录了心源性休克发生率,6 个试验记录了 LVEF 变化,3 个试验描述了不良反应(表 5-3-1)。

表 5-3-1　纳入文献特点

研究	病例数	年龄	干预组	对照组	疗程(周)	结局指标
罗某 2014	120 T:60;C:60	T:52.3 ± 10.2 C:52.7 ± 9.8	溶栓 + 中药	溶栓	4	血管再通率;休克、心力衰竭、心律失常等并发症
杨某 2012	80 T:42;C:38	T:58.36 ± 12.31 C:55.34 ± 11.31	常规西药 + 溶栓 + 中药	常规西药 + 溶栓	4	BNP 测定;疗效
杨某 2013	60 T:30;C:30	T:35~74 C:36~73	溶栓 + 中药	溶栓	4	疗效
孙某 2014	96 T:46;C:50	T:59.6 ± 10.2 C:64.0 ± 9.5	PCI+ 中药	PCI	2	BNP 测定
吴某 2005	100 T:50;C:50	不详	常规西药 + 中药	常规西药	4	病死率;休克、心力衰竭、心律失常等并发症
高某 2004	203 T:102;C:101	T:50.0 ± 16.2 C:52.5 ± 16.5	溶栓 + 中药	溶栓	4	血管再通率;病死率;休克、心力衰竭、心律失常等并发症
祖某 2014	140 T:70;C:70	60~70	PCI+ 中药	PCI	8	疗效
韩某 2014	80 T:45;C:35	T:58.56 ± 2.53 C:59.51 ± 1.54	PCI+ 中药	PCI+ 替罗非班	1	疗效
阮某 2012	60 T:30;C:30	不详	常规西药+ 溶栓 +PCI+CABG+ 中药	常规西药 + 溶栓 + PCI+CABG	12	LVEF;BNP
廖某 2012	40 T:20;C:20	52 ± 8.5	常规西药 + 中药	常规西药	3	疗效
柴某 1998	73 T:35;C:38	49~79	常规西药 + 中药	常规西药	12	疗效;LVEF

续表

研究	病例数	年龄	干预组	对照组	疗程（周）	结局指标
陆某 2011	90 T:50;C:50	45~87	常规西药+溶栓+PCI+中药	常规西药+溶栓+PCI	25	LVEF
曲某 2006	97 T:50;C:47	不详	常规西药+溶栓+PCI+中药	常规西药+溶栓+PCI	25	LVEF
李某 2007	100 T:50;C:50	34~70	常规西药+溶栓+PCI+中药	常规西药+溶栓+PCI	25	LVEF
王某 1998	56 T:29;C:27	41~78	常规西药+中药	常规西药	4	LVEF
叶某 2005	68 T:47;C:21	43~82	常规西药+中药	常规西药	4	疗效
李某 2013	124 T:62;C:62	T:40~77 C:42~75	常规西药+溶栓+中药	常规西药+溶栓	4	疗效;不良反应
杨某 2011	62 T:40;C:22	42~75	常规西药+溶栓+中药	常规西药+溶栓	4	疗效;不良反应
苗某 2011	60 T:30;C:30	67.6±9.7	常规西药+溶栓+中药	常规西药+溶栓	4	疗效;不良反应
尹某 2006	98 T:50;C:48	T:52±6.10 C:52±5.2	常规西药+溶栓+中药	常规西药+溶栓	4	疗效
张某 2012	72 T:36;C:36	T:56.4±11.8 C:55.9±10.9	常规西药+溶栓+中药	常规西药+溶栓	12	血管再通率;心力衰竭、心律失常等并发症

注:T为干预组;C为对照组

3. 方法学质量评价 纳入的 21 个试验中,4 个试验报道采用随机数字表法,其余 17 个试验均提及"随机",但仅写了"随机分组"或"随机分配"或"随机分为",没有说明随机的产生方法以及是否进行隐蔽分组;全部研究均未采用盲法评价,未记录脱落情况,未对缺失数据进行意向性分析;1 个试验进行治疗后随访,因此,所有研究均有选择性偏倚的高度可能性。

（三）Meta 分析结果

1. 总有效率 共有 11 个试验报道了中药汤剂联合常规治疗与常规治疗比较的总有效率,各研究间无异质性（P=0.40,I^2=4%）,采用固定效应模型合并效应量分析。Meta 分析结果显示,试验组患者总有效率显著高于对照组,两组比较差异具有统计学意义[RR=1.18,95%CI（1.11,1.25）,P<0.000 01],提示中药汤剂联合常规治疗可以改善急性心肌梗死患者临床症状,提高临床疗效。

2. 病死率 2个试验选用了中药汤剂联用常规治疗与单用常规治疗对急性心肌梗死病死率的影响,各研究间无异质性($P=0.66$,$I^2=0\%$),采用固定效应模型合并效应量分析。Meta分析结果显示,两组比较差异无统计学意义[$RR=0.47$,$95\%CI(0.21,1.05)$,$P=0.07$]。

3. 血管再通率 3个试验选用了中药汤剂联用常规治疗与单用常规治疗对急性心肌梗死血管再通率的影响,各研究间无异质性($P=0.50$,$I^2=0\%$),采用固定效应模型合并效应量分析。Meta分析结果显示,中药汤剂联合常规治疗组优于单独常规治疗组,两组比较差异具有统计学意义[$RR=1.36$,$95\%CI(1.16,1.59)$,$P=0.000\ 1$]。

4. 并发症

(1) 恶性心律失常:4个试验选用了中药汤剂联用常规治疗与单用常规治疗对急性心肌梗死并发症恶性心律失常的影响,各研究间无异质性($P=0.75$,$I^2=0\%$),采用固定效应模型合并效应量分析。Meta分析结果显示,在急性心肌梗死恶性心律失常并发症中,中药汤剂联合常规治疗组优于单独常规治疗组,两组比较差异具有统计学意义[$RR=0.52$,$95\%CI(0.38,0.70)$,$P<0.000\ 1$]。

(2) 心力衰竭:4项研究比较了中药汤剂联用常规治疗与单用常规治疗对急性心肌梗死并发症心力衰竭的疗效,各研究间无统计学异质性($P=0.24$,$I^2=28\%$),采用固定效应模型合并效应量分析。Meta分析结果显示,在急性心肌梗死心力衰竭并发症中,中药汤剂联合常规治疗组优于单独常规治疗组,两组比较差异具有统计学意义[$RR=0.48$,$95\%CI(0.32,0.71)$,$P=0.000\ 3$]。

在升高LVEF方面,共6篇文献发现中西医结合组优于单独常规治疗组。4个研究发现中西医结合升高LVEF的幅度大于常规治疗组($P<0.000\ 01$)。2个研究表明与单独常规治疗比较,联用中药汤剂可明显升高LVEF($P<0.000\ 01$)。总的Meta分析结果显示两组差异具有统计学意义($P<0.000\ 01$),表明中药汤剂结合常规治疗升高LVEF优于单纯常规治疗组。

在降低BNP方面,有3篇文献报道了中西医结合降低BNP的优势。杨来宝等文献描述了中药汤药联合常用西药及溶栓降低BNP明显优于单独使用西药及溶栓($P<0.000\ 01$)。1篇研究记录了与单独应用PCI介入治疗比较,中药汤药联合PCI治疗可明显降低BNP($P<0.000\ 01$)。1篇文献提示了,与单独应用常规西药联合溶栓介入治疗比较,中西医结合组可降低BNP($P<0.000\ 01$),总的meta分析结果显示两组差异具有统计学意义($P<0.000\ 01$),表明中西医结合降低BNP优于单纯常规治疗组。

(3) 心源性休克:3个试验选用了中药汤剂联用常规治疗与单用常规治疗对急性心肌梗死并发心源性休克的影响,各研究间无异质性($P=0.22$,$I^2=35\%$),采用固定效应模型合并效应量分析。Meta分析结果显示,在急性心肌梗死心源性休克并发症中,中西医结合组优于单独常规治疗组,两组比较差异具有统计学意义[$RR=0.53$,$95\%CI(0.31,0.90)$,$P=0.02$]。

5. 不良反应 3项研究报道了不良反应,其中2篇报道未发现中西医结合组及单纯常规治疗组具有明显毒副作用,1篇文献报道了不良反应例数(治疗组1例过敏反应,对照组2例过敏反应)。

6. 发表偏倚 对纳入研究的21篇中西医结合与西药比较的文献进行漏斗图分析,可见漏斗图分布不均,可能存在发表性偏倚。

（四）讨论

此系统评价纳入符合标准的 21 篇临床随机对照试验,共 1 819 例患者,结果显示中药汤剂联合常规治疗较单独常规治疗能够有效地提高急性心肌梗死的冠脉血管再通率,显著减少并发症恶性心律失常、心力衰竭及心源性休克的发生。

由于以下几个方面的原因,现有的证据尚不能对中药汤剂治疗急性心肌梗死的确切疗效得出肯定的结论:首先,本次系统评价纳入的文献方法学质量普遍不高,大多存在报道结果不足、随机方法描述不清楚、病例选择不规范、未使用分配隐藏等问题。纳入分析的 21 篇文献均描述采用随机分组,仅有 4 篇试验报道采用随机数字表法,21 篇均未描述采用盲法。其次,只有 1 个试验记录了随访情况,要得出中药汤剂联合西药治疗急性心肌梗死的远期疗效,需要更加严格的设计和报告。再次,在安全性方面,3 项研究报道了不良反应,其中 2 篇报道未发现两组具有明显毒副作用,1 篇文献报道了两组均出现不同程度的过敏反应,但未报道对过敏反应的解决方法,是否停药退出试验及随访结果。此外,本研究所纳入的文献均为中文文献,未检索到符合标准的外文文献,存在选择性偏倚可能。根据 Meta 分析倒漏斗图分析显示左右不对称,主要原因是可能存在发表偏倚及方法学质量低下,提示阴性结果的试验可能未被发表。按照循证医学对文献质量评价的标准,这在一定程度上影响了本系统评价的 Meta 分析强度和研究结论的外推性。

本系统评价得出中药汤剂联合常规治疗对治疗急性心肌梗死是有益的,但由于纳入研究存在的缺陷,因此应谨慎看待得出的结论。建议详细报告随机分配序列的产生和随机方案的隐藏,尽可能地应用盲法与安慰剂对照,与西药的对照应采用国际公认的标准方案,详细报告试验中病例的退出/脱落情况。此外,由于急性心肌梗死并发症较为广泛且极其危重,因此,应加强随访报告长期观察的重要临床结局。建议今后此方面研究,应按照《随机对照试验报告标准》(Consolidated Standards of Reporting Trials,CONSORT)进行大样本、多中心、随机对照双盲试验进一步验证其疗效,有利于中药平稳降压的临床推广。

（刘　巍）

主要参考文献

[1] BRADLEY EH,SIPSMA H,BREWSTER AL,et al. Strategies to reduce hospital 30-day risk-standardized mortality rates for patients with acute myocardial infarction:a cross-sectional and longitudinal survey. BMC Cardiovasc Disord.,2014,24(14):126.

[2] RAWSON NS,CHU R,ISMAILA AS,et al. The aging Canadian population and hospitalizations for acute myocardial infarction:projection to 2020. BMC Cardiovasc Disord,2012(12):25.

[3] BERNHEIM SM,GRADY JN,LIN Z,et al,Ross JS,Desai MM,Merrill AR,Han LF,Rapp MT,Drye EE,Normand SL,Krumholz HM. National patterns of risk-standardized mortality and readmission for acute myocardial infarction and heart failure. Update on publicly reported outcomes measures based on the 2010 release. Circ Cardiovasc Qual Outcomes,2010,3(5):459-467.

[4] WANG L,ZHANG M,GUO L,et al. Clinical pathways based on integrative medicine in chinese hospitals improve treatment outcomes for patients with acute myocardial infarction:a multicentre,nonrandomized historically controlled trial. Evid Based Complement Alternat Med,2012,2012:821641.

［5］SHANG JJ,SHI H,ZhOU Q,et al. A Study of Prognosis,Outcome,and Changing Tendency of Hospitalized AMI Patients in Beijing Third-Grade A-Level Traditional Chinese Medicine Hospitals from 1999 to 2008. Evid Based Complement Alternat Med,2012,2012:837194.

［6］LIU Y,YIN H,JIANG Y,et al. Correlation between Platelet Gelsolin and Platelet Activation Level in Acute Myocardial Infarction Rats and Intervention Effect of Effective Components of Chuanxiong Rhizome and Red Peony Root. Evid Based Complement Alternat Med,2013,2013:985746.

［7］XUE M,LIU M,ZHU X,et al. Effective Components of Panax quinquefolius and Corydalis tuber Protect Myocardium through Attenuating Oxidative Stress and Endoplasmic Reticulum Stress. Evid Based Complement Alternat Med,2013,2013:482318.

［8］董静,陈韵岱,刘红旭,等.丹红注射液对不稳定型心绞痛血瘀证患者经皮冠状动脉介入术围手术期血管内皮功能的影响［J］.中医杂志,2014,55(13):1109-1112.

［9］罗东.中药结合急诊溶栓对急性心肌梗死患者血管再通率和并发症发生情况的影响［J］.世界中医药,2014,9(9):1162-1164.

［10］孙剑光,郜俊清,陈发,等.健脾益气化痰方对急性心肌梗死 PCI 术后患者心肌酶谱及脑钠素、C 反应蛋白的影响［J］.新中医,2014,46(1):35-37.

第四节　口服中成药制剂干预急性心肌梗死疗效与安全性的系统评价

　　随着全球人口老龄化进程加快及现代生活方式改变,冠状动脉粥样硬化性心脏病的发病率呈逐年上升的趋势。急性心肌梗死(AMI)是在冠状动脉内粥样斑块发生破裂的基础上,血栓形成,冠状动脉严重闭塞,血供急剧减少或中断,使相应的心肌严重而持久缺血致心肌坏死。该病起病急、临床过程凶险、并发症危重、病死率较高,是冠状动脉硬化性心脏病的急危重症,是导致心血管相关死亡最常见的原因,且有报告指出 AMI 患病人群呈现出年轻化趋势。因此,AMI 已成为威胁人民健康的主要疾病之一,如何减少 AMI 患者病死率,有效预防其并发症,成为公共卫生事业的一个重大问题。

　　中医药、中西医结合治疗 AMI 的临床与基础试验研究已有多年历史,中医药在改善动脉粥样硬化血管内皮功能、减轻过氧化损伤、抑制炎症反应、减轻心肌缺血再灌注损伤、促进血管新生等方面作用已得到证实。多篇文献表明中医药可以提高 AMI 患者临床总体疗效,毒副作用小,价格相对低廉,有利于提高患者服药的依从性,目前口服中成药制剂已广泛应用于 AMI 的临床治疗,由于缺乏大样本、多中心的研究,研究结果并不一致,其质量与疗效并未得到系统评价,在一定程度上影响了研究结论的可靠性和推广性。本研究旨在运用循证医学系统评价的方法,对现有口服中成药制剂干预 AMI 的临床研究文献进行整理分析,客观评价口服中成药制剂干预急性心肌梗死的有效性和安全性,为临床治疗提供参考。

　　1. **资料与方法**

　　(1) 纳入标准:根据 Cochrane 协作网的工作手册,制定口服中成药制剂干预 AMI 随机对照试验的纳入标准和排除标准。根据 PICOS 原则构建纳入标准,包括①研究对象(participants);②干预措施(interventions);③对照措施(comparators);④结局指标(outcomes);⑤研究类型(study type)。具体内容如下:

1）纳入文献类型：随机对照临床试验，无论其是否采用盲法或进行分配隐藏、与空白对照或安慰剂对照；不受语种及发表时间限制；病例资料完整；试验前治疗组和对照组的基线情况经过统计学检验证实无明显差异，组间有均衡性和可比性；包括研究目的、设计、具体统计学方法；研究结果均可提供加权均数差及 95% 置信区间或可以换算成 RR、OR 值及 95% 置信区间的基础数据；且有研究开展和论文发表的年限；已发表于中文期刊，再发表于英文期刊者，取其中之一。

2）研究对象：纳入对象为符合国际公认的 AMI 的诊断标准。患者的种族、国籍、年龄、性别、发病时间及病例来源不受限制；干预失访率≤20%。

3）干预措施：

试验组：符合 AMI 治疗指南的常规西医治疗，除静卧、吸氧、镇静、止痛外，一般包括再灌注治疗（溶栓治疗及介入治疗）、硝酸酯类、抗血小板治疗、抗凝治疗、β 受体拮抗剂、ACEI、CCB、洋地黄制剂、调脂类等药物等基础上加用口服中成药制剂。

对照组：仅使用常规治疗。

（2）排除标准：①研究对象诊断标准不明确者；或合并有严重脑、肝、肾和内分泌、代谢系统、造血系统等严重原发疾病者。②治疗期间使用其他中成药者；对照组为中药相互对照者；动物实验和机制研究、病例对照研究、队列研究、病例集、不良反应个案报道及经验报道、综述。③试验设计不严谨者：随机方法或统计学方法不恰当的文献。④试验组、对照组样本例数均 <30 例者；无本研究关注指标者；仅有摘要而没有全文等数据不完整或错误者；对重复发表或雷同的文献，仅保留样本量最大和信息最全的一篇。

（3）结局指标疗效指标：主要结局指标包括有效率、病死率。次要结局指标包括冠脉再通率、心力衰竭发生率、LVEF、BNP、左室舒张末期内径（left ventricular end diastolic diameter，LVEDD）、6 个月 MACE 事件发生率、不良反应。

（4）文献检索：电子检索 Cochrane 图书馆临床对照试验资料库（2015 年）、Pubmed、科学引文索引数据库（science citation index，SCI）、MEDLINE、CBM、CNKI、VIP、万方医学数据库、中国生物医学期刊引文数据库（Chinese medical citation index，CMCI）等中外生物医学数据库，手工检索《中国中西医结合杂志》《中医杂志》《中医药大学学报》《现代中西医结合杂志》《中西医结合学报》《北京中医药》等国内心血管病和中医药期刊以及会议论文集等杂志及未发表的临床资料。检索无发表语种限制，检索年限均为建库起至 2015 年 12 月 25 日。中文检索词：①心肌梗死、心肌梗死、急性心梗、急性心肌梗死、急性心肌梗死、急性心肌缺血、急性心肌梗死治疗；②中医药、中医、中医治疗、中西医结合、中药制剂、中药复方、中药治疗；③随机对照试验 or 随机分配 or 随机 or 双盲法 or 单盲法，检索策略：①AND②AND③。英文检索词：①myocardial Infarction，AcuteMyocardial Infarction 或 AMI；②Chinese Herbal Drugs，traditional Chinese medicine，Chinese traditional medicine，medicine，chinese traditional；③randomized controlled trial 或 clinical trial，检索策略：①AND②AND③，且不同文献检索库通过不同主题词联合自由词进行综合检索。由两名评价者按照纳入和排除标准筛选文献、提取资料并进行方法学质量评价，采用 Cochrane 协作网推荐的评价标准对纳入试验进行质量评价，用 RevMan 5.3 软件进行资料分析，检验异质性，并根据异质性结果选择相应的效应模型。

（5）资料提取：由两名研究者按照纳入和排除标准独立筛选文献，首先阅读文章题目和摘要排除明显不符合纳入标准的研究，然后对可能纳入的研究仔细阅读全文，并用事先设计的资料提取表格提取信息，内容包括：①发表年份、作者、基线情况等基本信息、干预措施和结局指标等；②试验研究方法学质量的指标：随机方法、分配隐藏方法、盲法、失访情况等。对同一试验发表的不同报道，根据研究内容纳入所需的相关文献，对重复发表或雷同的文献，仅保留样本量最大和信息最全面的一篇；对已发表于中文期刊，再发表于英文期刊者，取其中之一。对有疑问及有分歧的，通过请教相关专家，讨论决定是否纳入。

（6）纳入研究的质量评价：本研究参考 Cochrane Handbook for Systematic Review of Interventions，Version 5.1.0 协作网系统评价员手册评估随机对照试验偏倚风险的方法进行纳入文献的方法学质量评价，评价条目共 6 条，包括随机分配方法（random allocation）、分配方案隐藏（selection bias）、盲法的应用（performance bias，detection bias）、结果数据的完整性（attrition bias）、有无选择性报告研究结果（reporting bias）和其他偏倚（other bias）来源等。针对每一个条目做出"高风险"（High）、"低风险"（Low）和"不清楚"（Unclear）的判断。每篇文献的方法学质量评价先由两位评价员进行独立评价后交叉核对，若有分歧则由第三位评价员介入，达成共识后形成最终纳入还是剔除该文献的决定。

（7）统计分析：统计学处理：采用 Cochrane 协作网提供的 RevMan 5.3 软件对文献资料进行 Meta 分析。首先通过卡方检验对同类研究间的异质性进行检验，若 $P>0.1$，$I^2<50\%$ 说明同类研究间具有同质性，使用固定效应模型进行处理。若 $I^2>50\%$ 表示同类研究间有异质性，$I^2>75\%$ 表示具有高度的异质性，需对其异质性来源进行分析，若无临床异质性即采用随机效应模型。若有临床异质性则根据可能出现的异质性因素进行亚组分析。如亚组只有一项研究，仍采用与 Meta 分析相同的统计量，必要时采用敏感性分析来分析检验结果的稳定性，若异质性过大则放弃 Meta 分析，改为描述性分析。计数资料采用相对危险度（RR）值作为分析统计量，对连续性资料，若使用测量工具相同，则采用加权均数差（WMD）进行分析；若对相同变量使用不同测量工具，则采用标准化均数差（standardized mean difference，SMD）进行分析。所有分析均计算 95% 置信区间。若临床试验提供数据不足，只对其进行描述性分析。同时采用漏斗图对发表性偏倚进行分析，以单项研究估算的治疗效果与其样本大小绘制倒漏斗图，分析收集的临床研究资料的分布状态，判断是否存在发表偏倚。

2. 检索结果

（1）文献检索结果：流程图描述了搜索过程和研究选择（图 5-4-1）。共检出文献 1 318 篇，阅读文题及摘要后排除专著、个案、综述等非临床观察文献 1 072 篇，通过阅读全文排除非随机对照试验及重复文献篇，排除不符合纳入标准文献 30 篇，其中研究对象不符（诊断标准不符或 T 组、C 组样本量均小于 30）（$n=14$）；干预措施不符（$n=5$）；研究类型不符（$n=4$）；研究结局指标不符（$n=5$）数据重复或雷同文献（$n=2$），最终纳入 27 篇随机对照试验文献。

（2）纳入研究的特点：最终纳入符合标准的 27 篇临床随机对照研究，共计 2 340 例患者，单纯常规西医治疗组 1 165 例，口服中成药制剂联合常规西医治疗组 1 175 例。其中，纳入

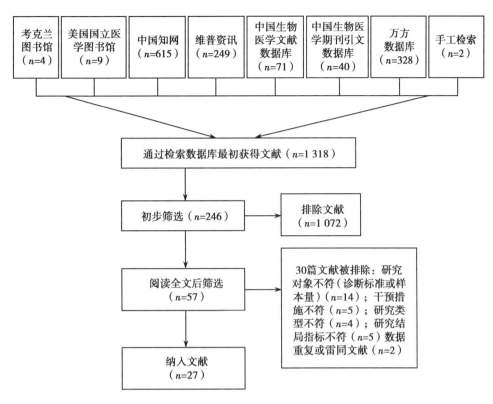

图 5-4-1　文献检索流程图

的 27 篇研究均有明确的纳入、排除标准；均对治疗组和对照组的基线情况进行了比较（包括年龄、性别、一般状况、病程等）；27 组试验均选用了口服中成药制剂联用常规西药与单用常规西药比较，疗程 1 周至 12 个月不等。12 个试验均记录了患者总的有效率；2 个试验记录了病死率；3 个试验记录了血管再通率；3 个试验记录了心力衰竭发生率；5 个试验记录了BNP 水平的变化；17 个试验记录了 LVEF 水平的变化；10 个试验报道了 LVEDD 水平的变化；3 个试验记录了 AMI 患者 6 个月 MACE 事件发生率；9 个试验描述了不良反应。

（3）方法学质量评价：纳入的 27 个试验中，10 个试验报道了随机产生的具体方法：包括随机数字表法、利用计算机软件产生随机数字等方法，其余虽提及"随机"，但仅写了"随机分组"或"随机分配"或"随机分为"，没有说明随机产生的具体方法，也未说明是否进行隐蔽分组；1 个试验报道采用非盲，1 篇研究报道采用单盲，1 篇文章描述采用双盲，其他研究均未进行盲法评价。3 个试验记录研究对象的脱落情况，但未对缺失数据进行意向性分析。因此，所有研究均有选择性偏倚的高度可能性，详见图 5-4-2。

3. Meta 分析结果

（1）总有效率：共有 12 个试验报道了口服中成药制剂联合常规治疗与单纯常规治疗比较的总有效率，各研究间无异质性（$P=0.07$，$I^2=41\%$），采用固定效应模型合并效应量分析，详见图 5-4-3。Meta 分析结果显示，试验组患者总有效率高于对照组，两组比较差异具有统计学意义［$RR=1.19$，$95\%CI$（1.13，1.24），$P<0.000\ 01$］。提示口服中成药制剂联合常规治疗在改善 AMI 患者临床症状及提高临床疗效方面有一定作用。

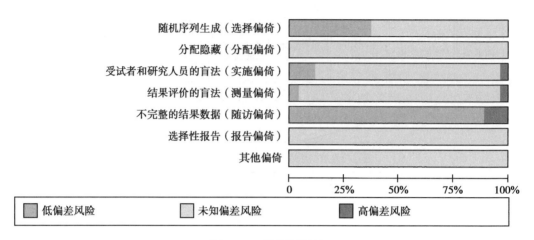

图 5-4-2 偏倚风险图

研究组或亚组	实验组		对照组		权重	相对危险度RR
	问题样本	样本量	问题样本	样本量		M·H, Fixed, 95%CI
何某2008	28	30	24	29	5.7%	1.13 (0.93, 1.37)
卢某2014	60	60	57	60	13.3%	1.05 (0.98, 1.12)
孙某2007	44	45	27	30	7.5%	1.09 (0.96, 1.23)
富某2012	29	31	22	30	5.2%	1.28 (1.01, 1.61)
张某2015	34	40	29	40	6.7%	1.17 (0.93, 1.48)
徐某2015	107	116	88	115	20.5%	1.21 (1.08, 1.35)
李某2015	50	54	41	54	9.5%	1.22 (1.03, 1.44)
杨某2009	28	30	24	29	5.7%	1.13 (0.93, 1.37)
王某2012	63	64	45	60	10.8%	1.31 (1.13, 1.52)
罗某2006	24	30	22	30	5.1%	1.09 (0.82, 1.44)
罗某2010	28	30	21	30	4.9%	1.33 (1.04, 1.72)
陈某2015	28	30	22	30	5.1%	1.27 (1.01, 1.61)
样本量（95%CI）		560		537	100.0%	1.19 (1.13, 1.24)
问题样本量	523		422			

异质性检验：$\chi^2=18.74$, $df=11$（$P=0.07$）；$I^2=41\%$
合并效应量检验：$Z=6.80$（$P<0.000\,01$）

图 5-4-3 口服中成药制剂联合常规治疗组与常规治疗组比较的总有效率森林图

口服中成药制剂干预急性心肌梗死总有效率的潜在发表偏倚分析：以口服中成药制剂干预 AMI 总有效率的结果做倒漏斗图分析，详见图 5-4-4，散点呈对称倒置漏斗形，可以认为存在发表偏倚可能性较小，结果可靠。

（2）病死率：2 个试验选用了口服中成药制剂联合常规治疗与单用常规治疗对 AMI 病死率的影响，各研究间无异质性（$P=0.37$, $I^2=0\%$），采用固定效应模型合并效应量分析，详见图 5-4-5。Meta 分析结果显示，两组比较差异无统计学意义[$RR=0.33$, $95\%CI$（$0.11,0.99$），$P=0.05$]，提示尚不能认为治疗组与对照组的病死率不同。

（3）血管再通率：3 个试验报道了口服中成药制剂联合常规治疗与单用常规治疗对 AMI 血管再通率的影响，各研究间无异质性（$P=0.23$, $I^2=32\%$），采用固定效应模型合并效应量分析，详见图 5-4-6。Meta 分析结果显示，口服中成药制剂联合常规治疗组优于单纯常规治疗组，两组比较差异具有统计学意义[$RR=1.32$, $95\%CI$（$1.07,1.64$），$P=0.01$]。提示口服中成药制剂干预 AMI 能够提高血管再通率，改善心肌坏死程度，具有一定心肌保护作用。

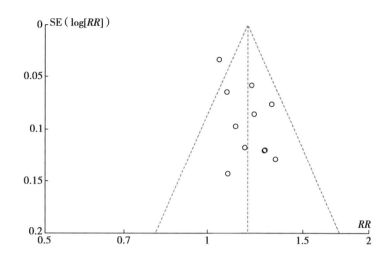

图 5-4-4 口服中成药制剂联合常规治疗组与常规治疗组比较的总有效率漏斗图

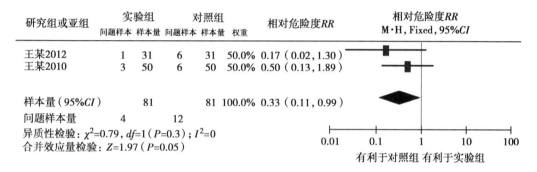

图 5-4-5 口服中成药制剂联合常规治疗组与常规治疗组比较的干预 AMI 病死率森林图

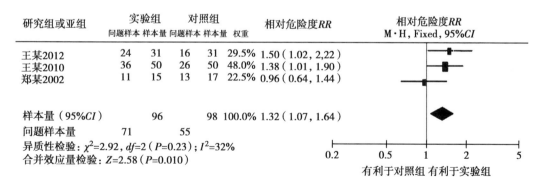

图 5-4-6 口服中成药制剂联合常规治疗组与单纯常规治疗组比较的血管再通率森林图

（4）改善心功能方面

1）降低心力衰竭发生率：3 项研究比较了口服中成药制剂联用常规治疗与单用常规治疗对 AMI 并发症心力衰竭发生率的疗效,各研究间无统计学异质性（$P=1.00,I^2=0\%$）,采用固定效应模型合并效应量分析,详见图 5-4-7。Meta 分析结果显示,口服中成药制剂联合常

研究组或亚组	实验组 问题样本	实验组 样本量	对照组 问题样本	对照组 样本量	权重	相对危险度RR
何某2008	2	30	8	29	37.9%	0.19 (0.04, 0.98)
杨某2009	2	30	8	29	37.9%	0.19 (0.04, 0.98)
王某2012	1	31	5	31	24.2%	0.17 (0.02, 1.58)
样本量(95%*CI*)		91		89	100.0%	0.18 (0.07, 0.52)
问题样本量	5		21			

异质性检验: χ^2= 0.00, *df*=2 (*P*=1.00); I^2=0

合并效应量检验: *Z*=3.21 (*P*=0.001)

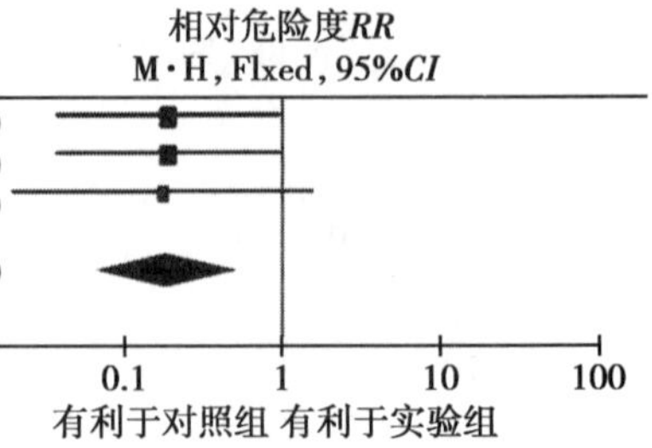

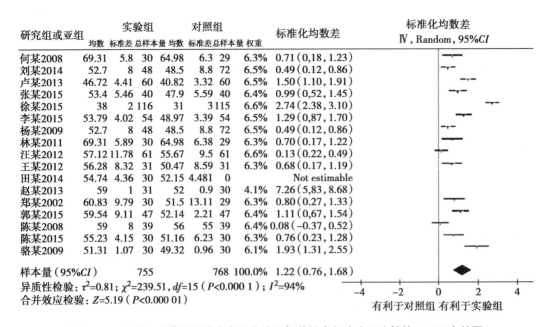

图 5-4-7 口服中成药制剂联合常规治疗组与单纯常规治疗组比较的心率衰竭发生率森林图

规治疗组与单纯常规治疗组比较可降低心力衰竭的发生率,两组比较差异具有统计学意义[*RR*=0.18,95%*CI*(0.07,0.52),*P*=0.001]。

2) 改善 LVEF 水平:共 17 个试验发现口服中成药制剂联合常规治疗组在改善 LVEF 水平方面优于单纯常规治疗组,进行异质性检验,χ^2=239.51,*df*=15(*P*<0.000 01),I^2=94%>50%,可以认为纳入的研究具有异质性,即至少两个研究间存在异质性,采用随机效应模型进行 Meta 分析。考虑到不同研究对效应指标 LVEF 值的检测方法可能不同、单位不统一等问题,故选用 *SMD* 作为效应指标,详见图 5-4-8。Meta 分析结果显示两组差异具有统计学意义[*SMD*=1.22,95% 置信区间(0.76,1.68),*Z*=5.19,*P*<0.000 01],表明口服中成药制剂联合常规治疗组能改善 AMI 患者 LVEF,提示口服中成药制剂对 AMI 患者心功能改善方面具有一定作用。

研究组或亚组	实验组 均数	实验组 标准差	实验组 总样本量	对照组 均数	对照组 标准差	对照组 总样本量	权重	标准化均数差
何某2008	69.31	5.8	30	64.98	6.3	29	6.3%	0.71 (0,18, 1.23)
刘某2014	52.7	8	48	48.5	8.8	72	6.5%	0.49 (0.12, 0.86)
卢某2013	46.72	4.41	60	40.82	3.32	60	6.5%	1.50 (1.10, 1.91)
张某2015	53.4	5.46	40	47.9	5.59	40	6.4%	0.99 (0,52, 1.45)
徐某2015	38	2	116	31	3	115	6.6%	2.74 (2.38, 3.10)
李某2015	53.79	4.02	54	48.97	3.39	54	6.5%	1.29 (0,87, 1.70)
杨某2009	52.7	8	48	48.5	8.8	72	6.5%	0.49 (0.12, 0.86)
林某2011	69.31	5.89	30	64.98	6.38	29	6.3%	0.70 (0.17, 1.22)
汪某2012	57.12	11.78	61	55.67	9.5	61	6.6%	0.13 (0.22, 0.49)
王某2012	56.28	8.32	31	50.47	8.59	31	6.3%	0.68 (0.17, 1.19)
田某2014	54.74	4.36	30	52.15	4.48	10		Not estimable
赵某2013	59	1	31	52	0.9	30	4.1%	7.26 (5,83, 8.68)
郑某2002	60.83	9.79	30	51.5	13.11	29	6.3%	0.80 (0.27, 1.33)
郭某2015	59.54	9.11	47	52.14	2.21	47	6.4%	1.11 (0,67, 1.54)
陈某2008	59	8	39	56	55	39	6.4%	0.08 (−0.37, 0.52)
陈某2015	55.23	4.15	30	51.16	6.23	30	6.3%	0.76 (0.23, 1.28)
骆某2009	51.31	1.07	30	49.32	0.96	30	6.1%	1.93 (1.31, 2.55)
样本量(95%*CI*)			755			768	100.0%	1.22 (0.76, 1.68)

异质性检验: τ^2=0.81; χ^2=239.51, *df*=15 (*P*<0.000 1); I^2=94%

合并效应检验: *Z*=5.19 (*P*<0.000 01)

图 5-4-8 口服中成药制剂联合常规治疗组与单纯常规治疗组比较的 LVEF 森林图

口服中成药制剂干预对 AMI 患者 LVEF 水平的潜在发表偏倚分析:以口服中成药制剂干预对 LVEF 水平影响的结果做漏斗图分析,漏斗图对称性差(图 5-4-9),提示纳入研究的文

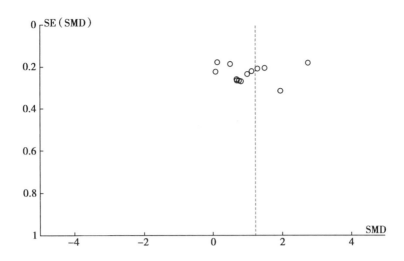

图 5-4-9　口服中成药制剂联合常规治疗组与单纯常规治疗组比较的 LVEF 漏斗图

献存在发表偏倚。通过文献检索，可以发现口服中成药制剂干预对 AMI 患者 LVEF 水平影响的 Meta 分析所纳入的研究以阳性结果为主，发表偏倚发生的原因可能与阳性研究结果较阴性研究结果或无效研究结果更容易发表有关。

3）降低 BNP 水平：共有 5 篇随机对照临床研究报道了口服中成药制剂联合常规治疗组降低 BNP 的优势，见图 5-4-10。进行异质性检验，$\chi^2=70.75$，$df=4$（$P<0.000\,01$），$I^2=94\%>50\%$，可以认为纳入的研究具有异质性，即至少两个研究间存在异质性，采用随机效应模型进行 Meta 分析。考虑不同研究对效应指标 BNP 的检测方法可能不同、单位不统一等问题，选用标准化均差（SMD）作为效应指标，SMD95% 置信区间为-1.68［-2.69，-0.67］，合并效应值不包含 0，$Z=3.25$，$P=0.001<0.05$，差异具有统计学意义（$P<0.05$），提示口服中成药制剂联合常规治疗组在降低 BNP 水平方面优于单纯常规治疗组，即口服中成药制剂在 AMI 患者心功能改善方面有一定作用。

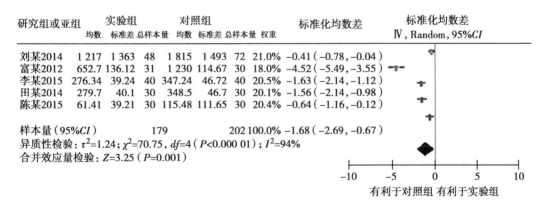

图 5-4-10　口服中成药制剂联合常规治疗组与单纯常规治疗组比较的 BNP 森林图

（5）改善 AMI 患者心室重构方面：抑制 AMI 患者左室舒张末期内径（LVEDD）扩大：共有 10 篇随机对照临床研究报道了口服中成药制剂联合常规治疗组降低 LVEDD 的优势，详见图 5-4-11。进行异质性检验，χ^2=31.15，df=9（P=0.000 3），I^2=71%>50%，可以认为纳入的研究具有异质性，即至少两个研究间存在异质性，采用随机效应模型进行 Meta 分析。考虑不同研究对效应指标 LVEDD 的检测方法可能不同、单位不统一等问题，选用标准化均差（SMD）作为效应指标，SMD95% 置信区间（CI）为 -0.76 [-1.03，-0.48]，合并效应值不包含 0，Z=5.36，P<0.000 01，差异具有统计学意义（P<0.05），说明口服中成药制剂联合常规治疗组在降低 LVEDD 水平方面优于单纯常规治疗组，提示口服中成药制剂可抑制 AMI 患者 LVEDD 的扩大，即在改善 AMI 患者心室重构方面有一定作用。

研究组或亚组	实验组			对照组			权重	标准化均数差	标准化均数差
	均数	标准差	总样本量	均数	标准差	总样本量			Ⅳ，Random，95%CI
卢某2013	43.6	6.8	60	47.2	3.3	60	11.4%	-0.67（-1.04，-0.30）	
方某2010	51	1.9	32	54	1.2	38	8.9%	-1.90（-2.47，1.33）	
杨某2009	45.3	1.1	30	46	1.7	29	9.5%	-0.48（-1.00，0.03）	
林某2011	56.3	4.9	46	62.5	5.2	44	10.4%	-1.22（-1,67，-0.77）	
王某2012	37.11	21.34	61	42.01	17.37	61	11.6%	-0.25（-0.61，0.11）	
田某2014	52.64	4.26	30	54.93	4.48	30	9.6%	-0.52（-1.03，-0.00）	
罗某2010	46	2.3	30	49.6	4.8	30	9.3%	-0.94（-1.48，-0.41）	
赵某2013	44.6	1.3	31	45.4	1.1	30	9.5%	-0.65（-1.17，-0.14）	
陈某2008	45.3	1.1	39	46	1.7	39	10.4%	-0.48（-0.93，-0.03）	
陈某2015	48.33	4.56	30	51.93	6.54	30	9.5%	-0.63（-1.15，0.11）	
样本量（95%CI）		389			391		100.0%	-0.76（-1.03，0.48）	

异质性检验：τ^2=0.14；χ^2=31.15，df=9（P=0.000 3）；I^2=71%
合并效应量检验；Z=5.36（P<0.000 01）

有利于对照组　有利于实验组

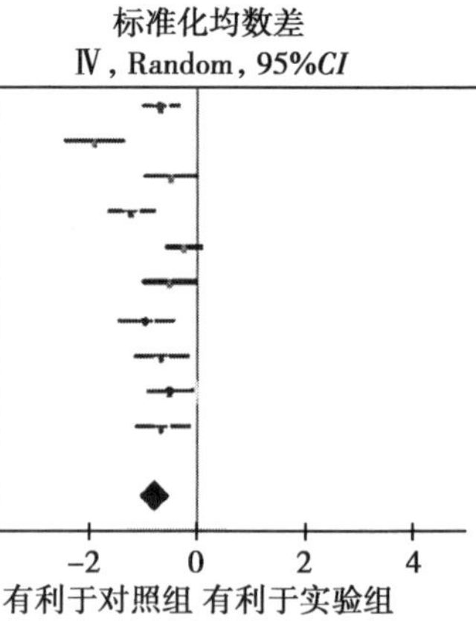

图 5-4-11　口服中成药制剂联合常规治疗组与单纯常规治疗组比较的 LVEDD 森林图

口服中成药制剂对 AMI 患者 LVEDD 水平影响的潜在发表偏倚分析：以口服中成药制剂对 AMI 患者 LVEDD 水平影响结果做漏斗图分析，发现漏斗图对称性差（图 5-4-12），提示纳入研究的文献存在发表偏倚。通过文献检索，发现口服中成药制剂干预对 AMI 患者

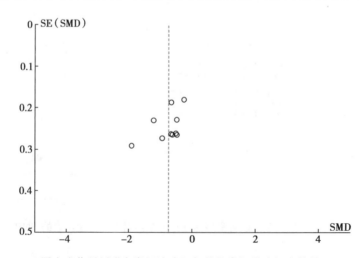

图 5-4-12　口服中成药制剂联合常规治疗组与单纯常规治疗组比较的 LVEDD 漏斗图

LVEDD 水平影响的 Meta 分析所纳入的研究以阳性结果为主,发表偏倚发生的原因可能与阳性研究结果较阴性研究结果或无效研究结果更容易发表有关。

（6）随访治疗 6 个月期间 MACE 事件发生率:8 个试验报道了口服中成药制剂联用常规治疗与单用常规治疗对 AMI 患者随访总 MACE 事件发生率的影响,本课题组根据试验是否明确规定随访时间及准确报道主要心血管事件,最终筛选出 3 个试验报道了 AMI 患者治疗 6 个月 MACE 事件发生率,研究间无异质性($P=0.68, I^2=0$),采用固定效应模型合并效应量分析,详见图 5-4-13。Meta 分析结果显示,在降低 AMI 患者 6 个月 MACE 事件发生率方面,口服中成药制剂联合常规治疗组优于单纯常规治疗组,两组比较差异具有统计学意义 [$RR=0.43, 95\%CI(0.19, 0.97), P=0.04$]。

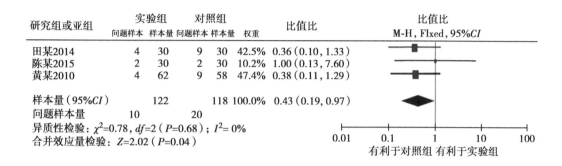

图 5-4-13　口服中成药制剂联合常规治疗组与单纯常规治疗组比较的 MACE 事件森林图

（7）安全性分析:9 个试验报道了不良反应,其中 1 篇文章报道了治疗组发生亚急性支架血栓形成 1 例。1 篇研究报道了在治疗过程中,对照组出现 4 例胃部不适,治疗组出现 1 例胃部不适,且两组患者不良反应发生率比较差异无统计学意义。7 篇文献报道未发现口服中成药制剂联合西医常规治疗的治疗组与单纯西医常规治疗的对照组治疗前后患者发生出血事件、血小板减少症、血尿便常规、肝肾功能异常、毒副作用等药物不良反应。

4. **讨论**　本研究对口服中成药制剂干预 AMI 的疗效与安全性进行 Meta 分析,研究发现口服中成药制剂干预 AMI 能够提高总有效率、提高冠脉血管再通率、减少 6 个月总 MACE 事件的发生率、降低心力衰竭发生率、降低 BNP 水平、改善 LVEF 水平、降低 LVEDD 水平。即口服中成药制剂联合常规治疗较单纯常规治疗干预 AMI 能够有效提高总有效率及冠脉血管再通率,减少 6 个月总 MACE 事件的发生,且在改善心脏功能及抑制心室重构等方面有一定作用。

系统评价与 Meta 分析的可信度取决于纳入临床试验的研究方法学、临床方法学两方面的质量,现就本系统评价的局限总结如下:

（1）研究方法学方面:根据 Cochrane 协作网推荐的"偏倚风险评估工具"对纳入 Meta 分析的 27 篇文献进行评价,其中 4 篇文献属于"高偏倚风险",23 篇文献属于"偏倚风险不确定"。纳入研究均有描述采用随机分组,但仅有 10 篇试验报道了随机产生的具体方法,其余虽提及"随机",但仅写了"随机分组"或"随机分配"或"随机分为"。1 个试验报道采用非盲的方法,1 篇文章报道采用单盲的方法,1 个实验报道采用双盲的方法,其他研究均未详细描述盲法及是否使用分配隐藏。建议在以后的临床试验中重视研究方法实施与描述的规范性。

(2) 临床方法学方面:首先,由于口服中成药制剂的种类、治疗所需剂量、应用疗程及生产厂家不同,存在一定异质性,且多项指标的 Meta 分析倒漏斗图结果显示左右不对称,考虑与存在发表偏倚及方法学质量存在缺陷有关,阴性结果的试验可能未被发表。按照循证医学对文献质量评价的标准,这在一定程度上影响了本系统评价的 Meta 分析强度和研究结论的外推性。其次,在安全性方面,9 项研究报道了不良反应,其中 1 篇报道了治疗组发生亚急性支架血栓形成 1 例。1 篇报道了对照组出现 4 例胃部不适,治疗组出现 1 例胃部不适,且两组患者不良反应发生率比较差异无统计学意义。7 篇研究报道未发现口服中成药制剂联合西医常规治疗的治疗组与单用西医常规治疗的对照组治疗前后患者发生出血事件、血小板减少症、血尿便常规、肝肾功能异常、毒副作用等药物不良反应。余纳入的研究对治疗组和对照组均无不良反应报道,且各研究未报道对不良反应的解决方法,是否停药退出试验及后期随访结果。再次,8 项研究报道了随访不同时间的"MACE 事件"的发生,由于随访时间不明确,及对"MACE 事件"概念存在误解,最终纳入 3 篇文献进行 6 个月 MACE 事件发生率的分析。建议在以后的临床研究中将随访及随访结果的记录做到规范化,心血管疾病的随访应区分"不良反应""并发症""MACE 事件"等概念的不同。且临床病例比较复杂,在统计临床研究结果之前,应明确指出各结局指标的定义及重要结局指标的测量方法,如"冠脉血管再通"的评估标准、"心力衰竭"的诊断标准、"MACE 事件"具体定义、LVEF 的测量方法等。

本系统评价最终得出口服中成药制剂联合西医常规治疗对 AMI 患者是有益的,但由于纳入文献存在一定的缺陷,因此应谨慎看待得出的结论。建议以后做临床对照研究时应详细报告随机分配序列的产生及随机方案的隐藏,尽可能地应用盲法与安慰剂对照,与西药的对照应采用国际公认的标准方案,并详细报告试验中病例的退出、脱落情况。由于急性心肌梗死并发症较为广泛且极其危重,应加强随访报告长期观察的重要临床结局,并明确重要结局指标的定义或测量方法。由于以上研究方法学及临床方法学方面的原因,现有的证据尚不能对口服中成药制剂干预急性心肌梗死的确切疗效得出绝对肯定的结论。建议今后此方面研究,应按照 CONSORT 标准进行大样本、多中心、随机对照双盲试验进一步验证其疗效,有利于口服中药制剂干预 AMI 的临床推广。

(张玉灵)

主要参考文献

[1] BURG MM,RIECKMANN N,CLEMOW L,et al. Treatment preferences among depressed patients after acute coronary syndrome:the COPES observational cohort. Psychother Psychosom,2011,80(6):380-382.

[2] 郑昕,李建军,杨跃进,等. 近 15 年间急性心肌梗死患者的性别年龄演变趋势[J]. 中国循环杂志,2010,25(6):441-444.

[3] BRADLEY EH,SIPSMA H,BREWSTER AL,et al. Strategies to reduce hospital 30-day risk-standardized mortality rates for patients with acute myocardial infarction:a cross-sectional and longitudinal survey. BMC

Cardiovasc Disord,2014(14):126.

［4］RAWSON NS,Chu R,ISMAILA AS,et al. The aging Canadian population and hospitalizations for acute myocardial infarction:projection to 2020. BMC Cardiovasc Disord,2012(12):25.

［5］应飞,刘红旭.中医药治疗急性心肌梗死临床研究文献中的病死率分析［J］.中国中西医结合急救杂志, 2006(6):357-360.

［6］张俭,张敏州,郭立恒,等.中医药治疗急性心肌梗死的系统评价［J］.中西医结合心脑血管病杂志, 2011,9(5):513-515.

［7］来晓磊,周琦,尚菊菊,等.中药静脉制剂干预急性心肌梗死的系统评价［J］.中华中医药杂志,2015,30 (4):1208-1211.

［8］方居正,王阶,杨戈.活血化瘀法对急性心肌梗死病人血浆溶血磷脂酸的影响［J］.光明中医,2010,25 (2):180-181.

［9］DAVID M,SALLY H,KENNETH FS,et al. CONSORT 2010 说明与详述:报告平行对照随机临床试验指南 的更新［J］.中西医结合学报,2010,8(8):701-741.

第五节　中医药干预研究文章的质量评价

　　急性心肌梗死(AMI)严重危害患者的生命健康。北京地区 12 家医院 2000 年 1 月— 2001 年 3 月 1 242 例 AMI 患者住院治疗状况的调查显示,AMI 住院总病死率为 9.10%。中 医药治疗 AMI 已有很多研究报道,但这类文献研究的质量如何尚缺乏研究。而且中医药临 床研究对方法学重视程度不够,符合循证医学要求的临床试验证据不足,这在一定程度上 影响了中医药研究成果的推广和应用。本研究立足于循证医学的原则,为了解中医药治疗 AMI 临床研究文献的现状,了解文献研究中存在的问题,本文对 CNKI 收录的所有有关 AMI 中医药治疗的临床研究类文章进行初步分析,以期了解其在方法学上存在的各种问题、改进 和提高临床诊治及科研水平、为循证医学提供真实可靠的证据。

一、方法

　　1. **检索策略**　检索 CNKI 年限为 1979 年 1 月—2014 年 12 月的全部文章。检索式为(关 键词:急性心肌梗死 or 急性心肌梗塞 or 急性冠脉综合征 or 胸痹 or 真心痛 or 卒心痛 or 厥心 痛)and(主题:中医 or 中药 or 中医药 or 中西医结合 or 方剂)。

　　2. **文献纳入排除标准**

　　(1) 纳入标准:参照国际 Cochrane 协作网工作手册检索指南纳入 AMI 患者使用中药(包 括中药单体成分、单味药和复方剂型包括汤剂、中成药制剂和注射液等)进行干预治疗,并对 其疗效进行评价。研究总病例数需大于或等于 30 例,有总体疗效报道的随机对照试验和非 随机对照试验文章。

　　(2) 排除标准:一切无对照的试验;历史性对照研究;病例对照(疾病组与非疾病组的比 较)研究;按患者特点进行分配的试验(性别、年龄、疾病严重程度、不同病因、地区分布情况 等);病例复习和回顾性研究;细胞和组织研究等。

　　3. **文献筛选和评价**

　　(1) 一致率检验:通过阅读中文标题、摘要及方法学部分进行初筛,进行筛查一致率检验。

（2）二次筛选：通过阅读全文按统一的调查表独立进行二次筛选，最终决定是否纳入，以上筛选过程由两位研究者独立进行，意见不同者通过讨论达成一致。

（3）RCT 评价内容：凡是文中提到"随机"的文献参考 CONSORT 标准报告项目，结合中医药临床试验特色并增加了临床试验伦理学的内容设计中医药 RCT 评估调查表。评价的主要内容包括：摘要，引言背景，纳入标准、排除标准，治疗措施，试验目的，评价结局，样本含量，随机方法的描述，分配方案的隐藏，随机实施，盲法描述，统计方法的应用，流程图，入选时间及随访，基线资料，失访病例报道，结局和效应大小，附加分析，不良事件，结合假设、潜在偏倚、局限性讨论，推广应用，证据总结。

（4）非随机对照试验（non-randomized dontrolled trial，nRCT）评价内容：参照"非随机对照临床研究质量评分"对 nRCT 及 Jadad 量表评分为 0 分的文章进行评价。

4. **统计方法**　计数资料描述采用百分率，计数资料的统计分析采用 χ^2 检验。统计分析采用 Stata 7.0 统计软件包，设定 $P<0.05$ 时为差异具有统计学意义。

二、结果

1. **文献检索和筛选**　共检索到相关文献 1 812 篇文献（表 5-5-1）。两位研究者初筛一致率检验 *Kappa* 值 =0.90。*Kappa*≥0.75 两者一致性较好，具有高度的一致性。通过两人对意见不统一的 122 篇文献逐篇讨论，达成一致。最终对总计 458 篇文献进行二次筛选。二次筛选共获得全文文献 441 篇，有 17 篇未能获得正文，获取率为 96.3%。经阅读全文，剔除病例数不足 30 例的文献 102 篇、重复报道 13 篇，不能分离出中医药的治疗数据的文献 25 篇，最终共有 301 篇文献入选评价（图 5-5-1、表 5-5-1）。

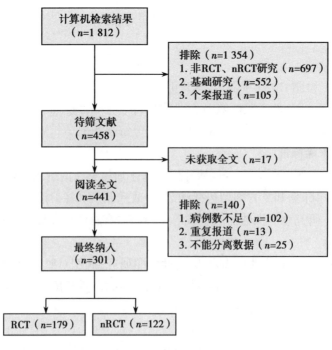

图 5-5-1　文献检索工作流程图

表 5-5-1　文献检索策略及其结果

序号	命中文献数	检索表达式
#1	53 272	关键词:急性心肌梗死
#2	22 313	关键词:急性心肌梗塞
#3	1 661	关键词:急性冠脉综合征
#4	1 501	关键词:胸痹
#5	396	关键词:真心痛
#6	388	关键词:厥心痛
#7	71	关键词:卒心痛
#8	79 602	#1or#2or#3or#4or#5or#6or#7
#9	326 838	主题:中医
#10	348 580	主题:中药
#11	144 063	主题:中医药
#12	123 268	主题:中西医结合
#13	29 250	主题:方剂
#14	951 999	#9or#10or#11or#12or#13or#14
#15		#8and#14

2. 文献评价结果

（1）随机对照试验:参考 CONSORT 标准报告项目评价篇中医药干预 AMI 报告质量（表 5-5-2）。Jadad 量表评分,高质量的随机对照研究(3~5 分)6 篇,140 篇评分为 0 分（表 5-5-3）。

表 5-5-2　CONSORT 标准评价 RCT 的报告质量[n(%)]

论文部分	条目	描述	n(%)
标题和摘要	1	在题目和摘要中提及随机分配	59(32.9%)
前言	2	研究背景、研究理由	70(39.1%)
方法			
受试对象	3	诊断标准	74(41.3%)
		纳入标准	
		排除标准	
治疗措施	4	阳性对照	167(93.2%)
		安慰剂对照	
		基础对照	
试验目的	5	特定目标与假设	156(87.1%)
		结局指标测量标准	

续表

论文部分	条目	描述	n（%）
评价结局	6	结局指标	168（93.8%）
		中间指标	
样本含量	7	说明样本量计算的依据	0
随机化方法	8	说明产生随机序列的方法	29（16.2%）
分配方案隐藏	9	方案隐藏方法如密封编码信封	1（0.5%）
随机实施	10	说明分配实施过程	1（0.5%）
盲法	11	单盲	10（5.5%）
		双盲/三盲	
		统计方法描述	
统计学方法	12	对具体统计量的描述	167（93.2%）
		具体 P 值描述	
结果			
受试流程	13	流程图使用	1（0.5%）
		流程变动的描述	
		受试者依从性	
入选时间及随访	14	治疗和观察,随访的时间	176（98.2%）
基线资料	15	各组的人口、临床特征的基线资料	72（40.2%）
纳入分析病例数	16	流失病例报道,意向性治疗分析	7（3.9%）
结局和效应大小	17	阳性结果	167（98.1%）
		阴性结果	
		等效结果	
附加分析	18	计算的效应值及精确度如 95% 置信区间	0
不良事件	19	报告不良反应出现的情况及结果	47（26.2%）
讨论			
对结果的解释	20	结合假设、潜在偏倚、局限性等讨论	13（7.2%）
推广应用性	21	推广应用性	58（30.7%）
证据总结	22	根据当前证据对试验结果进行解释	90（50.2%）

表 5-5-3　Jadad 量表评价 RCT 的报告质量

评价指标	中医药 RCT（n=179）	评价指标	中医药 RCT（n=179）
随机		说明	7
未随机/不清楚	10	描述充分	3
说明随机	142	失访	
说明随机并描述随机顺序	27	未充分描述	172
双盲		描述	7
无双盲/不清楚	169		

（2）非随机对照试验：非随机对照试验临床研究质量评分，3 篇得分超过 6 分（总分为 12 分）。

3. **中医药干预 AMI 随机对照试验逐年分布趋势**　从时间上来看，20 世纪 80 年代前 RCT 数量在 10 篇以下，而 20 世纪 80 年代后期可以看出 RCT 的数量随时间呈逐步增加趋势，近 10 年来增加尤其明显，说明 RCT 越来越受到中医临床科学工作者和期刊的重视（图 5-5-2）。

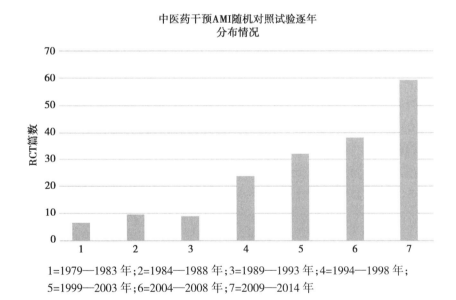

1=1979—1983 年；2=1984—1988 年；3=1989—1993 年；4=1994—1998 年；
5=1999—2003 年；6=2004—2008 年；7=2009—2014 年

图 5-5-2　中医药干预 AMI 随机对照试验逐年分布趋势

三、讨论

临床研究文献的质量由受试者的选择、分配、方案实施，测量和论文报告等各个环节决定。要求设计严谨、方法科学、数据可靠。由于中医药的证据等级低，中华医学会心血管病学分会的 2001 版《急性心肌梗死诊断和治疗指南》还未提及中医药，这在很大程度上影响了中医药研究成果的推广。所以中医药临床科研必须加强对循证医学的重视,在科研设计、方案实施和评价中严格规范。否则,中医药有被边缘化的危险。本研究主要对 CNKI 收录的所有有关 AMI 中医药治疗的临床研究类文章进行初步分析,意在进一步提高中医药干预 AMI 临床研究的质量,与国际接轨。

1. 采用 CONSORT 标准评价

(1) 随机:随机对照试验被公认为评价疗效的"金标准"的主要原因在于遵循了随机化、对照和盲法的原则。随机是使参与研究的每一个分配单位都有相同的机会被分配到某一组中去。通过采用简单随机法、区组随机法和分层随机法等随机分配办法产生不可预测的分配序列,将纳入研究的受试对象随机分配进入不同的研究组,这是临床研究特别是评估干预措施疗效时最常采用的设计方法。本研究中有 27 篇(15.0%)说明了随机并描述了随机化顺序产生的方法,但 142 篇(79.3%)只有"随机"字样,并没有记载具体的随机方法,即使有记载也过于简单,甚至将随机、半随机和随意混淆不清。有的研究采用如入院先后、出生年月、单双号等交替确定分组,并不是真正的随机化。正确的随机分配方法以随机数字表法为例:将纳入试验的合格对象依先后顺序编号;再从随机数字表中任意行或列作为起点,得到一个随机数依次取其表中的系列数字,与纳入的研究对象编号配对,并列出样本的随机分配表格。假设随机表的奇数代表试验组,偶数代表对照组,确保其组间分配的机遇大致相同。

(2) 盲法:盲法是指医生、研究者或患者不知道是试验治疗还是对照治疗的研究方法,可以消除参与者的期望偏倚,特别适用于评价主观指标的试验。盲法可以避免研究者测量性偏倚和主观偏见,提高患者依从性。从操作的简便性和结果的可信性上来说,双盲法最优。研究论文应叙述清楚执行的是哪一种盲法和究竟是怎样执行的。盲法在中医药临床试验中使用偏低的原因,可能与中药的特性有关,因中医药难以采用安慰剂,无法对患者实施盲法。本研究中盲法的报告为 10 篇(5.5%),有 3 篇描述了具体方法。

(3) 分配隐藏:分配隐藏是指研究人员只按随机化设计的序号纳入患者。研究执行者如果知道被研究对象属于试验组还是对照组,可能对疗效的观察和处理不同导致测量性偏倚,所以进行随机化分配的隐匿是避免偏倚的有效手段。有研究报道,随机分组隐匿不严或不清者,其观察效果比严格随机分组隐藏的疗效显著地夸大,其比值分别为 41% 和 30%,国外的随机化分配隐藏高达 40% 以上。本研究中有 1 篇(0.5%)采用分配隐藏方案纳入患者。临床中最常用的分配隐藏方法是试验药品由与试验无关的专人看管,当受试者纳入标准时,由专人按顺序发给受试者药品。

(4) 意向性分析:理想情况下,所有病例应从开始纳入研究直到疾病结局均纳入随访。只有随访时间足够长,才能记录所有研究不良事件发生与否。所以研究人员应完整报告随访情况,并将退出和失访的病例纳入研究,根据意向性治疗分析下最后结论。本研究中有 7 篇(3.9%)文献在随机分组后出现脱落或剔除病例,并说明了脱落原因,但在最后统计分析时采用"符合方案分析原则"而未进行"意向性分析"。采用意向性分析可避免因受试者非随机丢失而造成的偏倚,故更接近真实的情况。如果采用符合方案分析,由于排除了部分受试者,存在夸大试验组结果、导致错误结论的结果。此外,如果小样本临床试验退出和失访的病例超过 20%,干预效果的评价可能受到影响。所以制定合理的纳入和排除标准有助于减少退出和失访的病例。

(5) 试验样本量:样本量的预先估计是确保试验得出结论的重要依据。在临床科研设计中,样本含量过少则所得指标不稳定,检验效能太低,结论缺乏充分依据,不能排除假阳性和假阴性结局;样本量过大会增加研究的困难,造成不必要的浪费。所以在报道结果的时候,应交代样本含量估计的基本条件及具体的估算方法和过程。样本量的预先估计要根据试验效果的假设水平及 I 型(α)错误、II 型(β)错误允许的水平估算出试验样本的最低需求量。本研究纳入的 RCT 中样本数均超过 30 例,达到研究所需最低样本量,但没有文献报告对样本量预先计算。

(6) 不良反应:从 20 世纪 60 年代的“反应停”事件到最近美国 FDA 关于环氧合酶-2 选择性抑制剂危害的警示,显示出防止药物不良反应(adverse drug reactions,ADR)的重要性。中医药导致的 ADR 已得到关注。本研究报道了不良反应的有 47 篇(26.2%)。WHO 和我国食品药品监管部门已发出警告,国内各级 ADR 检测机构要定期公布有关 ADR 信息。2004年 3 月我国卫生部、食品药品监督管理局也根据《中华人民共和国药品管理法》制定并在全国实施了《药品不良报告和监测管理办法》,为 RCT 中的 ADR 报告提供了法律支持。

(7) 医学伦理与临床试验方案的注册:近来,出台了相应的伦理审批和知情同意标准化操作规程(standardized operating procedures,SOP),以保证临床试验的合法性和参加临床试验受试者的权益。此外,为保证临床试验结果的真实性,避免选择性结局报告偏倚,临床试验要求在患者入组前进行试验方案的注册与发表。试验方案可以在美国临床试验注册库进行注册,一旦注册试验方案就应按照试验方案进行研究,不能随意更改方案内容。纳入分析文章中未发现有伦理审批记录的报道。少数研究可能接受了伦理委员会的审查和受试者知情同意,但未在报告中进行描述。绝大多数未经伦理委员会审查及受试者知情同意。

(8) 统计学解释:临床研究绝大多数需要对测量结果做统计学分析处理,以便做出科学的推断或结论,不使用统计学方法得出的结论可信度不高。本研究中有 167 篇(93.2%)进行了统计学处理,但大多数不能肯定统计方法的运用是否正确,仅以“有显著性差异”等表述,直接写出 P 值的有 98 篇,占 54.7%。大部分文献表述结果时,若 $P>0.05$ 用“无显著性差异”;若 $P<0.05$ 用“有显著性差异”;若 $P<0.01$ 用“有非常显著性差异”。但是当样本量足够大时,即使均数间差别很小也能得出小的 P 值(因为标准误小)。因此,当 $P<0.05$ 或 $P<0.01$ 时,用“有显著差异”以及类似的表述会引起误解。所以建议当 $P>0.05$ 时用“差异无统计学意义”,当 $P<0.05$ 时用“差异具有统计学意义”来进行描述。

2. **非随机对照试验系统评价方法** RCT 是临床试验的金标准,但由于实际操作困难,越来越多的学者认为应用 nRCT 可以达到同样的研究目的。早期的评价提示非随机对照试验有可能过高的估计疗效导致错误的结论。但近来研究表明,严格设计实施的 nRCT 同样可提供较高价值的研究结论。Cochrane 方法学非随机对照研究方法学小组(non-randomized studies methods group,NRSMG)于 1999 年 11 月成立。NRSMG 的目的是为评价者提供何时及如何纳入非随机对照试验提供指导。那么如何保证非随机对照试验的研究质量就变得十分重要。基于 RCT 的 CONSORT 写作清单——非随机对照设计报告规范（transparent reporting of evaluations with non-randomized designs，TREND）写作清单于 2004 年发布，现在仍在不断修订和完善之中。詹思延等对清单的来源以及主要条目的介绍和解读已有系统和详细的介绍。TREND 强调非随机对照试验的研究报告要详细报告研究的假设（理论基础）、干预措施和组间比较的条件，研究设计以及为调整可能的偏倚所采用的方法。

Egger 等在 MEDLINE 上随机检索了 100 篇有关系统评价的文献，对其中的 59 篇进行了 Meta 分析，其余的文献为方法学或其他类型。而这 59 篇文献中约 40% 是基于非随机对照试验的。可见与随机对照试验的系统评价一样，非随机对照试验的系统评价也很普遍。Deeks 等全面评价了已有的这些量表，对多个文献数据库进行检索，挑选 2000 年以前发表与评价工具相关的文章近 200 篇，发现共有 213 种可能用于非随机对照试验的评价工具，其大体上分为量表和清单两种形式，数量各占一半。经过一定的筛选将其中 14 种工具确定为"最佳工具"，但通过详细分析后判定只有 6 种可能适用于系统评价。

3. **中医药特色指标** 评价循证医学的证据是经过大样本研究或者多个研究得出的一种共性结论。而中医学包含浓厚的人文背景，中医药的特色在于辨证论治和整体观念，强调因人制宜，病证结合。采用经典的定量研究和关联分析难以对中医学要素进行评价，所以评价中医药研究必须补充以社会学定性研究为代表的新方法。而这些研究方法在干预疗效证据分级和评价中应用尚少，显示了传统证据评价和分级体系的不足。

自 20 世纪 90 年代开始，国际上陆续出现有关临床研究的报告标准和规范，包括补充和替代医学领域的临床研究报告规范，但尚无中医药临床研究报告规范。现有的 CONSORT 声明未能充分体现中医药临床研究的特色。《中医药临床随机对照试验报告规范（征求意见稿）》于 2007 年发表，草案与 CONSORT 标准（修订版）比较，扩充了 6 个项目，包括文题和摘要、引言和背景、受试者纳入和排除标准、干预措施、测量指标及研究设计种类，补充了临床试验针对中医药特点的相关内容。如首次要求在引言和背景部分从传统的中医理论针对组方依据做清晰和详细描述等。在 CONSORT 标准基础上起草了《针刺临床试验干预措施报告标准》（standards for reporting interventions in controlled trials of acupuncture，STRICTA），用于中国传统针灸、电针、耳针等临床试验报告的质量评价。所以，如何探索符合中医特色的循证医学方法，构建体现中医药特色和优势的评价体系，还需要中医临床研究者、方法学家等的共同努力。

总之，在中医药治疗 AMI 的临床研究中尚存在较多的质量问题。随着循证医学的迅速发展，使越来越多的中医药临床研究人员认识到随机对照试验设计的方法学对于中医药临床发展的重要性。所以学习和应用循证医学于中医药研究，重视并应用这一国际评估标准进行临床科研设计对推动和提高中医药临床和科研的整体水平并与国际接轨具有重要意义。掌握循证医学临床流行病学的科研方法，使自身从"经验型"向"科学型"转变是提高中医药临床研究水平的关键因素。相信随着中医药 CONSORT 标准和中国临床试验注册中心的建立，国内 RCT 文献质量会迅速提高。

（李峤宝）

主要参考文献

［1］陈可冀,张敏州,霍勇.急性心肌梗死中西医结合诊疗专家共识［J］.中国中西医结合杂志,2014,34(4):389-395.

［2］刘红旭,尚菊菊,赵子厚,等.参元丹胶囊对动脉内皮损伤大鼠血浆内皮素、血管紧张素Ⅱ、血清一氧化氮合酶影响的研究［J］.中华中医药杂志,2006(12):743-746.

［3］解欣然,李爱勇,张蕾,等.参元丹后处理对大鼠心肌缺血再灌注损伤的保护作用［J］.北京中医药大学学报,2010,33(12):829-833.

［4］尚菊菊,李爱勇,杨洪志,等.参元丹药理预适应对大鼠缺血再灌注心肌梗死面积、蛋白激酶C及热休克蛋白70的影响［J］.中华中医药杂志,2011,26(8):730-733.

［5］LIU HX,SHANG JJ,CHU FY,et al. Protective Effects of Shen-Yuan-Dan,a Traditional Chinese Medicine,against Myocardial Ischemia/Reperfusion Injury In Vivo and In Vitro. Evid Based Complement Alternat Med,2013,2013:956397.

［6］解欣然,张蕾,尚菊菊,等.参元丹含药血清对缺氧复氧心肌细胞自噬的影响［J］.中华中医药杂志,2012,27(3):559-562.

［7］刘红旭.介入心脏病学中西医结合大有可为［J］.中西医结合心脑血管病杂志,2015,13(5):561-562.

［8］褚福永,刘红旭.后冠脉介入时代中医药干预研究现状与展望［J］.时珍国医国药,2014,25(3):699-701.

［9］尚菊菊,林谦,张冬梅,等.心衰合剂对慢性心力衰竭患者作用的临床观察［J］.世界中西医结合杂志,2012,7(9):768-771.

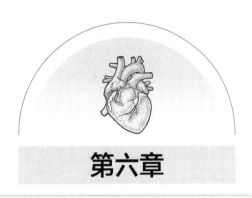

第六章

介入治疗及中医药干预

第一节　介入治疗在中医院及中西医结合医院的应用与发展

　　1977 年 9 月 Gruentzig 进行了世界上第 1 例经皮冠状动脉腔内血管成形术,开创了介入心脏病学的新纪元。此后,以 PTCA 术和冠状动脉支架植入术为基础的经皮冠状动脉介入治疗(PCI)以及冠状动脉旁路移植术(CABG)等再灌注治疗手段得以迅速发展,在国内获得了广泛应用,在降低冠心病病死率、提高患者的生活质量等方面取得了一定效益。随着冠心病介入治疗的适应证不断拓宽,复杂病变介入治疗成功率不断提高,目前 PCI 已成为冠心病血运重建治疗的重要手段。

　　近年来,在国家大力扶持下,全国各大中医院、中西医结合医院不断发展壮大,医疗规模和水平不断提高。作为救死扶伤的"生力军",中医院、中西医结合医院在继承、发扬中医学的同时,亦积极引进介入治疗技术,开展心血管病的介入治疗和中西医结合治疗,不断提高医疗服务水平。另一方面,纯西医的再灌注治疗手段中常出现的再灌注损伤、延迟再灌注、灌注无复流及长期生存率与生存质量难以改善等问题仍然突出。在这种形势下,中医药治疗急性心肌梗死(AMI)的关注程度不断升高,临床上中医药治疗在配合溶栓、减少围手术期心肌损伤、治疗非再灌注治疗适应证患者以及 AMI 康复期治疗等方面发挥出越来越重要的作用,近年来围绕 AMI 及介入治疗的大型中医药研究也如雨后春笋般不断涌现,中西医结合治疗 AMI 正逐渐成为主流趋势之一。

　　因此,AMI 的心脏介入及中医药治疗在中医院及中西医结合医院的应用与发展对我国冠心病的整体防治工作必将起到举足轻重的作用。我们有必要对目前心脏介入治疗在中医院及中西医结合医院的发展现状进行系统的调查研究和信息整理,以期发现利弊,找出问题,立足长远,不断完善中医系统的冠心病防治体系,提高中医及中西医结合医院冠心病整体治疗水平。

一、中医院及中西医结合医院冠心病介入治疗现状调查

为了进一步推动全国中医院心血管病介入技术的发展,探讨该领域的中西医结合临床和科研工作,同时为我国中医院心脏介入准入制度的制定和管理提供依据,早在 2009 年前后,便由中国中西医结合学会心血管病专业委员会、广东省中医院心脏中心牵头开展了"全国中医院及中西医结合医院冠心病介入治疗现状调查"。

调查对象设定为全国地、市级二级甲等以上中医院及中西医结合医院。调查的基本信息包括医院分级、地址、联系人、床位数等,冠状动脉造影开展时间、造影总例数、冠脉介入开展时间及总例数、急诊 PCI 数量,是否有急性心肌梗死"绿色通道"、心脏外科支持、心脏监护室、主动脉内球囊反搏(intra-aortic balloon counterpulsation,IABP)支持,是否开展心脏起搏器植入术、射频消融术、瓣膜病介入术和先心病介入术及其相应的数量,继续教育情况,人员结构组成等。具体调查工作通过检索中国医药网"全国医院医疗机构数据库",初筛符合调查对象条件的医院,进而采取邮寄方式进行问卷调查。调查工作组尚设有专人负责,结合电话随访等多种办法确保调查质量,提高问卷回收率(图 6-1-1)。

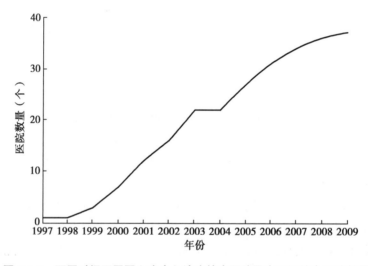

图 6-1-1   不同时间开展冠心病介入诊疗的中医院及中西医结合医院数量

调查结果显示,通过检索全国医院医疗机构数据库,当年中医院总数达 4 288 个,中西医结合医院共 441 个,经过初步筛选,有 250 家医院(其中 220 家为中医院,30 家为中西医结合医院)符合纳入条件。随后工作组于 2008 年 1 月—2009 年 5 月先后分 3 次进行调查,共发放调查问卷 250 份,回收 239 份(其中,217 家为中医院,22 家为中西医结合医院),回收率 95.6%,问卷条目漏填率为 1.3%,完成率为 98.7%。经过进一步的整理,调查组基本获得了预期数据。

在冠心病介入诊疗方面,1997 年广东省中医院在全国中医系统率先开展冠心病介入诊疗技术。随后,各地各级中医院开始积极引进人才开展相关技术,至 2009 年全国已有 37 家

中医院开展冠心病介入治疗,均为三级甲等医院。其中 33 家为中医院,4 家为中西医结合医院,29 家为省级教学医院,7 家为地市级医院。从地域分布来看,广东省有 11 家中医院开展冠心病介入诊疗工作,居全国之首,其次是江苏省拥有 6 家中医院(图 6-1-2)。截至 2009 年 5 月,37 家中医院共完成冠状动脉造影 34 327 例,冠心病介入 12 670 例,总体成功率为 95.8%,其中急诊 PCI 术 2 680 例,年完成冠状动脉造影 200 例(或完成 PCI 术 100 例)以上的医院有 13 家(占 35.1%)。冠状动脉造影累计完成千例以上的医院有 14 家,PCI 术累计完成 500 例以上为 9 家(图 6-1-3)。32 家医院开展急诊 PCI 术,31 家医院面向社会承诺开通急性心肌梗死“绿色通道”。在介入支持方面,24 家医院有心外科支持者,25 家医院配备有 IABP,全部医院均设有重症监护室(或心脏监护室)。

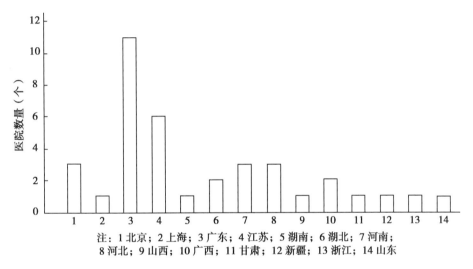

注:1 北京;2 上海;3 广东;4 江苏;5 湖南;6 湖北;7 河南;
8 河北;9 山西;10 广西;11 甘肃;12 新疆;13 浙江;14 山东

图 6-1-2　不同地区开展冠心病介入诊疗的中医院及中西医结合医院数量

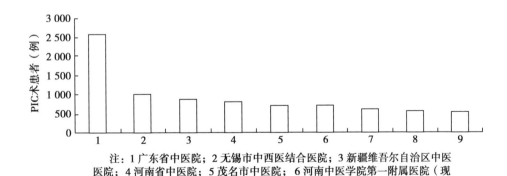

注:1 广东省中医院;2 无锡市中西医结合医院;3 新疆维吾尔自治区中医医院;4 河南省中医院;5 茂名市中医院;6 河南中医学院第一附属医院(现河南中医药大学第一附属医院);7 江苏省中医院;8 武汉市中西医结合医院;9 无锡市中医医院

图 6-1-3　完成 PCI 术 500 例以上的中医院及中西医结合医院

结合冠心病介入治疗在我国的发展历程和中医系统开展相关治疗技术的现实情况,我们进行一定程度的宏观数据分析,便可以发现许多问题。中国最早于 1984 年完成第 1 例经皮冠状动脉介入治疗,但 1994—1997 年发展缓慢,只有少数医疗系统的部分医生逐渐开展。在1997年后该项技术开始在中国得到迅猛发展,及至1999年底全国已有51家医院开展PCI工作,完成手术6 213例。而后2001年达到16 345例,成功率为97%,全年的例数超过了过去15年的总和,此时开展PCI的医院已超过200家医院。而相比之下,中医院以及中西医结合医院开展冠心病介入治疗技术的进展则相对缓慢。到1997年,广东省中医院在全国中医系统中率先引进人才和设备,开展冠心病介入诊疗技术。随后,1999年前后,其他各省中医院才开始积极引进人才开展相关技术,截至调查日期时,全国共有37家中医院和中西医结合医院开展冠心病介入治疗,均为三级甲等医院,多数为医学院校的教学医院,从地域分布来看,多集中在珠江三角洲(珠三角)、长江三角洲(长三角)等沿海经济发达地区。在这37家中医院中,年完成冠状动脉造影200例(或完成PCI术100例)以上的医院占35.1%,多数医院年PCI术数量未达到100例,尚处于起步状态。手术总体成功率达到95.8%,接近全国总体水平,提示中医院介入技术水平获得较大提高。

此外,根据各项信息来源,此前调查后五年多时间内,珠三角、长三角等沿海经济发达地区中医院冠脉介入技术开展覆盖率进一步升高,中西部各级中医医院包括一些新晋区、县级三甲中医院均已开展或筹备开展冠脉介入技术,全国中医及中西医结合医院的心脏介入治疗开展比例、规模和水平在调查结束5年内再次得到巨大提升。客观上,随着介入技术的不断发展和介入器械的持续完善,PCI术已经成为冠心病血运重建的重要手段,与药物治疗和CABG治疗并称为冠心病治疗的"三驾马车"。中医和中西医结合医院,积极开展PCI技术既是主观发展的需要,也是客观医疗需求的体现。整体而言,从数量上来讲,虽然中医及中西医结合医院在冠心病介入手术的数量上与同期西医院相比尚存在着巨大差距,但除外中医院医疗规模和发展环境等复杂因素外,中医系统在冠心病介入技术的发展上来讲是惊人和可喜的,是值得肯定的。而从质量上而言,此前的调查显示,中医院在已经开展的介入治疗措施上,手术成功率与西医院相比差异无统计学意义,体现出在同等医疗条件下,只要积极引进人才,掌握相关技术,中医院的基本介入治疗水平是值得信赖的。而如何发展中医院中医药治疗冠心病的特色优势,则是该项技术开展规模提升到一定水平后下一阶段值得商榷的重大命题。

二、中医院AMI临床综合救治能力的现状调查

在各级中医院逐渐开展冠心病介入治疗后,关于中医院急性心肌梗死(AMI)综合救治能力的疑问便一直普遍存在,而中医药系统参与AMI治疗的实际效果亦缺乏足够的临床证据。此前尚无就中医医院治疗AMI疗效的全国范围临床调查与评价,这与各地中医院发展水平不一、数据统计和获取渠道有限等因素有关。及至2015年,由于我国各种大型信息平台的成功构建,信息渠道来源的多元化,客观条件趋于成熟,业内有必要再次对中医系统治疗AMI临床疗效进行更大范围的临床疗效调查与评价。

目前,有据可循的调查数据主要由首都医科大学附属北京中医医院刘红旭教授带领的研究团队,运用临床流行病学调查的思路,于2005年对北京地区中、西医三甲医院AMI住院患者临床特征、治疗状况及病死率情况进行的临床调查分析,以及对1999—2008年北京地区中医三甲医院急性心肌梗死患者住院治疗状况的调查分析。虽然上述研究具有区域性

和时间性的限制,但仍然具有一定代表性,对于我们分析中医院心脏介入技术以及治疗 AMI 的曲折发展历程有重要意义。

1999 年国内以北京、上海、广州为代表的发达地区的大型中医院都已陆续引进人才、设备,对 AMI 患者的再灌注介入治疗已经初具雏形。2005 年,随着急性心肌梗死临床指南的进一步普及,为调查中医院、西医院 AMI 患者临床特征及治疗状况,相关病死率的变化,进一步探讨中医医院 AMI 患者高病死率的因素,以首都医科大学附属北京中医医院心血管科主任刘红旭教授为首的研究团队,对 2005 年度中、西医三甲医院 AMI 住院患者临床特征、治疗状况及病死率情况再次进行了调查分析,并作为"北京地区中医医院治疗急性心肌梗死质量及其动态信息监控的研究"的亚组分析,以期为 AMI 临床流行病学结果提供更多的证据。该研究以北京地区 6 家三级甲等中医医院(首都医科大学附属北京中医医院 75 例;北京中医药大学东直门医院 40 例;北京中医药大学东方医院 61 例;中国中医科学院西苑医院 83 例;中国中医科学院广安门医院 25 例;中国中医科学院望京医院 12 例)及 4 家三级甲等西医医院(北京大学人民医院 181 例;中国人民解放军总医院 32 例;中国人民解放军海军总医院 25 例;中日友好医院 61 例)2005 年 1 月 1 日—2005 年 12 月 31 日间出院的住院 AMI 患者共计 595 列为调查对象。

研究结果显示,中医医院的急性心肌梗死住院患者具有独立的临床特征,相比于西医医院,中医院患者人群年龄更大、女性比例更高、伴随疾病和并发症较多、病情更重等。在再灌注治疗方面,西医院急性期总再灌注治疗率达到 71.2%,中医医院则为 36.3%,而前者急诊介入治疗比例和 CABG 手术比例分别达到 29.1% 和 11.4%,也远高于中医医院。据分析,造成这种差异很可能与中医医院 AMI 患者来院时间晚,超过最佳再灌注时间窗有关。但是需要看到的是,相对于世纪初的调查来看,中、西医院的总再灌注率、介入治疗率(包括急诊 PCI 治疗)及 CABG 手术率均有很大的提高,尤其是中医院的急诊介入治疗比例从无提升至当前的 13.7%,尚有少数中医医院还先一步开展了 CABG 手术。以上数据进一步显示,相对于世纪之初中医医院在救治 AMI 患者的临床水平上有了较大提高,与大型综合西医医院的差距在不断缩小。但同时也要认识到中医医院在治疗手段、治疗观念及如何建立高效率的 AMI 救治绿色通道等方面与大型西医院尚存在不小的差距。

在病死率方面,据流行病学统计北京地区从 20 世纪 70 年代初到 21 世纪初 AMI 住院期间总病死率呈持续下降趋势,该研究显示纳入调查的 10 家医院 AMI 住院总病死率的平均数略高流行病学调查的结果,但两者差异无统计学意义。进一步数据统计发现,尽管中医医院在治疗手段和观念上有较大的进步,但病死率(15.9%)仍明显高于西医医院(7.4%)。该研究显示,中医医院 AMI 患者病死率较西医医院仍高出 1 倍左右,与 5 年前相比未有明显变化。但通过对中、西医院 AMI 患者临床特征进一步分析发现,诸如老年、女性、伴随脑卒中、心律失常、心功能不全等并发症的患者比例均较西医医院更高。除女性因素以外,本次调查显示,伴随以上因素 AMI 患者的病死率在中、西医院之间差异无统计学意义,故中医院 AMI 患者中,伴有较多并发症的老年女性患者比例高可能是导致中医医院 AMI 病死率高的主要原因之一。总体而言,北京地区中医院的介入治疗手段更加完备,AMI 综合救治能力得到很大提高,但在降低住院患者病死率方面尚存在一定提升空间。

2008 年,中医医院 AMI 介入治疗已经成为我国介入手术发展的重要补充力量。为了了解这 10 年北京地区中医医院 AMI 患者治疗及预后,刘红旭教授再次带领他的研究团队对 1999—2008 年北京地区中医医院 AMI 治疗情况进行了一次回顾性调查。具体对北京地区 6 家三级甲等中医医院 1998 年 1 月至 2008 年 12 月的 2 053 例 AMI 的发病特点、再灌注和中西药物治疗及病死率等方面进行了相关调查。该研究以北京地区 6 家三级甲等中医医院(首都医科大学附属北京中医医院 479 例;北京中医药大学东直门医院 204 例;北京中医药大学东方医院 456 例;中国中医科学院西苑医院 584 例;中国中医科学院广安门医院 248 例;中国中医科学院望京医院 82 例)1999 年 1 月 1 日至 2008 年 12 月 31 日间出院的住院 AMI 患者共计 2 053 例为调查对象。

结果显示,从临床特征上来看,中医医院 AMI 患者的平均年龄为 67.37 岁,其中 65 岁以上人群占 64.4%。从再灌注治疗情况上看,接受再灌注的 AMI 患者比例是逐年上升,其中溶栓治疗的比例在下降,提示中医医院介入治疗的技术和水平在逐渐进步。药物治疗方面,指南建议药物的使用率有明显上升趋势,显示了中医医院对西医指南的遵循率有了显著的提高。心律失常、心力衰竭、心源性休克仍然是 AMI 患者的常见临床并发症,也是死亡的主要原因。调查显示,心律失常和心力衰竭的比例在这 10 年出现了显著下降趋势,这表明北京地区中医医院的治疗理念及手段在不断进步。另外,年龄、性别和并发症的发生与 AMI 患者死亡率呈相关性。其中,中风、冠心病、高血压、糖尿病是 AMI 患者死亡的危险因素。

通过这次调查,我们发现北京地区中医医院的 AMI 患者主要为老年患者和女性患者,相对西医医院,中医医院的 AMI 患者合并更多的并发症。

三、中医院 AMI 介入治疗的临床及科研平台建设

为了进一步提高中医院急性心肌梗死综合救治能力,自广东省中医院于 1997 年率先开展冠心病介入治疗以来,国内中西医结合工作者便围绕介入治疗开展了大量的中医药研究,进行了大量卓有成效的工作,早期如国家"十五"攻关课题"冠心病介入治疗后再狭窄的中医干预治疗方案""十一五"攻关课题"冠心病血运重建后中医综合干预的临床研究""通冠胶囊对冠心病介入术后基础和临床研究"等,均取得了一定的成绩,对冠心病中西医结合治疗研究和中药新药开发研究均发挥了重要的促进作用。

为加强心血管疾病介入诊疗技术管理,规范心血管疾病介入诊疗行为,卫生部于 2007 年 7 月组织制定并颁发了《心血管疾病介入诊疗技术管理规范》,要求开展心血管疾病介入诊疗技术的医疗机构,每年完成的心血管疾病介入诊疗病例不少于 200 例,其中治疗性病例不少于 100 例,而且需要有心外科(或胸外科)支持。根据这一规定,多数中医院将不能开展心血管介入治疗和研究,这对尚处于起步状态的中医院介入治疗工作是一个很大的挑战,某种程度上限制了其发展。

此后,为应对政策变化,部分有潜在资质的中医院开始积极引进人才和技术,加强继续教育工作,参加介入系统培训,以促进介入技术的发展和影响力的扩大,最终陆续成功开展了介入治疗。另外,中医系统内部一批心血管病介入的协会、组织诸如中国医师协会中西医结合医师分会心脏介入专家委员会、中华中医药学会介入心脏病学专家委员会、世界中医药

学会联合会介入心脏病专业委员会等先后成立,对中医院介入技术的健康、有序发展起到了积极的扶持和促进作用。

在这样的大背景下,近几年来中医系统围绕 AMI 介入治疗开展的系列防治工作再次得到了蓬勃的发展。主要取得了以下重大成果:

（一）急性心肌梗死"绿色通道"建设

随着中医院 AMI 介入技术的发展和成熟,中医院也逐渐向社会承诺 24 小时提供 AMI 患者急诊再灌注治疗,尽快开通梗死相关冠状动脉,使心肌得到再灌注,亦即 AMI 绿色通道。2002 年,广东省中医院正式开展 AMI 的急诊 PCI 治疗,对于 AMI 的再灌注治疗以急诊 PCI 治疗为主;为进一步缩短患者发病至再灌注治疗时间,在多个科室的协助下,自 2004 年在全国中医院中最早开通 AMI "绿色通道"。通过制订相应转运流程,并实施"先抢救,后缴费",缩短患者入门-球囊时间（door-to-ballon, DTB）,同时亦发挥中医特色,通过中医药干预,减少 AMI 并发症的发生,缩短住院时间,从而降低住院费用。

但经过长期探索发现,绿色通道运行过程中,仍面临着一些难题和困难,如诊断流程不规范、急性心肌梗死患者早期接受再灌注治疗比例低、存在再灌注治疗的延迟等,导致患者死亡和心衰发生。面对这些困难,该院积极解决问题,分析数据,从医院方面采取精益化管理,优化通道流程,优先资源配给;从患者层面普及再灌注治疗知识,减少签署同意书时的犹豫和延误;从介入人员层面加强业务学习,更新急性心肌梗死诊治知识,提高手术技巧。最终将 DTB 90 分钟达标率提高至 50%。这让我们看到,只要积极建设,完善管理,中医院的 AMI "绿色通道"同样可以达到西医院的建设水平甚至更加优秀。

（二）中医院"胸痛中心"建设

胸痛中心是为降低 AMI 的发病率和病死率而提出的概念,胸痛中心通过对胸痛患者进行分类,可以有效提高诊断和治疗急性冠脉综合征（acute coronary syndrome, ACS）的能力,从而降低 AMI 的发生率。与此同时,胸痛中心还可准确筛查出低风险的心肌缺血患者,减少误诊和漏诊。各国的研究一致显示,胸痛中心的建立显著缩短了胸痛确诊时间,降低 STEMI 再灌注治疗时间,缩短 STEMI 住院时间,降低胸痛患者再次就诊次数和再住院次数,减少不必要检查费用,改善患者的健康相关生活质量和就诊满意度。美国一项研究显示,与传统住院相比,胸痛中心采用快速、标准化的诊断方案,为胸痛患者提供更快和更准确的评估,而医疗费用只有传统住院 1~3 天的 20%~50%。2010 年 10 月胡大一教授联合多个学科发布《"胸痛中心"建设中国专家共识》,呼吁政府、卫生部门、医院管理层重视胸痛中心的建设。当时广东省各家卫生医疗机构在胸痛中心建设方面尚是空白,在中医院更是接触甚少。

广东省中医院通过对 AMI "绿色通道"多年的运作,积累了丰富的经验,为"胸痛中心"的建设奠定了良好的基础。2010 年 12 月 18 日,首届全国中医院冠心病介入论坛在广州召开。同时经广东省中医药局批,成立广东省中医院胸痛中心。这是广东省内第一家胸痛中心,也是全国中医院中最早成立的胸痛中心。中国科学院院士陈可冀教授等为胸痛中心成立揭牌。中华医学会心血管病学分会主任委员胡大一教授高度评价了该院"胸痛诊疗中心"的成立。

"胸痛中心"成立后,采取了多种措施保障建设工作的顺利开展。包括制度保障、人员培训、考核评估、学术交流、病例分析、健康宣教、网络建设等,不断提高急性胸痛的诊疗水平。

此外,还利用中医院的中医药平台,积极采用中西医结合的方法,将介入与中医药有机结合。如再灌注治疗后,联合应用益气活血的中药,有效减少了 AMI 患者的死亡率并缩短了患者的住院时间、减少了医疗费用。广东省中医院"胸痛中心"的成立,代表着中医系统介入治疗的标准化、规范化又向前迈进了一大步。

基于此,其他各地区中医院也应该多学科合作,积极配合,逐步成立胸痛中心,探索适合中医院发展的急性胸痛救治模式。中医院也更应发挥中医方面的优势,与西医治疗互相融合,使患者得到最佳的综合诊疗方案。

（三）成立"心肌梗死中医药防治联盟"

在循证医学时代,心肌梗死中医诊疗的临床科研面临着极大的挑战,需要全国中医院携手合作,共创心肌梗死中医药防治研究的未来,以此为契机,在 2015 年,心肌梗死中医药防治联盟正式成立。通过联合全国中医院,组成医疗、科研、数据共同分享、共同发展的心肌梗死临床和基础研究的科学平台,实现大数据对中医药研究的继承创新。通过数据发声,来实现中医做出的决策和预测更加准确化。

现今中医药的数据资源已经极大丰富,除了古代医籍外,现代大量的临床研究以及病历资料等,已经形成了真正意义上的"大数据"。通过多中心密切合作,组织起中医药大数据产生、管理与利用的专业化队伍,搭建起大数据平台,以临床问题为驱动,以数据为导向,将中医的实践经验转化成数据模型,使中医药大数据变成预测健康状态发展趋势、辅助诊疗决策的有力工具,从而使传统的经验医学转化为循证医学。

经过精心筹备,最终由中国中医科学院广东分院、广东省中医院、新疆维吾尔自治区中医院、首都医科大学附属北京中医医院、北京中医药大学东方医院、中国中医科学院西苑医院、上海中医药大学附属曙光医院、河南中医药大学第一附属医院等全国二十家医院成立"心肌梗死中医药防治联盟"（league of Chinese medicine prevention and treatment on myocardial infarction）。"心肌梗死中医药防治联盟"的成立以提高心肌梗死临床疗效为主要目标,进一步优化心肌梗死治疗方案,评价临床研究、作用机制与物质基础研究。同时,建立心梗临床研究标本库和数据库,借助大数据技术,加强数据信息共享,加强中医临床与基础研究的转化衔接,培育系统性、原创性的重大成果,加快成果的转化与推广应用。

站在中西医结合学术发展战略的高度来看,"心肌梗死中医药防治联盟"的成立是时代的必然趋势,通过携手合作,共创未来,必将推动心肌梗死介入治疗及中医药防治工作的进一步展开,促进我国心肌梗死中医药防治研究水平的提高,实现中医系统资源和临床诊疗数据信息的共享,从而规范心肌梗死中医药防治的方案,促进相关研究成果的推广和中西医结合工作的开展。

（四）制定《急性心肌梗死中医临床诊疗指南》

急性心肌梗死（AMI）是严重危害人类健康的重大疾病,是全球的主要死亡原因之一。根据已有研究显示,中医治疗 AMI 具有一定的优势,但由于没有统一可推广的中医诊治 AMI 的规范,中医院 AMI 的救治成功率仍低于同级西医院。

陈可冀院士在推动冠心病及急性心肌梗死中医证型客观化及辨证治疗标准化的工作上,做出了大量的努力。2014 年,陈可冀院士、霍勇教授及张敏州教授共同牵头并制定了我国第一部《急性心肌梗死中西医结合诊疗专家共识》，该共识得到业界内中西医同行的广泛认可，并肯定了中医药在防治急性心肌梗死中的作用及地位。

为了进一步发扬陈可冀院士中医诊疗标准化工作的思想，规范中医临床诊疗行为，提高 AMI 整体救治成功率及中医辨证治疗能力，受国家中医药管理局委托，在陈可冀院士的学术思想指导下，广东省中医院心肌梗死防治团队牵头制订了当前国内第一部《急性心肌梗死中医临床诊疗指南》。本指南制订过程中严格按照相关要求，指南工作组先进行广泛文献调研、质量分析及证据评价，对 AMI 的中医辨证、中成药或其他治疗方法以（grading of Recommendations Assessment Development and Evaluation，GRADE）系统进行评价及推荐。然后邀请以陈可冀院士等为首的全国具有相当学术影响力的心血管疾病专家，在经历问卷调查、专家咨询及专家论证会等规范程序后制定而成。

该指南的制定，是中医循证事业发展道路上的又一重要的里程碑，并对规范中医临床诊疗行为，提高中医院 AMI 的防治水平及推动中医治疗标准化工作有着深远而积极的影响。

（五）协作开展"冠心病血运重建后的中医药干预研究"

目前冠脉介入治疗迅速发展，成为我国冠心病血运重建治疗的主要手段。然而，国外大规模的临床试验，如动脉闭塞研究（occluded artery trial，OAT）的结果显示，急性心肌梗死患者择期开通梗死相关血管，与单用药物治疗相比，并不能降低主要心血管事件的发生率；血运重建和强化药物治疗临床研究（the clinical outcomes utilizing revascularization and aggressive drug evaluation，COURAGE）显示，对于稳定型冠心病患者，介入治疗与药物治疗相比，并不能有效降低远期事件的发生率。2014 年 The Lancet 杂志在线发表了中国《冠心病医疗结果评价和临床转化研究》（China PEACE），指出 2001—2011 年，我国 AMI 住院患者人数增加 4 倍，尽管冠脉血运重建治疗广泛展开，但患者住院病死率及主要并发症发生率等并无明显下降。可见，冠脉血运重建治疗仍面临较大的挑战，缺血再灌注损伤、微循环障碍、心室重构导致心功能低下，术后患者面临心绞痛复发、生存质量低下的困扰，远期预后有待进一步提高，进一步加强冠心病血运重建治疗后的病理机制和干预研究具有重要的现实意义。

业已证实，冠心病的中医药治疗具有独特的优势和较好的临床疗效。然而，血运重建后中医病因病机缺乏系统性研究，中医药临床疗效缺乏循证医学证据支持。针对如何有效地提高冠心病血运重建后患者生活质量、改善远期预后这一亟待解决的问题，课题组建立冠心病（心绞痛和心肌梗死）血运重建后中医病证结合干预方案，并通过多中心临床研究评价方案的科学性和实践性；通过基础研究，从器官、细胞、分子层面多靶点地探讨中医干预方案的作用机制。

由广东省中医院张敏州教授牵头，联合北京中医药大学东方医院、新疆维吾尔自治区中医医院、上海中医药大学附属曙光医院、江门市五邑中医院等协作单位共同组成"冠心病血运重建后的中医药干预研究"项目组，多年来开展益气化痰活血法对冠心病血运重建患者保护作用的基础和临床研究。通过系列临床研究，证实优化方案对于冠心病血运重建后患者具有抑制左心室重构、改善心功能、减少心绞痛发作、提高生活质量等作用，充分体现益气活血化痰法在冠心病血运重建后应用的科学性和实践性。通过系列实验研究，证实优化方案能够动员内皮祖细胞修复损伤内皮、抑制动脉粥样硬化进展和抗缺血再灌注损伤的心肌保护作用,明确了其对冠心病血运重建后的多靶点、多层次的心血管保护作用。

项目组单位率先在全国中医院开展冠心病血运重建中西医结合治疗,主办全国中医院冠心病介入论坛,促进全国中医院的冠心病治疗水平的提高;首先提出冠心病血运重建后患者的核心病机为"心气不足,痰瘀互结",其基本治法是益气化痰活血法,制定了冠心病血运重建后中医药干预方案;制定和推广中西医结合防治心血管病领域首部专家共识——《急性心肌梗死中西医结合诊疗专家共识》,填补该研究领域的空白,促进我国急性心肌梗死中西医结合治疗水平的提高;在挖掘、整理国医大师学术思想的基础上,结合当代最新科学技术,开展冠心病血运重建后的中医药临床和基础研究,凸显本领域"中西结合、病证结合、基础与临床结合、基础研究与应用开发结合"的研究模式。历经十余年,项目成果累累,取得了良好的经济和社会效益。

2015 年,该项目荣获年度中国中西医结合学会科学技术奖一等奖,此次获奖不仅是广东省中西医结合学科建设的重要标志性成果,也是中医系统、中医院开展心肌梗死介入治疗以来取得的重大阶段性成果。

经过广大中医及中西医结合工作者的共同努力,中医系统 AMI 介入治疗的临床及科研平台建设取得了可喜的成就,但我们仍然要正视自身不足,尤其是包括围绕 AMI 的科研水平仍与西医院以及国际医学界有着不小的差距。如何发挥中医药的优势,结合 AMI 介入水平的提高,依托目前的中医科研平台,进行高水平的中医药科学研究,是亟待解决的重大问题。

四、明确方向,整合资源,继续提高中医院 AMI 整体介入治疗水平

目前中医及中西医结合医院在整体规模上有了较大的发展,接诊数量在不断攀升,医疗质量也有所提高,伴随着各种先进仪器和诊疗技术的引进,其治疗疾病谱也在不断扩大,危急重症的抢救能力得到进一步提升,这都显示出了中医及中西医结合医院顽强的适应能力、生存能力及发展潜力。

但我们要看到,仍有为数众多的中医院、中西医结合医院均存在起步晚、底子薄的特点,办院条件相对较差,整体服务能力较弱,投入不足的矛盾仍然十分突出,甚至有部分地区中医院举步维艰,难以持续发展,在心脏介入等高新技术的开展和发展方面更存在巨大的现实困难。所以,相对西医院而言,诸如介入治疗等高新技术的人才梯队缺乏,学术水平偏低,整体实力不强的局面,使其在此类技术的医疗市场竞争中明显受到资源不足因素的制约,并最终影响到了中医系统的市场占有率。另外一个值得关注的问题是,中医特色不突出,中医药治疗比例和效果不明显更长期困扰着大部分中医院。如何利用中医药治疗的优势来整合优质医疗资源,发展高新技术,形成中医系统独特的良性发展模式,需要业内共同探讨,群力群策。

要解决现实问题,首先要正确地看待和分析问题,在进一步提升中医系统 AMI 介入治疗水平和疗效的工作布局上,我们需要在以下几个方面明确立场并加大发展力度:

(一)中医院应该坚持大力发展心血管病介入治疗

中医院是否应该坚持大力发展心血管病介入治疗,这是一个一直存在争议的问题,传统

观点认为中医院应该坚持中医特色,发展介入治疗势必会被"西化",而丧失中医发展方向。由于这一观点和认识的存在,客观上导致了中医院心血管病介入技术发展缓慢。事实上,中医药是一门不断发展的学科,中医院通过积极引进、开展 PCI 为中医药的发展带来新的契机和新的方向。介入治疗并不是万能的,介入治疗所处理的血管只占全身血管极少部分,介入治疗后动脉粥样硬化还在进展,OAT 试验和 COURAGE 试验以强有力的证据向人们证实,冠心病介入治疗只能改善患者的症状和生活质量,却不能有效降低远期主要心血管事件的发生率。PCI 术注重局部干预,整体关注不足是其缺点;而整体治疗、整体调节是中医优势之一,术后用中药调整阴阳,调畅气血,使"阴平阳秘","气血调和",恰能弥补介入治疗的不足,积极开展冠心病的介入治疗后的中医药研究具有重要意义。基于此,我们应该充分肯定中医院大力发展心血管介入的基本方向。

(二) 坚持中医院发展介入治疗中西并重的工作重心

中医院开展介入治疗后,AMI 的防治工作中将中医药摆在什么样的位置是业内工作者十分关心的话题。一直以来,中医救治急性胸痛,包括 ACS 等,通过病证结合、益气活血等方法,已经取得了一定的成果。中医药在减少缺血再灌注损伤、保护心功能、调节炎症反应、调控凝血系统等方面,具有一定临床疗效,正逐渐成为西医学包括心脏介入治疗的良好补充。"病证结合"已经成为中西医结合提高临床疗效的共识。但部分中医医院或中医专家,也存在着"辨证不辨病"的情况。患者反复胸闷痛,只辨证及用药,不查心电图、心肌酶等检查。有些患者的心电图已经有心肌缺血表现,没有进一步的专科诊治。这既可能对患者造成损害,也构成了医院的安全隐患。

近年来,随着西医学与中医学不断发展及结合,中医临床思维模式也在发生深刻变革。如国医大师邓铁涛教授提出结合现代科技作为工具去发扬中医,采用西医查体、理化检查等作为中医诊断手段,将中医四诊发展为"望、闻、问、切、查"五诊,丰富了中医辨病辨证内容。而中西医结合,正是要将最优诊疗方案进行结合。什么是最佳的诊疗方案? 就是在坚持中医特色的基础上,结合西医先进技术进行最佳的诊断和治疗。毫无疑问,中医院需要现代医学技术手段进行辅助诊断和治疗。介入技术能直接明确血管情况,闭塞狭窄病变导致血流受阻,不通则痛,验证和深化了中医理论。胸痛的快速、准确鉴别诊断是急诊和相关专科处理的难点,也是各大医院近年来医疗纠纷发生的一个原因。因此,开通闭塞狭窄病变,无疑是具有时代先进性的。但介入不是完美的,具有风险和副作用,也不能解决所有问题。通过中西医结合的方法,吸收现代技术精华,结合中医辨病辨证治疗,让患者得到最恰当的治疗,才能保障更多人的健康,才是最佳的诊疗方案。

21 世纪的医学将从"疾病医学"向"健康医学"发展;从重治疗向重预防与康复发展;从针对病源的对抗治疗向整体治疗发展;从重视对病灶的改善向重视人体生态环境的改善发展;从群体治疗向个体治疗发展;从生物治疗向心身综合治疗发展,等等。如果说冠心病 AMI 介入治疗是"治病",是追求"高、精、尖"医疗技术的发展,那么积极研究、实践中医药及中医药传统疗法对 AMI 介入治疗围手术期及术后并发症的临床干预治疗,可能是中医院、中西医结合医院保障发挥中医药治疗特色与优势的关键。我们要坚持中西并重发展的工作重心,将中医院心脏介入治疗的疗效提升到新的水平。

（三）多方面提升中医院 AMI 介入治疗水平

在已经开展了介入治疗的中医院队伍中，如何进一步提升中医院 AMI 介入治疗水平，在临床疗效上达到西医院甚至国际水平，是值得思考的问题。在这方面，以广东省中医院为代表的中医院心脏介入团队的发展轨迹可以给予许多提示。中医院提升介入治疗的整体水平，可以从管理层面、技术层面、人才层面进行多方面提升与优化。

医院管理方面，比较成熟的经验有 AMI "绿色通道"的开通、中医院"胸痛中心"的成立等；在技术层面，有高级介入人才引进、后备人才梯队培养、培训及进修管理制度等；从业务拓展方面，多学科协作，逐渐开展多种介入治疗技术及复杂病变介入治疗的开展等。一个成功的学科团队建设方面面都有可借鉴的地方。中医院的介入治疗中坚力量可以从以上方面继续精进，而发展水平暂时局限的中医院则可多进行院内外调研活动，在科学的评估基础上大胆开展相关业务。强则持续发展，弱则奋起直追，吸取好的经验，多方面开展工作，中医院 AMI 介入治疗的整体水平一定会得到稳步提高。

（四）努力促进基层中医院开展介入治疗

广大基层中医院是面向群众医疗资源的重要组成部分，是面向基层 AMI 患者的"急先锋"，由于目前我国中医医院介入治疗的整体开展比例仍处在相对较低的水平，随着社会经济的发展、物质基础的逐渐丰富，国家和政府各级卫生管理部门有必要努力促进基层中医院开展积极介入治疗。

基层中医院开展介入治疗面临着一些困难。首先，是介入治疗相关设备的不足。由于介入设备价格昂贵，基层中医院往往无力购买，可见医疗设备不足是制约中医院介入发展的重要因素之一；其次，是介入人才梯队缺乏，这与中医药院校的培养模式以及大部分中医院介入人才培养制度不完善有关，且经济一定程度制约了基层中医院介入高级人才的引进。以上原因均导致我国基层中医院介入发展缓慢，通过借鉴北京、上海、广州及江浙地区成功开展及发展介入治疗的经验，基层中医院可尝试通过如下措施进行改进：①争取上级卫生部门的配合和支持，在基层中医院医务人员中努力宣传、推广介入技术；②完善介入人才培养制度，人才培养是学科建设与发展的基础，AMI 治疗的特殊性要求介入医师既要有坚实的临床基础又要具有良好的影像诊断学能力，同时具备娴熟的介入技术和技能，故全面的临床、影像、介入技术培训十分重要；③上级中医院技术帮扶，利用平台和技术优势，上级中医院可积极招收介入方向进修医生，通过系统的临床培训，使来自基层的进修医生能够较熟练地独立完成介入治疗的基本操作，掌握介入放射学的基本理论，使其返回原单位后能够具备开展常规介入工作的基本能力，从而解决基层中医院介入医师缺乏的问题；④促使相关部门加大资金投入，没有充足的资金购买介入设备，相关工作的开展将成为纸上谈兵，故需要在相关部门的支持下鼓励基层中医院引进设备开展介入治疗。随着医疗水平的发展，代表新技术、微创的介入医学的发展势在必行，这是所有中西基层医院都必须要面对的问题，但介入医学需要的资源投入过大，故开展工作需稳步进行，不必操之过急；⑤建立介入治疗过渡病房，待条件允许后，积极成立介入治疗专科及专用病房。随着介入治疗的广泛开展，成立介入病房是保障患者从入院、围手术期、术后并发症整个时期都能得到最佳治疗与处理的基础。反之，介入治疗病房的成立也会一定程度上使介入治疗得到快速的发展，是介入治疗学科健康长远发展的保证。

（五）完善不具备PCI条件基层中医医院转运制度

AMI总病死率和住院病死率在全国整体范围内,尚处于较高水平。尤其在合并心源性休克、多器官功能衰竭的老年患者中,其病死率甚至可超过50%~60%,在不发达地区,甚至相当一部分患者起病后死于院外。特别是在缺乏有效再灌注治疗措施时,AMI病死率可能更高。国内外临床研究早已证实,改善AMI预后的最佳方法即是尽早实现梗死相关血管的再通,在科学的时间窗内尽早行再灌注治疗。虽然溶栓也属于再灌注治疗的一种,也可以挽救一些AMI患者,但溶栓存在血管再通率较低、时间窗较窄、出血并发症较高等问题,故及早进行急诊PCI是最优选择。

中医系统,主要包括中医院、中西医结合医院、中医药大学以及其他中医机构在内,是我国医疗行业的一个特殊群体,各级中医医疗机构只有保持团结协作的关系,才能保障整个行业良性持续发展。就AMI介入技术的开展而言,中医院之间要注意加强纵向联系,推动横向协作。纵向联系是指基层中医院要同省、市级中医院加强联系,积极输送AMI疑难病例。上级医院要采取定点定期帮扶政策,为下级中医院培训人才,提供人员技术支持,方才得以提高下级医院的AMI综合治疗水平。横向协作是指开展介入业务的科室不能仅限于自身,而是与其他相关科室例如急诊科,影像科等保持良好的协作关系,共同建设好AMI患者的住院管理平台及绿色通道建设。

因此,在目前基层中医院普遍不具备急诊PCI条件的情况,只有充分整合中医系统医疗资源,化零为整,才能最大化提升中医系统进行AMI介入治疗的整体水平和医疗市场比例。

总而言之,中医院发展介入治疗为我们探索中医院的发展模式提供了良好的指引。振兴和发展中医药事业,提高各级各类中医医疗机构的综合实力势在必行。只有选择了一种适应市场经济和社会医疗环境需求的发展模式和道路,才能让中医药在新的道路上与时代齐头并进。介入治疗作为现代医学最前沿的微创诊疗技术,毫无疑问与传统的中医药疗法在新时代发生了最直接的碰撞。而中医院如果能够化零为整,真正将中西融合,把现代医学的优势与传统中医药的特色相结合,给予患者最佳的治疗策略,那么这无疑是最佳医学模式和未来个性化医疗服务的展现。我们要坚信,中西结合防治AMI的道路必定是广阔的,将中西并举的中医院发展前景亦将是光明的。

（张敏州　王磊　招煦杰）

主要参考文献

［1］HASDAI D,BEHAR S,WALLENTIN L,et al A prospective survey of the characteristics,treatments and outcomes of patients with acute coronary syndromes in Europe and the Mediterranean basin;the Euro Heart Survey of Acute Coronary Syndromes(Euro Heart Survey ACS). Eur Heart J,2002,23(15):1190-1201.

［2］刘红旭,雷燕,王硕仁,等．北京地区中医医院400例急性心肌梗死患者住院治疗状况初步分析[J]．北京中医药大学学报,2007(7):488-493.

［3］高润霖．中国心脏介入治疗的现状和展望[J]．医学研究杂志,2007(3):1.

［4］应飞．北京地区中、西医院急性心肌梗死患者住院治疗状况和病死率对比分析[D]．北京中医药大学,

2007.

［5］张敏州,王磊,郭力恒,等.全国中医院及中西医结合医院心脏介入治疗现状调查[J].中国中西医结合杂志,2010,30(11):1165-1168.

［6］张敏州,邹旭,王磊,等.中西医结合开展急性心肌梗死绿色通道近期临床疗效[J].中国中西医结合杂志,2007(1):14-17.

［7］张敏州,周袁申,郭力恒,等.中医院胸痛中心建立模式探讨[J].中国中西医结合急救杂志,2013(3):129-130.

［8］陈可冀,张敏州,霍勇.急性心肌梗死中西医结合诊疗专家共识[J].中西医结合心脑血管病杂志,2014(6):641-645.

［9］王磊,张敏州,张军,等.急性心肌梗死中西医结合临床路径的构建及初步评价研究[J].中国中西医结合杂志,2011,31(1):7-10.

［10］张敏州,王磊.开展临床路径研究,提高中医院心肌梗死救治水平[J].中国中西医结合杂志,2011,31(3):297-299.

第二节　介入治疗中中医药干预的作用与地位

急性心肌梗死(AMI)是危害人类健康的重大疾病,是世界范围的主要死亡原因。随着我国近年来经济的迅速发展、生活方式的转变以及人口老龄化的加剧,AMI 的发病率呈逐年增长趋势,心血管疾病成为导致我国居民死亡的首要原因。1983 年 Hartzler 等首先将经皮冠状动脉介入治疗(PCI)用于 AMI 的再灌注治疗,开始了 AMI 介入治疗的新篇章。相较于溶栓治疗,急诊 PCI 具有起效迅速、疗效确实,且判定直观、再灌注成功率高和不良反应少等优势,发挥了立竿见影的效果,成为目前 AMI 早期再灌注治疗的首选方法,并已在我国得到了深入开展。但是通过介入治疗手段使冠状动脉罪犯血管早期开通后,AMI 患者的临床问题并没有得到完全解决。冠状动脉无复流现象、心肌再灌注损伤、支架内再狭窄等临床问题越来越成为后 PCI 时代心血管医生面临的挑战。在上述问题目前无法通过现代医学手段有效解决的情况下,传统中医药学的积极干预为我们带来了新的希望和思考。目前中医药对于 AMI 介入治疗的干预作用有哪些? 国内外开展了哪些大型研究? 目前的治疗进展如何?本文将为此进行整理和讨论。

一、介入后无复流现象

冠状动脉无复流现象(no-reflow phenomenon)是 1974 年 Kloner 教授在动物模型上首次发现,是指在介入手术开通闭塞或严重狭窄的冠状动脉后,血流仍持续减低或相应区域心肌仍然灌注不足,表现为造影剂排空延迟并伴随心肌缺血,而相关的近端心外膜冠状动脉无痉挛、夹层、撕裂、血栓和严重残余狭窄的现象。调查显示,无复流总体发生率约 2%,在大隐静脉桥行 PCI 中为 10%~15%,而对于行急诊 PCI 的 AMI 患者,无复流发生率可高达 30%。多项研究提示,无复流现象是 AMI 患者心脏微血管损伤和灌注障碍最严重的表现,是持续缺血梗死进展心室重构与心功能恢复障碍的预测指标,可使再次梗死率增加 5 倍、病死率增加 4 倍。因此,如何改善血运重建后心肌组织水平的血流灌注、提高生存质量、减少病死率,一直是 AMI 急诊介入治疗研究的焦点问题。无复流现象的发生机制并未完全阐明,目前认为可能涉及多种因素,主要包括内皮缺血损伤、微血管栓塞、白细胞趋化、氧自由基、钙超载、微血管痉挛、中性粒细胞和血小板及内皮细胞的相互作用等。由于造成无复流的机制复杂,临床背景各异,至今尚无理想的标准治疗措施。目前国内针对 PCI 中无复流现象的干预手段主要包括:①器械防治。包括冠状动脉远端保护装置、近端保护装置和血栓抽吸装置等。②药物防治。主要包括扩血管类药物、抗血小板及抗凝类药物、他汀类药物等。但由于无复流的病理生理机制十分复杂,目前上述措施尚不能解决全部临床问题。在此背景情况下,中医药开展了一系列相关研究,取得了不少可喜成果。其中通心络胶囊在 AMI 无复流现象干预研究获得了国内外的广泛关注。

通心络胶囊是吴以岭院士根据中医络病学理论研制而成的中药复方制剂,由人参、土鳖虫、水蛭、全蝎、蜈蚣、蝉蜕、降香、赤芍、冰片等药物组成,具有益气活血、搜风通络之效。目前大量研究已从不同角度共同揭示了通心络胶囊对 AMI 患者良好的心肌保护作用。2004年,由吴以岭院士和阜外医院杨跃进教授共同领衔开展了通心络胶囊防治急性心肌梗死介入治疗后心肌无复流的多中心、随机、双盲、安慰剂、平行对照的研究。研究结果显示,通心络胶囊可以明显促进 PCI 术后 24 小时内 ST 段回落,改善急性心肌梗死急性期和恢复期心肌有效再灌注,提高心肌梗死后心脏收缩功能,减轻无复流。进一步的基础研究显示,通心络胶囊可以通过上调 Serl179 和 Ser636 磷酸化一氧化氮合成酶(endothelial nitric oxide synthase,eNOS)来降低 AMI 猪心肌再灌注后细胞黏附和促炎症因子水平,调高抗炎症因子水平,并缩小心肌无再流面积及梗死范围。相关研究结果获得多项省部级科技进步奖。

二、缺血再灌注损伤

尽早完成冠状动脉血运重建,最大限度地挽救缺血心肌是 AMI 治疗的核心任务。但是心肌组织在较长时间缺血后恢复血液灌流,反而可能会出现比再灌注前更明显更严重的损伤和功能障碍,包括收缩功能降低、冠脉流量下降及血管反应性改变等表现,这种现象称为心肌缺血再灌注损伤(ischemic reperfusion injury,IRI)。自从 1977 年 Hearse 教授首次提出缺血再灌注损伤的概念,国内外学者开展了大量研究。IRI 的发生机制涉及一系列病理生理改变,包括氧化应激、炎症损伤、细胞凋亡等。1986 年,Murry 等发现了一个有趣现象,通过结扎犬的冠状动脉并给予一次或多次短暂的缺血再灌注刺激后,发现可以促进心肌细胞对随后更长时间的缺血刺激产生或增强其耐受性,从而减少组织损伤,他们将这种保护作用命名为缺血预适应(ischemic preconditioning,IPC)。随后这种现象又陆续在大鼠、家兔和猪等动物心脏中被证实。研究表明,这一现象在人类离体心肌细胞和活体心脏组织中也存在。进一步研究发现,IPC 可以通过诱导内源性触发因子,经过多条细胞内信号转导途径介导,作用于多种细胞内效应器,影响自由基的产生,发挥心肌细胞保护作用。IPC 可明显减少 AMI 的梗死面积,减少恶性心律失常,改善心肌的收缩和代谢功能,目前被认为是最有力的心肌内源性保护措施。但是在临床中,很难在 AMI 发生前诱发出 IPC 这种心肌内源性保护机制。在此情况下,研究发现外源性药物可以替代缺血刺激产生缺血预适应样的心肌保护作用,这就为药物干预 IRI 开辟了新的思路。其中中医药在 IRI 的研究中开展了大量工作,并取得了丰硕成果。

(一)参元益气活血胶囊

参元益气活血胶囊(简称"参元丹")是首都医科大学附属北京中医医院刘红旭教授在医院前辈学术思想的指导下研制的具有益气养阴、破血逐瘀功效的中药制剂。20世纪90年代,刘红旭教授在前辈益气养阴、活血通脉、扶正祛邪学术思想的指导下,根据唐容川《血证论》"瘀血在经络脏腑之间,被气火煎熬,则为干血,盖系干血,使气化隔绝,非寻常行血之品所能治也,故用诸虫啮血之物,以消蚀干血"之说,针对不稳定心绞痛系经年之疾,病势凶顽而又虚实相杂的特点,在益气养阴、活血化瘀的基础上,以益气养阴、破血逐瘀为法,组成治疗不稳定型心绞痛的特效方药参元丹,在益气扶正同时选用破血逐瘀之品,力求破血而不伤正,即在重用黄芪、党参益气的同时,选用土鳖虫、水蛭破血逐瘀;同时配以丹参、延胡索等,重在益气逐瘀,兼以养阴通络。大量研究显示,参元丹不仅可以有效缓解不稳定性心绞痛患者的临床症状,而且对 AMI 缺血再灌注损伤的干预同样可以起到积极作用。在国家自然科学基金、北京市自然科学基金等多项科研课题支持下,研究发现,参元丹预处理可以通过降低缺血再灌注损伤大鼠血浆乳酸脱氢酶(lactate dehydrogenase,LDH)、肌酸激酶同工酶MB(CK-MB)的活性,抗脂质过氧化损伤,改善缺血心肌病理学变化发挥心脏保护作用;离体细胞研究中,参元丹能够提高体外缺氧/复氧诱导的心肌细胞活性;并能够降低缺氧/复氧诱导的心肌细胞抗凋亡基因 Bcl-2 蛋白表达,促进 Bax 蛋白表达,通过激活 PI3K/Akt 通路发挥抗心肌细胞凋亡的作用。

(二)复方丹参滴丸

复方丹参滴丸是一种纯中药的滴丸剂,于 2010 年成为我国首例通过美国 FDA 2 期临床试验的中药多组分复方制剂。目前已进入全球 3 期临床试验的启动准备阶段。复方丹参滴丸主要由丹参、三七、冰片组成,是在原有复方丹参片的基础上采用先进工艺改良而成,具有活血化瘀、理气止痛、芳香通络之效,目前已被广泛运用于 AMI 的治疗与预防。2007 年,天津医科大学第二医院李广平教授领衔开展了一项观察复方丹参滴丸(CDDP)对 STEMI 患者急诊 PCI 后临床作用及临床事件影响的多中心、随机、对照临床试验。研究将纳入患者随机分为 CDDP 组和对照组,CDDP 组在决定行诊断性冠状动脉造影前,立即口服 CDDP20 粒,随后每天口服 CDDP10 粒,3 次/d,共 30 天。观察住院和 30 天随访期间的临床事件。研究历时 2 年,共纳入 500 例患者。结果显示,CDDP 组 PCI 术后左室射血分数(LVEF)明显高于对照组,室壁瘤发生率低于对照组($P<0.05$)。CDDP 组 PCI 术后胸痛发生率、PCI 术后的心律失常和住院期间的心律失常的发生率明显低于对照组($P<0.05$)。研究提示,CDDP 作为现代中药复方制剂,可以改善 STEMI 患者 PCI 术后的心肌血流和微循环状况,降低再灌注心律失常发生率,发挥急诊 PCI 围手术期心肌保护作用。由张伯礼院士领导的研究团队进一步深入研究发现,复方丹参方预处理可以降低 AMI 大鼠缺血再灌注损伤心肌梗死面积,降低心肌酶 LDH 和 MDA 的含量,减少再灌注后恶性心律失常的发生率,具有较强的抗缺血再灌注损伤心肌保护作用。研究显示,复方丹参滴丸可通过上调 Bcl-2、下调 Bax 和 Caspsase-3 基因蛋白表达,抑制大鼠心肌缺血再灌注损伤心肌细胞凋亡。

(三)丹红注射液

丹红注射液是从中药丹参、红花提取的复方制剂,是我国传统医药验方经过现代科技提取加工而成的中医药静脉制剂,具有活血化瘀、通络止痛之功效。研究显示,丹红注射液对成功接受急诊介入治疗的 AMI 患者可以改善缺血再灌注损伤,发挥良好的心肌保护作用。贺晓楠等开展了一项丹红注射液对 AMI 患者急诊 PCI 后再灌注损伤的保护作用及机制研究。研究将 60 名 AMI 患者随机分为丹红注射液组和对照组,丹红注射液组给予 PCI+ 常规药物 + 丹红注射液治疗,对照组给予 PCI+ 常规药物治疗。分别检测 PCI 术后 6 小时、12 小时、24 小时血中 CK-MB 水平;并在 PCI 术后 6 个月采用超声心动图利用超声背向散射(integrated back scatter,IBS)技术检测受累心肌的背向散射积分。结果显示,丹红组出现的再灌注心律失常明显低于生理盐水组,差异具有统计学意义(P<0.01);术后观察到丹红组 CK-MB 明显低于生理盐水对照组;与丹红组梗死区比较,生理盐水组梗死区心肌背向散射积分增大。研究提示,丹红注射液具有抑制 PCI 术后炎症、抗心肌缺血-再灌注损伤以及抑制心肌重塑的作用。进一步的基础研究显示,丹红注射液可以减少大鼠缺血再灌注心肌细胞内肌酸激酶和乳酸脱氢酶的释放;降低心肌缺血再灌注诱发的 ST-T 段的抬高;抑制再灌注心肌细胞凋亡,对大鼠心肌缺血再灌注损伤有明显保护作用。

(四)川芎嗪注射液

川芎嗪是从伞形科藁本属植物川芎中提取的生物碱,即四甲基吡嗪,是川芎的有效成分之一。自 20 世纪 70 年代陈可冀院士首先将其应用于缺血性中风至今,已有近 40 年的历史。研究发现,川芎嗪注射液具有抗缺血再灌注损伤等一系列心肌保护作用。吴平勇等开展了一项评价川芎嗪对心肌缺血再灌注损伤防治作用的疗效和安全性的系统评价。研究最终纳入 23 个 RCT 共 1 984 例患者。Meta 分析结果显示,川芎嗪组对心肌缺血再灌注损伤所致临床症状改善明显优于对照组 3.01 倍(OR=3.01,95% 置信区间为(2.35,3.86),可以作为 AMI 患者心肌保护的中药静脉制剂选择。顾迎春等观察了川芎嗪后处理对大鼠心肌缺血再灌注损伤的保护作用及机制。研究采用结扎大鼠左冠状动脉前降支方法制备心肌缺血再灌注损伤模型,记录各组心律失常发生情况,测定肌酸激酶(CK)、超氧化物歧化酶(SOD)、丙二醛(MDA)、一氧化氮(NO)、一氧化氮合酶(NOS)含量,HE 染色光镜下观察心肌组织形态学改变并称重检测心肌梗死面积。结果显示川芎嗪组的心律失常发生率明显降低,心肌细胞肿胀明显减轻,血中 SOD、NO、NOS 含量增加,MDA、CK 的生成减少(P<0.05)。结果提示川芎嗪后处理可以降低心律失常发生、减少坏死面积等抗缺血再灌注损伤的心肌保护作用,其作用机制可能与抗氧化应激作用相关。

(五)丹参酮ⅡA 磺酸钠

丹参是具有活血、凉血、安神之效的单味中药,中医有"一味丹参饮,功同四物汤"之说。丹参酮ⅡA 磺酸钠是从丹参中分离的二萜醌类化合物丹参酮ⅡA、经磺化而得到的水溶性物质。研究发现丹参酮ⅡA 磺酸钠注射液对 AMI 患者可以发挥抗缺血再灌注损伤的心肌保护作用。吴家宽等开展了一项观察丹参酮ⅡA 磺酸钠对 AMI 患者介入治疗后心肌氧化应激损伤保护作用的临床研究。研究将 80 例 AMI 患者随机分为观察组和对照组各 40 例,对照组给予介入治疗 + 常规双抗、抗凝、调脂治疗及冠心病二级预防;观察组在对照组治疗的基础上 + 丹参酮ⅡA 磺酸钠。对两组患者治疗后的心肌酶谱指标和氧化损伤指标进行检测和比较。结果显示观察组血清中肌酸激酶同工酶(CK-MB)、肌钙蛋白 T(cTnT)的水平均低于对照组($P<0.05$);观察组血清中 C 反应蛋白(CRP)水平低于对照组,而还原型谷胱甘肽(glutathione,GSH)、超氧化物歧化酶(SOD)的水平高于对照组,差异均具有统计学意义($P<0.05$)。研究提示丹参酮ⅡA 磺酸钠治疗有助于在介入治疗后保护心肌免受缺血再灌注损伤,是心肌梗死介入治疗前理想的处理方式。一系列基础研究同样显示,丹参酮ⅡA 磺酸钠可以通过抗氧化应激、抑制炎症损伤、抑制细胞凋亡等途径发挥抗心肌缺血再灌注损伤的心肌保护作用。

三、PCI 围手术期心肌梗死

随着目前生物检测和检查技术的不断更新,心肌梗死的诊断也在不断丰富和变更。2012 年,由欧洲心脏病学会(European society of cardiology,ESC)、美国心脏病学会基金会(American college of cardiology fundation,ACCF)、美国心脏协会(AHA)和世界卫生组织(WHO)共同起草了《第三次全球心肌梗死定义》,将 PCI 围手术期心肌梗死的诊断进行了进一步的更新和明确。所谓 PCI 围手术期心肌梗死(perioperative myocardial infarction)是指在 PCI 后48 小时内出现心肌生物标志物(血清肌钙蛋白)水平升高,并具备以下几条标准之一:①缺血性胸痛超过 20 分钟;②缺血性 ST 段改变或新发病理性 Q 波;③冠状动脉造影证实有血运障碍,如边支闭塞、持续性血流缓慢/无血流、栓塞;④影像学证实新发的存活心肌丢失或室壁运动异常。目前多项研究显示,PCI 围手术期心肌梗死的发生率在 10%~30% 之间,并且会使患者术后的死亡风险升高。如何有效干预 PMI 已成为心血管医师特别是介入医生不得不面对的重大挑战。手术操作器械的改良、操作手法的改进以及外源性药物是目前 PCI围手术期心肌梗死干预主要手段。但是手术操作器械的改良和操作手法的改进都无法改变PCI 手术的基本操作过程,因此,外源性药物成为各国学者减轻 PCI 围手术期心肌梗死的重点研究方向。目前研究显示,他汀类药物、β 受体拮抗剂、曲美他嗪对 PCI 围手术期心肌梗死的干预具有一定功效。但是研究发现,接受 PCI 术前负荷剂量他汀治疗可以使 PCI 围手术期心肌梗死的发生率降低到 8% 左右,这也就意味着仍部分患者未得到有效干预。此外,负荷剂量药物应用所带来的潜在风险(如肌损伤、肝酶升高)可能会使临床获益受限。这就为中医药干预 PMI 提供了研究价值和空间。

丹参类中药静脉制剂是目前广泛应用于临床的中药静脉制剂之一。刘红旭等开展了丹参多酚酸盐粉针、丹参酮注射液、丹红注射液对不稳定型心绞痛 PCI 围术期心肌保护作用的一系列临床研究。初步研究结果显示,丹参类中药制剂可以抑制择期 PCI 围术期血清心肌磷酸激酶(CK)、心肌磷酸激酶同工酶(CK-MB)的升高,降低血清丙二醛(MDA)含量,增高血清中超氧化物歧化酶(SOD)和一氧化氮合酶(NOS)含量,具有一定的围术期心肌保护作用。由中国人民解放军总医院陈韵岱教授联合开展的应用速度向量成像技术(velocity vector imaging,VVI)评价 PCI 围术期丹红注射液心肌保护作用的研究显示,丹红注射液可显著改善下后壁/前壁心尖段/室间隔心尖段室壁,改善心肌血流灌注,降低超敏 C 反应蛋白(hs-CRP)、心肌肌钙蛋白 T(cTnT)、CK-MB,减少术后心绞痛发生率。由中国医学科学院阜外医院吴永健教授开展的一项国家自然科学基金项目显示,应用冠状动脉血流储备分数(fractional flow reserve,FFR)观察丹红注射液可以降低 PCI 患者术后微循环阻力指数具有心肌保护作用。此外,参元益气活血胶囊、通冠胶囊、麝香保心丸、芪参益气滴丸等也被发现具有一定的 PCI 围手术期心肌保护作用。

四、支架内再狭窄

自 1977 年 Gruentzig 教授成功完成了世界上首例经皮冠状动脉腔内血管成形术(PTCA)以来,支架内再狭窄(in-stent restenosis,ISR)始终是心血管介入医生的关注重点。在 PTCA 时代,术后 3~6 个月再狭窄率可达 30%~50%;1993 年,具有跨时代意义的两个临床研究:BENESTENT 研究和 STRESS 研究证实了冠脉内植入支架可显著改善患者的临床症状和造影结果,这一结果促使了美国 FDA 批准金属裸支架(bare metal stents,BMS)在美国上市。随着 BMS 的问世,PCI 术后 6 个月 ISR 的发生率得到了显著降低(10%~30%)。直至 2002 年底,随着药物洗脱支架(drug-eluting stents,DES)的临床应用,再次使 ISR 的发生率下降至 10% 以下。但是各种支架的相继问世,并不能使 ISR 的发生得到根本上的解决。如何进一步有效干预 ISR,中医药提供了思路和方法。

从 20 世纪 90 年代开始,在"十五"国家科技攻关项目的支持下,陈可冀院士领衔开展了关于芎芍胶囊防治介入后支架再狭窄的一系列临床和基础研究,取得了丰硕成果。芎芍胶囊是中国中医科学院西苑医院在研究血府逐瘀汤的基础上,精选川芎、赤芍提取的有效成分川芎总酚、赤芍总苷制成的具有活血化瘀功效的中药制剂。2006 年陈可冀院士在中华医学杂志英文版上报道了我国第一个严格遵循前瞻性、随机、双盲和安慰剂对照原则设计的探讨中药干预 PCI 术后再狭窄的多中心临床试验。结果表明,芎芍胶囊治疗组的再狭窄发生率显著低于安慰剂对照组($P<0.05$);其主要心脏不良事件的发生率也显著低于对照组($P<0.05$)。该研究结果表明,PCI 术后服用芎芍胶囊可以降低冠心病 PCI 术后再狭窄事件发生率,为 PCI 术后中医药长期应用提供了可靠的临床依据。基础研究进一步发现,芎芍胶囊可从器官、细胞、亚细胞及蛋白分子水平,通过调节 VSMC 增生相关基因和蛋白表达、诱导细胞凋亡、影响跨膜信号转导等途径发挥抑制介入术后再狭窄的作用。芎芍胶囊关于 ISR 研究的可喜成果,为中医药特别是具有活血化瘀功效的中药干预 ISR 提供了研究思路和参考。随后的研究显示,川芎嗪注射液、加味血府逐瘀颗粒、凉血生肌方等中药制剂同样可以对 ISR 发挥积极的干预作用。

五、梗死后心室重塑

早期再灌注治疗是治疗 AMI 的核心工作,但是即使接受早期急诊介入治疗,AMI 患者仍可能会出现一系列临床并发症,其中心室重塑的形成是威胁患者远期预后以及生活质量的重要因素。所谓心室重塑是指 AMI 后发生的心室进行性扩张和外形改变,包括心室容积形状、室壁厚度、心肌结构和超微结构等方面的改变。心室重塑是心力衰竭形成的病理基础,如何有效控制心室重塑目前被视为干预 AMI 后心力衰竭的重要治疗靶点。心室重构是一种复杂的多因素参与调节的动态过程,包括血流动力学负荷改变、神经内分泌激素的激活、氧化应激与自由基生成、醛固酮、炎性细胞因子的作用、基质金属蛋白酶的调控等多方面的作用。目前大量临床和基础研究已证实,β 受体拮抗剂、血管紧张素转换酶抑制剂(ACEI)/

血管紧张素Ⅱ受体拮抗剂(ARB)、醛固酮拮抗剂等药物的应用具有延缓和逆转心室重塑的功效,但是由于对血压、心率、电解质、肾功能等诸多方面的影响,一定程度上限制了上述药物在临床中的深入应用。中医药具有多靶点、多途径、毒副反应小等治疗特点,目前已发现在一定程度上可起到抑制心肌梗死后心室重塑、改善心室功能的积极作用。

芪苈强心胶囊是由中国工程院院士吴以岭教授在络病理论指导下研发的中药制剂,全方由黄芪、人参、附子、丹参、葶苈子、泽泻、玉竹、桂枝、红花、香加皮、陈皮组成。2013年,由一项"随机、双盲、安慰剂平行对照评价芪苈强心胶囊治疗慢性心衰患者有效性与安全性的多中心临床试验"的循证医学研究,共纳入512例患者。结果表明,芪苈强心胶囊在逆转心衰进程、治疗心肌重塑、改善患者预后方面均有良好治疗作用,可以从多途径、多环节、多靶点治疗慢性心衰。基础研究进一步表明,芪苈强心胶囊可以通过抑制心肌纤维化、抑制心肌细胞凋亡、改善心肌能量代谢、调节炎性细胞因子等方面抑制心室重塑,延缓心衰发展。芪苈强心胶囊的成功研发为中医药循证医学之路树立了标杆,更为今后中医药工作的深入开展提供了借鉴。此外,研究发现,心衰合剂、通心络胶囊、芪参益气滴丸、川芎嗪注射液、参麦注射液等也具有一定的改善心室重塑、提高心功能的心肌保护作用,为临床医生的药物选择提供了参考。

六、心源性休克

心源性休克是AMI严重并发症,是因AMI所致的心力衰竭导致终末器官的低灌注状态,临床主要表现为四肢末端厥冷,小便量减少,和/或神志改变。心源性休克可为AMI的首发表现,也可发生在急性期的任何时段。心源性休克的近期预后与患者血流动力学异常的程度直接相关。在2015年中华心血管病杂志颁布的《急性ST段抬高型心肌梗死诊断和治疗指南》中,对于伴发心源性休克即便发病时间大于12小时的STEMI患者,指南明确建议其尽早进行急诊PCI治疗(Ⅰ,B)。但是对于心源性休克患者,如何能在维持生命体征的基础上顺利完成急诊介入治疗,成为了挽救患者生命的重大挑战。目前可以改善心源性休克的措施主要包括:血管活性药物、主动脉球囊反搏、经皮左室辅助装置等,但是对远期死亡率的改善目前尚存争论。在此情况下,中医药对心源性休克的干预为临床医生提供了新的选择。

心源性休克属于中医"脱证"范畴。目前治疗心源性休克的中药制剂多以益气固脱为基本治法,或在此基础上配以回阳救逆或养阴复脉,临床均可起到一定疗效。黄芪注射液是以先进工艺从中药黄芪中提取有效成分精制而成中药静脉制剂。研究发现,黄芪注射液具有增强心肌收缩力、抗氧自由基、抗血栓形成等作用。米志勇等在一项"黄芪注射液治疗急性心肌梗死并发心源性休克疗效观察"的临床研究中发现,黄芪注射液与西医常规内科疗法比较具有一定稳定血压,改善左心室收缩功能,抗休克作用,且未出现明显不良反应。可以作为辅助治疗急性心肌梗死并发心源性休克的药物选择。参附注射液即源自《校注妇人良方》之参附汤,是根据古方参附汤用红参、黑附子经科学加工提炼而成的具有益气固脱、回阳救逆之功效的中药静脉制剂。毛炜等进行了一项关于参附注射液治疗心源性休克有效性和安全性的系统评价,研究共纳入6个随机对照试验,共367例患者,Meta分析得出参附注射液联合基础治疗在治疗病死率、有效率、2小时后心率、2小时后及2周后收缩压、舒张压及射血分数都优于基础治疗组,但改善收缩末期容积和舒张末期容积与基础治疗组比较,差异无统计学意义。研究提示,参附注射液治疗心源性休克安全、有效。但纳入文献证据质量较低,仍需高质量研究产生的证据支持。相关基础研究显示,参附注射液可以发挥抗心肌缺血再灌注损伤、改善心肌能量代谢、抑制心肌细胞凋亡、增加血管灌注改善微循环等功效,可作为防治 AMI 心源性休克的药物选择。生脉注射液为《内外伤辨惑论》中的生脉散利用现代制剂工艺制成的高效提取物,由红参、麦冬、五味子按 1∶3.12∶1.56 比例配伍组成。具有益气固脱、养阴复脉之效。古人对生脉散有"人有将死脉欲绝者,服此能复生之"的评价,目前在我国已广泛用于急危重症患者的救治之中。贾迎辉开展了生脉注射液在急性心肌梗死并心源性休克中应用的临床观察,在常规治疗基础上,对 50 例急性心肌梗死合并心源性休克的患者加用生脉注射液,与 40 例常规治疗该病的患者对比血压、心率、左室射血分数、心脏指数。结果显示,与常规治疗组比较,生脉注射液治疗组患者血压、心率、左室射血分数及心脏指数均好于常规治疗组,两组比较差异均具有统计学意义($P<0.05$)。研究提示,生脉注射液治疗急性心肌梗死合并心源性休克具有一定疗效,可在临床中推广使用。

七、心肌梗死二级预防

由于心肌梗死的高病死率,如何开展有效的心肌梗死二级预防一直是各国学者研究的重点。所谓心肌梗死二级预防是指在心肌梗死发生后,预防再梗死和猝死,改善患者生活质量的措施和方法。目前主要包括:药物治疗[抗血小板制剂、他汀类、β 受体拮抗剂和血管紧张素转换酶抑制剂(ACEI)等];非药物治疗(心脏康复、适当锻炼、生活方式改善、心理治疗等)以及手术治疗。尽管大规模药物临床试验结果证实抗血小板药、β 受体拮抗剂、ACEI、调脂药物以及介入治疗等能够使 AMI 病死率显著下降,但仍有许多存活患者因继发再梗死、严重心律失常、心力衰竭等心血管事件致残或致死。因此在上述情况下,中医药是否能够发挥心肌梗死二级预防作用就引起了国内外学者的广泛兴趣。目前大量研究已显示,中医药可以发挥多途径、多层次、多靶点的心血管相关保护作用,并且中药制剂药效缓和,药物之间因配伍而减毒增效,副作用较小,适宜作为二级预防用药长期服用。

(一) 芪参益气滴丸

一直以来,抗血小板药物(阿司匹林)作为冠心病二级预防的基石,在急性心肌梗死 PCI 术后的治疗中起到了至关重要的作用,其可以降低 PCI 术后再狭窄发生率,减轻无复流及降低术后亚急性及晚期血栓形成的风险。然而,研究表明,有 8%~40% 的患者存在阿司匹林抵抗,在阿司匹林抵抗的患者中,PCI 术后远期心血管事件和死亡事件的风险大大提高,降低了 PCI 本身给患者带来的益处。因此,能否从传统中药中开发出具有抗血小板聚集作用的冠心病二级预防用药就显得尤为重要。一项芪参益气滴丸对心肌梗死二级预防的临床试验研究采用了随机、双盲、多中心的研究方法,研究结果显示,芪参益气滴丸在心血管性死亡、非致死性再梗死、非致死性卒中发生率方面,和阿司匹林相比差异无统计学意义,提示芪参益气滴丸和阿司匹林对冠心病二级预防效果相当。同时,在改善患者心绞痛积分和西雅图生活质量积分方面,两组患者相比差异无统计学意义,而芪参益气滴丸组安全性更好。该研究的顺利完成为冠心病 PCI 术后中医药干预提供了新的思路和切入点,对扩大 PCI 术后中医药应用范围,促进冠心病中西医综合诊疗方案的建立具有重要意义。

(二) 血脂康胶囊

血脂康胶囊是由特制红曲提炼而成具有健脾化痰、活血化瘀、消食祛湿功效的中药制剂。血脂康胶囊含有 13 种天然莫纳可林(onacolin),是他汀同系物,中国冠心病二级预防研究(China coronary secondary prevention study,CCSPS),为多中心、随机、双盲、安慰剂对照的长期随访临床试验,对 4 870 例血清总胆固醇水平在 4.40~6.47mmol/L(170~250mg/dl)之间、年龄在 18~75 岁,有明确心肌梗死史的中国冠心病患者,进行了平均 4 年的随访观察,研究表明,与安慰剂比较,血脂康胶囊治疗能显著降低冠心病患者非致死性心肌梗死及冠心病死亡的发生率,能显著减少对 PCI 和/或 CABG 的需求,能显著减少肿瘤死亡和各种原因的总死亡。提示中国冠心病患者服用血脂康胶囊调整血脂可获得明显益处。在进一步的亚组分析中显示,糖尿病人群比非糖尿病人群在减少冠心病事件、冠心病死亡及总死亡等方面获益更多,提示血脂康可能在改善糖尿病相关大血管病变上具有一定优势。CCSPS 研究的成功完成为中医药在冠心病二级预防用药的开展提供了有力证据。

八、双心医学

随着我国 AMI 患者预后的改善,如何进一步提高患者的生存质量,尤其是心理健康状况,越来越成为人们关注的焦点。胡大一等开展的一项调查研究显示,心肌梗死后患者抑郁症发生率为 35%~45%,其中重度抑郁占 15%~20%。在我国哈尔滨医科大学附属第一医院与加拿大卡尔加里大学合作开展的"心血管疾病与心境障碍的关系研究"显示,AMI 患者中约 1/5 合并心境障碍,其中抑郁症患病率约为 70%。越来越多的研究表明,AMI 患者抑郁症状的合并会增加 AMI 病死率和心血管事件的发生,抑郁状态已成为 AMI 患者预后的重要独立危险因素。一项 Meta 分析显示,合并抑郁症者较未合并抑郁症的心肌梗死患者心脏性病死率增加 2.4 倍,心血管事件发生率增加 2 倍。因此,如何有效管控抑郁状态在 AMI 患者中所带来的负面影响逐渐成为心血管科医生的关注焦点。2006 年,胡大一教授在我国首先提出了"双心医学"的概念,即"对于心血管疾病合并精神心理障碍的干预,需要综合的疾病管理模式,既要兼顾躯体疾病的治疗,加强心脏病的二级预防,又要注意精神心理障碍的干预"。但是目前西医学对于 AMI 患者抑郁状态的干预药物由于不良反应较大,往往不作为临床医生的一线用药选择,目前也尚未有临床指南或专家共识对 AMI 患者合并抑郁状态提供明确的推荐意见。这也就为中医药在该领域的研究提供了广阔的空间。

(一) 针刺治疗

《素问·灵兰秘典论》曰:"心者,君主之官,神明出焉。"《灵枢·邪客》曰:"心者,五脏六腑之大主也。"中医认为,心具有主血脉和主神明的功能,同时心又是人体各脏腑组织器官发挥各自生理功能的保障。在发挥调节心主血脉和心主神明以及各脏腑之间整体功能方面,中医具有独特优势。针灸学作为中医学的一部分,遵循中医的传统模式,注重人体的完整性及形神一体天人合一。针灸的治疗过程本身也是一种心身调节过程,可以将治神的理论贯穿于针灸治疗的整个过程中;并且针灸的临床独特的医患关系模式更有利于心身调节,其安全性也更能迎合心身疾病患者的心理需求。张捷等开展了一项针刺五脏俞加膈俞治疗抑郁症的随机对照临床研究,治疗组采用针刺五脏俞加膈俞治疗,对照组口服抗抑郁药西肽普兰治疗。研究发现针刺五脏俞加膈俞治疗抑郁症与抗抑郁药西肽普兰疗效相当,但针刺治疗起效快,对早期焦虑/躯体化、睡眠障碍、认知障碍的改善优于西药,且不良反应小,安全性高,患者依从性好。孙静等开展的"疏肝解郁法针刺预防急性心肌梗死患者早期抑郁状态临床观察"中,对照组予西医基础治疗(药物治疗、急诊或择期冠脉介入术),同时进行常规医护病情宣教。治疗组在对照组治疗的基础上加用疏肝解郁法针刺治疗(选穴:双侧的章门、期门和太冲穴)。结果发现,治疗9天后治疗组抑郁状态发生率44.44%,对照组为88.46%,差异具有统计学意义($P<0.01$),提示疏肝解郁法针刺具有预防AMI患者早期抑郁状态的潜在功效。

(二) 稳心颗粒

稳心颗粒是根据中医理论研制而成的中药复方制剂,历经30余年的研究与发展,目前已成为我国临床用于治疗心律失常的常用中成药。稳心颗粒最初是受《伤寒论·辨太阳病脉证并治》"伤寒脉结代,心动悸,炙甘草汤主之"启发,参考炙甘草汤的配伍特点,以党参、黄精、三七、琥珀、甘松五味中药配制而成,具有益气活血、化瘀安神之效,随后进行了更深层次的临床与基础研究。在此过程中,国外著名的Monsonic心脏电生理研究中心,美国MainLineHealth心脏中心先后加盟,并有世界著名的心脏电生理学家Antzelevitch及严干新教授亲自挂帅参与,大大促进稳心颗粒的研究进展,并在心律失常研究领域取得丰硕成果。除此之外,有学者对稳心颗粒干预冠心病合并情感障碍进行了相关研究,研究发现,稳心颗粒可以成为用于治疗双心疾病的中药制剂。李彬观察了80例冠心病合并焦虑患者使用稳心颗粒的临床治疗效果,其中治疗组和对照组各40例,对照组采用常规抗心绞痛治疗,治疗组则是使用稳心颗粒以及常规治疗,根据治疗6个月后的心理评估来判断疗效。结果显示,治疗组患者焦虑情况相较对照组得到了显著改善,研究提示稳心颗粒对于冠心病合并焦虑状态患者具有一定疗效。郝增光等同样观察了80例冠心病合并焦虑患者应用稳心颗粒治疗的临床效果,研究也提示稳心颗粒可以用于双心疾病的治疗。

(三) 参松养心胶囊

参松养心胶囊是中国工程院院士吴以岭教授及其学术团队遵照《黄帝内经》之络病学理论并结合临床实践而创制出来的中药制剂,由人参、麦冬、山茱萸、丹参、炒酸枣仁、桑寄生、赤芍、土鳖虫、甘松、黄连、南五味子、龙骨等组方而成,具有益气养阴、活血通络、清心安神之效。参松养心胶囊在国内进行了多项大规模、多中心、前瞻性、随机、双盲、与西药或安慰剂对照治疗心律失常的循证医学临床研究,并取得了多项可喜成果。除了针对心律失常的积极干预效果,研究发现参松养心胶囊同样可以对双心疾病起到较好的治疗作用。杨睿等开展了一项探讨参松养心胶囊治疗冠心病合并焦虑症治疗效果的临床研究,研究将52例患者分为参松养心胶囊组及劳拉西泮组,在冠心病的基本治疗下,比较4周后两组抗焦虑药物的治疗效果。结果发现,两组治疗焦虑症有效率差异无统计学意义,但劳拉西泮组出现药物依赖及不良反应发生情况更显著。研究提示,参松养心胶囊治疗焦虑症与劳拉西泮治疗焦虑症有效率差异无统计学意义,且前者更安全、可靠。刘道喜等观察了72例参松养心胶囊和黛力新治疗心肌梗死后抑郁的疗效研究。研究显示,参松养心胶囊和黛力新单药治疗心肌梗死后抑郁疗效相当,参松养心胶囊/黛力新联合治疗心肌梗死后抑郁疗效优于单一用药。

九、心脏 X 综合征

随着我国介入治疗数量的迅猛增长,临床中可以见到不少以下类似的病例情况:介入治疗术后患者一直规律接受冠心病二级预防用药,但是经常发生心绞痛症状;心电图可见缺血表现;甚至平板运动试验诊断为阳性,可复查冠状动脉造影结果显示正常或狭窄小于50%,此时临床诊断为心脏 X 综合征(cardiac syndrome X,CSX)。CSX 又称微血管型心绞痛,最早是1973年由 Kemp 教授率先提出,目前研究发现,这部分患者占到了因心绞痛而行心导管检查患者的10%~30%。CSX 发病机制复杂,迄今尚未完全清楚,但大量研究显示,微循环障碍可能是 CSX 发病的潜在机制之一。冠脉微循环包括微动脉、毛细血管、微静脉系统,对维持心肌组织和细胞正常生理代谢和功能活动有重要作用。虽然目前临床上常用的冠心病二级预防用药可以对冠脉粥样硬化的形成、发展以及预防支架内血栓形成有一定的作用,但对冠脉微循环障碍的干预尚未发现具有显著效果。2002年,美国心脏协会/美国心脏病学会(AHA/ACC)联合制定的指南中将 CSX 纳入冠心病范畴,并对其治疗做了原则性指导,建议长期予以抗心绞痛药物,如硝酸酯类药物、β 受体拮抗剂、钙通道阻滞剂和血管紧张素转换酶抑制剂来治疗,但指南同时指出这些治疗对症状缓解并不理想。尽管目前研究显示 CSX 对患者预后可能并不带来不利影响,但频繁发作的心绞痛症状严重影响了患者的生活质量。在此情况下,越来越多的研究发现,中医药可以对 CSX 治疗发挥积极的干预效果。

(一) 速效救心丸

速效救心丸是《中华人民共和国药典》收载的第一个纯中药滴丸制剂,是由我国药学专家章臣桂教授开发研制,由川芎、冰片组成,具有活血化瘀、宣通脉络、行气止痛之效,有用量小、起效快、服用方便的特点,是治疗冠心病心绞痛的常用药物。现代药理研究显示,该药具有保护缺血心肌抗心肌缺血-再灌注损伤、抗动脉粥样硬化、稳定斑块、抗凝血和血栓形成及改善微循环等作用。陈荣辉等观察了30例 CSX 患者应用速效救心丸治疗的临床效果,研究发现相较于对照组,速效救心丸可以显著改善患者心绞痛发作次数,可作为用于治疗 CSX 的药物选择。

(二) 麝香保心丸

麝香保心丸源于太平惠民和剂局方所记载的苏合香丸,目前是我国治疗冠心病的常用中成药之一。20世纪70年代,以上海医学院附属华山医院戴瑞鸿教授为首的科研攻关小组,在苏合香丸的基础上进行组方及剂型的优化改良,去除了青木香朱砂等毒性成分,增加人参等补益成分,经过系列动物实验和临床研究,成功研制出麝香保心丸。该药由麝香、苏合香脂、蟾酥、牛黄、肉桂、冰片及人参提取物组成,其组方特点是在芳香温通的基础上加用补益药人参,有效弥补了久服芳香温通药物耗伤正气的不足,适宜于长期服用。大量研究显示,麝香保心丸对 AMI 患者具有保护缺血心肌、改善左室重构、提高心脏功能等诸多作用,在临床中应用广泛。李蓓等开展了一项麝香保心丸对 CSX 患者疗效观察的临床研究,研究显示,麝香保心丸可以明显缓解 CSX 患者心绞痛症状,提高患者运动耐量,其作用机制可能与其改善 CSX 患者的内皮功能有关。

十、总结

介入治疗技术的快速发展给 AMI 患者的治疗带来了革命性进展,但同时我们也不能回避这一技术本身带来的一系列临床问题。目前大量研究显示,中医药可以在发挥"整体观念""辨证论治""治未病"等自身治疗特色的同时,从不同方向弥补西医学目前所遇到的局限。这种中西医结合的冠心病介入心脏病学不但充分利用了西医学的先进手段,更发挥了中医学治疗的特色及优势,成为符合中国国情、具有中国特色、富含巨大应用价值的医疗体系。可以预见,冠心病介入心脏病学中西医结合大有可为,同时期待有更多的高质量研究问世。

(李　享)

主要参考文献

[1] 陈可冀,张敏州,霍勇.急性心肌梗死中西医结合诊疗专家共识[J].中国中西医结合杂志,2014,34(4):389-395.

[2] 刘红旭,尚菊菊,赵子厚,等.参元丹胶囊对动脉内皮损伤大鼠血浆内皮素、血管紧张素Ⅱ、血清一氧化氮合酶影响的研究[J].中华中医药杂志,2006(12):743-746.

[3] 解欣然,李爱勇,张蕾,等.参元丹后处理对大鼠心肌缺血再灌注损伤的保护作用[J].北京中医药大学学报,2010,33(12):829-833.

[4] 尚菊菊,李爱勇,杨洪志,等.参元丹药理预适应对大鼠缺血再灌注心肌梗死面积、蛋白激酶 C 及热休克蛋白 70 的影响[J].中华中医药杂志,2011,26(8):730-733.

[5] TANG WHW,HUANG Y. Cardiotonic modulation in heart failure:insights from traditional Chinese medicine. J Am Coll Cardiol,2013,62(12):1073-1074.

[6] 解欣然,张蕾,尚菊菊,等.参元丹含药血清对缺氧复氧心肌细胞自噬的影响[J].中华中医药杂志,2012,27(3):559-562.

[7] 刘红旭.介入心脏病学中西医结合大有可为[J].中西医结合心脑血管病杂志,2015,13(5):561-562.

[8] 褚福永,刘红旭.后冠脉介入时代中医药干预研究现状与展望[J].时珍国医国药,2014,25(3):699-701.

[9] 尚菊菊,林谦,张冬梅,等.心衰合剂对慢性心力衰竭患者作用的临床观察[J].世界中西医结合杂志,2012,7(9):768-771.

第三节　介入治疗围手术期心肌保护研究

中华医学会心血管病学分会 2015 年发布的《急性 ST 段抬高型心肌梗死诊断和治疗指南》指出:早期、快速和完全地开通梗死相关动脉是改善 ST 段抬高型心肌梗死(STEMI)患者预后的关键。STEMI 一旦确诊后应迅速分诊,优先将发病 12 小时内的 STEMI 患者送至可直接行经皮冠脉介入术(PCI)的医院,特别是首次医疗接触后 90min 内能实施直接 PCI 者(Ⅰ,A),并尽可能绕过急诊室和冠心病监护病房或普通心脏病房直接将患者送入心导管室行直接 PCI。对已经到达无直接 PCI 条件医院的患者,若能在首次医疗接触后 120 分钟内完成转运 PCI,则应将患者转运至可行 PCI 的医院实施直接 PCI(Ⅰ,B),由此可见,PCI 术已成为急性心肌梗死(AMI)治疗的最为重要方法之一。

大量循证医学证据显示介入治疗可以改善急性心肌梗死患者的预后,但目前尚存在诸多与介入治疗相关的临床问题,如无复流、再灌注损伤、围手术期心肌损伤(peri-procedure myocardial injury,PMI)、支架内再狭窄及支架远期血栓等。本节将着重介绍急性心肌梗死介入治疗围手术期心肌损伤方面的研究内容。

一、PMI 的定义

围手术期心肌损伤(PMI)指冠心病 PCI 过程中心肌细胞发生的微损伤,是急诊和择期 PCI 过程中常见的病理过程。广义的 PMI 包括了由缺血再灌注、无复流/慢血流、介入操作等一切发生在 PCI 围手术期内引起的心肌损伤。这种定义覆盖面广,本章着重介绍的 PMI 主要为狭义的 PMI,即与介入操作相关的心肌损伤。缺血再灌注、无复流/慢血流造成的心肌损伤相关研究也将有所介绍。

根据 2012 年欧洲心脏病学会发表的《非 ST 段抬高型急性冠脉综合征指南》,狭义的 PCI 围手术期心肌损伤(PCI 操作相关)被定义为:PCI 术前心肌标志物水平正常的患者,术后心肌标志物水平增高超过正常上限第 99 百分位数但不超过心肌标志物正常上限第 99 百分位数的 5 倍、或者心肌标志物超过正常上限第 99 百分位数的 5 倍但没有缺血症状、血管造影和影像学证据者。若术后心脏标志物超过正常上限第 99 百分位数的 5 倍,则定义为"PCI 相关心肌梗死",其程度较"心肌损伤"为甚。

不足的是,这种定义主要针对于行介入治疗前心肌标志物正常或轻度升高的择期 PCI 患者,而对于需行急诊 PCI 的 AMI 患者而言,PCI 术前心肌标志物往往已经升高,并且 PCI 术后将继续升高,这就很难明确 PCI 术后心肌标志物的升高是否存在介入操作相关因素,故难以在临床界定 AMI 介入治疗围手术期心肌损伤。介入操作相关的 AMI 围手术期心肌损伤方面相关的研究较少,考虑与上述原因有关。但无论是针对 AMI 的急诊 PCI 还是针对稳定/不稳定心绞痛的择期 PCI,其 PCI 的基本操作是一致的,由于本章所介绍的 PMI 为 PCI 操作所致,故本章将借鉴相关研究类比。

二、PMI 的发病情况

PMI 的发生率目前尚无定论,不同的研究所得结果差异较大,综合相关研究,目前公认的 PMI 的发生率在 5%~30%。有研究指出,对于择期行 PCI 的冠心病患者,术后 CK-MB 或 cTn 升高的发生率为 5%~50%。Testa 等的荟萃分析,纳入 15 个研究 7 578 名患者,发现约 15% 的患者发生 PCI 围手术期心肌损伤。2011 年,Prasad 等的一篇荟萃分析指出,根据 PCI 相关心肌损伤的定义,有 5%~30% 的患者发生。早在 1996 年 Abdelmeguid 报道的 3 478 个接受冠状动脉介入治疗的患者中,有 24% 的患者出现了 PMI(根据 CK-MB 判断)。2005 年,在 Hermann 报道的 4 484 个接受冠状动脉介入治疗的患者中,也有 15.8% 的患者出现了 PMI(术后 8 小时内 CK-MB 升高超过正常值上限的 2 倍)。可见,PCI 相关心肌损伤的发生情况,各家报道并不一致,可能与不同的诊断标准、肌钙蛋白或肌酸激酶的正常上限或医生 PCI 手术过程的操作密切相关,但大多集中在 5%~30%。

研究表明,PCI 术后 CK-MB 升高大于 5 倍正常值的患者病死率显著高于 CK-MB 正常的患者。在 Saadeddin 的报道中,以 cTnI 2mg/L 为正常上限,术后 24 小时 cTnI 增高的发生率为 27%,24 个月患者出现心绞痛复发、再次 PCI、搭桥、心源性死亡的发生率分别为 54%、46%、4% 和 4%。Ioannidis 等多项荟萃分析表明,CK-MB 的升高程度与死亡的相对风险呈正相关。Feldman 等的荟萃分析结果显示,择期 PCI 术后肌钙蛋白释放升高的发生率为 33%,升高程度与死亡率升高密切相关。

围手术期心肌梗死的危险因素可以分为患者自身相关、病变相关以及操作相关的危险因素。其中主要的危险因素包括:复杂病变(如血栓形成、大隐静脉桥血管狭窄或者 C 型病变),较复杂的操作(如多支病变的处理或者经皮腔内斑块旋切术等),以及相关的并发症(如突发血管闭塞、边支血管的闭塞、远端血管栓塞或者无复流现象)。同时与患者相关的危险因素,如年龄、糖尿病、肾衰竭、多处血管病变,以及左室功能失调,是决定患者术后远期预后的重要因素。在介入治疗前评估影响 PMI 的危险因素,可用于 PMI 的危险分层。患者因素:高龄、冠脉多支或弥漫性病变、全身性动脉粥样硬化、贫血、肾功能不全、术前 C 反应蛋白升高、术前白细胞计数 $>9.5 \times 10^6/L$ 和术前心肌酶升高伴动态演变均会导致 PMI 发生率升高。ICTUS 试验和一项包含 2 000 例已明确诊断非 ST 段抬高型急性冠脉综合征且肌钙蛋白阳性患者的研究提示,早期介入治疗 PMI 的发生率较高。病变或造影因素:复杂病变、冠脉解剖因素、导管操作时间过长或操作过于激进可影响 PMI 的发生率。斑块负荷、病变数量、分叉病变、血管迂曲度、钙化程度等均会影响 PCI 过程中的心肌损伤。对此,SYNTAX 积分系统在预测 PMI 的发生率方面是可靠的。此外,大隐静脉桥血管与自身冠脉血管相比,更易引起血栓形成和血小板聚集。手术操作因素:与单纯球囊扩张相比,冠脉斑块定向旋切术更易导致 PMI,其心肌酶显著高于 PTCA 组。另外,未到位支架和长支架也会增加 PMI 的发生率。

三、PMI 发生机制

多种原因与 PCI 术后心肌损伤有关,如年龄超过 60 岁、糖尿病、不稳定型心绞痛、多支病变、分叉病变、术中出现慢血流或无复流现象、术中造影发现血栓、侧支血流速度减慢或闭塞、扩张次数多、单次或累计扩张时间长等,笔者将不同研究中 PCI 围手术期心肌损伤的主要机制总结为以下几点:

(一) 斑块内容物溢出造成远端微血管栓

远端微血管栓塞是由于斑块内容物溢出、碎屑形成,这些微小固体随血流到达冠脉远端,机械性阻塞微血管,并以此激活血小板而形成微血栓,导致心肌细胞缺血坏死。无论是球囊扩张、支架植入、定向旋切、旋磨或激光成形术,均是以斑块的破坏为基础。尽管造成微血管阻塞的往往是仅有 15~100μm 的小颗粒,但大量的小颗粒可造成多处微梗死灶,进而导致左心室功能障碍,甚至会导致梗死延展或再梗死。Harrington 等比较 PTCA 和直接定向旋切术后心肌损伤的特点,发现定向旋切术后心肌梗死发生率显著高于 PTCA,这是因为旋切产生较多碎屑阻塞远端血管,因此微栓塞是解释心肌损伤的理由之一。

（二）痉挛及微循环灌注不足

介入治疗过程中，冠脉内的导管激惹、球囊扩张、造影剂的冷刺激等，均可导致传导动脉的血管产生痉挛，较长时间的血管痉挛可使相应心肌的灌注不足，出现心肌缺血、坏死等情况。IMPACT Ⅱ 试验中发现，即便是一过性的痉挛也可出现术后 CK-MB 的显著增高。

（三）继发性冠状动脉夹层

继发性冠状动脉夹层是指 PCI 术中冠状动脉内膜撕裂，从而导致管腔闭塞或血流受阻引起持久胸痛。马依彤等报道提示，继发性冠状动脉夹层后，冠状动脉假腔形成，真腔可能受压阻塞；中膜暴露可诱发血小板凝聚，导致管腔急性闭塞。

（四）PCI 术后引起的内皮损伤

手术过程中局部内膜破裂、内膜下组织暴露普遍见于各种术式，尽管目前应用严格的抗血小板治疗，血小板激活仍然不能完全避免。病灶局部的血小板团块聚集、脱落，阻塞远端血管亦是术后心肌损伤的一大原因。

（五）分支血管闭塞或血流锐减

分支血管闭塞或血流锐减，可导致分支血管供血区域心肌坏死，同时伴随 CK-MB 的增高，即使血流仅短暂阻断，仍可检出 CK-MB 发生 2~7 倍的增高，Porto 等采用磁共振成像发现在临近支架区域钆影像增强与边支闭塞有关，术后伴随着 TnI、CK-MB 的增高。

（六）缺血再灌注损伤

PCI 可以使 AMI 患者罪犯血管再开通，但是再开通血管所对应心肌可发生缺血再灌注损伤，造成再灌注心肌坏死，甚至出现再灌注性心律失常（reperfusion arrhythmias，RA）、出血、心源性休克等。RA 在 AMI 再灌注患者中发生率较高，是引发猝死的重要原因之一。目前认为，RA 的发病机制多与氧自由基增多、细胞内钙超载等多种因素有关。

不同于上述 PMI 发生机制分类，Herrmann 根据损伤发生位置将 PMI 分为两型：Ⅰ 型（或称近端型）发生 PCI 靶病变的近端，多由边支闭塞引起；Ⅱ 型（或称远端型）心肌损伤发生于所治疗冠脉的远端灌注区域，占 PMI 的 50%~75%，主要由微血管的结构性或功能性闭塞造成（图 6-3-1）。

1. Ⅰ 型 PMI 发生机制　边支血管闭塞是 PMI 中 Ⅰ 型病变的特点，主要是由于是球囊扩张或支架植入时出现斑块移位、内皮损伤血栓形成、球囊扩张后的血管内皮损伤出现夹层累及到边支开口等原因导致边支闭塞。超过 50% 的病例中，边支位于行血管成形术部位的附近，虽然许多边支可不受影响，但也有相当比例的边支受累。另外，侧支起源于冠脉主支病变范围内，术中侧支闭塞的危险性升高；存在侧支血管开口病变，术中侧支血管闭塞的概率增加 5~10 倍。闭塞的血管导致血管供应心肌区域出现缺血坏死，术后心肌酶出现升高。

2. Ⅱ 型 PMI 发生机制　PMI 中 Ⅱ 型病变的特点是远端闭塞，占 PMI 的 50%~75%。动脉粥样硬化斑块的破裂、局部血管内皮的损伤是引起远端闭塞的重要原因。冠脉介入操作中，球囊的扩张和支架的植入使粥样斑块发生破裂，细小的脂质碎片形成微小栓子阻塞冠脉微循环，进而出现心肌缺血，侧支循环未及时建立造成术后心肌酶升高，冬眠心肌坏死。

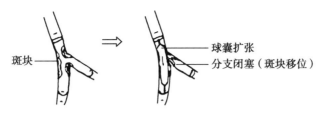

I型PMI　斑块移位导致分支闭塞

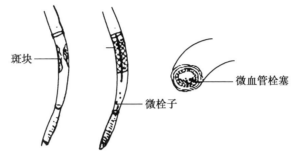

II型PMI　远端栓塞，神经体液因素激活、微血管栓塞
伴随血小板、白细胞活化和内皮细胞炎症反应

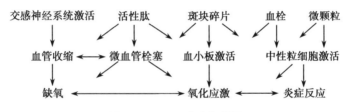

图 6-3-1　PMI 发生机制图

此外,尽管术前有严格的抗血小板治疗,但 PCI 术中冠脉内膜的机械性损伤引起局部组织的炎症反应,不可避免地导致血小板激活,病灶局部的血小板团块形成、脱落、阻塞远端血管以及活化的血小板可释放血管活性物质,使得微血管床的血管收缩并破坏内皮功能,进而加重心肌损伤。球囊扩张/结束引起的缺氧/复氧过程会使血管内皮损伤释放氧自由基释放增加,氧化/抗氧化过程失衡,进而促进单核细胞、中性粒细胞释放炎症介质,加速炎症反应及微循环血栓形成,造成远端心肌损伤。除了上述原因外,一些因素会也影响 PMI 的发生,如 PCI 手术的操作方法以及发病前患者的基础病变情况等。Okmen 等研究发现,冠状动脉介入治疗后,心肌损伤标志物的升高与球囊扩张时间、球囊压力及扩张次数成正相关。

四、急性心肌梗死 PMI 的防治

(一) 西药在 PMI 中的防治作用

有研究表明,PCI 术前应用他汀类药物、曲美他嗪、β 受体拮抗剂及螺内酯等药物有不同程度的心肌保护作用。急性心肌梗死起病急骤,术前服用实验药物难度大,相关的临床研究大多集中在择期 PCI。但无论是急诊 PCI 还是择期 PCI,其出现 PCI 围手术期心肌损伤的机制大致相同,故均有互相借鉴的价值。因此,本章节参考的研究既包含急诊 PCI 围手术期心肌损伤也包含择期 PCI 围手术期心肌损伤。

1. **他汀类药物**　3-羟基-3-甲基-戊二酰辅酶 A(3-Hydroxy-3-methyl-glutaryl CoA, HMG-CoA)还原酶抑制剂(又称他汀类药物)在冠心病的一级预防和二级预防中起到了重要作用,目前已成为冠心病治疗方案中重要的组成部分。他汀类药物起初是用于降低血浆总胆固醇和调节血脂谱,近年来研究发现,他汀类药物在降脂作用产生之前就已经开始影响临床及预后,其作用包括改善内皮功能、降低氧化应激、减少血小板黏附、促进动脉粥样斑块稳定、调节凝血级联反应、抗炎及直接的心肌保护作用。

PCI 术前短期他汀治疗疗效的研究:NAPLES-I 研究入选了 151 名择期行 PCI 的患者,术前服用或不服用他汀类药物,术前及术后 6 小时、12 小时分别检测相关的心肌坏死标志物。研究结果显示,术前服用他汀类药物的患者 PCI 术后 CK-MB 和 cTnI 都显著低于术前未服用他汀类药物的患者。他汀类药物治疗组和对照组 cTnI>5 倍参考值上限患者的比例分别为 23.5% 和 32%。ARMYDA 研究入选了稳定型心绞痛患者 77 人,择期 PCI 术前 7 天服用或不服用阿托伐他汀(40mg/d),术前及术后 8 小时、24 小时分别检测心肌坏死标志物。研究结果显示,他汀治疗组和对照组围手术期心肌梗死(根据 CK-MB 正常高限判断)发生率分别为 5% 和 8%。上述研究结果提示 PCI 术前短期强化他汀治疗可降低围手术期心肌梗死的发生。

PCI 术前负荷量他汀对 PCI 患者预后影响的相关研究:NAPLES-II 入选了既往未服用他汀类药物、择期 PCI 患者 668 名,PCI 术前 24 小时服用或不服用阿托伐他汀(80mg)。研究结果显示:术前阿托伐他汀 80mg 治疗可显著降低围手术期心肌损伤发生的比例。同时,术前给予负荷量的阿托伐他汀还显著降低了患者住院期间的联合终点事件。ARMYDA-ACS 入选了既往未服用他汀类药物、择期 PCI 患者 171 例,PCI 术前接受或不接受阿托伐他汀强化治疗(术前 12 小时阿托伐他汀 80mg+术前 2 小时阿托伐他汀 40mg)。研究结果显示,与对照组相比较,阿托伐他汀治疗组术后 30 天内的主要心脏不良事件绝对风险降低了 12%。该研究的多因素分析结果显示,PCI 术前接受阿托伐他汀治疗的患者,在 PCI 术后 30 天内的主要心脏不良事件风险显著降低了 88%,而术前应用 β 受体拮抗剂和 ACEI 均未能显著降低事件发生风险。

应用他汀类药物的安全性:尽管许多大型临床研究均提到大剂量他汀强化治疗耐受性良好,但安全性仍是临床中首先考虑的问题,强化他汀治疗的不良反应主要涉及他汀类药物所引起的肝肾功能不全以及肌毒性和神经系统损害等,且其不良反应的发生率是呈剂量依赖性的,特别是肝酶、肌酸激酶的升高,不过临床已经证实他汀类所引起的肝肾功能不全及肌酶的升高为一过性、可逆性,在积极停药或减量后多能恢复正常。一项关于阿托伐他汀安全性的回顾性资料分析了 49 项临床试验中共计 14 236 名患者,其中安慰剂组 2 180 例,阿托伐他汀 10mg 组 7 258 例,阿托伐他汀 80mg 组 4 798 例,观察时间 2~52 个月,转氨酶升高 >3 倍正常上限值患者比例分别为 0.2%、0.1%、0.6%,无发生急性肝衰竭等严重肝损害,该项分析结果表明,应用阿托伐他汀较安全。

2. **β 受体拮抗剂**　PCI 术中胸痛、心肌缺血、心肌坏死及急性再灌注等现象均可增加交感神经冲动的释放,随之而来的心动过速、高血压及心肌需求的增加都可以导致进一步的心肌损伤。PCI 术前或术中对患者进行交感活性抑制治疗,如服用 β 受体拮抗剂,可有效减少交感神经刺激产生的心肌损伤。Wang 等研究入选了 150 例择期行 PCI 的患者,采用随机双盲法分为冠脉内接受普萘洛尔组($n=75$)和接受安慰剂组($n=75$),在首次球囊扩张前于冠脉内注入普纳洛尔,研究结果显示:普萘洛尔组术后 TnT、CK-MB 升高程度明显低于安慰剂组($P<0.05$);CK-MB 升高的发生率在安慰剂组为 36%,在普萘洛尔组为 17%,TnT 升高的发生率在安慰机组为 33%,在普萘洛尔组为 13%。该项研究提示 β 受体拮抗剂在 PCI 围手术期的心肌保护上可起到一定的作用。

3. **曲美他嗪** 曲美他嗪能够部分抑制耗氧量多的游离脂肪酸氧化,促进葡萄糖氧化,利用有限氧产生更多 ATP,减少细胞内酸中毒和钙过载现象;同时能够增加细胞膜的磷脂合成,保证细胞膜中磷脂的含量,稳定膜结构从而减少缺血性心肌损伤,为 PCI 围手术期患者提供心肌保护作用。FranckPaganelli 等报告,PCI 术前给予曲美他嗪负荷量口服,可有效地帮助防止术后的心肌损伤。Franck Paganelli 等对 582 例择期 PCI 患者随机分为术前无治疗和术前负荷量曲美他嗪治疗,在 PCI 术前和术后 6 小时、12 小时、18 小时和 24 小时分别测量 cTnI 水平。研究结果显示,曲美他嗪治疗组与 PCI 后 cTnI 水平显著降低相关。LabrouA 等研究发现曲美他嗪可减少 PCI 围手术期相关心肌损伤和改善 PCI 术后整体及局部室壁活动。彭建军等研究结果显示曲美他嗪可以改善直接 PCI 后急性 ST 段抬高型心肌梗死患者的 30 天和 6 个月的心功能。另有研究表明,ARMYDA-ACS 研究显示术前应用他汀类药物可以减轻 PCI 围手术期的心肌损伤,但是该项研究中使用的阿托伐他汀药物剂量较大(80mg/d),考虑到中国人对他汀类药物的安全剂量,可应用阿托伐他汀联合曲美他嗪,能更好地起到围手术期心肌保护作用。

4. **螺内酯** 有研究显示,肾素-血管紧张素-醛固酮系统的激活、醛固酮的释放在心血管事件早期起着很重要的作用,可能成为影响心血管疾病预后的重要机制。螺内酯属于有闭合 E 环的脂溶性醛固酮受体阻滞剂,在心肌梗死早期能起到扩张冠脉血管、降低冠脉阻力、增强心肌收缩力的作用。郭江宏等研究入选了 238 例择期行 PCI 的患者,随机分为治疗组(A 组,$n=116$)与对照组(B 组,$n=121$),治疗组术前予螺内酯口服(20~40mg/d)进行预处理,对照组术前予安慰剂口服。分别测定并比较 2 组 PCI 术前、术后 TNI、BNP 浓度的变化。研究显示:两组患者 TNI、BNP 浓度均较术前升高,差异具有统计学意义($P<0.05$);治疗组术后 TNI、BNP 浓度均低于 B 组($P<0.05$)。上述研究结果提示,采用螺内酯预处理后有增加主动脉根部动脉灌注压的作用,同时减轻心肌损害、改善心衰指标。说明螺内酯不仅可以用作慢性心力衰竭的治疗药物,还具有一定的 PCI 围手术期心肌保护作用,具有较高的临床应用价值。

5. **氯吡格雷** 积极的抗血小板治疗对减少 PCI 围手术期的心肌损伤和早期心脏事件甚为重要。国外相关性研究,入选了 255 例择期行 PCI 的患者,术前 4~8 小时给予口服氯吡格雷,随机分入氯吡格雷 600mg($n=126$)组和氯吡格雷 300mg($n=129$)组,两组均检测 PCI 术前及术后 8 小时、24 小时 CK-MB、TNI 及 MB 的水平。一级终点为 30d 时死亡、心肌梗死或靶病变再次血运重建的发生。该研究结果显示:氯吡格雷 600mg 组一级终点发生率为 4%,氯吡格雷 300mg 组为 12%($P<0.05$)。600mg 组全部心肌损害标志物的峰值明显低于 300mg

组（$P<0.05$）。上述结果提示，PCI 患者术前 4~8 小时预先使用 600mg 负荷剂量氯吡格雷与 300mg 负荷剂量都是比较是安全的，但是 600mg 负荷量氯吡格雷明显减少围手术期一级终点的发生。

6. 重组人脑利尿钠肽（recombinant human brain natriuretic peptide，rhBNP） 脑利尿钠肽（BNP）是一种 32 个氨基酸残基组成的多肽类心脏激素，具有利钠排尿、扩张血管、增强心肌抗缺血缺氧能力、抑制交感神经系统及肾素-血管紧张素-醛固酮系统（renin angiotensin aldosterone system，RAAS）活性及阻抑心肌纤维增殖等多种生物化学作用。柯伟良等研究入选了 53 例首次 AMI 并进行 PCI 的患者，随机分为治疗组（30 例）和对照组（23 例），两组在 PCI 术前及术后均给予常规药物治疗，治疗组在此基础上于 PCI 术后立即静脉应用 rhBNP，持续 48~72 小时。研究结果显示：治疗组 CK、CK-MB 峰值明显低于对照组（$P<0.05$）；治疗组的恶性心律失常和主要心血管不良事件发生率比对照组明显减少。分析结果提示：rhBNP 对 AMI 患者 PCI 术后具有心肌保护作用，并可进一步改善预后。

7. 腺苷 贺晓楠等研究入选了 60 例 AMI 患者，按照随机数字表，将其随机分为腺苷组和对照组（生理盐水组）。腺苷组于 PCI 术前静脉滴注腺苷 50μg/（kg·min）3 小时，对照组于 PCI 术前静脉滴注生理盐水 50μg/（kg·min）3 个小时。分别测定术前及术后 6 小时、12 小时、24 小时、48 小时患者 CK-MB 值并分析其峰值，腺苷组 CK-MB 升高程度低于对照组，$P<0.01$。上述研究表明：腺苷对 PCI 围手术期有一定的心肌保护作用。

（二）中医药对 PCI 围手术期心肌损伤的干预

中医学对冠心病的治疗方面积累了丰富的经验，采取中医药治疗能够通过局部疏通及全身调理作用发挥保护受损心肌，从而改善心功能的功效。根据 PCI 术前及术后中医病机变化，术前当以"通"为主，以"补"为辅，术后以"补"为主，以"通"为辅为治疗原则。相关研究表明，不论是辨证论治的汤剂，还是有关的中成药，均对 PCI 围手术期有一定的心肌保护作用。下面就介绍几种临床上常用的对 PCI 围手术期心肌损伤的干预性中药。

1. 血脂康 血脂康是目前我国自行开发研制的调脂药物，由红曲发酵提炼精制而成。血脂康的主要降脂成分为天然复合他汀（包括洛伐他汀及 12 种他汀同系物），另外还含有不饱和脂肪酸、甾醇等其他成分。

宋文翔等研究入选稳定性心绞痛择期行 PCI 的患者 74 例，按照就诊顺序分为血脂康组（$n=35$ 例）和对照组（$n=39$ 例），2 组患者在 PCI 术前均应用常规治疗，血脂康组患者术前口服血脂康 1 200mg/d 共 1 周，对照组除未服用血脂康，其他治疗均与血脂康组相同，分别测定 2 组患者术前及术后 10 小时和 24 小时 CK-MB、MB、TNI 相关的心肌损伤标志物。经过进行定量分析，血脂康组 CK-MB 升高的患者所占比例显著低于对照组（11% vs 31%，$P<0.05$）；两组 TnI 升高的患者所占比例差异具有统计学意义（20% vs 46%，$P<0.05$）。该研究结果显示：冠心病患者 PCI 术前预服血脂康可在一定程度上减少围手术期带来的心肌损伤。

刘尊齐等研究纳入了 196 例临床确诊为不稳定性心绞痛（unstable angina，UA）择期行 PCI 的患者，并根据随机原则分为 A 组和 B 组，在相同的常规治疗基础上分别接受 1.2g/d 和 2.4g/d 血脂康治疗，另外设有对照组（C 组）为同期住院患者并服用阿托伐他汀 20mg/d 择期行 PCI 的 UA 患者。分别测定 3 组患者 PCI 术前及术后 48 小时的血清 CK-MB、TnI 和 TnT

的浓度,并随访 0.5 年内的冠脉事件和左室射血分数。研究结果显示,PCI 术前 3 组患者血清 CK-MB、TnI 和 TnT 阳性率差异无统计学意义;术后 48 小时,3 组 CK-MB 阳性率差异无统计学意义,但血清 TnI 和 TnT 的阳性率 B 组明显低于 A 组和 C 组($P<0.05$);该研究表明:PCI 术前大剂量应用血脂康治疗对心肌具有保护作用。

　　PCI 术前应用血脂康对围手术期心肌损伤有保护作用,其作用机制尚不明确,考虑血脂康中的他汀成分所起到的降脂作用最有可能是形成其作用机制的关键。血脂康中的他汀成分具有改善血管内皮功能、减少氧自由基释放、增加一氧化氮合成、降低血浆 CRP、抑制炎症反应、稳定动脉粥样硬化斑块的作用;他汀成分亦有改善心室重塑的作用。

　　2. 络脉疏通冲剂　　络脉舒通冲剂的主要成分为黄连、水蛭、地龙、川芎、天竺黄等,具有益气活血,通络止痛之功。

　　杨大成等研究入选了 61 例 AMI 患者,随机分为络脉疏通组(30 例)和对照组(31 例),络脉疏通组给予 PCI 术前常规药物 + 络脉舒通治疗,对照组只给予 PCI 术前常规药物治疗,疗程为 2 周。分别测定 PCI 术前及术后 24 小时、术后 7 天的白细胞介素-1-6mRNA(IL-6mRNA)、高敏 C 反应蛋白(hs-CRP);观察 PCI 术后心律失常、心电图 ST 段回落情况。研究结果显示,PCI 术后 24 小时,2 组患者 IL-6mRNA 及 hs-CRP 含量均升高,但络脉疏通组升高程度显著低于对照组($P<0.05$);PCI 术后 2 小时、24 小时、7 天,络脉疏通组心律失常发生率均明显低于对照组($P<0.05$),心电图 ST 段回落率均显著高于对照组($P<0.05$);术后 7 天测得的 IL-6mRNA 及 hs-CRP 含量均较前明显降低($P<0.01$),络脉疏通组比照组降低更显著($P<0.01$)。分析研究结果可得出:络脉舒通冲剂具有抑制 PCI 术后炎症反应、改善心肌组织再灌注的作用。

　　3. 丹参川芎嗪注射液　　丹参川芎嗪注射液是复合制剂,临床上主要用于闭塞性血管疾病的治疗。

　　王睿等研究入选了 76 例 UA 行 PCI 的患者,并随机分为试验组(39 例)和对照组(37 例),试验组在常规治疗基础上于 PCI 术前 3~5 天予丹参川芎嗪注射液静脉滴注(丹参川芎嗪注射液 10ml+250ml 生理盐水,每天 1 次,共 7~10 天)。PCI 术后试验组 CK-MB、TnI 水平均低于同期对照组,差异具有统计学意义($P<0.05$);两组患者住院期间均无心脏事件发生。研究结果表明 PCI 术前予丹参川芎嗪注射液能够改善术后心肌血流灌注,减轻心肌损伤。

　　丹参是中医领域常用的活血化瘀药物,具有活血祛瘀、调经止痛、清热安神等功效。现代药理学研究表明,丹参具有增加冠脉流量、降低心肌兴奋性和传导性、保护心肌作用、改善微循环、抗血小板聚集和血栓形成、抗菌消炎及抗氧化作用;川芎嗪具有扩冠、抗凝、抗血小板聚集、抗心肌缺血再灌注损伤等药理作用。

　　4. 红花注射液　　刘素云等研究入选 102 例拟行 PCI 的 UA 患者,将其随机分为常规组($n=51$)和红花组($n=51$),红花组在常规治疗的基础上加用红花注射液 15ml+5% 葡萄糖注射液 200ml 静脉滴注,每天 1 次;常规组用 5% 葡萄糖注射液 200ml 静脉滴注,每天 1 次。观察两组患者 PCI 术中心绞痛发生情况、心电监测的 ST 段变化情况、用药前后血浆血管性血友病因子(vWF)、一氧化氮(NO)、内皮素-1(endothelin,ET-1)、炎性细胞因子白介素-1β(interleukin-1β,IL-1β)、白介素-6(interleukin-6,IL-6)、肿瘤坏死因子(TNF-α)浓度变化。该研究结果显示:红花组患者血中的 vWF、ET-1、IL-1β、IL-6 及 TNF-α 含量较常规组明显降低,NO 含量明显增高,术中出现心绞痛及 ST 段变化的程度明显降低,研究结论:红花注射液对 PCI 围手术期心肌具有保护作用,其机制可能与改善内皮细胞功能有关。

5. 通心络胶囊　通心络胶囊由人参、水蛭、全蝎、蜈蚣、土鳖虫、蝉蜕、赤芍、冰片等组成,方中人参以补益心气为主;全蝎、蜈蚣搜风通络,温煦经络;水蛭、土鳖虫益气活血,加强全蝎、蜈蚣的益气活血化瘀作用。诸药合用,有扩冠、缓解冠脉痉挛、减少心肌耗氧量、降脂、抗凝等作用。

匡彬、杨芸研究将 80 例急性冠脉综合征(ACS)患者随机分为两组,试验组($n=40$,PCI 术前 7 天开始服用通心络胶囊),对照组($n=40$,PCI 术前 7 天开始给予安慰剂)。相较对照组,试验组患者术后血浆 BNP、hs-CRP、TC、TG、LDL-C、CK-MB、TnI 和 MACE 发生率均显著降低($P<0.05$)。研究结果显示:通心络胶囊可通过降低 BNP 水平和炎性反应来减少 PCI 围手术期的心肌损伤。

6. 麝香保心丸　马元吉等将 133 例不稳定性心绞痛拟行 PCI 的患者随机分为对照组和试验组,对照组给予常规治疗,试验组给予常规治疗 + 麝香保心丸(4 丸 / 次,每天 3 次,用 3 天)。测定术前及术后 12 小时、24 小时的血清 CK-MB 和 cTnI 水平。结果:试验组术后 cTnI 水平明显低于对照组($P<0.05$),CK-MB 水平与对照组相比差异无统计学意义($P>0.05$)。研究结果提示:麝香保心丸对于 PCI 围手术期患者的心肌损伤有一定的保护作用。

7. 四逆汤　有相关研究报道,四逆汤能够降低 PCI 术后患者的全血黏度,减少红细胞聚集性,疏通微循环的作用;对预防 PCI 术后冠状动脉内膜的血栓生成和血液黏稠状态亦有一定的作用,从而达到保护心肌的作用。

8. 丹红注射液　陈浩等研究将 59 例 AMI 行 PCI 的患者随机分为丹红注射液组($n=29$)和对照组($n=30$),丹红组予常规药物 + 丹红注射液治疗,对照组仅予常规药物治疗。术后测定 1 天、7 天、14 天内皮素(ET),观察术后 1 天、7 天、14 天心脏超声检查结果及心电图 ST 段回落率。结果显示:2 组术后 7 天、14 天 ET 含量均降低,丹红组较对照组降低更明显($P<0.01$);2 组术后 7 天左室舒张末期容积(left ventricular end diastolic volume,LVEDV)均升高,14 天时对照组持续升高,而丹红组降低,差异具有统计学意义($P<0.01$);2 组术后 7 天、14 天左心室射血分数(LVEF)均升高,丹红组术后 14 天较对照组升高更显著($P<0.01$);丹红组术后 7 天心电图 ST 段回落率明显高于对照组($P<0.01$)。根据研究结果分析得出:丹红注射液具有保护内皮功能、减轻心肌组织再灌注损伤及抑制心肌重塑的作用。

五、展望

经皮冠状动脉介入治疗(PCI)已成为冠脉缺血性疾病的重要治疗手段,但即使闭塞的冠状动脉再通后仍有 11%~30% 的患者可能发生无复流或慢血流现象,不能实现心肌组织的有效灌注,其术后可见不同程度的心肌坏死标志物升高,因此临床中如何用药物干预 PCI 围手术期的心肌损伤是目前大家关注的重点。西医干预策略方面,国内外的相关报道提示他汀类、β 受体拮抗剂、曲美他嗪、螺内酯、腺苷及重组人脑利钠具有围手术期相关心肌保护作用;而中医药方面,国内有关临床试验报道血脂康、络脉疏通冲剂、丹参川芎嗪注射液、红花注射液、丹红注射液、四逆汤、通心络胶囊、麝香保心丸等中药可起到一定的心肌保护作用，但是中医药对 PCI 围手术期心肌保护这部分的研究还不够充分，仍需要进一步深入。

（邢文龙）

主要参考文献

［1］TESTA L，VAN G WJ，BIONDI Z GG，et al. Myocardial infarction after percutaneous coronary intervention：a meta-analysis of troponin elevation applying the new universal definition. QJM，2009，102（6）：369-78.

［2］PRASAD A，HERRMANN J. Myocardial infarction due to percutaneous coronary intervention［J］.N Engl J Med，2011，364（5）：453-464.

［3］贺晓楠，王雪梅，陈树涛，等.腺苷对急性心肌梗死患者再灌注损伤的作用观察［J］.山东医药，2011，51（52）：89-90.

［4］王睿，韩清华，贾永平，等.丹参川芎嗪注射液对不稳定型心绞痛患者冠脉介入术后心肌损伤的影响［J］.中国中西医结合杂志，2011，31（7）：899-902.

［5］万军，邓虹，王文耕，等.左卡尼汀对急性心肌梗死后再灌注心律失常的影响［J］.现代医院，2010，10（8）：48-49.

［6］柯伟良，丘睿业，李上海.重组人脑利钠肽对急性心肌梗死患者 PCI 术后心肌保护作用的临床观察［J］.广东医学院学报，2010，28（3）：256-257.

［7］彭建军，马志敏，任文林，等.曲美他嗪对直接经皮冠状动脉介入治疗后 ST 段回落不良的心肌梗死患者预后的影响［J］.中华医学杂志，2009（20）：1399-1401.

［8］周勇，徐云根.ST 段抬高型心肌梗死患者溶栓再灌注后的心电图分析［J］.实用医学杂志，2009，25（7）：1076-1078.

［9］徐浩，史大卓，管昌益，等.川芎嗪的临床应用和药理作用［J］.中国中西医结合杂志，2003，23（5）：376-379.

［10］陈浩，赵立轩，楚若鹏，等.丹红注射液对急性心肌梗死患者介入术后的心肌保护作用研究［J］.河北医药，2010，32（11）：1391-1392.

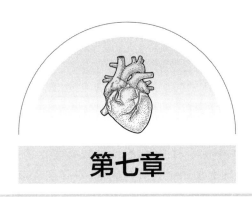

第七章

急性心肌梗死并发症的中医药干预研究

第一节　急性心肌梗死并发心律失常的中医药治疗研究

心血管疾病是发达及发展中国家居民常见的死亡原因,全世界每年死于心脏疾病者达1 200余万人,其中半数以上死于心源性猝死(sudden cardiac death,SCD)。在全部SCD病例中由于急性心肌梗死(AMI)而致死者约占三分之一。

心肌梗死后继发心律失常是导致患者死亡的重要原因之一,因此,在进行心肌梗死治疗的同时采取有效措施纠正心律失常,对保持患者血液动力学指标的稳定具有重要意义。

心肌梗死后心律失常发病机制为急性缺血缺氧引发的损伤和坏死破坏了局部心肌的电生理结构;心肌梗死后患者交感神经张力增高,迷走神经张力下降,从而降低了心室颤动的阈值;心肌梗死后机体异常代谢产物的影响;室壁张力的改变;心肌再灌注损伤等。心律失常会增加心肌耗氧量,减少心搏出量,降低冠脉灌注,扩大梗死面积,甚至诱发泵衰竭和猝死。因此治疗方案必须针对以上病因进行,以提高治疗效率。

AMI患者由于心肌局部缺血、损伤、坏死等病变引起局部心肌电生理特性如有效不应期、传导速度等的改变,致校正的QT间期离散度(QT corrected interval dispersion,QTcd)显著增加,引起严重心律失常。

西医学目前常用奎尼丁、莫雷西嗪、普罗帕酮、β受体拮抗剂等治疗快速性心律失常,但这些药物存在作用时间短、疗效不稳固、容易产生耐药性,以及部分药物本身还有致心律失常等副作用,甚至可能增加心血管病的远期死亡率。

近年大量医疗实践证明,中医治疗心律失常具有整体调节、毒副作用小等优势,显示出良好的临床前景。

一、临床观察

来晓磊系统评价了中药静脉制剂干预急性心肌梗死的疗效和安全性,全面收集有关中药静脉制剂治疗急性心肌梗死的临床随机对照试验,共纳入了 21 项研究,发现有 2 项研究观察在常规治疗的基础上加用中药静脉制剂对 AMI 恶性心律失常发生率的影响,结果显示试验组恶性心律失常的发生率低于对照组,组间比较有差异具有统计学意义($P<0.05$)。从分析结果看,在常规治疗基础上加用中药静脉制剂,对降低 AMI 患者恶性心律失常的发生具有一定作用。

郑文光等随访中医药治疗冠心病心律失常出院患者的终点事件发生情况,分析其与中医药治疗的相关性,采用队列研究设计,选择山东中医药大学附属医院 2008—2013 年收治的冠心病心律失常患者,以应用口服中成药或中药汤剂≥28 天作为暴露组,电话随访出院后口服中成药及中药汤剂应用情况和终点事件发生情况,并采用多因素 Logistic 回归分析中医药治疗与终点事件的相关性,结果显示研究纳入了 386 例冠心病心律失常患者,完成随访 313 例,失访率 18.91%,暴露组 194 例,非暴露组 119 例,发生终点事件依次为心血管病再入院 123 例、急性心力衰竭 36 例、脑卒中 31 例、全因死亡 16 例、心肌梗死 13 例等,随访时间≥6 个月阶段显示应用中医药能减少心血管病再入院、急性心力衰竭及脑卒中的风险,心血管病再入院、脑卒中事件的发生与中医药治疗强度构成相关,提示冠心病心律失常患者出院后终点事件主要为全因死亡、心血管病再入院、急性心力衰竭、脑卒中等,长期应用中医药可减少随访期间心血管病再入院、脑卒中事件的发生。

AMI 早期再灌注治疗是近年来冠心病治疗学的重要进展之一。但心肌组织获得血流再灌注的同时会引起再灌注损伤,使心肌细胞膜电位极度不稳定,引起心肌细胞除极、复极过程的不均一。再灌注心律失常,特别是经皮冠状动脉介入术(PCI)过程中快速恢复冠状动脉血流可诱发室性心动过速或心室颤动等致命性心律失常,可导致心源性猝死。

再灌注性心律失常(reperfusion arrhythmia,RA)是急性心肌梗死 PCI 过程中或溶栓再通后常见的并发症。

动物实验发现,与发生 RA 有关的两个主要因素为:氧自由基增多和胞质内钙超负荷。其他可能引起 RA 的因素还有:环磷酸腺苷的增加可刺激肾上腺素能受体、脂质代谢紊乱伴溶血卵磷脂增加、钾平衡失调、缺血时局部钾浓度的变化、α1 肾上腺素能系统的潜能、中性粒细胞被激活及微血管损伤、儿茶酚胺增多致心肌的自律性增高、再灌注后缺血区发生心室颤动的阈值下降、不应期缩短易发生折返。

刘英华等观察了稳心颗粒(党参、黄精、三七、甘松、琥珀等)对急性心肌梗死患者经皮冠状动脉介入治疗术或溶栓治疗中再灌注心律失常的影响,选择符合诊断标准并有直接 PCI 指证的 AMI 患者 67 例或行溶栓治疗患者 118 例,随机分为治疗组及对照组。对照组在常规药物治疗上行直接 PCI 或溶栓治疗,治疗组在上述治疗上加用稳心颗粒,观察术中、术后或溶栓后 RA 的发生情况。结果显示治疗组 RA 发生率(39.2%)明显低于对照组(70.8%),两组比较差异具有统计学意义($P<0.01$),提示稳心颗粒对 RA 有较好治疗和预防作用。

李建杰等研究了血府逐瘀汤合生脉饮防治急性心肌梗死患者介入术后再灌注损伤的疗

效,采用随机对照试验方法,将 60 例行急诊介入诊疗的急性 ST 段抬高型心肌梗死患者随机分为三组,每组分别在常规治疗基础上加用中药汤剂口服治疗。血府逐瘀汤组加用血府逐瘀汤口服,生脉饮组加用生脉饮口服,治疗组加用血府逐瘀汤合生脉饮口服。疗程 7 天,观察三组再灌注损伤事件(血管无再流或慢再流、再灌注心律失常、心功能不全及严重的心血管事件)发生情况及临床疗效。结果显示,与对照组相比,治疗组术后 12 小时内心律失常的发生率明显低于其他两组($P<0.05$),左室射血分数较其他两组显著升高($P<0.05$),三组间严重心血管事件发生情况差异无统计学意义,三组均未见严重不良反应,提示血府逐瘀汤合生脉饮防治急性心肌梗死介入术后再灌注损伤效果优于单用血府逐瘀汤或生脉饮。

吕建新将急性心肌梗死溶栓后并发室性心律失常患者 62 例随机分为治疗组(32 例)和对照组(30 例),治疗组在对照组常规西药治疗基础上加用瓜蒌皮注射液,结果治疗组总有效率 78.13%,对照组总有效率 53.33%,两组比较差异具有统计学意义($P<0.05$)。

心脏受自主神经支配,自主神经中交感神经和迷走神经相互协调,以维持正常的心跳节律及心脏的正常活动,一旦这种相互协调作用失去平衡,将导致心律改变和心血管系统功能紊乱,这就是心率变异性(heart rate variability,HRV)分析的生理基础。HRV 是指窦性心律在一定时间内周期改变的现象,反映了自主神经对心血管系统的调节,是一项能重复、定量判断自主神经功能的无创性检查手段,能间接测定心脏自主神经的调节功能,分时域分析与频域分析。时域分析能概括性地评价自主神经系统对心率的调控,全部正常窦性心搏间期的标准差(standard deviation of normal to normal,SDNN)反映交感神经和迷走神经的总张力。频域分析可细致地分别观察交感神经和迷走神经的调控作用,弥补时域分析的不足,低频带(low frequency,LF)反映交感神经张力,高频带(high frequency,HF)反映迷走神经张力,LF/HF 反映交感神经与迷走神经之间的平衡,比值增高提示交感神经张力增高,迷走神经功能受损,比值降低意义相反。心率变异增高反映迷走神经活动增强,而降低则反映交感神经活动增强。

目前,国内关于急性心肌梗死后 HRV 的变化已经有大量文献报道,在 AMI 极早期 HRV 即发生变化。HRV 降低是确定 AMI 患者危险分层,预测 AMI 预后的一个独立的敏感指标。心率变异性是反应自主神经功能对心脏调节是否保持动态平衡的较理想的参数,可作为冠状动脉病变严重程度的预测指标。

尹红霞观察了稳心颗粒对急性心肌梗死患者心律失常和心率变异性的影响,将 86 例急性心肌梗死患者随机分为观察组和对照组,观察组 43 例在标准治疗基础上服用稳心颗粒,对照组 43 例仅进行标准治疗,8 周后观察两组患者心律失常、心率变异性的变化,结果显示,两组治疗后室性早搏次数和室上性早搏次数较治疗前均明显减少,但观察组较对照组减少更为明显($P<0.05$),两组治疗后 SDNN、LF、HF 均显著增加(均 $P<0.05$),LF/HF 显著下降($P<0.05$),观察组较对照组变化更为明显($P<0.05$)。提示在急性心肌梗死标准治疗基础上联合应用稳心颗粒可以减少心律失常,同时明显增加其心率变异性,改善自主神经功能,有利于患者预后。

近年的研究表明,QT 间期离散度(QT interval dispersion,QTd)及校正 QT 间期离散度(corrected QT interval dispersion,QTcd)代表心室肌复极不均一性和心电不稳定性的程度,为折返激动的形成提供了条件,导致恶性心律失常发生率增高,从而导致心源性猝死。QTd 及 QTcd 延长是患者发生心室颤动等不良心血管事件的主要因素之一。

细胞内钙超载是引起缺血再灌注性心律失常的重要因素,钙超载细胞 Na^+-Ca^{2+} 交换被激活,增加潜在起搏点舒张后期的除极,产生期前收缩,细胞内钙超载增加了 3 期和复极后期早期后除极的发生率。再灌注最初引起的细胞外低钙,心肌细胞膜 Na^+-K^+ 泵能量不足,可导致心肌细胞动作电位延长,复极时程延缓,增加了缺血区和非缺血区之间不同步和心肌的电不稳定性,致使 QTd 及 QTcd 延长。

杜秋明等观察了丹参酮ⅡA 磺酸钠(sodium tanshinone ⅡA sulfonate, STS)对心肌缺血再灌注性心律失常的影响,探讨丹参酮ⅡA 磺酸钠与 QTd 及 QTcd 心率变异性及缺血再灌注性心律失常的关系,选择急性心肌梗死缺血再灌注患者 99 例,随机分为常规溶栓组(23 例)、溶栓 +STS 组(28 例),常规 PCI 组(22 例)和 PCI+STS 组(26 例),常规溶栓组和常规 PCI 组采用常规治疗方法,溶栓 +STS 组和 PCI+STS 组在常规治疗方法的基础上加用 STS 治疗,比较 4 组患者 QTd、QTcd 心率变异性、心律失常及猝死率,结果显示溶栓 +STS 组、PCI+STS 组患者 QTd、QTcd 心律失常及猝死率明显低于常规溶栓组和常规 PCI 组,溶栓 +STS 组和 PCI+STS 组患者心率变异性各参数明显高于常规溶栓组和常规 PCI 组,差异具有统计学意义($P<0.05$,$P<0.01$),提示 STS 可降低急性心肌梗死缺血再灌注患者 QTd、QTcd,升高心率变异性,从而明显降低恶性心律失常及住院期间心脏事件的发生率。

贺晓楠等研究了丹红注射液对急性心肌梗死患者 PCI 术后再灌注损伤的保护作用及可能机制,随机将 AMI 患者分为丹红注射液组和对照组各 30 例,丹红注射液组给予 PCI+ 常规药物 + 丹红注射液治疗,对照组给予 PCI+ 常规药物治疗,检测 PCI 后 6 小时、PCI 后 12 小时、PCI 后 24 小时血中 CK-MB 值并分析其峰值,在 PCI 术后 6 个月采用超声心动图利用 IBS 技术检测受累心肌的 IBS 百分比、IBS 周期变化幅度(cycle variation of IBS, CVIB)、IBS 延迟相比较,结果显示丹红组出现的 RA 明显低于生理盐水组,差异具有统计学意义($P<0.01$),PCI 术前两组的 CK-MB 值没有明显差异,而术后观察到丹红组 CK-MB 明显低于生理盐水对照组($P<0.01$),与丹红组梗死区比较,生理盐水组梗死区心肌 IBS 增大,CVIB 减低均有统计学意义($P<0.01$),提示丹红注射液具有抑制 PCI 后炎症、抗心肌缺血-再灌注损伤、抑制心肌重塑的作用。

熊杰等通过分析急性心肌梗死后心律失常患者在接受常规治疗基础上加用稳心颗粒,观察治疗后的临床疗效。选取急性心肌梗死后心律失常住院患者 68 例,随机分为两组,分为治疗组和对照组,各 34 例,对两组进行临床疗效观察。结果:两组患者治疗后疗效情况:治疗组总有效率为 82.44%,对照组为 52.94%,治疗组明显优于对照组($P<0.05$),差异具有统计学意义。

张日军将急性非 ST 段抬高型心肌梗死(NSTEMI)患者随机分为对照组(56 例,给予西医常规治疗)与观察组(56 例,在对照组基础上增加参麦注射液和灯盏花粉针治疗),比较两组间患者心功能、发生心律失常、心源性休克及病死率等情况,结果显示治疗后 72 小时的 CK-MB、cTNI 值观察组均低于对照组($P<0.05$ 或 $P<0.01$),发生心力衰竭、心律失常及病死率较对照组减少($P<0.05$)。

二、实验研究

近年来,中医药在预防心肌缺血时室性心律失常的研究上取得了长足的进展,但其作用机制还不甚明确,且很多结论是通过推论得出,这可能是中药长期以来不被西方的主流医学所接受原因之一。

近年来的实验证实,T波电交替(T wave electrical alternans,TWA)是预测恶性室性心律失常的重要指标,TWA产生有着重要的电生理基础、离子基础及神经机制,反映心肌细胞复极离散程度的内在本质,是发生恶性室性心律失常及心源性猝死的独立预测指标,对提高对恶性室性心律失常的防治水平、降低猝死率具有重要意义。现有的试验表明:TWA引起恶性室性心律失常的离子基础是由于心肌缺血时高能磷酸物质生成严重不足,心肌组织ATP水平大大降低,Na^+-K^+-ATP酶、Ca^{2+}-Mg^{2+} ATP酶活力也随之下降引起能量代谢障碍,使得心肌细胞内外Na^+、Ca^{2+}、Mg^{2+}稳态发生变化,导致细胞内高Ca^{2+}、高Na^+。细胞内Na^+堆积,促进了Na^+/Ca^{2+}交换,引起细胞外Ca^{2+}内流,进一步导致细胞内钙超载,细胞内钙离子堆积,超负荷的钙离子循环交替变化导致动作电位变化同时引起心脏自主神经功能失调,心肌碎裂电位产生,心室肌复极离散度增大,心肌电活动不稳定,产生TWA,导致急性心肌梗死患者易发恶性心律失常,是心肌梗死死亡的主要原因之一。

刘鹰等研究参连汤在大白兔心肌缺血时防治TWA的离子基础,经过大白兔左冠状动脉前降支结扎建立急性心肌梗死模型,测定假手术组、模型组、参连汤大剂量组、参连汤中剂量组以及参连汤小剂量组TWA、恶性室性心律失常和心源性猝死的发生率,测定Ca^{2+}浓度以及ATP酶活性,结果显示参连汤各组动物的各种ATP酶活性升高,TWA的发生率减少,恶性室性心律失常减少,实验动物死亡率明显降低($P<0.01$)。同时,使用中大剂量参连汤疗效显著,明显优于低剂量组,尽管低剂量组也有效,提示参连汤能有效控制TWA的发生发展,显著减少了恶性室性心律失常,疗效与剂量有关。

近年来研究表明,凝血酶受体的激活参与了心梗后室性心律失常的发生机制,其发生机制可能为1,4,5-三磷酸肌醇受体途径介导的。在传统的认识上,凝血酶对止血起到关键作用。急性心肌梗死的病理生理学机制为冠状动脉粥样斑块破裂或溃烂,诱发血栓形成进而引起冠脉血流完全中断或极度降低,而凝血酶在其中起关键作用。近来研究表明:凝血酶不仅是血栓形成的关键酶,而且具有许多生物学效应,如调节细胞的生长和发育,通过蛋白水解酶的作用来激活凝血酶受体而调节生物学功能。凝血酶通过激活其受体可加速冠状动脉粥样硬化和诱发急性心肌梗死,这些证据也表明凝血酶除作用于血管外还作用于心肌细胞。有研究证实,在活体实验中,心梗后凝血酶受体表达的增加与心律失常持续时间呈正性相关,凝血酶受体的激活参与心梗后心律失常的发生,而凝血酶的直接抑制剂水蛭素可明显减少心梗后室性心律失常的发生。三磷酸肌醇受体是细胞内钙离子释放通道。IP3与IP3Rs结合后致Ca^{2+}通道开放,钙库释放Ca^{2+},引起一系列的信号转导,除了在兴奋收缩偶联过程中起关键作用外,还参与细胞生长、增殖、分化、细胞周期调控、激素分泌、神经递质释放、信息加工等活动的调节。目前发现1,4,5-三磷酸肌醇受体在心肌中有三种亚型表达,分别为IP3R1、IP3R2和IP3R3。尽管三磷酸肌醇受体在心脏的作用机制仍有争议,但越来越多的研究表明其与心律失常、心肌收缩和心肌肥大方面均有密切联系。

刘君等研究探讨凝血酶的直接抑制剂重组双功能水蛭素对大鼠急性心肌梗死后室性心律失常的影响及相关机制。将 70 只雄性 SD 大鼠随机分为 10 组:水蛭素(hirudin,HIR)结扎前(HIR 0 分钟)组,HIR 结扎后 5 分钟(HIR 5 分钟)组,HIR 结扎后 10 分钟(HIR 10 分钟)组,HIR 结扎后 20 分钟(HIR 20 分钟)组,HIR 结扎后 30 分钟(HIR 30 分钟)组,和生理盐水(physiological saline,NS)对应的各时间组,即 NS 0 分钟,NS 5 分钟,NS 10 分钟,NS 20分钟,NS 30 分钟,最终每组 7 只。观察各组室性心律失常的发生情况,应用 Evans 法计量各组心梗面积,采用逆转录聚合酶链反应对各组缺血心肌组织的 IP3R 家族的三种亚型进行测定。水蛭素组发生室性心律失常的持续时间及心律失常评分较生理盐水组在结扎后 5~20分钟均减少($P<0.05$);IP3R 家族的三种亚型均与心梗后室性心律失常持续时间呈正相关性;但 IP3R2 mRNA 在结扎后 10 分钟 及 IP3R3 mRNA 在结扎后 10 分钟和 20 分钟,HIR 组较NS 组下调($P<0.05$)。提示水蛭素有抗心梗后室性心律失常的发生作用,其机制可能是通过IP3R2 和 IP3R3 而并非 IP3R1 实现的。

这可能与 IP3Rs 三种亚基的分布及特性有关。IP3R1 主要分布于浦肯野细胞,其心律失常发生机制主要与交感神经的过度激活有关。IP3R1 在浦肯野细胞和其他传导细胞内表达量高于心房和心室肌细胞,它定位于心肌细胞的闰盘上,这提示 IP3R1 可能通过交感神经释放肾上腺素参与细胞间信息传递,参与钙内流,进而发生心律失常等病理生理变化。IP3R2 被认为在心房细胞和心室肌细胞内占统治地位,其表达主要位于细胞核周区域。已有研究表明其在心房细胞中不仅具有正性肌力作用还有致心律失常作用,利用基因敲除的方法使其表达缺失则不能诱发出心律失常,说明其在心律失常的发生机制中有重要作用。IP3R3 的表达主要位于心肌细胞肌浆网,它可能参与细胞内储备钙的释放。而且最近研究表明:兔的心室细胞中表达 IP3R2 及 IP3R3,利用外源 IP3 可诱发钙活化,促发动作电位,产生正性肌力的作用,而使用 IP3Rs 的抑制剂则可消除这种作用。

张赫楠等观察大鼠心肌梗死急性期使用宁心颗粒心肌内乙酰胆碱酯酶(acetylcholinesterase,AChE)的活性,选取清洁级 SD 大鼠 86 只,按照既往文献方法制作大鼠心肌梗死模型,术后存活的大鼠随机分为假手术组、模型组、美托洛尔组、中药大剂量组和正常剂量组,分别相应给药 30 天后,从各组大鼠心脏梗死区周围区域相同位置取材,用实时定量 PCR 法检测心肌中 AChE mRNA 的水平,结果显示,心肌梗死后,模型组大鼠心肌内AChE mRNA 的水平相比假手术组显著升高($P<0.01$),施以药物 30 天后,与模型组比较,中药组的 AChE mRNA 水平显著降低($P<0.01$),而美托洛尔组则无明显差异,中药大剂量、正常剂量组间差异无统计学意义,提示中药常用配方宁心颗粒可以发挥与美托洛尔相同的作用,可以用于干预治疗心梗后心律失常,并且能够抑制迷走神经受体,对心神经发挥更加全面的作用,以保护心脏。

Shan 等研究表明丹参酮ⅡA 降低大鼠心肌梗死后心律失常发生率,减少室性心动过速和心室颤动的发生和持续时间,显著降低心梗大鼠的死亡率。丹参酮ⅡA 抑制缺血性心律失常的机制可能与下调 miR-1 和恢复 Kir2.1 蛋白的表达有关。

综上所述,中医药治疗急性心肌梗死并发心律失常方面有一定作用,其机制与中医药具有调节多离子通道、调节自主神经,改善心脏供血、保护心功能等方面有关。

三、全国名老中医魏执真治疗心律失常经验

急性心肌梗死(AMI)是冠状动脉急性闭塞导致心肌缺血缺氧性坏死,常见有心力衰竭、心律失常、心源性休克等并发症。心律失常在急性心梗时极为常见,见于 75%~95% 的急性心梗患者,多发生于起病 1~2 周内,24 小时内最为多见。心律失常是急性心梗早期死亡的主要原因之一。冠状动脉闭塞后急性阶段的心律失常发生机制的主导假说是缺血心肌的电性能不均一造成的折返。急性心梗时可见到以下几种类型的心律失常:

(一) 室性心律失常

多见于前壁心肌梗死患者,表现为室性期前收缩、室性心动过速以及心室颤动。急性心梗时室性期前收缩、室性心动过速和心室颤动是由于折返环或心肌细胞的自律性增高引起。

1. **室性期前收缩**　急性心梗偶发室性期前收缩对血流动力学无明显影响,一般不需要治疗。频发、多源性或舒张早期的室性期前收缩可能促发室性心动过速或心室颤动,应给予抗心律失常药物治疗。

2. **室性心动过速和心室颤动**　为急性心梗患者死亡的主要原因。心室颤动是大部分急性心梗时心源性猝死的原因。心梗后前 48 小时内发生的心室颤动经常由一过性电不稳定性引起,不影响存活者的远期预后;如发生于 48 小时后,常伴有严重的左心功能不全,患者的远期病死率高。

心室颤动的治疗首选非同步电复律。血流动力学稳定的持续性室性心动过速可予抗心律失常药物治疗,常用利多卡因和胺碘酮。血流动力学不稳定或药物治疗无效的室性心动过速应尽早给予电转复。

加速性室性自主心律可见于 20% 的心梗患者,常发生于起病后前 2 天,多数为短暂发作,常在灌注成功后不久可观察到。非持续性室性心动过速对血流动力学影响不大,多为良性过程,一般不需要特殊治疗。

(二) 室上性心律失常

心房扑动和心房颤动是急性心梗时较为常见的室上性心律失常,常继发于心力衰竭或心房梗死及心电不稳定。伴心力衰竭者以控制心力衰竭、改善心功能治疗为主,无心力衰竭的心房扑动或心房颤动可给予 β 受体拮抗剂或钙通道阻滞剂等控制过快的心室率,也可给予胺碘酮。药物治疗效果不佳,心室率超过 120 次/min,或引起心力衰竭、休克或缺血加重等严重的血流动力学不稳定,应予同步电复律。心房颤动应加用肝素或低分子肝素抗凝。

窦性心动过速常出现,可见于多种原因,特别是疼痛、焦虑、心衰、使用某种药物或血管容量减少。

(三) 缓慢性心律失常

包括窦性心动过缓、窦房传导阻滞、房室传导阻滞,多发于急性下壁心梗,常为一过性,可伴有迷走神经张力增高表现。前壁心梗伴完全性房室传导阻滞提示梗死面积大,预后不良。

1. 窦性心动过缓　是由于过度刺激迷走神经或房室结缺血引起,常见于下壁心梗。伴血流动力学影响的心动过缓可静脉给予阿托品,心室率低于40次/min者应行心脏临时起搏治疗。

2. 房室或室内传导阻滞　传导阻滞(房室结阻滞和束支阻滞)在急性心梗时经常出现,由传导束的缺血或坏死引起,迷走神经张力增高时可出现短暂房室阻滞。迷走神经张力增高可因心肌炎症反应刺激传入神经纤维,或急性心梗的疼痛泛化引起。

治疗上可静脉给予阿托品,传导阻滞导致心动过缓伴血流动力学异常者可植入临时起搏导管。

心律失常中医属于"心悸病"范畴,心悸病是指患者自觉心中悸动、惊惕不安,甚则不能自主的一种病证,临床一般多呈发作性,每因情志波动或劳累过度而发作,且常伴胸闷、气短、失眠、健忘、眩晕、耳鸣等症。

中医历代医家对心悸病的治疗,积累了丰富的经验,对其病因病机有较系统地阐述,有不少治法和方药。首都医科大学附属北京中医医院心血管科国家级名老中医、首都国医名师魏执真教授在心律失常治疗方面有着独特的经验,形成了自己独特的治疗心律失常"以脉为主,四诊合参,分为两类、十型、三证候"的辨证论治思路和方法。急性心梗时出现的心律失常的中医药治疗,我们认为可以参考魏教授的经验。魏执真教授治疗心律失常的经验介绍如下:

1. 以脉为主,四诊合参　魏执真教授认为,脉象的变化在心律失常的辨证中最具有鉴别价值。因为心律失常是指心脏搏动频率与节律的异常,心搏频率与节律的变化必然要在脉象上反映出来,所以不同种类的心律失常必然出现反应各自根本特点的脉象。临床常见的各种心律失常都各自有其相应的主脉,如窦性心动过速出现数脉,室上性心动过速或室性心动过速则出现疾脉或脱脉;窦性心动过缓出现缓脉,病态窦房结综合征则出现迟脉;期前收缩者心率快者为促脉,心率慢者为结脉;心房颤动心室率慢者为涩脉,快速心房颤动则为涩而数之脉。各种主脉也都有其相应的主病,如数脉、疾脉和促脉均主"热",而缓脉、迟脉和结脉主阴主寒,涩脉主阴血不足,代脉乃气虚为甚而致气衰。数脉、疾脉和促脉虽同为主"热",但又有区别。数脉乃热,疾为热更盛而阴伤,促脉为热盛阴伤、血脉瘀阻更为明显之象。缓脉与迟脉同属阴寒,但缓脉主气虚、湿痰及风邪阻脉,迟脉则为"寒"。魏执真教授认为,在心律失常的辨证中应以脉为主,四诊合参,当脉症或脉舌有矛盾时,可按照"从脉舍症"或"从脉舍舌"的原则。如期前收缩的患者,其主脉多为细促脉,症状多见心悸、气短、胸闷、憋气,舌苔薄黄,舌质暗红,有时兼见肢凉不温。促脉的主病是"热",热产生的必要环节是心脉瘀阻,心脉瘀阻的根本原因乃心气不足,不能帅血畅行,故辨证应为"心气不足,血脉瘀阻,瘀郁化热",治宜益气通脉,凉血清热。但其中有一症状是"肢凉不温",肢凉是寒象,此时若从肢凉之症,选用温阳散寒、益气通脉之法,临床实践证实,疗效往往不佳。

2. 独特的分类、证型与证候　魏执真教授将心律失常分为两大类,每类又辨为五种证型,各型又可能出现三种证候。简称为"两类、十型、三证候"。

(1)首分阴阳,寒热为纲:魏执真教授认为心律失常的辨证宜首先分为"阳热类"和"阴寒类"两大类,以寒热为纲。分清类别后,治疗中拟定治法、选方、用药就有了正确大方向。西医诊断属于快速性心律失常者,基本为阳热类,缓慢性心律失常者基本为阴寒类。但不完全等同,少数不一致。如各种期前收缩,西医均属快速性心律失常,而中医辨证则需根据脉象分为阳热类及阴寒类,如心室率快或偏快的期前收缩为促脉属阳热类,而心室率慢的期前收缩为结脉则属阴寒类。

(2) 各分五型,分别论治:阳热类心律失常和阴寒类心律失常可各分为五型,分型的依据是:①引起"心脉瘀阻"的因素中虚实的分别;②引起心脉瘀阻的病邪之种类的区别;③形成心律失常的根本因素"心脏亏虚"的不同种类;④病位方面所涉及的不同脏腑。

阳热类可分为以下五种证型:①心气阴虚、血脉瘀阻、瘀而化热;②心脾不足、湿停阻脉、瘀而化热;③心气衰微、血脉瘀阻、瘀而化热;④心阴血虚、血脉瘀阻、瘀而化热;⑤心气阴虚、肺瘀生水、瘀而化热。

阴寒类可分为以下五种证型:①心脾气虚、心脉瘀阻、血流不畅;②心脾气虚、湿邪停聚、心脉受阻;③心脾肾虚、寒邪内生、阻滞心脉;④心脾肾虚、寒痰瘀结、心脉受阻;⑤心肾阴阳俱虚、寒湿瘀阻、心脉涩滞。

(3) 重视证候,急则指标:各型心律失常治疗过程中,常会临时出现一些兼有的证候,当出现兼有证候时,必须给予特别的重视,甚至根据"急则治其标"的原则,先治其兼证,方可取效。心律失常各型中常见证候有:气机郁结、神魂不宁、风热化毒。三种证候中以"风热化毒"影响更大。各型心律失常均可时而出现咽痛、口干欲饮、咳嗽、鼻塞或见发热恶寒等外感风热化毒证候,此时往往心律失常表现加重,或病情已经控制,当风热化毒时心律失常又可出现。"热"是快速性心律失常形成的关键,若再加风热之邪,内外之热相合,势必导致脉更急更乱。此时需特别重视风热的治疗。若风热之邪较轻,可于方中加用疏风清热解毒之品,如板蓝根、锦灯笼、薄荷、金银花和连翘;若风热之邪很重,则应暂停原方药,先用疏风清热之方治其兼证,待风热消退后再继续用原治疗心律失常之方药才为适宜。否则若一味坚守原方,则心律失常不但无效,其病情还可能会进一步加重,这也是临床常见的问题。同样,当出现神魂不宁、失眠、烦躁、惊惕等症状时,宜加用安神定志类药物。气滞明显则应重用理气解郁之品,这些在治疗心律失常时都是不可忽视的。

3. 魏执真教授对心律失常病机的认识　魏执真教授认为心律失常乃本虚标实、虚实兼杂之证,其病位在心,涉及肺、脾、肝、肾等脏。本虚主要是心脏或兼有其他脏腑的气、血、阴、阳的亏虚,病邪主要分热、寒、痰、水湿、风邪、气滞和瘀血。虽然心律失常辨证类型复杂多变,但引起心律失常的必要环节均是"心脉瘀阻",形成"心脉瘀阻"的根本因素是"心脏亏虚"。

(1) 阳热类心律失常:该类心律失常的主要脉象为数、疾、促、促代和涩而数,魏执真教授认为,其主要病机为心脏亏虚,血脉瘀阻,瘀而化热。

心主血脉,心气阴血不足,气为血帅,气虚无力帅血运行;阴血不足,脉道不充,血流涩滞,均可致血脉流通不畅,出现瘀阻,瘀久化热。热可致急,瘀可致乱,遂引起脉数且不齐,表现数脉、促脉、促代脉,或涩兼数脉。因此,阳热类心律失常形成的关键是"热",必然环节是"血脉瘀阻",根本因素是"心脏亏虚"。魏教授认为,这里的"热",乃"瘀热",即血脉瘀阻,瘀久化热,热主要在血分,因此,在充分运用益气养心、通脉活血法则的基础上,加用凉血清热法就十分重要。

(2) 阴寒类心律失常:魏执真教授认为,阴寒类心律失常的主要病机为心脾肾阳气亏虚或兼阴血不足,寒湿、痰饮之邪阻滞心脉,心脉瘀阻流通不畅。

本类心律失常主要脉象为缓、迟、结、涩和结代,魏教授认为,形成本病的关键是“阴寒”,必要环节是“心脉瘀阻”,根本因素是“心、脾、肾脏亏虚”。心主血脉,若心之阳气亏虚或兼阴血不足,气虚无力帅血运行,阳虚无力鼓动血脉流通,阴血不足不能濡润心脉,再兼脾肾阳虚,气化失常,水湿痰饮停聚,阴寒之邪内生,则可致心脉阻滞。阴寒之邪可致脉迟缓,瘀可致脉乱,故见脉迟缓而不齐。

4. 精当的选药、用量、配伍　魏执真教授对治疗阳热类心律失常具有关键作用的凉血清热药物,以及治疗阴寒类心律失常有关键作用的祛风药物的选择,是经过了长期的探索过程,通过对大量清热药物的临床观察比较后,确定丹皮、赤芍对阳热类心律失常的治疗作用比其他清热凉血药物作用显著;羌活对阴寒类心律失常疗效显著。丹皮、赤芍以及羌活,均须用至 15~30g,方可取得显效。但丹皮、赤芍性寒凉,如遇脾虚肠滑之人,可能会出现便溏甚至腹泻,此时魏教授常于处方中加用黄连厚肠,或加炒白术、炒薏苡仁健脾渗湿止泻,或加干姜温中散寒,甚或加诃子肉以涩肠止泻。

5. 心律失常两类、十型、三证候的证治

(1) 阳热类

1) 心气阴虚,血脉瘀阻,瘀而化热

主要症状:心悸,气短,疲乏无力,胸闷或有疼痛,面色少华,口干欲饮。

主要舌象:舌质暗红、碎裂,苔薄白或薄黄。

主要脉象:数、疾、促、细。

本型主要包括窦性心动过速,阵发性室上性心动过速,心室率偏快的各种期前收缩、室性心动过速等。

辨证分析:此型患者多因思虑过度,心之气阴暗耗,或因忧郁、惊恐七情所伤等,使心气阴耗损;亦可因饮食不节,劳累过度,伤及脾肾,脾虚化源不足,不能滋养于心,肾虚不能上济于心,而致心气阴血不足;大病、久病耗伤心气阴血;或先天禀赋不足等,也可引起心气阴血亏虚。心之气阴不足是本型的根本所在,心主血脉,心气亏虚,无力帅血运行,血脉流通不畅而出现瘀阻,于是形成血脉瘀阻的重要环节。瘀久而化热,热可致急,瘀可致乱,遂引起数脉或疾脉,或数而时止的促脉,“化热”是形成此型的关键。总之,此型的病机是心气阴不足,血脉瘀阻,瘀而化热。脉数、疾、促均是血瘀化热的表现,心悸气短,疲乏无力,面色少华,脉细为心气阴不足之征。胸闷或胸痛,舌暗红、碎裂为心之气阴不足、血脉瘀阻之兆。若见薄黄之苔,更可证明化热。

治法:益气养心,理气通脉,凉血清热。

方药:自拟清凉滋补调脉汤。

太子参 30g、麦冬 15g、五味子 10g、丹参 30g、川芎 15g、香附 10g、香橼 10g、佛手 10g、乌药 10g、丹皮 15g、赤芍 15g、黄连 10g

　　方解：太子参又名孩儿参、童参。味甘微苦，性平，归脾、肺经。功能补气生津，但药力较弱，为补气药中的一味清补之品。麦冬味甘微苦，性微寒，归肺、心、胃经，可滋补肺胃之阴，兼养心阴，补而不腻。五味子，《本草备要》言其"五味俱备，酸咸为多，故专收敛肺气而滋肾水，益气生津……"五味子性温，但温而不燥，归肺、肾、心经，可生津止渴，养心敛汗。三味药共用，寓"生脉散"之意，补气养阴，不燥不腻，乃针对心之气阴亏虚病机而设。

　　魏教授有时不用太子参，而用沙参，或太子参、沙参同用。一般而言，气虚明显者选用太子参，阴虚明显者则选用沙参。若患者虽有气虚，但气短、乏力不著，且患者平素易"上火"，如时常咽痛、口舌生疮，此时魏教授即以沙参易太子参。沙参味甘，性微寒，归肺、胃经，功能清肺养阴、益胃生津。魏教授认为，沙参虽以养阴为主，但亦有补气之功。《神农本草经》言其可"补中，益肺气"，对此，魏教授认为可从两方面加以理解：一方面提示沙参有"益气之功"；另一方面，肺主一身之气，肺气足，则全身之气可得到补充。若患者气虚表现明显，且平素不容易咽痛、牙痛，口干不显，即使舌苔黄，也可选用太子参。若患者气虚明显，且平素又易"上火"，用沙参后仍觉乏力、气短，此时魏教授则以太子参、沙参合用，使补气而不助热。

　　香橼味辛微苦酸，性温，归肝、脾、肺经，气芳香味辛而能行散，苦能降逆，有调气、宽胸、化痰之功；佛手味辛苦，性温，归肝、脾、胃、肺经，气清香而不烈，性温和而不峻，功近香橼而作用较为缓和，可理气和中，疏肝解郁。二味药相伍，可调理气机，久用不致伐伤正气。香附味辛微苦微甘，性平，归肝、三焦经。《本草纲目》谓其"利三焦，解六郁，……其味多辛能散，微苦能降，微甘能和。乃足厥阴肝、手少阳三焦气分主药，而兼通十二经气分……乃气病之总司，女科之主帅也"。善于疏肝解郁、调理气机。香附并兼入血分，为"血中气药"。乌药味辛性温，归肺、脾、肾、膀胱经。辛开温散，上行肺脾，下通膀胱，善调诸气，可用于气逆、寒郁、血凝引起的疼痛。香橼、佛手、香附、乌药四药共用，使气机调畅，血行流通。针对现在多数患者均服用西药抗血小板药物，魏教授常常方中只有调气之品，而无活血之药，取气行则血行之理，通过理气使血脉通畅。

　　丹皮，苦辛微寒，归心、肝、肾经，功能清热凉血、活血散瘀，有凉血而不留瘀、活血而不动血之特点。赤芍苦微寒，专入肝经，善走血分，功能清热凉血、祛瘀止痛，善清泄血分郁热，既凉血又活血。两者合用，乃针对阳热类心律失常病机而设，既能清血中瘀热，又能散血中瘀滞。丹皮、赤芍的用量，少则15g，多则30g，方能效果显著。如遇脾胃虚弱之人，丹皮、赤芍用至15g时，便会出现腹泻便溏，因此，对于这样的患者，魏教授常佐以黄连，取其厚肠之用，防止丹皮、赤芍寒凉致泻。

　　全方共奏益气养心、理气通脉、凉血清热之功，以使心气阴足、血脉通，而瘀热清，数、疾、促脉平，心悸止。

　　2）心脾不足，湿停阻脉，瘀而化热

　　主要症状：心悸，气短，疲乏无力，胸闷或有疼痛，口苦，纳差，脘腹痞满，大便不实，黏而不爽。

　　主要舌象：苔白厚腻或兼淡黄，舌质暗红。

　　主要脉象：数、疾、促、滑。

此型可见于窦性心动过速,阵发性室上性心动过速,阵发性室性心动过速,各种心室率偏快的期前收缩。

辨证分析:此型患者多因思虑过度,心脾受伤,脾失健运,湿邪停聚;或因饮食不节,中土受伤,脾失健运,湿邪停聚;或因外淫湿邪内侵。总之,湿邪阻脉,致使心脉瘀阻不畅,湿邪郁久化热,遂形成此型。脉数、疾、促、滑是湿热阻脉的见证。脘腹胀满,便黏不爽,口苦,纳差,苔白厚及厚腻兼黄亦是湿热困脾之象。胸闷或有疼痛,舌质暗,脉促均为心脉瘀阻之征。心悸,气短,疲乏无力,大便不实是为心脾不足所致。

治法:理气化湿,凉血清热,补益心脾。

方药:自拟清凉化湿调脉汤。

苏梗 10g、陈皮 10g、半夏 10g、白术 30g、茯苓 15g、川朴 10g、香附 10g、乌药 10g、川芎 15g、丹皮 15g、赤芍 15g、黄连 10g、太子参 30g

方解:白术、茯苓、陈皮、半夏健脾化湿;苏梗、川朴、香附、乌药理气宽胸,以助湿化;川芎活血通脉;丹皮、赤芍凉血清热;黄连厚肠;太子参补益心脾。全方共奏理气化湿、凉血清热、补益心脾之功,使心脾气充足、停湿消退、心脉通畅、瘀热化解,而数、疾、促脉得以恢复,心悸病愈。

3) 心气衰微,血脉瘀阻,瘀而化热

主要症状:心悸,气短,疲乏无力,胸闷或有疼痛,劳累后心悸,气短尤甚。

主要舌象:舌胖淡暗或暗红,苔薄。

主要脉象:促代。

本型主要见于频发室性期前收缩、频发房性期前收缩或频发结性期前收缩,甚至形成二联律或三联律者。

辨证分析:此型患者虽与上述两型同时具有“血脉瘀阻,瘀久化热”之形成促脉的病机,但是此型患者是促代脉,而前面两型是促脉。促脉是指脉数而有间歇,代脉是指脉间歇频发的脉象。因代脉主病是脏气虚衰,所以此型患者的病机是心气虚衰,血脉瘀阻,瘀而化热。与单纯促脉的区别是此型心气虚的程度严重,已达到虚衰的程度。此型患者多因先天禀赋心气不足,加之七情所伤,如大惊大恐心气耗伤,惊则气乱,恐则气下,都可损伤心气;或因忧思伤及心脾,亦可耗伤心气,致使心气更虚而达到虚衰之程度;饮食不节,脾气受伤,脾虚运化失常,化源不足,不能上奉于心,致使心之气血不足;劳累过度亦能伤脾,脾虚而致心气不足;或大病久病伤及心气等因素,均使心气大伤,亦致使心气衰微,不能帅血运行而致血脉瘀阻,瘀久化热,遂形成此型。本型表现在脉象的特点是见到促代脉。症状的特点是劳累后心悸加重及心律失常更加明显。

治法:补气通脉,清热凉血。

方药:自拟清凉补气调脉饮。

生黄芪 30g、太子参 30g、人参 10g、麦冬 15g、五味子 10g、丹参 30g、川芎 15g、香附 10g、香橼 10g、佛手 10g、乌药 10g、丹皮 15g、赤芍 15g、黄连 10g

方解:生黄芪、太子参、人参大补心气;麦冬、五味子养心阴以助补气;丹参、川芎活血通脉;香附、香橼、佛手、乌药理气以助通脉;丹皮、赤芍凉血清热;黄连厚肠。此方与治疗阳热类 1 型心律失常方——清凉滋补调脉汤的区别是,此方是前方加用生黄芪、人参等大补心气之品。因而前方功效只是补气滋阴、通脉凉血;此方功效则重补心气、通脉凉血;前方主治心气阴虚、血脉瘀阻、瘀而化热;此方则主治心气衰微、血脉瘀阻、瘀而化热。

4) 心阴血虚,血脉瘀阻,瘀而化热

主要症状:心悸,气短,胸闷,胸痛,面色不华,疲乏无力,大便易秘。

主要舌象:舌质红暗碎裂,薄白或少苔。

主要脉象:涩而数。

本型见于快速型心房颤动。

辨证分析:此型患者临床表现的特点是见涩而数脉。涩脉是细而迟,参伍不调。此型的脉是参伍不调,但不迟反而数,即快速型心房颤动。涩脉的主病是心阴精血亏虚,加之寒湿之邪闭阻血脉,所以典型的涩脉是细迟而参伍不调。此型的脉象数而参伍不调,是因为此型的病机为心阴精血亏虚而致血脉瘀阻,瘀而化热,而无寒湿之邪阻脉。此型与单纯涩脉型比较,心阴精血损伤更甚。此型的形成是由于先天禀赋阴精不足或失血、大汗等阴液精血耗伤,或五志过极,心之阴液精血耗伤,或因劳倦,特别是房劳过度损伤肾阴,肾水不能上济于心而致心阴液精血亏虚。以上诸多因素致心阴精血亏虚,不能濡润心脉,而致心脉瘀阻,瘀久化热,而成涩而数之脉象。舌质红暗碎裂,大便秘等也是阴液精血亏虚的征兆。

治法:滋养阴血,理气通脉,清热凉血。

方药:自拟清凉养阴调脉汤。

太子参 30g、沙参 30g、麦冬 15g、五味子 10g、白芍 15g、生地黄 15g、丹参 30g、川芎 15g、香附 10g、香橼 10g、佛手 10g、乌药 10g、丹皮 15g、赤芍 15g、黄连 10g

方解:沙参、麦冬、五味子、白芍、生地黄滋补心血;太子参补气以生阴血;丹参、川芎活血通脉;丹皮、赤芍凉血清热;黄连厚肠;香附、香橼、佛手、乌药理气以助活血通脉;全方共奏滋养阴血、理气通脉、凉血清热之功。此方的特点是滋养阴血,主治因心阴血亏虚,血脉瘀阻,瘀而化热而致之涩数脉。

5) 心气阴虚,肺瘀生水,瘀而化热

主要症状:心悸,气短,胸闷,胸痛,咳喘,甚而不能平卧,尿少,水肿。

主要舌象:舌质红暗,苔薄白或薄黄。

主要脉象:细数。

本型见于心力衰竭心动过速者。

辨证分析:此型患者的特点是除因心之气阴亏虚,血脉瘀阻,瘀而化热而引起的脉细数外,尚兼有肺失肃降,水饮停聚的表现。因此,其临床症状,除见心悸、气短、胸闷、胸痛等外,尚见咳喘,甚而不能平卧,尿少肢肿,舌质暗红,苔薄白或薄黄。此型数脉的形成除了因气阴两虚引起的血脉瘀阻,瘀久化生之“热”鼓动血脉,使脉搏增快外,尚有因水饮停聚,阻滞血脉,使血脉更加壅阻,瘀热更盛。因此这型的治疗法则,除益气养心、理气活血、凉血通脉外,尚需肃肺利水,使水饮去,血脉通,瘀热除,而数脉平。

治法:补气养心,肃肺利水,凉血清热。

方药:自拟清凉补利调脉饮。

生黄芪 30g、太子参 30g、麦冬 15g、五味子 10g、丹参 30g、川芎 15g、桑白皮 30g、葶苈子^(包煎)30g、泽泻 30g、车前子^(包煎)30g、丹皮 15g、赤芍 15g、黄连 10g

方解:生黄芪、太子参大补心气;麦冬、五味子滋心阴;丹参、川芎活血通脉;桑白皮、葶苈子、泽泻、车前子泻肺利水;丹皮、赤芍凉血清热;黄连厚肠。全方共奏补气养心、肃肺利水、凉血清热之功,使得心气阴充足,肺血运行,肺脉流通,水道通利,瘀热消退,而心悸平复、数脉调整。

(2) 阴寒类

1) 心脾气虚,心脉瘀阻,血流不畅

主要症状:心悸,气短,胸闷或胸痛,乏力,不怕冷,可怕热,肢温不凉。

主要舌象:质淡暗,苔薄白。

主要脉象:缓而细弱。

本型可见于窦性心动过缓,结区心律,加速的室性逸搏心律。

辨证分析:思虑过度,耗伤心脾,致使心脾不足;饮食不节,脾胃受伤,而致脾虚;劳累过度及先天禀赋心脾不足,大病久病耗伤心脾等均可致使心脾气虚,心脉失养,运行无力缓慢而出现缓脉。此型的特点是脉缓而非迟、非结,不怕冷,甚至怕热,四肢不凉而温,苔薄白质暗淡,一派心脾气虚,心脉失养,流行缓慢滞而不畅之象。但病在心脾而不在心肾,是虚证而不是虚寒证,无明显的痰湿之邪。

治法:健脾补气,活血升脉。

方药:自拟健脾补气调脉汤。

太子参 30g、生黄芪 30g、白术 30g、陈皮 10g、半夏 10g、茯苓 15g、羌活 15g、川芎 15g、丹参 30g

方解:太子参、黄芪补气升阳;茯苓、白术、陈皮、半夏健脾化湿;羌活祛风以助化湿;川芎、丹参通脉。全方共奏健脾补气、活血通脉之功,使心脾气充足,心脉得养,缓脉得以平复。

2) 心脾气虚,湿邪停蓄,心脉受阻

主要症状:心悸,气短,胸闷或胸痛,乏力,不怕冷,肢温,脘腹胀满,纳差,大便不实不爽,头晕胀。

主要舌象:苔白厚腻,质淡暗。

主要脉象:脉缓而弦滑。

此型亦见于窦性心动过缓,结区心律及加速的室性逸搏心律等。

辨证分析:情志所伤,思虑过度,耗伤心脾,脾失健运,湿邪停聚,心脉被阻。另外,饮食不节,劳累过度,先天禀赋心脾亏虚,大病久病耗伤心脾,也能使湿邪停聚,心脉被阻,致使脉搏缓慢。郁怒伤肝,肝木克土,气结湿停,心脉被阻。外感湿邪,阻滞心脉亦能引起脉搏缓慢,形成此型。这一类型的特点与前一类型相同之处是脉缓,不怕冷,肢温不凉,说明其病位同在心脾,同是心脾气虚为本,病位未涉及肾,病情属于心脾气虚而无明显肾虚之象。与前一型不同之处是,此型以湿邪停聚为主,本虚标实,且标实表现突出,所以症见脘腹胀满,纳差,便不实不爽,头胀而晕,苔白厚腻,脉缓兼弦滑等湿停气结之象,但同时又有心悸、气短、乏力、舌淡暗等心脾气虚之证。此型是以湿为标,以虚为本。临床遇此型时宜急则治其标,化湿为主,兼顾健脾补气。待湿化后可按心脾不足,心失所养的(1)型治疗原则继续治疗,调养收功。

治法:化湿理气,活血升脉。

方药:自拟理气化湿调脉汤。

苏梗 10g、陈皮 10g、半夏 10g、白术 30g、茯苓 15g、川朴 10g、香附 10g、乌药 10g、羌活 15g、川芎 15g、丹参 30g、太子参 30g

方解:白术、茯苓、陈皮、半夏健脾化湿;苏梗、川朴、香附、乌药理气化湿;羌活祛风以助化湿;川芎、丹参活血通脉;太子参补益心脾。全方共奏化湿通脉,补益心脾之功,使湿邪化,心脉通,心气足,缓脉愈。

3) 心脾肾虚,寒邪内生,阻滞心脉

主要症状:心悸,气短,胸闷,胸痛,乏力,怕冷,肢冷,便溏,腰腿酸软无力或可伴头晕耳鸣、阳痿等。

主要舌象:舌质淡暗,苔薄白或白滑。

主要脉象:迟脉。

此型主要见于病态窦房结综合征,三度房室传导阻滞,或二度Ⅱ型房室传导阻滞及室性逸搏心律等。

辨证分析:禀赋薄弱,或老年脏气虚衰,劳倦过度,房事不节,生育过多,久病失养,暴病伤阳等导致心肾阳虚,阴寒之邪内生,阻滞心脉,致使脉迟。此型的特点是脉迟而非缓、非结,自觉怕冷,肢凉不温。所以此型的病性是阳虚而寒之证,不同于前面两型之气虚无寒。病位方面此型不仅在心脾而且涉及肾,所以可见腰腿酸软、头晕、耳鸣、阳痿等。此型之治则宜用辛温辛热之品温阳散寒,使寒痰祛而心脉通,迟脉转常,虚寒之证消失。

治法:温阳散寒,活血升脉。

方药:自拟温阳散寒调脉汤。

生黄芪 30g、太子参 30g、白术 30g、茯苓 15g、附片 10g、肉桂 10g、鹿角 10g、桂枝 10g、川芎 15g、丹参 30g、干姜 10g

方解:附片、肉桂、鹿角、干姜、桂枝温阳散寒;生黄芪、太子参、白术、茯苓健脾益气,以助温阳散寒;川芎、丹参活血通脉。全方共取温阳散寒,活血升脉之功效。

4) 心脾肾虚,寒痰瘀结,心脉受阻

主要症状:心悸,气短,乏力,胸闷,胸痛,怕冷或不怕冷,肢温或肢冷。

主要舌象:舌质淡暗,苔薄白。

主要脉象:结脉,结代脉。

本型主要见于期前收缩而心室率慢者,二度Ⅰ型房室传导阻滞及心室率慢的窦房传导阻滞等。

辨证分析:本型的特点是脉结,或结代。结脉可有缓而间歇,或迟而间歇。两者的病机尚有分别,缓而时止是因心脾气虚加之湿痰与气血凝结阻滞心脉而成,迟而时止是因心脾肾阳虚,寒痰与气血凝结阻滞心脉。两者除脉有差别外尚可见症状有差别。缓而间歇者不怕冷、肢温,迟而间歇者怕冷而肢凉,同时迟而间歇者还可兼有头晕耳鸣、腰腿酸软等。此型与

1型、2型的差别是此型为结脉而1型、2型是缓脉,与3型的差别是此型为结脉而3型是迟脉。结脉与缓脉和迟脉形成方面的差别,是结脉除心脾肾虚极、寒痰湿阻脉等因素外,尚有气、血、老痰相凝结而心脉被阻的特点,因此脉流更加结滞不通,而出现脉有间歇之象。治疗结脉除补气或温阳散寒外,宜重在通气活血,逐痰破瘀散结。

结代脉是结脉而间歇频繁出现,甚而连续出现。结代脉与单纯结脉形成的区别是,结代脉的形成是气虚更甚,达到衰微的程度。所以治疗结代脉时要更加重用补气之品方可取得满意效果。

治法:温补心肾,祛寒化痰,活血散结。

方药:自拟温化散结调脉汤。

生黄芪30g、太子参30g、白术30g、茯苓15g、肉桂10g、鹿角10g、干姜10g、白芥子10g、莱菔子10g、陈皮10g、半夏10g、川芎15g、三七粉^(分冲)3g

方解:干姜、肉桂、鹿角温阳散寒;白芥子、莱菔子、陈皮、半夏、白术、茯苓化痰湿;生黄芪、太子参补气以助通阳散寒化痰湿之力;川芎、三七粉活血通脉散结。全方温补、散寒化痰、活血通脉散结。治疗心脾肾虚、寒痰瘀结、心脉受阻之脉结证。

5)心肾阴阳俱虚,寒湿瘀阻,心脉涩滞

主要症状:心悸,气短,胸闷,胸痛,乏力,大便偏干。

主要舌象:舌暗红或兼碎裂,苔薄白。

主要脉象:细涩。

本型主要见于心室率缓慢的心房颤动。

辨证分析:本型的特点是见细迟且参伍不调的涩脉。涩脉的形成与本型的病机是心脾肾之阴精及气阳俱虚,且阴津精血不足为主。阴血不足,心脉失其濡养,气阳不足,心脉失其温煦,且兼寒湿之邪阻滞心脉,诸多因素致使心脉受损,故出现脉缓而参伍不调的涩脉。此型为阴阳气血俱虚,心脾肾俱病且兼寒湿之邪停蓄的复杂证型,因此治疗法则较其他类型更为复杂,取效更为困难。

治法:滋阴温阳,化湿散寒,活血通脉。

方药:自拟滋养温化调脉汤。

生黄芪30g、太子参30g、白术30g、茯苓15g、陈皮10g、半夏10g、干姜10g、肉桂10g、桂枝10g、阿胶10g、当归10g、白芍15g、生地黄15g、川芎15g、丹参30g

方解:白术、茯苓、陈皮、半夏健脾化湿;干姜、肉桂、桂枝温阳散寒;生黄芪、太子参补气,以助散寒化湿;当归、白芍、生地黄、阿胶滋补心肾之阴;川芎、丹参活血通脉。全方共使寒湿消散,心肾阴阳充足,心脉得以温煦濡润,心血得以畅通,涩脉得以纠正。

(3)三种兼有证候:在病程中各型均可能出现以下三种证候:

1)气机郁结

主要兼有症状:脘腹、胸胁胀满,郁闷少欢。常叹息,大便欠畅,食纳欠佳。

主要兼有舌象:舌暗更甚。

主要兼有脉象:弦脉。

辨证分析:常因情志不舒,郁郁寡欢,日久致肝气郁结,气机不畅,致使心脉瘀阻更甚,可加重前述各类型心律失常,或成为各型心律失常发作的诱因,因此各类各型心律失常如兼见气机郁结证候时须予以重视,加用疏郁理气药物方可取得良好疗效。

可选用郁金 10g、枳壳 10g、香附 10g、乌药 10g、大腹皮 10g、川朴 10g 等药。

2)神魂不宁

主要兼有症状:失眠多梦,易惊,胆怯,精神不易集中,或坐卧不宁。

主要兼有舌象:舌淡暗。

主要兼有脉象:动脉。

辨证分析:此证候多为惊恐、郁怒、思虑、忧郁等情志损伤心神,使神魂不宁。心脏两大生理功能一为心主血脉,二为心藏神。心脏病变可分别出现两种功能失调的表现,同时两者又可互为影响。心脉流通不畅可致心神不宁,心神不宁又可加重心脉流通不畅。因此心律失常时若见神魂不宁则应予以重视,应加以相应治疗,否则治疗不会取得良好效果。尤其是睡眠不安及失眠会加重心律失常的出现,必须加用宁心安神之品。

各型如兼见神魂不宁,须在原有治法中加入安神定志之品,可随证选用菖蒲 10g、远志 10g、炒枣仁 30g、夜交藤 30g、合欢花 10g、莲子心 1.5g、百合 15g、生龙骨[先煎]15g、生牡蛎[先煎]15g 等药。

3)风热化毒

主要兼有症状:咽痒,咽痛,鼻塞,流涕,甚或恶寒发热,肢体酸痛,口干欲饮。

主要兼有舌象:舌红,苔薄白或薄黄。

主要兼有脉象:浮。

辨证分析:兼此证型时是因兼感上焦风热。心律失常的患者发病的重要环节是心脉瘀阻,若加之外感风热之邪,阻滞心脉,则必然加重心律失常的病情。尤其是阳热类心律失常再加风热之邪,内外之热相合,可使脉更急而更乱,则数、疾、促脉更加明显,所以若兼感风热时必须予以高度重视。此时需暂用疏风清热之方,待风热消退后再继续用原治疗心律失常之方药才为适宜。

疏风清化之品,可选用薄荷 10g、荆芥 10g、连翘 15g、金银花 15g、板蓝根 10g、锦灯笼 10g 等药。

(戴 梅 韩 垚)

主要参考文献

[1] 张俊义,闫素华.心肌梗死后心律失常研究的新进展——交感、副交感神经失衡[J].中国心血管病研究,2009,7(9):705-709.

[2] CAMM AJ,LIP GY,DE C R,et al. 2012 focused update of the ESC Guidelines for the management of atrial fibrillation:an update of the 2010 ESC Guidelines for the management of atrial fibrillation—developed with the special contribution of the European Heart Rhythm Association. Europace,2012,14(10):1385-1413.

[3] 来晓磊,周琦,尚菊菊,等.中药静脉制剂干预急性心肌梗死的系统评价[J].中华中医药杂志,2015,30(4):1208-1211.

[4] 李虹,杨红英,刘辉,等.灯盏细辛注射液对 ST 段抬高急性心肌梗死患者 PCI 术后临床及预后的影响

[J].广东医学,2010,31(12):1611-1613.

[5] 刘英华,朱玉山,王健兵,等.稳心颗粒对急性心肌梗死再灌注心律失常的影响[J].中西医结合心脑血管病杂志,2010,8(1):10-11.

[6] 李建杰,尚树忠,顾旭,等.血府逐瘀汤合生脉饮对急性心肌梗死介入术后再灌注损伤的防治[J].中医临床研究,2013,5(18):10-12.

[7] 吕建新.瓜蒌皮注射液治疗急性心肌梗死室性再灌注心律失常32例[J].浙江中医杂志,2011,46(6):467.

[8] 尹红霞.稳心颗粒对心肌梗死后心律失常和心率变异性的影响[J].辽宁中医杂志,2011,38(4):668-669.

[9] 贺晓楠,孙婷婷,张城,等.丹红注射液对再灌注心肌的保护作用[J].辽宁中医杂志,2011,38(8):1578-1580.

[10] 张赫楠,李平.心肌梗死急性期使用宁心颗粒对预防心律失常的作用初探[J].中华中医药杂志,2015,30(4):1194-1196.

第二节　急性心肌梗死并发心力衰竭的中医药治疗研究

心力衰竭(heart failure,HF)是指在各种因素的作用下,心脏的结构和/或功能发生了异常,导致心脏的充盈和/或射血功能发生障碍、衰退,形成了一组病情复杂的临床综合病症。心力衰竭具有高发病率、高致死率的特点,是各种心脏疾病终末期的表现,是世界范围内最主要的死亡原因之一,给社会和家庭带来了沉重的负担。

当前,人们的生活水平逐步提高,医疗方案不断更新,许多急性心肌梗死的患者因为冠心病诊治系统的完善,而度过了急性期,存活了下来。随之而来的是冠心病的发病率以及由冠心病所致HF的发病率越来越高。研究显示,目前西方国家及我国的HF患者,最常见的致病原因均是冠心病。对我国部分地区42家医院共10 714例HF住院病例进行的回顾性调查发现,冠心病HF的发病率由1980年的36.8%上升至2000年的45.6%。目前冠心病HF已成为全球常见的公共卫生问题。

中医学历代没有称作"心衰"之病名,而在历代医家的论著中,可见"心悸""痰饮""怔忡""胸痹""喘证""水肿"等病症的描述,依其所述之临床表现,可归于当今中医学心力衰竭的类似表现。在历代医家认识及研究不断发展的基础上,HF的中医病名于1997年确立,现《中医内科学》将其命名为"心水病"。随着在实验研究、临床治疗中的不断探索,中医学对HF的认识也不断加深,大量临床治疗的验案显示,中医药可有效改善患者的临床症状,有助于心功能的提高,减少患者的住院率和住院时间,提高患者的生存质量且副作用小,在HF的治疗领域中独树一帜,显示出其独特的优势。

一、病因病机

中医对于HF病机的论述最早见于《黄帝内经》。《素问·水热穴论》云:"故水病下为胕肿大腹,上为喘呼,不得卧者,标本俱病。"《灵枢·水胀》曰:"水始起也,目窠上微肿,如新卧起之状,其颈脉动,时咳,阴股间寒,足胫肿,腹乃大,其水已成矣。"

HF的病因病机较为复杂,中医界相关论述很多,但主要观点基本一致。近年来中医文献普遍认为,HF 病位以心为主,同时还与肺、脾、肾相关。HF 基本病机是本虚标实,"虚"者即以心气、心阳亏虚为本,"实"者乃以血瘀、水饮内结为标。心主血脉,体内血液运行需要心中阳气的温煦与推动,故心之阳气乃是维持体内血液循环的原生动力。心脏自病、七情内伤、外邪久稽内舍于心、他脏病变累及于心,均可引发心病,心气不足,必致鼓动乏力而生诸病;气血运行失畅,致心脉空虚,久之阳气受损,虚而生寒,血为之凝,不能气化,水为之停。"血不利则为水",血瘀则水停,脉络为之不畅,致使心失所养,临床上出现 HF 的表现。虚实夹杂、标本俱病是本病的病理特点。瘀血、水饮既继发于阳气亏虚,一旦形成又会导致阳气进一步损伤,最终形成由虚致实、由实致虚的恶性循环。

刘红旭教授对 2003—2008 年 HF 的大量中医临床研究文献材料经过梳理总结分析,归纳出 HF 中医证候规律:HF 中医证型以气阴两虚、阳虚水停、气虚血瘀、心肾阳虚为主。张艳教授认为 HF 病机乃本虚标实,本虚者即以心气虚为主,标实者乃以痰饮内停、心血瘀阻为主。张艳教授还指出,心气虚可进一步发展为心阳虚,正所谓"有一分阳气便有一分生机",而"瘀血乃一身之大敌",从而提出以益气活血法治疗慢性 HF。马金等认为 HF 分为三个发展阶段,每个阶段其病位不同,治疗方法也应各异。HF 初期多为气虚血瘀,而心脉的搏动依赖于心气的推动,气行则血行,若心气不足,则推动无力,血行不畅,瘀血内生,必致心脉瘀阻,治疗当以活血补气为主。中期多是气阴两虚兼血脉瘀阻证,治疗当以益气养阴、活血通络为主。末期多是心阳虚水泛证,治疗当以温阳益气、通经利水为主。赵锡武认为:心藏神而舍脉,脉为血之府而诸血皆归于心,血液流行有恒一之方向,逆流则为病,若心阳旺盛,心血充盈,则血行流畅,否则血运失常,回流障碍,血流瘀积,造成腹水及肿胀,此即"血不利则为水"。朱明军教授认为,HF 发展过程中,心气亏虚是病理基础,病理的中心环节是血脉瘀滞,并常兼有不同程度的水邪。而本病病位在心,同时与肺、脾、肝、肾等器官密切相关;其病理性质为本虚标实,以阳虚、气虚或气阴两虚为本,瘀血、痰饮、水停为标。阳虚则气化不利,气虚则运血无力,出现痰饮、瘀血、水停等标实之候。

二、治疗方法

HF 的病因病机是心之气阳亏虚为本,血瘀水停经脉为标,因此大多医家认为 HF 的治则为"益气温阳,活血利水"。近年来随着认识的深入、经验的积累,中医药在治疗 HF 的研究领域取得了很大进展。

(一) 单味药研究

1. **黄芪**　黄芪的主要功效是补气升阳,利水消肿,益卫固表,托疮生肌。据现代药理研究证明,黄芪含有黄酮、皂苷、多糖和微量元素等多种物质成分,具有多方面的药理作用。黄芪有显著的抗心肌缺血的功效,能够抑制急性坏死的心肌血清肌酸激酶的升高,能显著保护坏死的心肌细胞。黄芪还是一种非洋地黄类正性肌力药物,可有效增加心脏收缩力和搏出量,对于疲劳或中毒衰竭的心脏疗效更为明显。李岩等复制心梗后 HF 大鼠的模型,使用黄芪提取物给大鼠灌胃,观察 HF 大鼠的血流动力学情况,研究结果显示,黄芪组大鼠 HF 症状明显改善,左室内压上升/下降的最大速率也有提高。治疗 9 周后,可观察到黄芪组大鼠相比模型组大鼠活动量大,解剖后经肉眼观察发现黄芪组大鼠的心肌梗死面积显著小于对照模型组。同时有研究证明,黄芪可拮抗 AngⅡ引起的细胞线粒体琥珀酸脱氢酶活力下降,从而改善心肌细胞能量代谢。黄芪能够显著对抗 AngⅡ所引起的 CK-B 表达增加和 CK-M 表达减少,使心肌细胞的 CK-B 和 CK-M 亚基的表达趋于正常。

2. 桑白皮 桑白皮的主要功效是泻肺平喘、利尿消肿等。现代药理研究发现桑白皮含香豆素、黄酮、生物碱等多种化学成分,具有抗菌、抗病毒及抗炎等作用关。韦媛媛等观察发现,桑白皮提取物具有抗炎、拮抗致炎介质 5-羟色胺和组胺的作用;同时研究显示,桑白皮总黄酮具有镇咳祛痰的作用。李崧等研究显示,桑白皮醇提取物能够对竞争性拮抗白三烯 D4引起的气管平滑肌痉挛起到收缩作用,而且该作用不会被普萘洛尔或格列本脲等药物阻断,其效果类似于普仑司特这一选择性白三烯受体拮抗剂。而与普仑司特不同的是,桑白皮醇对抗原引或氨甲酰胆碱或组胺引起的气管平滑肌痉挛具有一定的对抗作用,提示桑白皮提取物桑白皮醇具有白三烯拮抗活性。

3. 防己 防己的主要功效是利水消肿、祛风止痛。现代药理研究显示,粉防己碱是其有效成分。粉防己碱可以抗心肌缺血、抗心律失常、抗血小板聚集和凝血、抗炎及免疫抑制、抗缺氧及再灌注损伤、抗肿瘤,并有临床及实验研究佐证。王裕勤等研究显示,粉防己碱可降低大鼠心肌缺血/再灌注过程中白细胞介素(interleukin,IL)-Ip、IL-6、肿瘤坏死因子-α (tumor necrosis factor-α,TNF-α)这些炎症因子的表达,可显著降低心肌的酶学水平,减小心肌梗死面积,改善了心肌缺血/再灌注大鼠的心功能。

4. 葶苈子 葶苈子的主要功效是下气行水,善治痰饮咳嗽,水肿胀满,肺壅喘急。近年来一些研究显示,葶苈子的水提取物能够增强犬的左室心肌泵血功能和收缩功能,增加冠状动脉的血流量,其作用与异丙肾上腺素相似。但葶苈子的水提物对动静脉血氧分压、动静脉氧溶解度以及心室率没有显著的负面影响。张晓丹等研究显示葶苈子高、中剂量组具有显著的利尿作用,能显著增加 HF 大鼠的排尿量。吴伟等观察葶苈子黄酮洗漆家兔血小板的聚集及黏附作用和对血小板活化因子诱导的家兔中性粒细胞的影响。结果提示葶苈子黄酮具有拮抗血小板活化因子的作用,可明显抑制血小板活化因子诱导的中性粒细胞和血小板聚集及黏附活性的升高。

(二) 经验方研究

杨彩丽等临床观察在西医常规治疗基础上联用益气养心通脉汤治疗 HF36 例,观察结果显示:治疗组总有效率为 94.44%,与对照组相比差异具有统计学意义($P<0.05$),提示:益气养心通脉汤可提高患者左室射血分数,有效改善 HF 患者的心脏舒张和收缩功能,缓解临床症状,提高患者生存质量,降低了治疗后再住院的发生率,其疗效安全可靠,治疗过程中没有发现不良反应。孙漫原等观察在西医常规治疗基础上联用瓜蒌薤白半夏汤治疗 HF34 例,疗效满意,提示:瓜蒌薤白半夏汤适用于痰浊壅塞、胸阳瘀阻的 HF 患者。李艳艳等研究益气强心法对慢性充血性 HF 患者的心功能影响,课题研究中治疗组收治 38 例,在常规西药治疗基础上加用益气强心煎剂,对照组收治 38 例予以常规西药治疗,结果显示,治疗组总有效率为 92.11%。对照组总有效率为 76.32%,差异具有统计学意义($P<0.05$)。刘刚对 35 例慢性心房颤动合并 HF 的患者用炙甘草汤治疗,回顾性分析显示:总有效率为 74.29%,其中显效 1 例,有效 25 例,无效 9 例,恶化 0 例。以上研究结果表明炙甘草汤对于慢性心房颤动

合并 HF 患者,不但可减轻心悸症状,同时对于心功能的改善也有疗效明显、安全可靠无副作用的优势。刘吉祥等研究中选择慢性 HF 患者 100 例,采用随机分配方式,治疗组使用西药加复脉通阳汤加减,对照组使用单纯常规西药。经过 2 个月治疗后观察患者临床症状并检测心脏超声等相关指标。检测指标显示,经过 2 个月的治疗,两组患者在临床症状及左室射血分数、左室舒张末容积、左室收缩末容积均有改善,其中治疗组总有效率为 98.00%,对照组总有效率为 82.00%,治疗组与对照组的差异具有统计学意义($P<0.05$)。赵淑明等在研究中探讨葶苈生脉方治疗 HF 大鼠的作用机制。HF 大鼠模型采用腹主动脉缩窄法建立,并随机分为葶苈生脉方高剂量组、葶苈生脉方低剂量组、模型组、假手术组、心宝丸对照组,各组给予相应处理 4 周后,检测血清 IL-6、TNF-α,分析心肌胶原积分数(the volume fraction of myocardial collagen,CVF)。结果:各治疗组与模型组比较,IL-6、TNF-α 表达显著减弱,CVF 明显降低,其中高剂量组明显优于心宝丸组和低剂量组($P<0.01$);模型组与假手术组比较,CVF 水平明显升高,IL-6、TNF-α 表达显著增强。提示:葶苈生脉方可能通过调节心肌胶原代谢,有效抑制了炎性细胞因子的表达,阻止或逆转了心室的重构,从而改善了心功能。方海雁等观察苓桂术甘汤对 HF 大鼠 ET-1、AngⅡ及 IL-1β、TNF-α 的影响。HF 大鼠模型采用冠状动脉结扎法复制,并被随机分为模型组,卡托普利组,苓桂术甘汤大(42.90g/kg)、中(21.45g/kg)、小(4.29g/kg)剂量组,另设假手术组。经过连续给药 4 周后,采集 HF 大鼠腹主动脉血,分别测定各组大鼠血清 ET-1、AngⅡ、IL-1β 和 TNF-α 水平。测定结果显示:苓桂术甘汤大、中、小剂量组 ET-1、AngⅡ、IL-1β 和 TNF-α 水平相比卡托普利组显著下降,与模型组差异具有统计学意义($P<0.01$);苓桂术甘汤大剂量组 IL-1β、TNF-α 的水平显著低于卡托普利组($P<0.05$)。研究提示:苓桂术甘汤可以明显降低 HF 大鼠血清的 ET-1、AngⅡ、IL-1β 和 TNF-α 的水平,可阻抑 HF 大鼠心室的重构,有效改善心脏的舒张和收缩功能,这一作用可能与其抑制细胞因子过度表达及神经内分泌相关。

(三) 中成药治疗

近年来中成药治疗 HF 的疗效也取得了一定的成绩,韩敏等研究中观察益心舒胶囊治疗 HF,治疗期持续 3 个月,治疗组除常规抗 HF 的西医基础治疗外加用了益心舒胶囊口服,剂量按照每次 3 粒,每日 3 次使用;对照组使用常规抗 HF 治疗。治疗 3 个月后,益心舒胶囊组的 HF 患者的 LVEF 提高、6 分钟步行试验距离等方面的改善,其有效率均高于对照组,差异具有统计学意义。代国方等研究中观察使用强心颗粒治疗 HF 的临床疗效。研究课题采用随机对照的研究方法,将 79 例 HF 的患者随机地分为 49 例治疗组和 30 例对照组,治疗组和对照组都同时给予西医的常规治疗方案,治疗组在此基础上,同时加用强心颗粒。治疗期持续 3 个月,观察临床疗效。结果显示:治疗组临床症状改善优于对照组($P<0.05$),心电图心肌缺血有改善趋势。认为强心颗粒治疗 HF 具有疗效,可提高 HF 患者的生存质量。王士凯等通过检测心功能及 BNP,评价麝香保心丸在 HF 中的疗效,选择慢性 HF(NYHAⅡ~Ⅳ级)患者 71 例,分为麝香保心丸治疗组 37 例(麝香保心丸 + 西医规范治疗)和对照组(B 组)34 例(西医规范治疗),治疗持续 4 个月后,检测治疗前与治疗后患者的 BNP 以及心功能的情况。检测结果显示,治疗组和对照组的 BNP 水平均有显著下降($P<0.05$),其中联用麝香保心丸的治疗组下降率相比未联用麝香保心丸的对照组更为显著($P<0.05$);心功能改善差异

具有统计学意义。结论提示,麝香保心丸对于 HF 具有一定的疗效,可考虑作为 HF 的治疗药物之一。张金兰等观察 HF 大鼠使用人参强心滴丸后血浆降钙素基因相关肽(calcitonin gene related peptide,CGRP)的含量、ET-1 水平的变化,探讨人参强心滴丸对 HF 的作用机制。实验方法:复制 HF 大鼠的模型,随机分为模型对照组、假手术组、人参强心滴丸低、高剂量组和心宝丸对照组。测定每一组大鼠血浆 CGRP、ET-1 的含量。结果:与模型组比较,各治疗组均能升高 CGRP 的含量($P<0.01$),降低 ET-1 的含量。与假手术组比较,使用人参强心滴丸的模型组大鼠的血浆 CGRP 含量明显降低($P<0.01$),血浆 ET-1 含量明显升高($P<0.01$)。实验结论:人参强心滴丸抗 HF 的作用是通过其调节 HF 大鼠的 ET-1 和 CGRP 的分泌与释放水平,从而达到的。姚成增的研究中,使用坎离颗粒治疗腹主动脉缩窄致 HF 的大鼠模型,观测 HF 大鼠的膈肌疲劳的速率。治疗组使用坎离颗粒生药 12g/kg,灌胃治疗,每日使用 1 次;对照组使用卡托普利 3.375mg/kg,灌胃治疗,每日也使用 1 次。研究结果:观测腹主动脉缩窄致 HF 大鼠可发现,其单位面积的骨骼肌承受力较前减少,而膈肌疲劳速率较前增加。分别使用坎离颗粒、卡托普利预防给药,能有效地改善上述的病理变化,治疗组和对照组检测数据显示坎离颗粒的治疗作用显著于开搏通。结论:坎离颗粒和开搏通能够改善腹主动脉缩窄致 HF 大鼠的心功能,有效增强实验动物膈肌的抗疲劳程度,有助于骨骼肌功能的改善,并且坎离颗粒作用优于开搏通。

　　临床常用的芪苈强心胶囊更是有一系列的实验及临床研究,刘建勋等在实验观察中发现,芪苈强心胶囊可以增加左心室心肌的收缩力并降低左心室的舒张末压力,同时可以提高心输出量(cardiac output,CO)等血流动力学指标。芪苈强心胶囊可以改善急性心肌梗死所致 HF 的大鼠的心功能,并下调凋亡蛋白 caspase-3 的表达,抑制心肌细胞凋亡,改善心室重构。芪苈强心胶囊可以减轻心肌细胞的钙超载,降低心肌的氧耗量,这是通过提高 PLB mRNA,抑制 SERCA 2αmRNA 的过表达实现的,从而保护心肌细胞。7 家研究单位合作进行的一项随机、双盲、平行对照的临床试验显示,芪苈强心胶囊在提高患者的生存质量方面具有优势,且没有不良反应发生。一份关于芪苈强心胶囊的 Meta 分析对 2004—2009 年间所有的相关临床随机对照研究进行了分析评价,结果提示,芪苈强心胶囊可以改善 HF 患者的心功能和生存质量,作用安全。

(四)中药注射剂治疗

　　中药注射液治疗 HF 的疗效和作用机制也在不断研究中。夏清德等在研究中观察生脉注射液联合门冬氨酸钾镁与单硝酸异山梨酯治疗 HF 患者 72 例,研究结果显示,其中显效共 39 例,有效共 26 例,无效共 7 例,总有效率可达到 90.28%,并且作用安全,未见明显的不良反应发生。陈克和在研究中观察生脉注射液治疗 HF 患者,研究共纳入 36 例患者,治疗后分析生脉注射液的疗效,其中显效共 12 例,有效共 19 例,无效共 5 例,总有效率可达到 86.11%。以上临床观察均认为生脉注射液可以改善 HF 患者的临床症状、提高患者生存质量的效果,而且作用安全,无不良反应发生。华新宇等研究中使用三七总皂苷治疗 HF 患者,并观察其临床疗效,结果显示,在西医常规治疗的基础上加用三七总皂苷的 40 例治疗组,愈显率达到 47.50%,在西医常规治疗的基础上未加用三七总皂苷的 20 例对照组,愈显率达到 20.00%,治疗组愈显率显著优于对照组($P<0.05$),且未见明显的不良反应发生。研究结果

显示,三七总皂苷联合西医常规治疗 HF,不仅可以有效改善患者的临床症状以及心功能状态,还能够显著提高患者的 6 分钟步行试验的距离。提示:三七总皂苷可以有效提高 HF 患者的生存质量,降低 HF 患者的再次住院率。郑东升等研究中观察在西医常规治疗的基础上联用参麦注射液和川芎嗪注射液治疗糖尿病性冠心病 HF 的疗效。试验中将 120 例糖尿病性冠心病 HF 患者(NYHA Ⅲ~Ⅳ级)随机分为 2 组。其中治疗组 60 例,疗程 15 天,在西医常规治疗的基础上,使用参麦注射液(60ml)和川芎嗪注射液(100mg),采用静脉注射,每日1 次,对照组 60 例,疗程 15 天,仅使用西医常规治疗,未使用中药制剂,分别观察治疗前后两组患者的临床症状和体征、心输出量、心功能的分级、LVEF 和 LVEDV 等心脏超声的心功能参数的变化,同时观察患者对药物有无不良反应。结果显示,联合使用中药制剂的治疗组总有效率可达 93.33%,较对照组的 75.00% 效果显著($P<0.01$);治疗后两组的 LVEF、LVEDV均明显有改善,但联合使用中药制剂的治疗组的药物不良反应相比对照组较少。提示:在西医常规治疗的基础上联合使用参麦注射液和川芎嗪注射液治疗糖尿病性冠心病 HF,疗效更为显著,且无明显的不良反应发生。

三、首都医科大学附属北京中医医院相关研究

首都医科大学附属北京中医医院的许心如教授从 20 世纪 60 年代开始,就带领心血管科团队从事 HF 的中西医结合防治方案的研究工作。通过 30 余年的经验总结,在中医经典理论的总结和临床实践的基础上,许心如教授提出了“气虚血瘀水停”是 HF 的根本病机。

正如《黄帝内经》所指出,心为“五脏六腑之大主”,“主明则下安,主不明则十二官危”,“心动则五脏六腑皆摇”,故在 HF 的发病及进展过程中,对肺、脾、肾、肝等其他脏腑都起着一定的影响作用;而五脏六腑功能受到损害,又会反作用于心脉,形成恶性循环。在 HF发生发展的过程中,水液代谢失常最为常见。中医理论认为,心主血,肺主气,气为血帅,血为气母,血循有赖气之推动,气运有赖血之承载。肺气亏虚,宣发肃降失司,通调水道不利,水饮内停,脉道不利,闭塞心气,导致心脉瘀阻,阴阳失调,损及肝脾肾,脾虚生痰,痰为阴邪,易损阳气,肾气虚损,失于温煦濡养,阳气推动无力,血脉不通,血瘀水停加重,上壅于心肺,导致心肺功能失常进一步加重,水液代谢失常也进一步加重。故水肿症状常见于HF 的中晚期患者。“其标在肺,其制在脾,其本在肾,其因在心”。所以,心之阳气亏虚,失于温煦,血瘀水停,化为水饮是 HF 水肿的主要病机。此外,心肾两脏,水火互济,心阳虚衰,不能下煦肾阳,肾阳亦亏,而肾阳气化不行,水道不利,水液潴留,泛溢于肌肤,亦可出现水肿或加重水肿。而久患肾病,命门火衰,气化不利,水饮内停,水气凌心,又可导致HF 加重。

《难经》曰“五脏俱等,而心肺独在膈上者”,《类经》曰“肺与心皆居膈上,位高近君,犹之宰辅,故称相傅之官”,《医学实在易》曰“肺之下为心,为五脏六腑之君主,心有系络,上系于肺,肺受清气”,由于心、肺两脏的生理位置非常紧密,故在 HF 发生发展的过程中,水液代谢失常最先相关的就是心、肺两脏,在 HF 的病因病机中,心、肺两脏的相互作用、相互影响尤为重要。

基于"气虚血瘀水停"是 HF 的根本病机这一认识,许心如教授首创了"泻肺利水"为治疗 HF 的基本大法。此法是以《金匮要略》的葶苈大枣泻肺汤和防己黄芪汤为基础,依法研制出了治疗 HF 的院内制剂——心衰合剂,并对其进行了一系列的实验研究和临床观察。

在许心如教授的带领下,首都医科大学附属北京中医医院心血管科于 1981 年申请了"中医泻肺利水法治疗心力衰竭"的科研项目,客观地评价了心衰合剂治疗 HF 的疗效,深入研究了其作用机制,为中医药治疗 HF 奠定了稳固的理论基础。1983 年第 11 期的《中医杂志》发表了题为《心衰合剂治疗充血性心力衰竭 30 例临床观察》的论文,总结了关于心衰合剂治疗 HF 的临床应用观察结果,为心衰合剂的疗效提供了临床证据的支持。在此基础上,心血管科团队又先后研制开发了强心栓和心衰系列制剂等以"泻肺利水法"为基础的中药制剂,并发表了一系列相关研究论文。

此后心血管科又进行了一系列的相关研究。金玫等使用心衰Ⅱ号方治疗 70 例慢性 HF 患者,结果显示:心衰Ⅱ号方对 HF 患者的呼吸困难、肺内啰音及肺水肿、水肿、尿少等症状、体征均有明显改善;患者的体征"肝大"有一定程度的缩小;心悸、气短、自汗、水肿、尿少等症候改善的总有效率达 70% 以上;患者的日平均尿量由 (691.23 ± 6.37) ml 增加到 $(1\,209.89 \pm 162.40)$ ml;洋地黄的停服率达 25.93%;利尿剂的停减率达 77.14%;心功能改善的总有效率达 62.86%;研究过程中未发现明显不良反应。戴梅等观察冠心病 HF 大鼠使用心衰合剂后的疗效,观察心功能、组织形态学、血管紧张素Ⅱ(angiotensin Ⅱ,Ang Ⅱ)的变化,结果显示:治疗后,心衰合剂组大鼠的心功能、CO、每搏输出量(stroke volume,SV)和心脏指数(cardiac index,CI)都明显增高($P<0.05$),心脏重量/体重(heart weight/body weight ratio,HW/BW)指数及梗死区室壁变薄比有明显改善($P<0.05$),血浆 AngⅡ显著下降($P<0.01$),提示心衰合剂能够降低心肌梗死后 HF 大鼠的血浆 AngⅡ水平,从而抑制心室重构,改善心功能。同时,戴梅等又观察了使用心衰合剂对 HF 患者血浆 N-末端 B 型利钠肽前体(N-terminal pro-B-type natriureticpeptide,NT-proBNP)、心钠素(atrial natriuretic peptide,ANP)的影响,结果显示:治疗后患者血浆的 Nt-proBNP、Ang Ⅱ和 ANP 水平较治疗前均显著下降($P<0.01$),提示使用心衰合剂可以在一定程度上干预 HF 患者的神经内分泌因子过度激活。尚菊菊等观察心衰合剂对 70 例慢性 HF 患者心功能及心肌细胞凋亡相关因子的影响,结果显示,治疗组患者在治疗后症状、体征积分,BNP 水平,LVEF 值,血清 sFas/Apo-1、sFasL 含量等,均较对照组显著改善($P<0.05$),提示心衰合剂能够降低患者的脑钠肽水平,抑制心肌细胞的凋亡,可以有效改善 HF 患者的临床症状和心功能状态。佟彤等观察心衰合剂对小鼠体外心肌细胞肥大模型细胞凋亡及乳酸脱氢酶(LDH)释放率的影响,结果显示 5% 含药血清组的心肌细胞早期凋亡率显著降低($P<0.01$);10% 含药血清组的心肌细胞早期凋亡率和 LDH 漏出率均显著降低($P<0.05$),提示最佳剂量的心衰合剂可降低细胞凋亡率及 LDH 漏出,降低心衰合剂的药物浓度会影响其对心肌细胞的保护作用。

此外,国内大量的中医实验研究及临床研究均证实,心衰合剂的基本组成药物:黄芪、桑白皮、葶苈子、水红花子、赤芍、防己等,均有一定的心血管保护作用。

黄芪,古代写作黄耆,《本草纲目》中释其名曰:"耆,长也。黄耆色黄,为补药之长,故名。"其味甘,性微温,归脾、肺经,为补气要药,能补一身之气,兼有升阳,固表止汗,安胎益血,利水消肿,排脓生肌的作用。临床常用有 3 种制法,其药效各有所长。其中生黄芪多用于固表、托疮、利水等;蜜炙黄芪多用于补中益气;炒黄芪多用于益气健脾。现代药理研究显示黄芪的有效成分主要是皂苷、黄酮类、多糖类等物质,有抗突变、抗氧化、免疫调节、抗炎、保肝、抗动脉粥样硬化、抗心肌缺血、强心、利尿、双向调节血压等多种作用。

桑白皮,临床常用蜜制法,味甘,性寒,入肺经,主要功效为泻肺平喘,利水消肿。现代药理研究显示,桑白皮的有效化学成分东莨菪内酯可利尿、平喘,桑白皮总黄酮可镇咳祛痰,此外其还有降血压、降血糖、抗炎、抗病毒的作用。

葶苈子,味辛、苦,性寒,归肺、心、肝、胃、膀胱经,有泻肺降气、祛痰平喘、利水消肿、泄毒逐邪之功。现代药理研究显示葶苈苷是葶苈子的有效成分之一,有减慢心率的作用;其氯仿提取物可加强心肌收缩力,增加心脏输出量,增强心室射血功能;其水提取物可增加冠脉血量、强心、利尿,却不增加心肌氧耗。

水红花子,味咸,性寒,归肝、胃、脾经,具有化痞散结、清热止痛、利水消肿的作用。现代药理研究表明:黄酮类化合物是其主要活性成分,有抗菌、消积止痛、抗肿瘤、提高免疫、扩张血管、利尿、降血压、抗急性心肌缺血等药理活性。

赤芍,味苦,性微寒,归肝经,有清热凉血、行瘀止痛、消肿之功效。现代药理研究显示,芍药苷、芍药内酯苷是其有效成分,具有抗炎镇痛、抗溃疡、抗惊厥、免疫调节、抗血小板聚集和降压等作用。

防己,味苦、辛,性寒,归膀胱、肾、脾经,具有祛风湿、止痛、利水消肿的作用。分为木防己和汉防己两类,木防己祛风止痛作用较强,汉防己利水消肿作用较好。现代药理研究显示,粉防己碱是其有效成分,具有解热、镇痛、消炎、松弛肌肉、抗过敏性休克、免疫抑制、抗肿瘤、利尿、降低血压、抗血小板聚集和凝血、抗心肌缺血、改善缺氧及再灌注损伤、抗心律失常等作用。

心衰合剂的主要组成方中黄芪为君药,补气扶正,利水消肿;臣以桑白皮、葶苈子泻肺平喘、化痰降气,水红花子活血利水、化瘀通脉,赤芍凉血、活血化瘀;佐用防己利水消肿。诸药合用共奏补气扶正、泻肺利水、活血通脉的作用。

为了客观评价心衰合剂对冠心病心力衰竭患者的治疗效果,首都医科大学附属北京中医医院心血管科于 2013 年申报了北京市中医管理局青年基金项目"心衰合剂对冠心病心力衰竭患者代谢组学的临床研究",采用了 HF 疗效评价的相关指标,综合评价心衰合剂对冠心病心力衰竭患者的临床疗效。其中包括中医证候疗效指标;西医 NYHA 心功能疗效评价指标;心脏超声相关指标:LVEF、LVEDV;血液指标 NT-proBNP;代谢组学相关指标以及生存质量评价。

"心衰合剂对冠心病心力衰竭患者代谢组学的临床研究"显示,在西医规范治疗基础上使用心衰合剂治疗冠心病心力衰竭患者,疗效显著,治疗组总有效率达 89.66%;治疗组的中医症状、体征积分均较治疗前明显下降($P<0.05$),且显著优于对照组($P<0.05$)。提示冠心病心力衰竭患者联合使用心衰合剂治疗后,临床症状改善更为明显。

心脏超声的相关指标是评估心力衰竭患者心功能状况及预后的经典指标。尤其是由心脏超声测得的 LVEF 值和 LVEDV 值是评价心脏功能的重要指标,目前广泛应用于临床,能较好地预测 HF 患者的再发病率和死亡率。本研究结果显示,两组患者治疗后 LVEF 值均有提高($P<0.05$),治疗组 LVEF 改善较对照组更为明显($P<0.05$);治疗后治疗组 LVEDV 值有显著改善($P<0.05$),提示心衰合剂可以提高冠心病心力衰竭患者的心肌收缩和舒张功能。

BNP 和 NT-proBNP 是目前诊断 HF、评估 HF 治疗方案十分有用的生物标志物,研究显示,当血浆 BNP 浓度超过 100pg/ml 时,其诊断 HF 的敏感度可达 90%,特异性可达 84%。所以,BNP 目前被认为是有关 HF 的临床试验中,最可靠的生物标志物。研究表明,BNP 或 NT-proBNP 与 HF 的预后呈线性相关,BNP 或 NT-proBNP 的浓度越高,HF 的预后越差。由于 BNP 的应用受条件限制很多,而 NT-proBNP 的检测则无需固定受试者的体位和时间,基本不为受试者体位改变和日常活动而影响,其离体后的稳定性远远高于 BNP,所有在临床上较 BNP 更为常用。"心衰合剂对冠心病心力衰竭患者代谢组学的临床研究"结果显示,治疗前两组患者的 NT-proBNP 水平明显升高,临床症状较重,经 14 天治疗后,两组患者 NT-proBNP 水平均较治疗前明显下降($P<0.05$),患者的临床症状改善。与对照组比较,14 天的治疗后,治疗组的 NT-proBNP 水平下降更明显($P<0.05$)。提示冠心病 HF 患者使用心衰合剂治疗后对 HF 的改善有益。

代谢组学技术的临床应用是临床科学研究采用的一项新技术,具有动态性和多参数应答性,可以评定患者的健康、所患疾病的状态和治疗措施的效果,是一种分子集合。代谢组学技术反映了在基因、营养、环境、时间、药物等先天、后天多重因素的综合作用下,机体内小分子物质的总体状态。代谢组学技术是基因组学和蛋白质组学的延伸,代谢组学跳过生命体内的复杂调控过程,目前成为"组学"研究的最终方向。其通过对受试者代谢产物的综合分析,给出疾病整体的、最终的评估结果,在疾病的诊断、疗效的评价、健康的评估等方面均具有巨大的应用前景,与基因组学和蛋白质组学相比,它能够更准确地反映生物体系的状态。代谢组学技术基于高分辨率的核磁共振波谱分析法,研究在机体在病理、生理刺激以及药物的作用下,其代谢水平的变化;并可对机体的代谢产物进行定量的、动态的和整体的分析,从而获取机体的能量代谢、能量合成和能量分解的信息。代谢组学技术不需要对样品进行提取和纯化,也不会破坏样品的组分。代谢组学技术具有高通量分析的优势,可以有效地监测组织代谢谱的变化,动态地评估代谢谱的信息,并且对机体的代谢谱毫无损伤。人体生命活动过程中,代谢物和蛋白质由细胞内向细胞外分泌,形成所谓的生理足迹,这些生物分子最终在血液中汇聚,从尿液排出。所以,血液、尿液中的大量代谢物和蛋白质的组成谱就是人体内器官、组织和细胞生理、病理活动的集中反映。当机体发生生理或病理改变时,其分泌排泄的代谢物和蛋白质也会发生变化。

"心衰合剂对冠心病心力衰竭患者代谢组学的临床研究"结果显示,经测定并与健康志愿者的血清样本比较,弛豫编辑实验和扩散编辑实验分别测定到冠心病心力衰竭患者相应标志性的血清代谢物。弛豫编辑实验测定出糖类、氨基酸及其他有机酸等血清中的小分子代谢物为冠心病 HF 患者标志性的代谢物,而扩散编辑实验则主要测定出脂蛋白、脂肪酸为冠心病 HF 患者标志性的代谢信号。

治疗后经血清磁共振氢谱弛豫编辑实验的 OSC-PLS 分析,治疗组患者与对照组患者可以显著区分,且与健康组接近。弛豫编辑实验检测治疗组、对照组、健康组各组人群的相关代谢物浓度,结果显示,治疗组与健康组相关代谢物浓度接近,两组人群的相关代谢物浓度与对照组比较差异具有统计学意义。其中治疗组与健康组人群的脂蛋白、乳酸、丙氨酸浓度都比对照组含量高,治疗组与健康组人群的氧化三甲胺、糖类、甘氨酸浓度都比对照组含量低。

治疗后治疗组、对照组及健康组磁共振氢谱扩散编辑实验的 OSC-PLS 分析结果显示,治疗组与健康组非常接近,与对照组有明显区分。采用扩散编辑实验检测治疗组、对照组治疗后与健康组各组人群的相关代谢物浓度,结果显示,化学位移为 0.86ppm 的 LDL/VLDL 浓度:治疗组低于健康组低于对照组;化学位移为 0.90ppm 的 VLDL 浓度:治疗组高于健康组高于对照组;化学位移为 1.26ppm 的 LDL/VLDL 浓度:健康组高于治疗组高于对照组;化学位移为 1.30ppm、1.34ppm 的 VLDL 浓度:治疗组高于健康组高于对照组;化学位移为 1.58ppm 的 Lipid(CH_2-CH_2CO)浓度:治疗组高于健康组高于对照组;化学位移为 2.22ppm 的 Lipid(CH_2CO)浓度:治疗组高于健康组高于对照组;化学位移为 2.74ppm PUFA(—C≡C—CH_2—C≡C—)浓度:治疗组高于健康组高于对照组;化学位移为 5.3ppm,5.34ppm UFA(≡CH)浓度:治疗组高于健康组高于对照组。

代谢组学检测结果提示,在西医规范治疗基础上使用心衰合剂治疗冠心病 HF 患者,疗效显著,治疗组患者的代谢产物较对照组更接近健康人群,用 OSC-PLS 法进行模式识别明显优于 PCA 法,灵敏度更高。

《慢性心力衰竭中西医结合生存质量量表》是在我国中医文化的背景下研究制订的,具有中医文化特色的,适合于我国 HF 患者一种新的生存质量量表,完全符合世界卫生组织生存质量研究组对生存质量量表制定的严格要求。包括生理功能、角色限制、活力、社会功能、心理健康、医疗支持等 6 个领域,完整涵盖了国际公认的包括生理、社会、心理、精神等生存质量的测评内容,可用于 HF 患者的生存质量评价。研究显示慢性 HF 中西医结合生存质量量表具有良好的信度和反应度(克朗巴赫 α 系数为 0.951,总分半信度系数为 0.960)。

"心衰合剂对冠心病心力衰竭患者代谢组学的临床研究"应用《慢性 HF 中西医结合生存质量量表》评价心衰合剂对冠心病心力衰竭患者生存质量的影响,结果显示,治疗组患者生存质量在生理功能领域、活力领域、社会功能领域及心理健康领域均较对照组具有优势($P<0.05$)。心衰合剂能够有效改善 HF 患者的临床症状,提高冠心病心力衰竭患者的生存质量。

综上所述,心衰合剂能够有效改善冠心病 HF 患者的临床症状,降低患者脑钠肽水平,改善患者的心功能,使用心衰合剂治疗后,患者的代谢产物更接近健康人群,生存质量得到提高,临床应用无明显不良反应。

四、问题与展望

近年来随着各种理论、实验、临床等研究的不断深入,以及与西医学的沟通和交流,中医药在 HF 的治疗领域也取得了新的进展。中医药辨证论治的思想体系独具特色,其个体化治疗方案可以在一定程度上弥补西医的不足。中西医结合治疗较单一的西药治疗具有独到的优势,能改善 HF 患者的临床症状,缩短 HF 患者的住院时间并提高患者的生存质量,毒副作用少。但目前尚缺乏长期的、可重复的、大规模的、科学性更强的循证医学临床研究。而且中药的配伍、组成、剂型、剂量与疗效之间的关系复杂,相关研究甚少,尚需不断探索前行。

(仇盛蕾)

主要参考文献

[1] 张雪,刘红旭. 心力衰竭的中医证候特点文献研究 [J]. 世界中西医结合杂志,2008,3 (12):702-704.

[2] 李岩,武乾,林谦. 补气药党参黄芪对慢性心衰大鼠血流动力学的影响 [J]. 中国中医基础医学杂志,2010,16 (7):597-598.

[3] 刘春香,毛静远,王贤良,等. 芪苈强心胶囊治疗慢性心力衰竭的系统评价. 中成药,2010,32 (4):539-564.

[4] 金玫,黄丽娟,王振裕,等. 心衰合剂对慢性心力衰竭的干预 [J]. 北京中医,2003,22 (3):10-12.

[5] 戴梅,温庆祥,何俊仁,等. 心衰合剂对心肌梗死后心力衰竭大鼠的影响 [J]. 中国中医药信息杂志,2006,13 (12):28-29.

[6] 戴梅,温庆祥,何俊仁,等. 心衰合剂对心力衰竭患者血管紧张素 II、心钠素和 N 终端脑钠素前体的影响 [J]. 中国中西医结合杂志,2006,26 (10):888-890.

[7] 尚菊菊,林谦,张冬梅,等. 心衰合剂对慢性心力衰竭患者作用的临床观察 [J]. 世界中西医结合杂志,2012,7 (09):768-771.

[8] 佟彤,尚菊菊,解欣然,等. 心衰合剂对肥大心肌细胞凋亡及乳酸脱氢酶漏出率的影响 [J]. 中华中医药杂志,2013,10 (28):3086-3088.

[9] VRTOVEC B,KNEZEYIC I,POGLAIEN G,et al. Relation of B-type natriuretic peptide level in heart failure to sudden cardiac death in patients with and without QT interval prolongation. Am J Cardiol,2013,111 (6):886-890.

[10] 逯金金,林谦,农一兵,等. 慢性心力衰竭中西医结合生存质量量表与 SF-36 简明健康状况量表信度、反应度对比研究 [J]. 中医杂志,2011,52 (10):837-840.

第三节　急性心肌梗死并发心源性休克的中医药治疗研究

一、概述

根据心源性休克的临床表现,可归于中医的厥证和脱证范畴。汪培芳认为,本病当属中医学"厥脱"范畴,病机为阳微阴竭,阴阳离绝。孙亚武则认为,本病病机为心阳衰微,致血脉不能正常运行,进而气滞血瘀,升降失调,机体脏腑功能障碍;阳虚不能温煦,故四肢厥逆,由于阳气甚微,阴不附阳而致阳脱,故多可见大汗出、气促等症,常危及生命。治宜回阳救逆,温通血脉,佐以益气养阴。李如英依据其临床脉证及主要病理生理改变,认为本病病机为真阳衰微,血脉瘀阻,治疗宜用回阳通脉法。

心源性休克所致的厥证,多半属于内伤之厥,少数属于伤寒、温病之厥。心源性休克相当于内伤之厥中的气厥和伤寒、温病中的寒厥(即阴厥)。气厥又有虚实之分,心源性休克符合于其中的虚证。虚证气厥的症状可有眩晕、昏仆、面色苍白、呼吸微弱、汗出肢冷、舌质淡、脉沉微等。引起心源性休克的虚证气厥的关键在于元气的亏虚和心气的耗散。心气不足往往可以出现疲乏无力、心悸、气短、面色无华等症状。此时肾气如果充沛还可以资助心气,以维护有效的血运。如果肾气亦属衰惫不堪,无力资助心气,不能维持正常的血运,就会出现昏仆、面色苍白、口唇青紫、四肢厥冷、脉象微弱的厥证。已经衰惫不堪的肾阳(元阳)也往往容易浮动而发生脱证。引起心源性休克的寒厥主要由于内脏虚寒,阳气衰微,阴寒太甚,阳气不能布达四肢,阴阳之气不能顺接所致。《素问·厥论》曰:"阳气衰于下,则为寒厥。"寒厥的症状有轻有重。轻者病多由渐而来,四肢厥冷仅限于指趾端,身体其他部分尚温。重者多由大汗、大下、大吐之后,出现身寒而青,四肢逆冷至肘膝,蜷卧不渴等。严重的心源性休克又近似脱证中的阳脱或者阴阳俱脱。阳脱的主证有神昏,目合口开,鼻鼾息微,冷汗淋漓,面色苍白,口唇青紫,四肢厥逆,二便失禁,舌淡,苔少,脉微细欲绝或结代。阳脱(亡阳)和寒厥不同,阳脱表现为一派阴寒之象,系在疾病的发展过程中因某种因素而使体内阳气顿时过度失散,来势急剧,不仅四肢厥冷,而且全身肌肤均凉,患者多冷汗淋漓。可以说寒厥是亡阳中的一个阶段,因为四肢厥逆不一定亡阳,而亡阳必见四肢厥逆。

二、治疗原则

(一) 早期救治,益气固脱

心源性休克的治疗应注意早期发现,早期治疗,尽可能争取在休克前期阶段即能得到有效的治疗,制止休克的进一步发展。这对于提高治愈率、争取较好的预后有着积极的意义。从心源性休克的前期症状来看,并未达到典型的厥证或脱证阶段,但可以看出,病情发展到这一阶段已经是濒临阳气欲脱,岌岌可危的程度,此时如能力挽狂澜,可免覆舟之险。治疗原则仍然需要与阳脱一样,以益气温阳固脱为主进行急救。

(二) 阳气并补

脱证虽然有阳脱与阴脱之分,但发生于心源性休克的患者则多属阳脱,这是由心源性休克的致病原因决定的。临床上即使遇到阴脱,由于阴脱而阳无所依,往往会迅速演变为阴阳俱脱,故救治脱证以救阳为急。再者气虚总会导致阳虚,而阳虚不一定会有气虚。因此,一旦出现脱证,即说明正气已一蹶不振,此时不仅需要温补固脱,同时亦应大补元气,参、附为常用之品。如前所说,阳脱主要是指真阳或肾阳暴脱,但在脱证发生之前,即使临床症状是以心气虚或心阳虚为主,由于心肾关系至为密切,因此在治疗时不仅需要治心,亦需治肾。

(三) 滋阴养血

气和血、阴和阳是对立而又统一的。孤阴不生,独阳不长,阴阳互根,相互依存,这是人体正常生理的普遍规律。如果阳气亏耗,往往会影响到阴血的化生来源,所以也会出现阴虚或血虚。除急救重危的情况以外,一般应在益气温阳的同时适当给以滋阴养血,常用的方剂有生脉散、炙甘草汤等,此亦取"阴中求阳""阳中求阴"之意。

三、药物治疗

（一）黄芪注射液

黄芪注射液为中药黄芪提取物的灭菌水溶液，具有益气、养心、通脉之效。该药能抗血小板聚集、扩张冠状动脉、促进侧支循环形成、清除氧自由基、抑制非心肌细胞增生等，尤其该药具有非洋地黄正性肌力作用，在心血管疾病治疗领域占有重要地位。米志勇等将 AMI并发心源性休克患者 59 例随机分为对照组与治疗组，均予西医常规治疗，治疗组加用黄芪注射液，比较两组患者短期内（治疗前、治疗 0.5 小时、1 小时、2 小时、6 小时）心率、血压情况及治疗 2 周后心率、血压、心功能、病死率，并观察药物不良反应。结果显示治疗组血压、心率及心功能改善均优于对照组，提示黄芪注射液是一种安全有效的辅助治疗 AMI 并发心源性休克的药物。

（二）生脉注射液

生脉注射液由红参、麦冬、五味子组成，有益气养阴、复脉固脱之效。该药具有改善微循环障碍、抗休克、增强心肌收缩力、增加冠脉流量、对抗缺血损伤、保护心肌、缩小心肌梗死范围、降低血液黏度和血小板聚集、抑制血栓形成等多种药理作用。该药为治疗心脏急症可靠的中药品种。贾迎辉观察了 50 例 AMI 合并心源性休克的患者加用生脉注射液的疗效。与 40 例常规治疗的对照组患者相比，治疗组患者血压、心率、左室射血分数（LVEF）及心脏指数均优于前者（$P<0.05$），提示生脉注射液治疗 AMI 合并心源性休克疗效显著。在此之前一项系统评价表明，西医常规治疗联用生脉注射液可以降低 AMI 病死率；但研究者强调，由于纳入研究质量较低，从其中所获得的证据强度不高，有待更多高质量研究加以验证。

（三）参麦注射液

参麦注射液的药物组成较生脉注射液少了五味子，具有益气固脱、养阴生津、生脉之功效。该药具有增加心肌收缩力、扩张冠状动脉、改善微循环、改善心肌代谢、抑制血小板聚集、清除氧自由基、抗缺氧等作用，该药有与生脉注射液类似的临床应用。胡晶等采用系统评价方法研究参麦注射液治疗 AMI 的有效性和安全性，认为在常规治疗基础上加用参麦注射液可降低 AMI 患者住院期间的病死率，心衰、休克及再梗发生率，但在冠脉再通率方面未显示明显效果。

（四）参附注射液

参附注射液由红参、黑附片提取物组成，其主要有效成分为人参皂苷及乌头类生物碱。该药具有回阳救逆、益气固脱之效。药理学研究表明，参附注射液能显著增强心肌收缩力，降低血液黏稠度，改善微循环，增加心输出量，改善心肌细胞代谢，抑制心室重构。诸多参附注射液治疗 AMI 的研究提示该药治疗 AMI 及其引起的心衰、休克等并发症，疗效确切。杨倩春等运用 Meta 分析方法评价了参附注射液治疗心源性休克的有效性和安全性。其研究纳入 6 个随机对照试验，共 367 例患者，Meta 分析得出参附注射液联合基础治疗在治疗病死率、有效率、2 小时后心率、2 小时后及 2 周后收缩压、舒张压及射血分数都优于基础治疗组，但改善左室收缩末期容积（left ventricular end systolic volume，LVESV）和左室舒张末期容积（LVEDV）与基础治疗组比较差异无统计学意义。结论为参附注射液治疗心源性休克安全、有效，但证据质量低，仍需高质量研究产生的证据支持。于勇先予静脉滴注尿激酶溶栓，同时常规给予镇静止痛、抗感染、抗凝等治疗。在此基础上予参附注射液50ml加入葡萄糖中静脉滴注，每日1次，3日后观察疗效。结果：30例中，显效17例，有效6例，无效7例，总有效率76.67%。王凤英等在抗休克及升压药联合基础上，将参附注射液20ml加入5%葡萄糖液或生理盐水20ml中，静注20ml/次，直至血压恢复正常，再以参附注射液50~100ml加入葡萄糖液或生理盐水中静滴维持治疗64例。结果：用参附注射液后血压上升，ST段明显改善，休克纠正。治疗过程中未出现明显不良反应。曾海等在西医常规治疗的基础上，治疗组38例另予参附注射液首次60ml静脉注射，后予维持泵入。24小时为1疗程，观察1~2个疗程。治疗组临床疗效优于对照组，在血压、心率、尿量的改善方面亦优于对照组。

四、非药物治疗

（一）针灸

包括体针、电针、耳针、头针、梅花针，具有疏通经络、调整气血、平衡阴阳的作用，从而达到救治/厥脱的目的。

1. **体针**　主穴：素髎、内关、人中。配穴：少冲、少泽、中冲、涌泉、足三里。手法：中度刺激，留针间断捻转。

2. **电针**　主穴：足三里、合谷。配穴：涌泉。方法：针尾连接电针仪，疏密波，每次15分钟。

3. **耳针**　主穴：肾上腺、升压点、皮质下、心。配穴：甲状腺、激素点、神门、肺、肝、交感。方法：两耳交叉取主穴，间歇留针1~2小时，效差加配穴。

4. **头针**　取穴：按头针刺激区方法取运动区的面区下2/5处，感觉区的头、躯干区的中3/5处及胸腔区双侧的全部。根据病情可配运用区和血管舒缩区。针刺方法：进针宜顺其经脉循行方向，针体与头皮呈20°为宜，迅速进针，部位宜准。进针后立即强刺激捻转，用力均匀，向前向后各捻180°，频率150~200次/min，连续5分钟，留针10分钟。

5. **梅花针**　此为浅刺皮肤的一种方法。治疗部位：后颈、骶部、气管两侧、内关、膻中、人迎、三阴交等。刺激强度：可采用重刺激法，即腕力重、针体高、节律慢，30次/min，连续5~10分钟，使被刺激皮肤达到潮红、微出血。

（二）推拿按摩法

1. **基本方法**　取穴：两侧肺俞、心俞、膈俞、内关、上背部。手法：按法、揉法、一指禅推法、㨰法、擦法。操作：两侧按揉同时进行，每穴按揉达2~5分钟。

2. **急救开窍**　取穴：人中、百合、印堂、太阳、肩井、合谷、曲池、委中。手法：掐、按、拿、抹。操作：患者平卧，解开衣襟，先掐人中，再拿合谷、委中，按百合、印堂。并从印堂抹到太阳穴区，往返10余次，然后拿肩井。

3. **项背部按摩救治**　取穴：心俞、脾俞、胃俞、风池、肩井。手法：按、揉、拿、搓。操作：按揉背部膀胱经，重点心俞、脾俞、胃俞，每穴30秒，而后再按拿两侧风池穴。并沿颈椎棘突两侧自上而下操作3~4次，最后再拿两侧肩井。

（三）器械疗法

1. 激光治疗仪　方法：用 He-Ne 激光仪（波长 6328A）进行低功率 60~150mW 照射穴位。取穴：足三里、合谷、涌泉或素髎、内关、少冲、少泽。

2. 经络导平治疗仪　取穴：合谷、内关、足三里、涌泉（双侧取穴）。方法：用电极按压经穴，按"正""负"分取相反电流方向进行强刺激补法，时间为 5~10 分钟。

3. 红外线灸疗器　取穴：内关、足三里、涌泉（双侧取穴）。方法：直接照射穴位，电磁波可达 20μm，时间为 15 分钟。

（四）护理及康复

本病属中医危急重证，在发作时护理至关重要，故必须做到以下几点：

1. 严密观察呼吸，保持呼吸道通畅。清洗鼻腔、口腔异物，有痰涎及时吸出。如吸氧，保持吸氧的正常流量畅通，注意呼吸节律快慢。呼吸声高气粗为实证，呼吸声低短气为虚证。呼吸声急鼻扇，张口抬肩为危重证。

2. 随时检查脉搏、血压、体温，并记录。脉搏有力而匀整为病缓，而沉细、结代，若有若无为病重，血压逐渐平稳上升为好转，若不稳定或逐渐下降或测不到为危重。

3. 察神观色以知病情趋向。若烦躁或神情淡漠，颜面苍白，肤色青紫多为病重。若安静而卧，面色转红，则为病缓。

4. 记尿量察变证。24 小时尿量 500ml 以上则有好转，若少于 500ml 或尿闭伴呕吐，多为病情危笃，可能出现变证。

5. 防寒冷，服药液，补水分。本病多为四肢厥冷，血运不畅，故防寒保暖也是一项重要防治措施。危急证多中气弱，脾胃不运，应少量多次及时补充水液或服药液，以利病缓。

（周　琦）

主要参考文献

［1］应飞,刘红旭.中医药治疗急性心肌梗塞临床研究文献中的病死率分析［J］.中国中西医结合急救杂志,2006,3(6):357-360.

［2］高铸烨,郭春雨,史大卓,等.生脉注射液对急性心肌梗死病死率影响的系统评价［J］.中国中西医结合杂志,2008,28(12):1069-1072.

［3］胡晶,张雯,谢雁鸣,等.参麦注射液治疗急性心肌梗死的 Meta 分析［J］.中国中药杂志,2012,37(18):2760-2767.

［4］王希明,刘维.参附注射液联合曲美他嗪治疗非 ST 段抬高型心肌梗死疗效观察［J］.中国中医急症,2008,17(4):480-493.

［5］曾海,郭道群.参附注射液治疗急性心肌梗死合并心源性休克 38 例临床观察［J］.中国中医急症,2009,18(7):1087-1088.

［6］李志民,胡强,毛颖,等.参附注射液配合常规疗法对老年心肌梗死患者心力衰竭的影响［J］.中国中西医结合杂志,2010,30(9):996-998.

［7］温炳臣.参附注射液联合尿激酶溶栓治疗 ST 段抬高型急性心肌梗死的疗效观察［J］.临床合理用药杂志,2012,5(6):71-72.

［8］郑道国.参附注射液治疗急性心肌梗死 31 例临床观察［J］.中国中医急症,2013,22(2):297-298.

［9］杨倩春,毛炜,刘旭生,等.参附注射液治疗心源性休克有效性和安全性系统评价［J］.中华中医药杂志,
　　2012,27(4):1052-1059.

［10］曾海,郭道群.参附注射液治疗急性心肌梗死合并心源性休克 38 例临床观察［J］.中国中医急症,
　　2009,18(7):1087-1088.

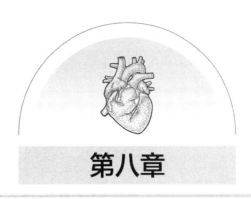

第八章

急性心肌梗死中医药防治的基础研究

第一节　中医药防治急性心肌梗死无复流机制研究

心血管疾病最主要的死亡原因是急性心肌梗死（AMI）。随着介入技术的不断改进和提高，目前对于 AMI 最有效的治疗原则是尽快恢复血液灌注，但部分缺血区并不能得到充分的血流灌注，这种现象称为"无复流现象"（no-reflow phenomenon，NR）。

AMI 患者经皮冠状动脉介入治疗（PCI）术后 NR 属中医络脉病变范畴。当闭塞的心络再通时由于外力作用使得心络受损，络脉细急，脉道输送血液的功能障碍，导致气血运行缓慢甚至中断，发生 NR 现象。刘寨华等认为"阳虚痰瘀"是心肌缺血再灌注 NR 的主要病机。庞树朝等认为 PCI 术后 NR 的根本病因是"大气"亏虚，进而导致"大气陷而不运、阊而不举、陷而不升"的病理状态。

中医药因其疗效稳定、毒副作用少等优点已成为 AMI 介入治疗领域研究的重点。但是，一个整体显示有效的中药或复方，哪些成分通过哪些药理环节发挥作用，不同的药理环节如何相互影响而产生整体效应等仍亟待进一步的基础研究验证。鉴于中医药面临的问题，有必要探讨中医药防治 AMI NR 的机制，分析不同实验研究的背景、结果和存在的问题，为今后的机制研究提供参考。

一、资料和方法

（一）文献检索策略

计算机检索 CNKI、CBM、VIP、万方医学数据库和 PubMed 等数据库。所有检索时间均从建库截至 2015 年 12 月 30 日。检索词：中文：急性心肌梗死、中医药防治、无复流机制、实验等。英文：acute myocardial infarction，traditional Chinese medicine，mechanism of no-reflow phenomenon，experiments。

（二）文献纳入标准

随机对照试验，无论是否采用盲法，语种不限、给药方式不限、动物种属不限。

（三）文献排除标准

临床研究、个案报道、综述、理论研究等文献；重复检出或发表的文献；实验报告不详或资料缺乏的文献。

（四）资料提取

在排除明显不符合纳入标准的文献后，对可能符合纳入标准的阅读全文，以确定是否真正符合纳入标准。上述过程由两名评价员独立完成，若遇争议则进行讨论。从纳入研究中提取以下资料：研究动物种属、实验处理因素、试验效应指标、结果和/或结论等。

（五）质量评价

根据 CAMARADES 清单和 STAIR 小组 2009 年更新制定的"美国确保高质量科学研究的推荐意见"清单进行文献质量评价。评价条目如下：①样本量计算；②纳入、排除标准；③随机序列的产生；④实验动物分组的方案；⑤报道动物排除的原因；⑥结局的盲法评价；⑦有温度控制说明；⑧遵守动物保护法；⑨声明潜在的利益冲突和研究资助。每个条目 1 分，得分 4 分以下的为"低质量文献"，大于等于 4 分为"高质量文献"。

二、结果

（一）一般情况

初筛出相关文献 79 篇，经阅读文题和摘要后剔除明显不符合标准的 56 篇，进一步阅读全文剔除 10 篇文献，对 13 篇符合纳入标准的文献行质量评价。

（二）评价结果

1 篇为高质量随机对照试验，其余为低质量随机对照试验。目前中医药防治 AMI NR 机制研究主要有以下 5 种，不同研究机制的分类见表 8-1-1。其中 3 篇文献探讨了中医药对 NR 模型实验动物细胞内皮的保护作用机制；3 篇文献论述了中医药能降低炎性因子表达，进而减轻心肌超微结构的损伤；2 篇文献探讨了中医药减轻心脏微循环障碍和心肌损伤的机制；3 篇文献研究了中医药有清除心肌细胞氧自由基，提高心肌超氧化物歧化酶的作用；2 篇文献证实中医药能增加心肌收缩力，降低外周阻力。

表 8-1-1　中医药防治 AMI NR 机制研究

纳入研究	实验对象	处理因素	试验效应指标	结果和/或结论
内皮保护作用				
李某 2000	新西兰兔心肌细胞	粉防己碱	肌酸肌酶（creatine creatase，CK）、血管内皮素（vascular endothelin，ET）	保护 AMI 新西兰兔血管内皮细胞，抑制过量 ET 生成，减少 CK 浓度
汪某 2003	鸡胚绒毛尿囊膜	麝香保心丸	胚绒毛尿囊膜模型血管数	较明显的促血管生成活性，保护血管内皮细胞

续表

纳入研究	实验对象	处理因素	试验效应指标	结果和/或结论
内皮保护作用				
张某 2009	Wister 大鼠心肌	银杏黄酮磷脂	血浆内皮素 1（plasma endothelin 1，ET1）、血栓素 A_2（thromboxane A_2，TXA_2）	对心肌再灌注血管内皮损伤具有明显的保护作用
抑制炎性反应的作用				
杨某 2009	中华小型猪	通心络	P 选择素、细胞间黏附分子 1（intercellular adhesion molecule 1，ICAM）、血管黏附分子 1（vascular adhesion molecule 1，VCAM1）、白细胞介素 6（Interleukin-6，IL-6）	降低细胞黏附和促炎症因子水平，调高抗炎因子水平，缩小心肌无再流面积
陈某 2010	新西兰大白兔	葛根素	左心室心肌 NR 程度、梗死程度及 ST 段抬高指数	减轻兔 AMI 再灌注后心肌 NR 及梗死程度
唐某 2010	SD 大鼠	血府逐瘀汤	血清 CK、L-乳酸脱氢酶（lactate dehydro-genase-L，LDH-L）、IL-1（interleukin-1，IL-1）、IL-6、含量，心肌超微结构变化	降低炎性因子表达，减轻心肌超微结构的损伤
Prog Cardiovasc Dis				
刘某 2009	大鼠	复方丹参滴丸	心脏表面血流量、心肌梗死面积、TUNEL 阳性细胞	减轻大鼠心脏微循环障碍和心肌损伤，抑制心肌纤维化的发生
李某 2013	新西兰大白兔	通脉颗粒	心电图 J 点位移、LDH、CK-MB	一定程度预防兔急性心肌梗死再灌注后导致的心肌 NR 现象
清除氧自由基，提高心肌 SOD				
卢某 2002	日本大耳白兔	心可舒	SOD 活性、MDA 含量、ATP 含量	改善左室收缩和舒张功能，改善能量代谢，清除氧自由基
杜某 2006	SD 大鼠	芪丹中药提取物	左室发展压、冠状动脉血流量、SOD、MDA	对心肌损伤有的拮抗作用，与抑制自由基生成，改善能量代谢，抗细胞凋亡等有关
何某 2009	SD 大鼠	姜黄素	过氧化物酶（peroxidase，MPO）、SOD、过氧化氢酶（catalase，CAT）含量	提高内源性抗氧化剂的含量，减轻过氧化损伤，抑制白细胞、血小板活化，改善微循环
增加心肌收缩力，降低外周阻力				
王某 2005	新西兰大白兔	川芎嗪	心肌 NR 面积、心肌梗死面积、ST 段抬高程度及指数	减少心肌梗死再灌注后心肌无复流面积和心肌梗死面积，增加心肌收缩力
林某 2011	新西兰大白兔	丹参酮 ⅡA	心肌梗死程度、无复流程度及 ST 段抬高指数	增加心肌收缩力，降低外周阻力

三、讨论

从上述研究分析情况看,中医药防治 AMI NR 研究机制的实验设计仍存在不足。主要表现在以下几个方面:①缺乏随机化方法的详细描述:随机化原则是保证实验中非处理因素均衡一致的重要手段,不能仅简单描述为"随机分组"。②样本估算意识薄弱:准确的样本量估算直接关系到实验的严密性与可行性,也是保证了结局指标一定检验效能的基本条件。③造模成功与否评价欠完善。实验动物经过造模后,模型成功与否,能否达到研究要求,需要有合适的方法来检测。高质量的实验模型设计是产生高质量实验研究的基础,规范的造模及检测方法的确立和实施有助于提高动物实验研究质量。加强科学论文书写指导有助于进一步提高杂志质量。

本评价中纳入的实验动物品种、观测指标、方法学等存在异质性。同时,由于只检索了公开发表的中、英文文献,存在文献收录不全的可能。而且文献质量偏低,Cochrane 协作网亦尚无动物实验方面公认的质量评价标准相关推荐及工具。此外,本次研究侧重于从动物实验的证据探讨中医药防治 AMI NR 的研究机制。而所选择的实验没有统一的动物 AMI NR 机制标准模型,也无法控制偏倚。因此,本研究未能明确中医药防治 AMI NR 的机制。但可以作为后续研究的参考。总之,AMI 血运重建后 NR 的防治任重道远。还需要对其作用机制进行更深入、更广泛的研究。传统中医药的特色优势还有待进一步的发挥。

(李峥宝)

主要参考文献

[1] GALAUP A,GOMEZ E,SOUKTANI R,et al. Protection against myocardial infarction and no-reflow through preservation of vascular integrity by angiopoietin-like 4. Circulation,2012,125(1):140-149.

[2] TRIFUNOVIC D,SOBICSARANOVIC D,BELESLIN B,et al. Coronary flow of the infarct artery assessed by transthoracic Doppler after primary percutaneous coronary intervention predicts final infarct size. Int J Cardiovasc Imaging,2014,30(8):1509-1518.

[3] 吴宝,刘红旭,李爱勇 . 心肌缺血/再灌注无复流机制及中医学思考[J]. 中国中医药信息杂志,2010,17(6):106-109.

[4] 刘寨华,张华敏,唐丹丽,等 . 从"阳虚痰瘀"探讨中医对心肌缺血再灌注无复流的认识[J]. 中国中医基础医学杂志,2014,20(2):166-167.

[5] 庞树朝,张军平,吕仕超,等 . 从"大气"论治冠心病经皮冠状动脉介入术术后无复流[J]. 中医杂志,2012,53(1):25-27.

[6] CROSSLEY NA,SENA E,GOEHLER J,et al. Empirical evidence of bias in the design of experimental stroke studies:a metaepidemiologic approach. Stroke,2008,39(3):929-934.

[7] FISHER M,FEUERSTEIN G,HOWELLS DW,et al. Update of the stroke therapy academic industry roundtable preclinical recommendations. Stroke,2009,40(6):2244-2250.

[8] 张海涛,杨跃进,程宇彤,等 . 通心络预给药 2h 对猪急性心肌梗死再灌注后心肌无再流和细胞因子变化的影响[J]. 中国中西医结合杂志,2009,29(9):821-824.

[9] 杨秀秀,陈韵岱,田峰,等 . 葛根素对兔急性心肌梗死再灌注后无复流的影响[J]. 中国循环杂志,2010,25(1):30-33.

［10］唐丹丽,刘寨华,张华敏,等.血府逐瘀汤对大鼠心肌缺血再灌注损伤的保护作用［J］.中国中药杂志,2010,35(22):3077-3079.

第二节　中医药防治急性心肌梗死再灌注损伤机制研究

近年来,心血管疾病已成为影响人类健康的主要原因之一,而 AMI 的发病率亦呈上升趋势,尽管静脉溶栓、经皮冠状动脉腔内血管成形术、冠状动脉支架植入等心脏再灌注治疗可以显著地提高 AMI 患者的生存率,但在恢复血流灌注过程中,伴随的心肌缺血再灌注损伤(myocardial ischemia reperfusion injury,MIRI)是影响患者预后的一个重要原因。就目前文献报道来看,MIRI 机制尚未完全阐明,如何防治 MIRI 的机制更是心血管研究领域的热点问题。其中,中医药在防治 MIRI 方面,有着不可替代的作用。动物实验以及相关的临床研究发现,单味中药及复方制剂通过其多途径、多效应,对于 MIRI 的防治有着较好的疗效。中药防治 MIRI 的机制非常复杂,氧自由基、钙超载、心肌纤维能量代谢障碍、血管内皮细胞、一氧化氮(NO)、中性粒细胞和细胞凋亡等因素均可能参与。现就 MIRI 发生机制及中医药治疗的进展综述如下。

一、心肌缺血再灌注损伤机制

MIRI 的发生机制归纳起来,大致有以下几点:①通常活性氧类在细胞中的水平较低,这对于维持细胞稳定性、有丝分裂、分化等过程极为重要。然而,心肌缺血再灌注时,产生大量的活性氧,较高的活性氧水平可引起脂质过氧化、损伤细胞膜,从而引起细胞能量产生异常和离子稳态失衡,造成细胞损伤,原缺血心肌发生较血供恢复前更严重的损伤,再灌注心律失常是其主要表现;②缺血组织恢复血供后,能使细胞内 Ca^{2+} 含量显著增高,导致 Ca^{2+} 超载加剧,引起心肌损伤;③血管内皮细胞抗氧化系统损伤,其合成与释放血管活性物质障碍,最终导致内皮细胞破损、水肿和功能障碍,引起毛细血管阻塞,因此,虽有大血管的再灌注但局部缺血区仍无复流;④心肌细胞在缺血缺氧的刺激下,白介素-1(IL-1)的表达、分泌、合成均增加,促进了心肌的细胞凋亡;⑤MIRI 发生后,产生的过量的白细胞能通过阻塞微血管导致细胞缺氧,释放出酶性颗粒成分,产生自由基,激活磷脂酶 A2 等多种机制损伤细胞。此外,实验研究显示,中药复方制剂可能通过改善心肌能量代谢,减轻心肌缺血再灌注损伤。

二、单味中药防治心肌缺血再灌注损伤的机制研究

(一) 黄芪

黄芪多糖能降低心肌细胞的含钙量,抑制钙超载。王伟等发现,黄芪可以明显提高心肌组织中 Na^+-K^+ 通道和 Ca^{2+} 通道活性,并通过 Ca^{2+} 拮抗样作用阻止 Ca^{2+} 内流,增加肌浆网钙外摄取,减少胞浆 Ca^{2+} 浓度,阻断 Ca^{2+} 超载,保护心肌细胞。

(二) 葛根

葛根素通过使血浆内皮素水平下降,NO 水平升高,从而调节血浆 NO 与内皮素比值,改善血管内皮细胞功能,抗氧化、清除自由基;使细胞内 K^+/Na^+ 值升高,抑制细胞内 Ca^{2+} 的聚

集,减少缺血/再灌注时心肌细胞的凋亡。与线粒体 K_{ATP} 通道的开放有关。研究证明,葛根素能明显降低冠脉结扎与再灌流时心肌肌酸磷酸激酶释放量,促进再灌流时心脏功能恢复,其作用与普萘洛尔相似。

(三) 丹参

缺血再灌注损伤的发生涉及能量代谢、钙、自由基、细胞黏附分子、补体等因素,丹参有效成分对这些因素具有广泛的作用,可以阻断发病各个环节,主要在促进能量代谢、减轻钙超载、清除自由基、减轻白细胞的损伤作用、改善微循环状况等方面发挥作用。研究表明,丹参可以通过提高 Bcl-2/Bax 比例,降低血清丙二醛(malondialdehyde,MDA)含量及乳酸脱氢酶(lactic acid dehydrogenase,LDH)的释放,提高血清超氧化物歧化酶(superoxide dismutase,SOD)及谷胱甘肽过氧化物酶(GSH-Px)活性及增加 Caspase-3 蛋白的表达,增加 Akt 的磷酸化及细胞外相关信号激酶 1/2(ERK1/2)水平的表达等,而抑制心肌细胞凋亡,降低氧化应激损伤,及激活 JAK/STAT 通路,抑制炎症反应发挥抗心肌缺血再灌注损伤的作用。

(四) 丹皮

实验表明,通过建立大鼠心肌缺血再灌注模型,并应用丹皮酚进行干预,得到丹皮酚组 Bcl-2 蛋白表达较模型组升高,Bax 蛋白表达较模型组下降,丹皮酚干预可以减少心肌细胞凋亡,其机制可能与上调抗凋亡蛋白 Bcl-2 表达以及下调促凋亡蛋白 Bax 表达有关。

(五) 小檗碱

通过增强心肌抗氧化能力而起到保护心肌作用。NO 水平升高可引起冠状动脉扩张,冠状血流增加,另外 NO 也发挥抗氧化作用,使内皮细胞免受氧自由基的损伤,维持内皮细胞的完整性,进而减少中性粒细胞的黏附。一氧化氮合酶(nitric oxide synthase,NOS)是 NO 合成的限速酶,与 MIRI 关系比较密切的一氧化氮合酶有诱导型一氧化氮合酶(inducible nitric oxide synthase,iNOS)和内皮细胞型一氧化氮合酶(endothelial nitric oxide synthase,eNOS)。小檗碱还可提高 MIRI 后心肌组织 NO 的水平和 eNOS 的活性,从而发挥对兔 MIRI 的保护作用。

(六) 灯盏花

实验发现,经灯盏花素治疗后,心肌超微结构损害明显减轻,线粒体嵴排列整齐,并可见较丰富糖原颗粒,血清及心肌组织中乳酸(lactic acid,LA)及非酯化脂肪酸(non-esterified fatty acid,NEFA)含量明显降低,说明灯盏花素可通过改善心肌能量代谢障碍和保护线粒体结构对 MIRI 起到保护作用。赵国安等采用在体兔 MIRI 模型显示,灯盏花素预适应能进一步加强对 MIRI 心肌的保护作用,抑制 CK、CK-MB 释放,增加心肌细胞 SOD 的活性及 NO 含量,降低 MDA 含量。

三、中药复方制剂防治心肌缺血再灌注损伤的机制研究

复方配伍制剂中亦含有许多活血化瘀的中药,对于 MIRI 具有防治作用。其机制涉及清除氧自由基、抑制钙超载、促进血管内皮生长因子表达、增加 NO 水平、改善心肌细胞动作电位等方面。

(一) 补阳还五汤

补阳还五汤出自清代名医王清任的《医林改错》,由黄芪、当归尾、赤芍、地龙、红花、桃

仁、川芎组成,是益气补血之名方,诸药共奏益气补血、活血化瘀、疏通心脉之功效。研究表明,补阳还五汤能显著提高 MIRI 大鼠的血清 SOD,通过清除氧自由基、对抗脂质过氧化反应来减轻 MIRI。陈洪等通过研究补阳还五汤对心肌梗死后大鼠心肌微血管密度及血管内皮生长因子 C 表达的影响发现,补阳还五汤能促进心肌组织微血管的生成和血管内皮生长因子 C 的表达,减轻心肌细胞损伤。顾燕频等通过研究补阳还五汤对心肌肌质网钙泵摄取的分子调控机制发现,补阳还五汤能影响心肌细胞内的钙摄取,进而影响心肌的舒张功能,改善心肌血流动力学,保护心肌细胞。

(二) 甘草汤

在经方炙甘草汤、生脉饮的基础上结合现代药理研究及临床实践拟定的一个抗心律失常纯中药复方制剂,其主要成分含炙甘草、红参、丹参、苦参等中药,具有益气养阴、活血通脉的作用。李美平等通过观察甘草汤对大鼠缺血再灌注心肌细胞动作电位的影响发现,甘草汤可提高 NO 含量,使 APA、V_{max} 明显升高,APD_{90} 延长,表明该方可增加 NO 水平,改善心肌细胞动作电位,从而发挥抗心肌缺血再灌注损伤作用。

(三) 当归四逆汤

当归四逆汤出自《伤寒论》,由当归、桂枝、芍药、细辛、通草、甘草、大枣组成,具有温经散寒、养血通脉之功用。钱国强发现其抗 MIRI 的机制是通过增强 eNOS 蛋白磷酸化,激活 eNOS/NO 信号通路,并上调 eNOS-mRNA 的表达,下调 iNOSmRNA 和 iNOS 蛋白的表达,调节 MIRI 模型中微血管内皮细胞损伤功能来实现的。

(四) 血府逐瘀汤

血府逐瘀汤是清代名医王清任活血化瘀的名方,由桃红四物汤合四逆散加桔梗、牛膝而成,该方以行气活血立法,对各种原因引起的"血瘀证"都有不同程度的治疗作用。彭放等通过观察桃仁、红花不同配比的血府逐瘀汤后处理对缺血再灌注心肌保护的临床研究发现,血府逐瘀汤均可以通过改善自由基代谢紊乱、减少酶的外漏而对缺血心肌起到保护作用。血府逐瘀汤后处理组有助于稳定缺血再灌注早期的"心电风暴",抑制再灌注心律失常,尤其是恶性心律失常的产生及持续。血府逐瘀汤后处理减少心肌缺血/再灌注心律失常发生的作用机制尚不清楚,可能也与血府逐瘀汤后处理增加血浆超氧化物歧化酶活力,减少自由基造成的膜离子通道蛋白质功能抑制与心肌损伤有关,从而稳定心肌细胞内环境和心肌电生理特性,减少心律失常。

(五) 通心络胶囊

研究发现,通心络胶囊具有益气活血、通络止痛作用,可减少 MDA 合成与释放,从而减少自由基生成,通过激活细胞内 SOD 的活性,加速氧自由基清除,具有明显的心肌保护作用。通心络胶囊可增加 GSH-Px 活力,减少 MDA 生成,减少氧自由基的生成,通心络胶囊还增加 NOS,从而增加 NO 的合成与释放,改善微血管舒张功能,同时可以减少内皮肽的合成与释放,降低了微血管的紧张性,改善微血管循环功能。

四、结论

综上所述,单味中药及复方制剂通过其多途径、多效应机制,对于 MIRI 的防治有着较好的疗效。随着对 MIRI 发生机制研究的不断深入,中医药在 MIRI 防治上取得了重大进展。大量实验研究显示,中医药在防治 MIRI 方面显示出多靶点、多机制的特点,在临床上也应用颇多。相信未来随着科学技术发展和实验研究的不断深入,将会有更多中药应用于 MIRI 的防治,指导临床治疗。

(黄熙曼)

主要参考文献

[1] 顾振华,王振兴.心肌缺血再灌注损伤中医防治的研究进展[J].中西医结合心脑血管病杂志,2010,8(9):1116-1117.

[2] 李伟君,李应东.心肌缺血再灌注损伤钙超载及中医药防治策略[J].中西医结合心脑血管病杂志,2013,11(2):217-218.

[3] 楼丹飞,王骁,曹敏,等.超微细粉小复方等对大鼠心肌缺血/再灌注损伤能量代谢的影响研究[J].中华中医药学刊,2011,29(10):2277-2279.

[4] 王万铁,沈炳权.葛根素对心肌缺血再灌注损伤兔乳酸脱氢酶活性变化的影响[J].中国中西医结合急救杂志,2004,11(6):349-351.

[5] 陆建洪,翟昌林,陈捷,等.丹皮酚对大鼠缺血再灌注损伤心肌细胞凋亡及其 Bcl-2 和 Bax 表达的影响[J].中国中医药科技,2013,20(2):151-152.

[6] 卢金萍,姜黎.灯盏花素对家兔心肌缺血再灌注损伤的保护作用[J].中医杂志,2010,51(11):1031-1032,1037.

[7] 彭放,邢杨波,唐伟良,等.桃仁、红花不同配比的血府逐瘀汤后处理对缺血再灌注心肌保护的临床研究[J].中华中医药学刊,2013,31(4):783-785.

[8] 赵舒武,蔡青,王晓玲,等.补阳还五汤载药血清对缺氧复氧神经干细胞 SOD1 蛋白和 Nrf2 mRNA 的影响及机制研究[J].四川中医,2013,31(1):48-51.

[9] 顾燕频,廖月玲,章忱,等.补阳还五汤对腹主动脉缩窄致大鼠心肌肥厚肌质网钙摄取功能的影响[J].中国中西医结合杂志,2013,33(5):627-631.

[10] 李美平,胡平,胡继鹰,等.甘草汤对大鼠缺血再灌注心肌细胞动作电位的影响[J].中国中医药科技,2013,20(2):149-150.

第三节　中医药防治急性心肌梗死支架内再狭窄机制研究

自 1977 年 Gruntzig 等进行的世界上第一例经皮冠状动脉腔内血管成形术(PTCA)治疗冠心病后,PCI 不断发展,单纯球囊扩张-金属裸支架(bare metal stent,BMS)-药物支架(drug eluting stent,DES)的发展过程使介入治疗后围手术期乃至术后长期的支架内再狭窄(in-stent restenosis,ISR)发生率下降。ISR 是指原 PCI 治疗部位复发性再狭窄程度 > 参照血管的 50%。但即使应用药物支架,ISR 的发生率仍存在 5%~10%。现普遍将 ISR 分为四类:①局灶性(local),狭窄位于支架内且长度小于 10mm;②弥漫性(diffuse),狭窄位于支架内,长度大于 10mm;③增生性(proliferative),狭窄长度大于 10mm 且两端延伸至支架外;④闭塞性(occlusive),支架内血管完全闭塞。

ISR 已成为影响冠心病患者预后的主要因素,在西医药物的基础治疗下,如何应用中医药防治 ISR 的发生有了很大的意义,现将近年来冠脉 ISR 的发生机制及中医药防治研究作一总结。

一、支架内再狭窄的影响因素

(一) 患者自身因素

尹铁英等认为年龄、吸烟、饮酒、过敏、基因、糖尿病与 ISR 相关,其中糖尿病史是支架植入术后影响 ISR 发生的独立危险因素;马会利等认为 ISR 与性别、吸烟、血浆纤维蛋白原水平、冠心病合并糖尿病、高血压以及冠脉多支病变相关,与年龄、血脂水平相关性差异无统计学意义;张晶等认为 ISR 与年龄、吸烟、饮酒、糖尿病、过敏体质、遗传、不稳定型心绞痛病史等相关,其中糖尿病史是支架植入术后的独立危险因素;黄宗燕等认为 ISR 与高血压、糖尿病、血脂、吸烟、体重指数(BMI)、常参加体力活动等因素相关。而分析年龄、性别、压力感等影响差异无统计学意义,其中吸烟是 ISR 的最危险因素;田刚等认为 ISR 糖尿病、支架直径、尿酸、总胆红素为相关因素,其中尿酸是 ISR 的独立危险因素,血清总胆红素为保护因素。

(二) 病变血管因素

发生病变的血管部位、长度、程度等均对 ISR 的发生率有显著的影响。对于冠状动脉主干来说,开口处的 ISR 发生率较高;对于冠脉分支来说,ISR 发生在左前降支的可能性最大。Mandeep 等发现,在总的 ISR 患者中,原病变平均长度 <10mm 的占 27%,而 >10mm 的则为74%,由此可将 10mm 的病变长度作为支架植入后发生 ISR 的一个高危界限。针对狭窄性的病变而言,原狭窄管腔越小,ISR 发生率越高。

(三) 支架及操作因素

支架的长度以能将夹层或病灶完全覆盖为宜,病变血管长度与支架长度的匹配对于降低 ISR 危险性有重要意义。临床研究认为 DES 发生再狭窄大部分是由于机械因素,包括支架未充分扩张、支架贴壁不良、不同轴、血管壁的损伤、支架的释放速度、释放压力、由于粗暴操作导致的支架涂层脱落等。

二、ISR 的发生机制

ISR 的发生机制尚未完全明确,目前认为,ISR 的形成包括三个相对独立又相关的环节,即血栓形成、内膜增生和血管重塑。

(一) 血栓形成

根据支架内血栓发生的时间将支架内血栓分为 4 类:急性支架内血栓(支架术后 24 小时内)、亚急性血栓(支架术后 24 小时~30 天)、迟发性血栓(支架术后 30 天~1 年)、极迟发性血栓(术后 1 年以上)。DES 相对于 BMS 而言,晚期血栓的发生率是有一定的升高的。在支架植入的过程中,各种操作如导丝进入、球囊扩张、支架自身植入均对血管壁造成了一定的损伤,支架植入更是对血管壁的持续性刺激,血管内膜撕裂,血管内皮细胞的完整性遭到破坏,导致内皮下的细胞外基质暴露于血液中,而细胞外基质的主要成分为胶原,胶原可以促进血小板黏附和聚集,分泌各种凝血因子和黏附因子,激活凝血酶,从而产生血管内附壁血栓。此外,内皮细胞的损伤,还可促进纤溶酶抑制物、血栓素和血小板活化因子的产生,而抗凝物质合成和分泌减少,也可引起血管局部血栓形成。

(二)内膜增生

正常的血管内膜是有一层连续扁平的血管内皮细胞覆盖,新生内膜组织主要由血管平滑肌细胞(vascular smooth muscle cell,VSMC)、微血栓、炎性细胞、大量细胞外基质(extracellular matrix,EMC)以及被覆在表面的一层从支架周围血管内壁延伸而来的内皮细胞功能组成。血管内膜完整性的缺失是新生内膜增厚的基础。一旦受损的内膜得以被血管内皮细胞覆盖,内膜的增生反应就停止。在支架植入后,原本存在动脉粥样斑块的位置斑块与政策组织链接部位破裂,并切割进入中层,使皮下组织暴露及损伤,而皮下组织的暴露及损伤在30分钟内就会促进VSMC及巨噬细胞的活化。巨噬细胞会释放血小板衍生生长因子(platelet-derived growth factor,PDGF)、IL-6等进一步刺激并诱导VSMC,正常情况下VSMC在中膜处于休眠状态,当血管壁损伤时,一系列介质的释放导致VSMC由收缩性变为合成型(正常情况下,人体VSMC主要为收缩型,表达α-肌动蛋白,构成动脉管壁肌性成分,收缩表型的VSMC含有较多的肌丝,几乎没有粗面内质网和合成细胞器,细胞分裂和合成细胞外基质的能力较低,对生长因子几乎无反应。一旦血管损伤,VSMC能够从收缩表型转变为合成表型,表现为复制能力增加,几乎无收缩能力,合成功能随着粗面内质网增加而增强,EM的产生是收缩表型VSMC的5倍,参与血管损伤后组织修复),具有合成、分泌、增殖、移行功能。在血管内膜受损后,内皮细胞再生先于VSMC的聚集,但是支架的存在导致内皮细胞完整性覆盖非常困难,因此VSMC的功能难以受到抑制,最终造成ISR。DES中紫杉醇、西罗莫司在抑制VSMC增生、迁移的同时,也抑制了血管内皮细胞的增殖,进一步阻碍损伤血管的重新内皮化,血管的延迟愈合,导致了迟发型血栓的发生,而血栓的产生,也影响了支架表面药物的释放,从而影响其抗VSMC的作用,使血栓表面的VSMC增生和迁移,并且基质和胶原合成增加,血管内膜增生,从而加重ISR的发生。

(三)血管重塑

在植入支架的过程中会对血管壁造成一系列的损伤,包括内弹力层撕裂、血管壁中层变薄等,其后的修复过程就会有血管壁的修复与重塑。早期是一种适应性重构,大约距离支架植入1~2个月,在血管内超声检查时表现为靶血管壁外弹力层横截面积增加,其在一定程度上减轻支架植入后管腔横截面积的丧失,对ISR的发生有阻抑作用。晚期病理性血管重构发生在支架植入6个月之后,其程度与血管壁损伤的轻重相关,当支架植入局部的炎症反应结束后,血管壁中层逐渐被纤维结缔组织取代,从而胶原等成分增加,加重血管壁的硬化,张力和剪切力改变,顺应性降低,再加上内膜内皮细胞舒血管作用减弱或消失,细胞外基质的增加和外模纤维化,促进了ISR的发生。VSMC的增殖和凋亡是血管重塑和重排的细胞学基础,在增生的内膜下,不仅有VSMC的增殖和凋亡,亦有单核及巨噬细胞的浸润和凋亡。凋亡的细胞为结缔组织所取代,使内膜下层的细胞不能有序和均匀排列,从而无法发挥正常的作用,加重ISR的发生。病变处血管重塑对支架边缘的血管也有影响,距离支架边缘越远的血管阶段中,内膜增生反应越轻,但血管壁晚期重构反应越重,即当支架植入后的晚期血管壁重构较为明显时,与支架临近的血管阶段反而会出现更为严重的血管壁顺应性降低,从而使近端血管血流受到影响,更易发生血管内的狭窄。

三、中医对支架后再狭窄的认识

中医学认为,心肌梗死属于"胸痹心痛""真心痛"范围,《黄帝内经》中记载:"邪在心,则病心痛","心痹者,脉不通"等,《金匮要略》中正式提出了"胸痹"的概念,中医对心肌梗死的认识可见一斑。心肌梗死后的支架植入可以称作是一种急救措施,患者疾病的根源及体质并未得到改善,如何防治 ISR 以及其余非病变血管的病理学改变是需要在中医学"整体观念"和"辨证论治"理论的基础上进行的,因此,在面对支架植入术后 ISR 的发生上,中医治疗方法是不可忽略的解决方法。

(一) 辨证分型

《黄帝内经》对于胸痹心痛病机认识可概括为虚与瘀,《金匮要略》中提出胸痹心痛的总病机为"阳微阴弦",即上焦阳气衰微,下焦阴寒内盛。而经过多年的现代医学研究,现代中医对胸痹心痛的辨证分型也有了不同的认识与见解。

1. **血瘀型**　陈可冀院士认为,PCI 术后再狭窄的病理过程与中医学的"心脉痹阻""心脉不通"有类似之处,其病因病机为血管内膜损伤导致瘀血阻滞,血脉不通,属于血瘀证范畴,活血化瘀可以预防 PCI 术后再狭窄。支架作为一种外源性异物,其植入对血管内膜是一种机械性损伤,"瘀血阻滞,血脉不通",气血运行不畅,致使不通则痛。

邓铁涛教授等认为,PCI 术可以作为中医学中"祛邪"之法,有"活血破瘀"功效,术前病机属本虚标实,但是在活血的同时,损伤了人体的正气。

2. **痰浊型**　王大英等从血脂代谢、纤溶系统的异常和血液黏滞度的增加,血浆同型半胱氨酸水平等多个方面说明痰浊与 PCI 后再狭窄有直接关系,指出痰浊是冠状动脉介入治疗后再狭窄的重要病机之一。

丁邦晗等发现 PCI 后 ISR 组痰浊证显著高于无再狭窄组,认为痰浊为病可能是中医认识介入治疗后 ISR 的最关键的病机。

3. **热毒型**　郭维琴认为 PTCA 损伤血管内膜而引起局部的炎性反应可能是诱发 ISR 的启动因素之一。受损的局部红肿热痛相当外科局部受损的热毒证。

吴伟等认为热毒为冠心病的基本病机之一。早在《黄帝内经》有载:"心热病者,先不乐,数日乃热,热争则卒心痛","诸痛痒疮,皆属于火",王清任《医林改错》曰:"血热则煎熬成块。"西医学认为冠心病的病因,除了遗传,生活方式的改变是罪魁祸首:导致体内火热之邪,积久上犯心脉,阻滞气血运行,猝然而心痛。支架术后热毒病机不变,支架术只是把斑块挤在支架之外,并非把斑块清除出体外,病变依然存在。同时支架植入是对血管的一种人为的损伤,损伤后的血管壁必然加重局部的炎症和水肿,这种炎症病变在体内仍然在"燃烧",局部表现"火热"。

4. **虚实夹杂型**　朱立友等认为支架后再狭窄是一种本虚标实、虚实夹杂的疾病。ISR 和晚期血栓形成的主要病机为气虚血瘀,心脉痹阻。《素问·痹论》说:"心痹者,脉不通",《素问·举痛论》云"通则不痛,痛则不通",因而治宜益气活血、化瘀通脉为主。

5. **现代临床研究对疾病证型的认识**　刘红旭等根据分类证型分布结果中显示 1 124 例 AMI 患者中虚实夹杂 718 例,占总例数的 63.88%,是 AMI 临床证型的主要表现形式。中医证素诊断以气虚、血瘀最多,虚实夹杂是最常见的表现形式。以血瘀和痰浊两大类型最为多见;实证多于虚证,多于虚实夹杂证。在证素分布规律研究结果中,AMI患者中证素出现频率按大小依次为血瘀证、气虚证、痰阻证、阴虚证、气滞证、阳虚证、血虚证、寒凝证。虚证以气虚所占比例最大,实证以血瘀所占比例最大。王显等研究表明,急性冠脉综合征(acute coronary syndrome,ACS)或急性心梗患者类似中医风证;病位在心络,病因为风寒内侵、饮食不当、情志失调和年老体虚等;病机属痰瘀湿浊郁蒸腐化,凝聚成毒,化热生风;或久病入络,脉络空虚,血虚生风,提出“络风内动”假说。取类比象,冠状动脉粥样硬化斑块突发裂纹或破裂伴随血栓形成,引发急性冠脉综合征,表现为突然发作、剧烈胸痛,亦属内风范畴。刘永明等通过对支架术后患者证型统计分析及预后的研究,发现各证型组的一般情况、伴有疾病、冠脉病变的范围、支架植入的血管分布差异无统计学意义,而其ISR差异具有统计学意义。研究发现,无论是ISR的发生率或程度,心血瘀阻组均为最高(而气虚证和阳气虚衰证最低),与所有非心血瘀阻患者相比,差异具有统计学意义;另外,痰阻心脉证组的ISR的发生率或程度仅次于心血瘀阻证组。

综合多位医家的看法,大都认同本虚标实的病机。本虚可以为心气、血、阴、阳一项或兼见不足。实为气滞、血瘀、痰浊、寒凝、外感邪毒单独或相兼为患。终致心脉闭塞,发为心痛。

(二) 单药治疗

近些年来,随着现代药理学对中药单味药研究的进一步深入,人们发现有多种单味中药及其提取物有着显著活血化瘀,抗炎,抑制血小板聚集,溶栓,抑制血管中膜平滑肌细胞增殖、迁移,降低细胞外基质合成与分泌的功能。其中具有代表性的药物有川芎嗪、水蛭素、丹参、黄芪、红花、穿心莲提取物、大蒜素等。

1. 川芎嗪　肖勇等研究发现,川芎嗪可有效减少PCI术后心绞痛复发,改善心电图相关导联缺血表现,并能降低发生主要心脏不良事件(死亡、非致命性心梗、冠脉血运重建等)的概率。川芎嗪组患者血管造影再狭窄者也明显少于西药对照组,表明川芎嗪具有良好的预防和降低介入术后再狭窄的临床效果。

2. 水蛭素　目前的水蛭素制剂仍以注射剂为主,但是反复注射会给患者带来很大的痛苦和不便,研究表明水蛭素气雾给药是一种有效的给药方式,能达到有效的血药浓度,有可能成为一种临床适用的抗血栓新剂型。

3. 丹参提取物　可通过影响血小板聚集、释放及抑制VSMC的增殖过程以防治IR。在细胞毒性的浓度范围内,丹参酮ⅡA可表现为剂量依赖性地抑制碱性成纤维细胞生长因子诱导人VSMC的脱氧核糖核酸(deoxyribo nucleic acid,DNA)合成,并可显著抑制细胞增殖。丹参酮ⅡA磺酸钠能阻止巨噬细胞源性生长因子刺激VSMC的作用,使c-myc表达下调。丹参多酚酸盐可降低血小板聚集率,降低P选择素,对冠心病介入治疗术后康复具有重要意义。

4. 黄芪　黄芪可提高体内NO的水平,改善血液流变学异常,抑制黏着斑激酶表达,从而达到抑制血栓形成,防治血管再狭窄的作用。可不同程度抑制内膜增生,抑制血栓形成和降低血小板黏附,清除氧自由基,提高iNOS和NO水平等作用,提示其可能通过多种途径而作用于造成内膜增生的诱因,发挥多方面的作用。

5. 红花　含红花黄色素及红花苷,其中主要有效成分红花黄色素Ⅲ型可以抑制血小板聚集,增加大鼠血液纤维蛋白酶溶解活性,临床和实验研究表明对缓解冠心病心绞痛症状,改善心肌缺血有良好疗效。

(三) 复方治疗

1. 芎芍胶囊　徐浩根据机体调控能力下降与中医"证"的内在联系,认为中药可通过多靶点、多途径整合调控作用,恢复动脉损伤后自身的调节能力,使血管的修复趋于动态平衡状态,从而发挥预防 ISR 的作用。选择活血化瘀药(川芎、赤芍)有效作用部位制成芎芍胶囊,临床证明该药可从整体器官、细胞、亚细胞及蛋白分子水平,通过影响 VSMC 增生相关基因和蛋白表达、细胞凋亡、跨膜信号转导、胶原堆积及血管重塑等 ISR 形成的多种病理环节而发挥作用。

芎芍胶囊中川芎辛、温,归肝、胆、心包经,活血行气,祛风止痛;赤芍苦、微寒,归肝经,清热凉血,散瘀止痛。二药配合共奏活血化瘀、通脉止痛之效。彭伟等发现芎芍胶囊试验组在改善心绞痛、心电图方面优于血府逐瘀胶囊对照组,差异均具有统计学意义($P<0.05$,$P<0.01$)。应用芎芍胶囊治疗冠心病心绞痛心血瘀阻证对减轻心绞痛程度,减少心绞痛持续时间,改善心电图,以及改善胸痛、胸闷、心悸等临床症状疗效确切,不良反应率低。

2. 通脉胶囊　通冠胶囊是根据邓铁涛教授关于冠心病多由气虚血瘀理论创制的方剂,由黄芪、丹参、水蛭、冰片组成。通冠胶囊能通过提高体内抗凝血酶Ⅲ(antithrombin Ⅲ,ATⅢ)、纤溶酶原激活因子(tissue plasminogen activator,t-PA)水平,降低纤维蛋白原(fibrinogen,FIB),纤溶酶原激活物抑制物(plasminogen activator inhibitor-1,PAI-1)水平来调节体内凝血-纤溶系统平衡,改善冠心病患者介入术后高凝状态,使心肌缺血的改善得以巩固和维持。

3. 舒心饮　王显等使用舒心饮治疗 PCI 术后患者,该方精选党参、黄芪以健脾益气,慎选生地黄、熟地黄、枸杞子、桑寄生等滋补肝肾之阴,重以葛根养阴化瘀,从损伤修复角度出发,用于 PCI 术后较为恰当。

4. 芪参益气滴丸　刘正旺等对 30 例冠心病 PCI 术后患者以芪参益气滴丸(黄芪、丹参、三七、降香)治疗 6 个月,比较患者术前、术后 3 天、术后 6 个月血清 IL-18 水平,观察到芪参益气滴丸治疗组患者用药后血清 IL-18 水平明显低于西药对照组($P<0.01$),提示芪参益气滴丸对 IL-18 下调作用明显;并且随着远期 IL-18 水平进一步降低,患者生活质量明显改善。表明应用芪参益气滴丸胶囊治疗冠心病支架植入术患者,可提高冠心病患者的临床疗效。

5. 通心络胶囊　代国方等对 31 例 PCI 术后患者以口服"通心络胶囊"(人参、水蛭、全蝎、土鳖虫、蜈蚣、蝉蜕、赤芍、冰片等)治疗。结果治疗 6 个月,患者总有效率、心电图 ST-T 改善程度均不同程度优于常规西药对照组。基础研究亦证实,通心络胶囊可通过提高 eNOS 的基因表达、增强 eNOS 的活性而升高血浆和组织中的 NO 水平,并可减少内皮素的合成和释放,从而具有保护血管内皮的功能,并可改善微血管循环障碍,改善冠状动脉血流储备能力,以减少心绞痛发作,改善心电图 ST-T 的异常改变。

6. 复方丹参滴丸　扶桂升研究发现,复方丹参滴丸(三七皂苷和丹参素)能明显抑制支架术后新生内膜过度增生和血管重构,阻止术后 ISR 形成。曾知恒等发现复方丹参滴丸对术后 ISR 有一定预防作用,治疗组在支架内最小内径、管腔内径净获得、净获得指数、管腔面积获得方面与对照组比较均有所改善。

7. 丹红注射液　王智慧等发现,对冠心病 PCI 术后患者进行丹红注射液系统治疗,6 个月后随访,丹红治疗组患者心血管不良事件(反复心绞痛、急性心肌梗死、再次血运重建及死亡等)的发生率明显降低,同时 PCI 术后 ISR 的概率亦降低(*P*<0.05)。

PCI 术后治疗偏重于治疗本虚,以补心、脾、肾三脏正气为主,祛邪之法为辅,使得正气渐盛,邪气渐退。冠心病 PCI 术后 ISR 患者,证型仍以"血瘀证"及"痰浊证"等为主,治法从祛瘀、化痰入手。常用药物:补心气以红参为主,补脾气以党参、白术为主,配以健脾利湿之品,补肾气则以巴戟天、淫羊藿为主,大补元气重用黄芪,兼有畏寒、乏力、四肢不温等阳气不足征象的患者可加附子、干姜以温补肾阳;祛邪以丹参、赤芍、当归、橘红、枳壳、水蛭、穿心莲等,以奏活血、化瘀、祛痰、行气等功效。另芪参益气滴丸、芎芍胶囊、通冠胶囊等已被临床证明为有确切疗效的中药成药。

四、结论

冠状动脉介入术后的恢复治疗目前仍是医学界的一个难解之题,但中医药对本病的病机及治疗方法的认识有其独到之处:①辨证施治:临证时结合 PCI 术的"破瘀"作用及患者病机特点,辨证施治,治疗方案个体化,以充分发挥中医药优势,提高疗效、改善患者生活质量;②联合应用:常规西药治疗联合中药汤剂/中成药治疗的效果优于单纯西药治疗,且未见明显严重副作用;③注重调节患者情志:冠状动脉介入术后患者精神、心理上压力负担陡然增加,治疗中应重视疏肝解郁、调畅气机等,从多方面改善病症。

目前仍缺乏有关中医药治疗冠心病 PCI 术后的大样本、前瞻性的研究,该病的辨证和疗效判断也缺少统一、系统的评价标准。希望今后能够对中医药治疗冠心病 PCI 术后机制、方法有新的探索及发现,为中医药治疗冠心病 PCI 术后提供更多的理论支持和新的手段。

(郭　郡)

主要参考文献

[1] 张文利,PCI 术后冠状动脉再狭窄机制及防治研究进展[J].中国循证心血管医学杂志,2011,3(2):154-156.

[2] 陈可冀,史大卓,徐浩,殷惠军,张京春,冠心病稳定期因毒致病的辨证诊断量化标准[J].中国中西医结合杂志 2011,31(3):313-314.

[3] 吴伟,冠心病支架术后中医药治疗初探[J].中国中西医结合杂志,2011,31,(3):303-305.

[4] 周琦,刘红旭,急性心肌梗死中医药临床治疗现状[J].北京中医,2006,(8):506-509.

[5] 肖勇,谷文学,高妍,川芎嗪预防冠心病患者支架术后再狭窄的临床研究[J].陕西医学杂志,2010,39(8):1070-1071.

[6] 陈可冀,付长庚,黄芪在心血管疾病中的临床应用[J].中国循证心血管医学杂志,2014,6(5):509-511.

[7] 彭伟,史大卓,薛一涛,等.芎芍胶囊治疗冠心病心绞痛心血瘀阻证 112 例临床研究[J].中国中西医结合杂志,2011,31(2):191-194.

[8] 刘正旺,云美玲,钟江华,等.芪升益气滴丸对冠心病支架植入术患者 IL-18 的影响[J].临床合理用药,2012,5(21):62-63.

[9] 代国方,杨素娟.通心络胶囊干预冠心病 PCI 术后再狭窄临床观察[J].光明中医,2011,26(9):1823.

[10] 王智慧,徐妍,马丽华,等.丹红注射液对冠脉支架内再狭窄及血栓形成的影响[J].中国老年学杂志,2011,31(16):3151-3152.

第四节 中医药防治急性心肌梗死晚期血栓机制研究

20世纪90年代冠状动脉支架应用于临床以来,显著降低了PTCA术后急性血管闭塞和再狭窄等发生率,但支架作为外源性金属异物植入冠状动脉壁内,支架内血栓(in-stent thrombosis,IST)一直是困扰PCI疗效的顽疾,是PCI术后罕见的最严重的并发症,发生率为1%,尽管药物洗脱支架(drug eluting stents,DES)IST发生率较低,但是其后果却是灾难性的,一旦发生,即导致急性心肌梗死,使心功能下降,远期预后差,其病死率高达20%~45%。到目前为止,IST仍然是PCI治疗中最主要的死亡原因之一。其中20%~40%患者猝死或在发病的近期死亡。每年全球有数百万例冠状动脉粥样硬化性心脏病患者植入支架,IST引起的医源性心肌梗死之数量相当可观,而中医药抗血栓作用研究历史悠久、特色鲜明、疗效确切,在ST研究中潜力巨大。

一、晚期支架内血栓定义

根据IST在介入治疗后形成时间和不同机构的定义不同,ST的标准有所差异。根据时间可以分为急性(术后24小时内)、亚急性(术后1~30天)、晚期(术后30天~1年)和迟发晚期血栓(术后1年)。SIRIUS 2年随访研究中,葛均波等对既往使用的支架内血栓定义进行了部分修改,使DES晚期IST的定义更为严格,其定义为:①肯定性晚期支架内血栓(definite late stent thrombosis):介入治疗术30天以后发生的和靶血管相关的心肌梗死,冠状动脉造影证实靶病变部位闭塞或者出现血栓,并且在术后和发生血栓事件这一时间段中没有对靶血管进行过血运重建术;②可能性晚期支架内血栓(possible late stent thrombosis):介入治疗术30天以后发生和靶血管相关的心肌梗死,并且在术后和发生血栓事件这一时间段中没有对靶血管进行过血运重建术,无冠状动脉造影资料确认靶病变部位闭塞或者出现血栓;③不能除外性晚期支架内血栓(cannot exclude late stent thrombosis):介入治疗术30天以后患者猝死,并且在术后和发生血栓事件这一时间段中没有对靶血管进行过血运重建术,无法确认"罪犯"病变(如非靶血管相关的心电图改变或者尸检证实靶血管通畅)。

二、晚期支架内血栓形成机制

虽然与裸金属支架(bare metal stent,BMS)相比,导致DES急性和亚急性IST的预测因素非常相似,但是对于DES晚期IST的发生机制目前尚不明确。究竟是何种原因导致IST形成,目前的研究显示有以下几方面原因:

（一）支架的致血栓源性

1. 支架的材料、结构设计 目前所用支架均为金属材质,本身即为强致栓因素。无论是BMS还是DES,支架的金属表面阳离子电荷的作用是支架本身致血栓形成的主要机制之一。

2. 血管内皮化延迟　内皮细胞具有抑制血小板聚集、纤维素沉积的作用,是血管内血栓形成的天然屏障。目前临床使用广泛的药物支架所使用的药物是:①Limus 家族的西罗莫司,属于大环内酯类抗生素。是一种天然免疫抑制剂,1999 年作为免疫抑制剂应用于肾脏移植。西罗莫司抑制细胞内 mTOR(为一种特异性细胞周期调节蛋白),可以阻断常见的生长因子活化途径。在 G_1 期后期抑制细胞增殖周期,它还可以抑制增殖和炎症反应。西罗莫司具有宽广的治疗窗,没有全身或局部毒性作用。②肿瘤化疗药物紫杉醇最先从太平洋紫杉树中被分离出来,于 1992 年应用于癌症治疗中。它能选择性抑制平滑肌细胞增生、分泌细胞外基质以及平滑肌细胞向内膜迁移。紫杉醇能稳定微小管,阻止细胞分裂。其对细胞的作用是剂量依赖性的。根据剂量大小,可以作用于细胞的 G_1 期、G_2 期和 M 期。作用于 G_1 期、G_2 期是保持细胞稳定,阻止有丝分裂。处于 M 期的细胞与一定剂量的紫杉醇相遇可以引起细胞凋亡。两种药物的作用机制不同,但都是作用于细胞发育周期的不同阶段,抑制平滑肌细胞增殖,同样也可抑制内皮细胞的覆盖。DES 植入部位血管内皮细胞覆盖不全,血管内皮化延迟,可减弱或消除内皮细胞预防血栓形成的天然屏障作用,促进 IST 的发生。

3. 血管壁对支架涂层过敏或产生局部炎症反应　西罗莫司和紫杉醇不会自动吸附在金属支架上,即使有少量吸附也会很快被血流冲洗掉。为了控制药物的释放,DES 均采用了不可降解的多聚物载体,目前常用的载体是多聚体(polymer),它可以把药物整合到分子之间以一定的浓度和速度释放。Cordis 公司的西罗莫司支架使用的是聚乙烯-醋酸乙烯酯共聚物(polyethylene-vinylacetate copolymer,PEVA)和聚甲基丙烯酸丁酯(poly-butyl-methacrylate,PBMA)的混合物,Boston 公司的紫杉醇支架使用的则是聚异丙烯,此类物质具有良好的生物相容性。但也有学者报道 1 例 58 岁男性因不稳定性心绞痛植入 2 枚西罗莫司支架 18 个月后死于晚期血栓。该患者在术后 8 个月的冠状动脉造影和血管内超声显示没有内膜增生,但出现了血管扩张。尸检显示支架段血管动脉瘤样扩张,局部有 T 淋巴细胞和嗜酸性粒细胞,表明有高度的过敏反应。Virmani 等报道另 1 例植入西罗莫司患者出现严重过敏反应,支架周围血管瘤样扩张,在未修复的动脉壁有广泛的炎性反应,形态学上表现为以局部 CD45$^+$ 淋巴细胞和嗜酸性粒细胞聚集为主,由于多发生于 DES 植入 4 个月后,此时洗脱药物基本上释放完毕,因此,推测其发生最有可能与 DES 多聚物涂层载体有关。

(二) 患者和病变因素

BMS 时代就发现,具有某些临床及病变特点的患者,ST 发生的风险增高。虽然目前尚缺乏对高危患者识别的理想预测模型,但通常认为以下因素与血栓形成密切相关:①病变高危:如左主干病变、多支病变、分叉病变、支架内再狭窄及大隐静脉旁路移植血管病变等。②临床高危:急性冠脉综合征(acute coronary syndrome,ACS)、糖尿病、肾功能减退及左室射血分数低下、高龄、吸烟及陈旧性心肌梗死(old myocardial infarction,OMI)等。③抗血小板药物抵抗:如阿司匹林抵抗、氯吡格雷抵抗或双重抗血小板药物抵抗;过早停用双重抗血小板药物,或不能耐受抗血小板药物。④全身并发症:如脑血管疾病及外周血管疾病等。由于DES 较 BMS 致栓性强,故 DES 相关的 IST 潜在高危因素更广,发生的风险性更高。目前对于 DES 在多支病变并发糖尿病、分叉病变计划实施双支架植入、DES 后再狭窄以及大隐静脉旁路移植血管病变中应用的安全性,仍然存在质疑。

（三）介入手术中的技术因素

有学者研究显示，植入多个支架、长支架、支架贴壁不良、支架重叠、Crush 技术、最后管腔直径较小、支架结构变形、分叉支架、术后持续慢血流、正性重构、管腔丢失、病变覆盖不完全或夹层撕裂等，均可导致 IST 形成。支架的长度、扩张不全及残余狭窄与支架血栓形成的危险增加均有关，但在 BMS 和 DES 所致血栓形成上差异无统计学意义。Cheneau 等通过血管内超声（intravascular ultra sound，IVUS）研究显示，支架植入术后的管腔形态不满意是术后亚急性血栓形成最主要的预测因素，特别是当并发夹层、血栓和内膜撕脱等情况时更易诱发。Hong 等发现 DES 迟发性支架贴壁不良发生率可达 12%。IVUS 检查发现，迟发性支架贴壁不良主要与冠状动脉外弹力膜面积增加超过中膜和斑块面积增加幅度有关，最终可导致支架血栓形成和急性心肌梗死。通过 64 排螺旋计算机断层扫描术（64 spiral computed tomography，64SCT）检查发现，血栓组中支架贴壁不良发生率高达 60.0%，证实了支架贴壁不良与晚期血栓的发生有关；此外，复杂操作（如 Crush 技术）易导致冠脉支架术后残余狭窄，而多支架植入可引起冠脉内皮化延迟，都是造成晚期血栓的原因。美国食品药品监督管理局已批准的适应证为：西罗莫司冠脉支架适合改善具有缺血症状患者的冠脉内腔直径，适合原发病变长度≤30mm，参照血管直径 2.5~3.5mm 的血管；紫杉醇适合改善具有缺血症状患者的冠脉内腔直径，适合原发病变长度≤28mm，参照血管直径介于 2.5~3.75mm 的血管。在该研究中，支架内晚期血栓组患者的支架长度和直径均超出了适应证范围，属于"非标签"应用，尤其是在糖尿病、肾功能不全及其他高危情况下使用可能会增加晚期 IST 的发生率。

（四）抗血小板药物因素

血小板聚集是凝血系统激活和血栓形成的前提和核心。没有血小板激活，就没有血栓形成。支架在植入过程中需要经过高压扩张，而高压扩张易导致内膜损伤，造成内膜下易致血栓的分子及斑块成分暴露于血液中，同时支架本身亦可诱导血小板黏附和聚集，因此过早停用抗血小板治疗容易导致血栓形成。McFadden 等曾报道了 4 例晚期支架血栓形成的病例，均是在停止抗血小板治疗后早期出现的。本研究中血栓组共有 17 例早期停用了双重抗血小板治疗，而对照组中仅 2 例，再次说明了抗血小板治疗的必要性。在充分应用抗血小板药物后，支架内血栓的发生率明显下降。因此，防治 IST 最关键的措施就是正确进行抗血小板药物治疗。有研究显示 BMS 时代高压球囊和噻氯匹定的应用，使术后 30 天支架血栓的发生率从 16% 降至 0.6%~0.8%。有学者研究发现，目前 DES 术后抗血小板药物治疗存在两方面的问题：一方面，DES 术后双联抗血小板药物的最佳维持时间和最佳维持剂量一直是国内外学者关注的焦点。早期停用抗血小板药物是支架血栓形成最强的独立预测因素。小规模研究和荟萃分析表明，氯吡格雷负荷量和维持量加倍可产生更快更强的抗血小板作用。另一方面，抗血小板药物抵抗可能也参与了支架血栓形成，但是尚没有充分的临床依据证实两者存在因果关系。高危患者（左心室功能不全、糖尿病、AMI）和高危病变（小血管、分叉病变、长病变、弥漫病变、左主干病变、多支病变等），更应该重视抗血小板的问题。

通过对患者合并症的分析，本研究还发现左心室射血分数（LVEF）减低、糖尿病、肾功能不全都与支架晚期血栓形成有关，而对上述危险因素进行评分可对晚期血栓的发生情况进行预测，具体评分如下：LVEF 降低 20% 记 0.25 分，接受过放射治疗 2.5 分，糖尿病记 4 分，分叉病变记 6 分,肾衰竭记 6 分;评分 <6 分的患者,晚期血栓发生率 <0.3%,在评分 >13 分的患者晚期血栓发生率则可达 16.2%。因此,该评分也可帮助识别高危患者,对高危患者应进行密切监测,并适当延长联合抗血小板治疗时间。通过 64 排 CT 检查和病史追踪,本研究发现了多种可能导致 DES 晚期血栓的危险因素,有助于早期识别高危患者,对降低支架内晚期血栓的发生风险具有一定意义。

三、现代晚期支架血栓形成的防治措施

(一)加强双重抗血小板治疗

建议 DES 术后双重抗血小板治疗至少持续 12 个月,高危患者及复杂病变,若患者不出现不良反应建议延长用药时间,至于究竟给予多长时间,目前尚无临床试验证据,可据患者个体情况决定。最近,美国心脏协会(AHA)、美国心血管病学会(ACC)、美国心血管造影和介入协会(SCAI)、美国外科医师协会(American college of surgeons,ACS)和美国牙科协会(American dental association,ADA)等共同发布了预防支架植入术后过早停用双重抗血小板治疗的建议。该指南建议,鉴于 DES 术后停用双重抗血小板药物可能导致支架血栓、心肌梗死甚至死亡,植入 DES 后应使用双重抗血小板药物 12 个月。植入 DES 前要仔细评估患者是否愿意或耐受 12 个月的双重抗血小板治疗,否则建议不使用 DES。PCI 术后 12 个月内可能会接受有创检查或手术操作的患者,应考虑球囊扩张或植 BMS,不应考虑置 DES。

(二)在支架植过程中要注意操作技术

支架贴壁尽可能好,必要时应进行后扩张保证支架充分贴壁;并且要尽量减少支架两端的损伤。对于支架血栓发生风险较高的病例,如分叉病变、左主干病变、糖尿病、肾功能不全、左室射血分数降低的患者,可使用 IVUS 指导进行 DES 植入术,以降低操作因素(如并发夹层、支架贴壁不良等)导致血栓发生的风险。由于多层 DES 的重叠会进一步加重内皮化延迟,所以如果能够使用 1 枚支架处理病变,尽量避免多枚支架的重叠。

应用新型药物支架、采用新的药物涂层、研发可吸收和降解的支架、聚合物和药物 DES 是由支架平台、携带药物的聚合物及药物三个部分组成的。它还有很多可以再改进的方面,比如,选择更有效和安全的药物,采用生物可降解的聚合物涂层,或者在支架平台上采用激光等技术打孔并携带药物,或者采用新型的材料来制造支架平台,以改进输送性能和具有更好的生物相容性,以及可以被完全吸收和降解的支架等等。我们相信新一代的 DES 将具有更好的安全性和有效性。综上所述,DES 在冠脉介入治疗中的有效性和安全性是不容置疑的,有足够多的随机临床试验和注册试验可以说明,DES 在有效性上要优于 BES,在安全性上和 BES 相当。所以,临床医生在期待新型 DES 的同时,应当根据患者的个体情况,采用最佳的治理策略,合理地选择器械,改进支架植入技术,术后规范化地使用药物来避免支架内血栓的发生。

四、中医药防治晚期血栓形成机制

冠状动脉支架内再狭窄和晚期血栓形成仍属于中医"胸痹心痛""真心痛"的范畴;病位在心脉,是一种本虚标实、虚实夹杂的疾病;主要病机为气虚血瘀,心脉痹阻;"心痹者,脉

不通"，"不通则痛"，治宜益气活血、化瘀通脉为主。血栓性疾病的病因复杂，通常认为，糖尿病、高血压、高脂血症、吸烟、遗传等是冠心病、中风等血栓性疾病的危险因素。现用抗血栓西药常存在一定的不良反应问题，不适宜支架植入术后的长期抗血栓治疗。而中药因其多成分、多途径、多环节、多靶点等独特优势，包括抑制血管平滑肌细胞增殖；降纤、抗凝、改善血液理化特性；降低血小板数量，抑制血小板聚集和释放；调整血管内皮细胞功能；抑制原癌基因；抑制炎症反应细胞因子释放等，在血栓防治研究中备受关注。中药在血栓防治中的应用独具中医药特色，对支架植入术后的长期抗血栓治疗具有毒副作用小的优点。中药与血管支架结合用于防治心血管疾病具有相辅相成、各得其宜的优点，其广泛应用于临床将给相关疾病带来重大转机，值得进一步深入研究。

朱立友等组丹红通脉胶囊方用于冠状动脉支架内再狭窄和晚期血栓形成的预防。方中黄芪甘温善补中气，益气以助血行为君；丹参、红花活血通经，化瘀止痛，共为臣药；西洋参甘寒微苦，补气养阴，清火生津；当归补血活血，通经止痛；川芎活血行气；降香化瘀止血，理气止痛；三七、血竭化瘀止血，活血定痛，生肌敛疮；水蛭破血逐瘀，通经消癥，全虫息风止痉，通络止痛；炮穿山甲活血化瘀消积，通经脉，共为佐药。炙甘草益气补中，缓急止痛，调和诸药为使药。诸药合用共收益气活血、化瘀通脉标本兼治之功之功效。现代药理研究证明，丹参、当归、川芎经可抑制血小板黏附、聚集、防止血栓形成，解除冠状动脉痉挛，增加心肌对缺氧的耐受性，同时丹参具有抑制内源性胆固醇合成的作用和抗脂蛋白氧化的作用，可以防止动脉粥样硬化的形成；黄芪具有增强机体免疫功能、抗应激、强心、调节血压、抗心肌炎和抗肿瘤等作用；总皂苷是西洋参的主要药理成分（含量为 5%~10%），与人参相似可增强心肌收缩力，增加心排出量，扩张血管，增加心肌抗缺血能力；调节机体代谢，增加蛋白质和核酸的合成，增加心肌能量的供给；全虫、穿山甲具有明显的抗凝血作用，改变红细胞变形能力，降低红细胞聚集性，降低血小板黏附和全血黏度；三七、红花、血竭、水蛭等能止血，抗血小板聚集，抗凝血，降低纤维蛋白原，抗血栓形成，促进造血，降血脂，抗炎镇痛，抗肿瘤，扩张血管降压，抗心肌缺血、动脉粥样硬化等；甘草有调节机体免疫功能、抗菌、抗病毒、抗炎、抗变态反应，降血脂，抑制血小板聚集和抗肿瘤等作用。

（一）抗血小板药物

皂角主要含鞣质和三萜皂苷，皂角皂苷对 Sprague Dawley（SD）大鼠的半数致死量（median lethal dose，LD50）为每千克体重胃内给药 750mg，皂角提取物用药组血小板平均体积及体积分布宽度降低，因而抑制血小板的活性，使血小板的黏附、聚集能力降低，从而抑制血栓形成，改善微循环障碍状态。

五叶参是一种来源广泛，用途较多、毒副作用极小的中草药。用人血进行体外实验研究证实，五叶参是一种具有抑制血小板功能、凝血功能及红细胞聚集性等多个环节的抗血栓形成药物，值得进一步研究探讨。

中医学认为，赤芍能够清热凉血、散瘀止痛，用于温毒发斑、吐血呕血、目赤痛肿、肝郁胁痛、经闭经痛。赤芍为毛茛科植物芍药或川芍药的干燥根，其主要活性成分称为赤芍总苷。邱灿华等认为赤芍总苷通过抑制二磷酸腺苷（ADP）的释放这个环节而具有较好的抗血小板聚集作用，且作用强度随剂量的增加（在一定的范围内）而增强。

　　川芎嗪可通过增强一氧化氮合酶(NOS)的活性,刺激血小板中一氧化氮(NO)生成等途径来增强红细胞变形能力,缓解高凝状态,使血流加快、血液流量增加,改善微循环,从而降低血小板聚集。

　　中医认为热毒之邪也是血栓性疾病发病的危险因素,清热解毒法成为近年来应用于血栓性疾病的新治疗方法。梁爱华等采用内毒素与角叉莱胶联合应用的方法建立了一种大鼠血栓形成模型,这种血栓模型具有"热毒"病因病机,比较适合进行清热解毒抗血栓作用及其机制研究以及药物筛选。应用该模型证实,清开灵注射液的抗血栓作用与其抑制白细胞的激活和黏附,降低炎症反应和炎性因子产生,抑制血小板聚集等有关,这些作用机制与其清热解毒功效一致。

　　冠心Ⅱ号方由丹参、川芎、红花、赤芍和降香5味中药组成,是治疗冠心病的代表性中药复方。冠心Ⅱ号全方中发挥抗血栓形成和抗血小板聚集作用的主要是方中的活血药,理气药在该作用上不起主导作用;而冠心Ⅱ号全方中发挥镇痛作用的则主要是理气药,活血药起到一定的辅助作用。

　　血栓心脉宁片是纯中药制剂,主要由川芎、丹参、水蛭、麝香、牛黄、毛冬青、槐花、人参茎叶皂苷、冰片、蟾蜍等中药材组成。血栓心脉宁片对急性血瘀模型大鼠血液黏度、血小板聚集及血液流变学的异常变化有明显改善作用,有利于防治缺血性心、脑血管疾病时的高黏状态,预防血栓形成以及动脉硬化的发生和发展。

　　丹红注射液在体内、体外均能明显抑制血小板聚集,它既抑制血栓素 A_2(thromboxane A_2,TXA_2)合成,又不影响前列环素(prostaglandin I_2,PGI_2)合成酶,从而提高 PGI_2/TXA_2 比值,能降低血栓素 B_2(thromboxane B_2,TXB_2),能够降低血浆血小板活化因子水平,能降低慢性阻塞性肺疾病急性加重期患者血小板激活复合物-1 和 P-选择素(CD62P),从而减少血栓形成的概率。

　　据报道,胶原蛋白和肾上腺素都是血小板聚集诱导剂,通过胶原蛋白和肾上腺素诱导的小鼠体内血栓模型和大鼠结扎下腔静脉血栓模型,考察通塞脉微丸胶囊对动物体内血栓形成的影响。发现通塞脉微丸可能是通过抑制血小板聚集或提高纤溶系统活性发挥抑制体内血栓形成的作用。该结果与体内实验研究相符。

　　逐瘀通脉胶囊由虻虫、水蛭、桃仁、大黄组成,具有破血逐瘀、通经活络之功效,主治血瘀证,临床应用疗效显著。实验结果显示,逐瘀通脉胶囊能通过抑制血小板聚集,缩短血栓长度及质量,改善血液流变学指标,从而在治疗血瘀证中发挥作用。

　　参七汤有减少术后再狭窄发生的作用,且用药安全,无明显不良反应。减轻患者 PCI 术后的血瘀状态,减轻早期术后机体对冠脉支架的炎症反应,降低早期因血管内皮损伤引起的血小板活化,是其减少再狭窄的机制之一。

　　王阶等研究显示血塞通胶囊(主要为三七总苷)治疗后 6-酮-前列腺素 F1α(6-keto-PGF1α)明显升高,TXB_2 明显降低,CD62P 和血小板膜糖蛋白(CD41)的表达量显著降低,说明可抑制由胶原、花生四烯酸(arachidonic acid,AA)、ADP、凝血酶等诱导的血小板黏附、聚集、活化和释放的全过程,故说明血塞通胶囊具有显著降低血小板表面活性、抑制血小板黏附和聚集、抗血栓形成、改善微循环等作用。

(二) 抗凝血药物和溶血栓药物

中药活血化瘀方案在预防和治疗血栓性疾病中起重要作用,其机制是通过抗血小板聚集、抗凝血酶、降解纤维蛋白原、溶解纤维蛋白来实现的。黄栌是漆树科黄栌属植物,其中的有效部位为黄酮类化合物,崔恩贤等观察了黄栌各部位提取物体外对犬全血凝血时间、已成形血栓及同质量已成型血栓溶解率的影响;对黄栌体外实验筛选出的活性部位或成分结合体内研究,确定黄栌抗凝血及抗血栓活性的入药部位。结果表明,黄栌各部位提取物具有显著的体外抗凝血及溶血栓作用,其抗凝血溶血栓入药部位为茎、枝和叶。

千斤拔黄酮是天然的黄酮类化合物之一,通过千斤拔黄酮对血栓模型大鼠的血小板聚集率、血小板 α 颗粒膜蛋白(GMP-140)、组织型纤溶酶原激活剂(tissue-type plasminogen activator,tPA)及 Ⅰ 型纤溶酶原激活物抑制因子(plasminogen activator inhibitor-1,PAI-1)含量的影响,证实千斤拔黄酮具有抑制血栓形成作用,其机制主要抑制血小板活化和促进纤溶作用。

黑木耳是我国传统的保健佳品,是一种珍贵的药食两用真菌。黑木耳多糖是黑木耳重要的活性成分。近年来,黑木耳多糖药理作用研究受到广泛关注。研究表明,黑木耳多糖具有调节免疫功能、保护机体细胞等多种药理作用。黑木耳多糖灌胃给药后可明显延长特异性血栓形成时间和纤维蛋白血栓形成时间,缩短体外血栓长度,并减轻其干、湿重,降低家兔血液黏度;对血小板黏附率无明显影响。提示黑木耳多糖具有较好的抗血栓作用。

海藻硫酸多糖(marine sulfated polysaccharide,SPS)是从海藻中提取的一类生物活性多糖,迄今已提取出多种具有抗凝血活性的 SPS,其作为一种有望替代肝素的新型抗凝血活性物质日益受到关注。SPS 抗凝血的机制与肝素类似,它能提高抗凝血酶Ⅲ(ATⅢ)的活性,抑制凝血过程中必需的丝氨酸蛋白酶、凝血酶和活化因子(FXa)的活性。大量研究表明,SPS 具有抗凝血活性,它具有抗血栓形成和溶解血栓的双重作用,在溶栓的同时能防止新的血栓形成,这是目前临床应用的抗凝血剂和溶栓剂都不具备的特点。所以,SPS 有望取代肝素成为抗凝血药物的新来源。

现代医学研究证明水蛭是凝血酶特效抑制剂,它与凝血酶迅速结合,能阻止凝血酶对纤维蛋白原(fibrinogen,Fbg)的激活作用。钟山等研究水蛭注射液的抗凝血作用,研究发现水蛭注射液能明显溶解体外血栓、纤维蛋白平板和全血凝块,显著延长家兔血浆复钙时间、凝血酶原时间(prothrombin time,PT)和凝血酶时间(thrombin time,TT),表明水蛭注射液具有较强的抗凝血作用。地龙具有抗凝血和抗血栓以及溶解 Fbg 作用。朱福海研究显示疏血通注射液(水蛭、地龙)可延长 PT、TT、活化部分凝血酶时间(activated partial thromboplastin time,APTT)。吴月平等研究显示,疏血通治疗能够延长 PT、APTT,降低 Fbg,提高 ATⅢ活性。胡金铃等观察患者应用疏血通注射液后患者的 APTT、PT 与治疗前和对照组比较均明显延长,Fbg 含量减低,进一步提示疏血通注射液在一定程度上还能干预凝血,促进纤溶功能。另有研究发现,应用疏血通注射液治疗不稳定型心绞痛患者,APTT、PT 明显延长,Fbg 减低,干预凝血,促进纤溶功能,纠正心绞痛后的凝血和纤溶异常。

湖南中医药大学彭延古等多年来对僵蚕的抗凝作用做了深入的研究,并获得国家自然科学基金的支持。总结其研究成果包括静脉注射僵蚕提取液后能明显减轻 Beyers 制作的静脉血栓模型动物的血栓重量,实验动物纤溶酶原含量、纤维蛋白原含量、优球蛋白溶解时间明显减少,同时激活白陶土部分凝血活酶时间、凝血酶原时间、凝血酶时间均有明显延长。说明僵蚕具有促纤溶惰性,对凝血酶-纤维蛋白原反应的直接抑制作用为防止血栓形成的主要因素。

土鳖虫提取液在家兔体内、外均能使血浆 APTT、PT 及 TT 延长,其作用随土鳖虫提取液浓度的增加而增强。说明土鳖虫提取液具有明显的抗凝作用,可能是对凝血酶发挥的直接作用。

王仑等研究显示丹参多酚能使老年 2 型糖尿病患者 APTT、PT、TT 明显延长,降低 Fbg、D-二聚体(D-dimer)水平。王影研究显示灯盏花素通过影响血小板因子Ⅲ(platelet factor 3,PF3)和凝血因子Ⅴ而实现延长凝血时间(clotting time,CT)、PT,抑制 PF3 活性,缩短优球蛋白溶解时间(euglobulin lysis time,ELT),提高纤溶活性。

江玉清研究显示丹红注射液能使冠心病患者的 PT、APTT、TT 延长,血小板因子Ⅳ(PF4)、CD62P 表达水平降低,说明丹红注射液能够改善冠心病患者的血液高凝状态。

华坤等研究脑血宝(红花、乳香、桃仁等)能使血浆中 APTT、PT 延长,ATⅢ的活性升高,TT 延长,说明脑血宝制剂对凝血的多个环节均有抑制作用,从而对抗血栓的形成。

陈云华等研究显示杜仲红景天胶囊(杜仲、红景天、川牛膝、肉桂等)能延长 TT、PT 和 APTT 及高龄小鼠凝血时间,表明杜仲红景天胶囊是通过影响凝血功能发挥抗血栓作用。

张冉等研究消栓通络方(川芎、丹参、黄芪、泽泻等)可延长小鼠出血时间 31%,并显著延长大鼠 PT 和 APTT,说明消栓通络方可抑制体内实验性血栓的形成,其作用可能与抑制内外源性凝血途径有关。

于海鹰等研究发现预防性给予益气活血中药复方制剂芪丹通脉片可显著提高血管内皮细胞损伤大鼠血浆 ATⅢ活性,促进内皮细胞抗血栓形成作用。

赵利等发现丹参多酚酸盐治疗脑梗死患者 2 周后 t-PA、纤溶酶原激活物抑制剂-1(PAI-1)浓度与治疗前相比有明显改善,而且丹参多酚酸盐对 t-PA、PAI-1 的效果较常规治疗组更显著。

逄锦晶探讨丹红注射液对急性脑梗死患者血浆 D-dimer 的影响,结果表明丹红注射液能够降低 D-dimer,表明其能激活纤溶系统。

曹东平等研究显示丹参川芎嗪能降低冠心病患者 Fbg 水平,从而使心脏事件减少。张璇等实验发现疏血通注射液能显著促进体内、外脑血管内皮细胞分泌 t-PA,通过 t-PA 表达的增加及活性的增强使纤溶功能得到加强,从而促进血栓的溶解。

胡连海等研究舒脉胶囊(生黄芪、丹参、三七、瓜蒌等),能升高血浆蛋白 C 的水平,增加体内抗凝物质,拮抗凝血酶的病理性升高;降低 D-dimer 水平,激活纤溶系统,溶解血栓。

龚婕宁等研究显示六味地黄汤能明显抑制血浆内 PAI 的活性,提高血 t-PA 的活性,从而调节并改善模型大鼠体内的凝血和纤溶状态,起到抗血栓作用。

五、结语

目前使用的药物多为细胞周期调节药物,可引起内皮延迟愈合,无法避免支架内血栓形成的风险。研究者们正在不断改进支架的设计方案,如选择更有效和安全的新型药物支架、采用新的生物可降解药物涂层等。其中,减少血小板活化、聚集或促进内皮愈合的新型药物支架可能是未来发展的方向之一,研发新型抗血小板药物也令人期待。目前,已有中药及其有效成分被证实可促内皮细胞生长,甚至存在同时可抑制平滑肌生长的双向调节作用。笔者认为,可以从常用中药里筛选一些有效成分,用于药物涂层血管支架的制备与评价,甚至可开发出专门针对支架血栓的预防或治疗药物上市,以期减少或克服支架血栓的发生。为预防支架血栓而进行的介入术后药物治疗取得了一定的疗效,但由于服药时间较长,容易出现较严重的不良反应,可以尝试结合一些抗血栓疗效确切的中药进行治疗。

(朱雨玫)

第五节　中医药对急性心肌梗死心肌保护机制研究

　　AMI 是在动脉粥样硬化(atherosclerosis,AS)为主的基础病变上,发生持久而严重的心肌缺血、缺氧,最终导致下游心肌坏死的一种严重危害人类生命健康的急性心血管疾病。通常由劳累、激动、暴饮暴食、便秘或寒冷刺激等诱因引起;临床主要表现为:胸骨后剧烈而持久的疼痛,常持续超过大于 30 分钟,伴放射至上臂和/或下颌部,可伴发热、汗出等;休息或服用硝酸甘油类药物不能完全缓解,可引起血流动力学改变等;严重者可发生休克、心律失常与急性心力衰竭,如未及时救治,可迅速发生死亡。西医学认为 AMI 的发生主要是由于冠状动脉粥样硬化性心脏病(coronary atherosclerotic heart disease,CHD)引起:CHD 时,血管内膜粥样斑块形成,在高血压、高脂血症等危险因素的作用下,致使粥样斑块破裂,继发引起血管管腔内血栓的形成,血栓堵塞某血管从而使该血管下游心肌持续缺血、缺氧,最终导致该部分心肌坏死。另外,当剧烈运动时,心肌耗氧量急速增加,由于粥样斑块的形成使管腔狭窄、血供不足,也可导致 AMI;或冠状动脉痉挛时,也可引起相应心肌血供不足而坏死。

　　西医学对 AMI 的治疗主要采用溶栓、PCI 及 CABG 等方法,以尽快恢复心肌的血液灌注以挽救濒死的心肌,防止梗死扩大或延展,缩小心肌缺血范围,保护和维持心脏功能。溶栓治疗、PCI 及 CABG 等方法在挽救患者生命方面的确发挥了很大作用,但却未能显著改善患者的远期预后。

　　中医文献中并无"AMI"此名称,但结合其一系列临床症状可将其归属于中医"胸痹""真心痛""厥心病"等病证范畴。正如《灵枢·厥病》中所言"真心痛,手足青至节,心痛甚,旦发夕死,夕发旦死"。对于 AMI 病因病机,大多数医家认为是本虚标实之证,即《金匮要略》之"阳微阴弦"。王朝阳等认为,本虚即气血虚衰为本病之本,而标实即血瘀为病之标,心脉痹阻为发病之关键。在对 AMI 的治疗中,中医药在改善 AMI 临床症状、预后及保护心肌方面,单独或联合西药治疗往往取得较好疗效。随着研究的逐渐深入,中医药对 AMI 中心肌的保护机制也越来越明确。现就近年来中医药对 AMI 心肌保护作用机制研究综述如下。

一、抑制氧化应激

　　氧化应激反应(oxidative stress,OS)是指体内氧化反应与抗氧化反应失衡,使之更倾向于氧化反应的一种病理过程,过度的氧化应激可通过多种途径对细胞产生急性或慢性损伤。AMI 引起心肌缺血、缺氧时,心肌组织生成氧自由基量增加,过多的氧自由基可引起脂质过氧化物(lipid peroxide,LPO)及其代谢产物丙二醛(malondialdehyde,MDA)生成增加,并且损伤细胞内 SOD、谷胱甘肽过氧化物酶(glutathione peroxidase,GSH-PX)等重要抗氧化酶的活性,最终导致氧自由基清除系统功能降低或丧失,而生成系统活性增加。过多的氧自由基进一步损伤细胞生物膜、线粒体、核酸及蛋白质等重要细胞组分而导致心肌损伤。近年来研究发现,包括中药复方、单体在内的多种中药制剂可抑制心肌组织中氧自由基的生成,并增强氧自由基的清除能力。红花黄色素是中药红花的重要成分,有研究以邻二氮菲 Fe^{2+} 氧化法检测了红花黄色素对氧自由基的清除作用,结果表明红花黄色素具有清除 H_2O_2/Fe^{2+} 体系产生的羟自由基的作用,从而发挥抗氧化作用。采用结扎大鼠左冠状动脉前降支(left anterior descending branch,LAD)后再灌注造成大鼠 MIRI 模型,探讨淫羊藿、黄芩与苦碟子等中药对心肌组织内 MDA 与 SOD 含量的作用;结果表明,淫羊藿总苷、黄芩茎叶总黄酮与苦碟子总黄酮均可降低心肌组织中 MDA 的含量、增强 SOD 活性,并且苦碟子总黄酮亦明显降低大鼠血清中 MDA 含量,三者均表现出显著的抗氧化作用。冷建春等通过 MIRI 模型大鼠探讨中药复方人参山楂饮的抗氧化作用;结果显示,人参山楂饮可减少内源性抗氧化剂和谷胱甘肽(glutathione,GSH)的消耗、发挥较强的抗脂质氧化作用,从而保护心肌完整性,避免氧自由基引起的细胞坏死。同样,通过建立体外心肌细胞缺氧模型,王怡等发现:与缺氧心肌细胞模型相比,中成药通脉养心丸可显著升高细胞内 SOD 与谷胱甘肽酶活性,而降低 MDA 浓度。以上体内、体外研究均说明,中医药可抑制 AMI 后的氧化应激反应,从而保护心肌细胞,改善心功能。

二、抑制细胞凋亡

细胞凋亡具有生理性与病理性之分,生理性细胞凋亡又称程序性细胞死亡,是指有核细胞在一定条件下通过启动其内部机制,通过内源性 DNA 内切酶的激活而发生的细胞自然死亡过程,而病理性凋亡是由于外界或细胞内部因素而刺激细胞快速大量死亡的过程。AMI 时由于心肌细胞急速缺血、缺氧,很容易引起细胞的大面积快速凋亡,抑制细胞凋亡可减轻心肌损伤、防止心室重构,保护心功能。细胞内促凋亡蛋白 Bax 与凋亡抑制蛋白 Bcl-2 的平衡是决定细胞凋亡与否的关键,中医药则可显著调节 Bax 与 Bcl-2 的比值。瓜蒌薤白半夏汤是中医治疗胸痹的典型代表方,有学者通过结扎大鼠冠状动脉制备 AMI 模型探讨瓜蒌薤白半夏汤对 AMI 大鼠模型心肌保护作用机制;结果发现,与模型组相比,瓜蒌薤白半夏汤可显著降低心肌细胞凋亡率,上调 Bcl-2 蛋白表达并下调 Bax 蛋白表达水平,表明瓜蒌薤白半夏汤可有效抑制心肌细胞凋亡。同时,体外实验也表明,蒺藜皂苷可通过调节 Bax/Bcl-2 蛋白表达,显著降低氰化钠(NaCN)诱导的大鼠乳鼠心肌细胞缺氧模型心肌细胞凋亡率。另有研究也表明,黄芪多糖可显著上调 Bcl-2 蛋白表达并下调 Caspase-3 的表达,从而有效减轻 AMI 大鼠心肌细胞的凋亡。为探讨中成药调脂通络胶囊对心肌凋亡的影响,宋欢欢等通过制备大鼠 AMI 模型检测心肌组织中 Bax 与 Bcl-2 蛋白表达情况;结果表明:中成药制剂调脂通络胶囊亦可显著降低 Bax 蛋白表达而升高 Bcl-2 的蛋白表达水平,抑制心肌细胞凋亡、改善心功能的作用。

三、抑制心肌炎症反应

AMI引起心肌细胞缺血、缺氧导致心室重构的发生,而心室重构是AMI后心力衰竭的重要病理基础。在AMI引起心室重构与心力衰竭过程中,心肌细胞局部和全身的炎症反应发挥着关键作用;并且,心肌细胞局部炎症会加重心肌细胞的损伤并扩大心肌梗死的范围。越来越多的证据表明,中医药在抑制AMI后炎症反应方面具有较好的疗效。朱明丹等为探讨芪参益气滴丸对AMI炎症因子的影响,通过左前降支结扎方法建造大鼠AMI模型,采用逆转录聚合酶链反应(real-time reverse transcription polymerase chain reaction,RT-PCR)方法分别于造模不同时间点检测人转化生长因子β1(transforming growth factor-β1,TGF-β1)、肿瘤坏死因子-α(TNF-α)、基质金属蛋白酶(matrix metalloproteinase,MMP-9)、金属蛋白酶组织抑制因子-1(tissue-inhibitor of metalloproteinase-1,TIMP-1)与IL-1β等在梗死区与非梗死区心肌中的mRNA表达情况;实验结果表明,芪参益气滴丸可抑制梗死区炎症因子的表达,抑制AMI后心室重构,并可促进胶原修复,保护心功能。王怡等通过建立体外心肌细胞缺氧模型,探讨中成药通脉养心丸对AMI后心肌细胞炎症的影响;结果表明:与缺氧细胞模型相比,通脉养心丸可显著降低心肌细胞炎性因子IL-6、IL-1β浓度起到抗炎作用,保护心肌细胞,改善心功能。邓悦等通过建立大鼠急性心肌缺血模型,探讨丹花颗粒对急性心肌缺血引起的心肌细胞损伤中炎症反应的影响,结果显示:与模型组相比,丹花颗粒组大鼠血清中炎症因子IL-6、TNF-α与血清超敏C反应蛋白浓度明显降低,表明丹花颗粒抑制炎症反应是其保护心肌的重要机制。更多的研究表明,不仅包括温胆汤、四妙勇安汤、升陷汤合加味小陷胸汤在内的古方对急性心肌缺血造成的心肌损伤具有抗炎作用外,很多验方,比如邓铁涛之邓氏冠心方、王昀之温阳活血方及刘敏雯之心痛得效方等,都可抑制急性心肌缺血所导致的心肌细胞炎症反应,从而发挥保护心肌的作用。以上结果提示,中医药对炎症因子的抑制作用,在AMI后心肌的保护中起到一定作用。

四、调节血管活性物质

CHD是引起AMI的重要病理基础,而在CHD病变过程中,血管舒张因子一氧化氮(nitric oxide,NO)、缩血管物质内皮素(endothelin,ET)、血管紧张素A_2(TXA$_2$)与前列环素2(prostacyclin 2,PGI$_2$)等多种血管活性物质发挥关键作用。槲皮素是连翘、八角莲等多种中药的有效成分,具有较好的祛痰、止咳、平喘作用;为进一步研究槲皮素对AMI后缺氧内皮细胞的作用,朱益等采用人脐静脉内皮细胞体外培养方法建造缺氧内皮模型,结果表明槲皮素能够在缺氧条件下提高血管内皮细胞NO水平,并降低ET水平,从而对血管内皮细胞起到保护作用。邓悦等通过对AMI大鼠模型血清内TXA$_2$与PGI$_2$的浓度的检测发现,丹花颗粒与通心络胶囊均可降低AMI大鼠血清TXA$_2$的浓度而升高PGI$_2$水平,降低TXA$_2$/PGI$_2$的比值,保护内皮细胞、扩张冠状动脉保护心肌细胞。另外,也有研究表明麝鼠香可显著降低AMI大鼠血浆中ET水平,鹿茸总黄酮、绞股蓝总黄酮、丹酚酸B均可明显提高AMI大鼠血浆中NO水平。

五、调节离子通道

钙离子通道是一种本质为蛋白质的跨越心肌细胞膜的结构,可控制细胞内钙离子浓度。钙离子具有耦联胞内外反应的功能,在心肌收缩、基因转录等过程中发挥着重要作用。AMI引起心肌细胞缺血、缺氧时,心肌细胞 L 型钙离子通道被激活,使心肌细胞内钙离子浓度出现异常,从而影响心肌细胞功能。为探讨中医药对急性心肌缺血时心肌细胞内钙离子浓度的影响,李晶等通过冠脉结扎制备大鼠心肌缺血模型,结果发现与模型组相比,槲寄生黄酮苷可通过抑制血小板活化因子而抑制细胞内的钙超载。赵桂峰等则通过观察急性心肌缺血缺氧大鼠心肌细胞模型在缺氧 4 小时、复氧 20 小时时细胞内钙离子浓度发现,中药单体丹酚酸 B 可抑制心肌细胞缺氧、复氧过程中的钙离子超载,从而降低细胞内钙离子浓度,保护心肌细胞。随着研究的深入,中医药通过调节钙离子通道、抑制钙超载机制亦逐渐明确。郭晓纲等发现,中药葛根主要成分葛根素可通过抑制急性心肌缺血大鼠心室肌细胞 L 型钙离子通道电流抑制钙超载,降低细胞内钙离子浓度;孙宏丽等则发现中药苦参主要成分氧化苦参碱可通过降低急性心肌缺血大鼠模型心肌细胞 L 型钙离子通道蛋白 α_1 mRNA 的表达来抑制钙离子超载,降低心肌内钙离子浓度;黎玉等则以异丙肾上腺素诱导制备大鼠急性心肌缺血模型,观察中药川芎主要成分川芎嗪对急性心肌缺血心肌细胞内钙离子浓度的影响;结果发现,川芎嗪可通过升高心肌细胞内线粒体 Ca^{2+}-ATP 酶与 Ca^{2+}-Mg^{2+}-ATP 酶的活性,稳定 Ca^{2+}、Mg^{2+} 含量,抑制钙离子超载。为了更进一步探讨中药方剂对心肌细胞钙离子的影响,侯平等采用酶解法急性分离大鼠心室肌细胞,探讨中药方剂麻黄附子细辛汤中各味中药主要成分对心肌细胞钙离子浓度的影响。结果发现,麻黄主要成分麻黄碱可显著增大心肌细胞 I_{Ca} 峰电流密度,从而升高心肌细胞内钙离子的浓度;而附子主要成分去甲乌药碱与细辛主要成分 β-细辛醚则可阻断钙离子的内流而降低细胞内钙离子的浓度,从而发挥保护心肌、避免钙离子超载的作用;三者合方则使麻黄附子细辛汤具有对钙离子的双向调节作用,符合中医药方剂相反相成、补偿控制的配伍理论。

六、促进心肌侧支循环的建立

在 AMI 引起心肌细胞急性缺血过程中,尽早恢复缺血心肌细胞的血供可减少心肌细胞的坏死,挽救濒死心肌细胞,从而减轻 AMI 引起的心肌损伤,保护心功能。侧支循环的建立是机体自身保护心肌细胞的重要代偿机制,主要是通过自身冠脉侧支血管的扩张和新血管的形成来建立。目前认为冠脉的狭窄程度、高血压和糖尿病等都能影响侧支循环的建立。各种细胞因子在侧支循环的形成过程中也扮演了不可替代的部分,血管内皮生长因子(vascular endothelial growth factor,VEGF)可促进缺血心肌组织中内皮细胞分裂、毛细血管生成,加快侧支循环的形成,促进恢复缺血区心肌的血液供应,挽救受损伤的心肌细胞。Sal B、人参皂苷可促进心肌缺血大鼠 VEGF、NO 的合成,促进缺血心肌血管新生。Rg1 还可增强大鼠缺血心肌组织 VEGF 受体、磷酸化蛋白激酶 B(phosphorylated protein kinase B,p-Akt)的表达,增加缺血心肌微血管密度。随着对这些影响因素的认识,发现中医药在建立血管侧支循环方面发挥着重要作用。有研究表明,通过建立大鼠心肌缺血模型,观察益气活血组方对大鼠心肌 Ang-Ⅰ、Ang-Ⅱ的影响,结果表明益气活血组方可能通过促进 Ang-Ⅰ、抑制 Ang-Ⅱ的表达,促血管新生,达到增加心脏侧支循环,保护心脏,从起到抗心肌缺血的作用。大量实验和临床研究证实,益气活血法能显著改善心肌缺血,与促血管新生因子密切相关,促血管生成成为益气活血中药防止冠心病的可能机制之一。活血化瘀中药可以在改善血管的通透性、扩张血管、促碱性成纤维细胞生长因子的形成、改变血液流变学等方面发挥作用,通过作用于血管内皮祖细胞、血管内皮生长因子、间接促血管再生因子和成纤维细胞生长因子来促进血管再生。中药黄芪具有益气养元、扶正祛邪、养心通脉、健脾利湿的功效,其促血管再生的机制可能是改善组织缺血状态、促进血液循环、抑制内皮损伤、抑制氧化应激和促进 DNA合成的结果。中药当归、丹参、川芎在治疗冠心病心肌缺血方面具有明确的疗效,制备其水煎液作用于体外培养的大鼠心肌微血管内皮细胞及鸡胚绒毛尿囊膜模型上。结果表明,三味中药均有促进血管内皮增殖的作用,此三种中药可以刺激内皮细胞的生长,在一定程度上促进血管再生。丹参注射液能使大鼠心肌梗死边缘区的微血管密度明显增加,通过上调 VEGF、bFGF 的表达水平从而促进血管的新生。此外,有研究以细胞信号转导 Notch/Delta 通路为切入点,探讨血府逐瘀汤促血管新生的作用机制。结果表明,血府逐瘀汤可调节 Notch/Delta 信号通路,从而减轻心肌缺血损伤,促进血管新生,达到其抗心肌缺血损伤目的。

由以上可知,中医药对 AMI 引起的急性心肌损伤具有显著的保护作用,而这种保护作用是通过多种机制发挥的。无论是在改善血液中血管活性因子水平、保护血管内皮细胞功能、抑制炎症反应、抑制氧化应激、抑制心肌细胞的钙超载与促进侧支循环的建立,中医药都具有显著的疗效。通过动物体内实验,体外细胞实验以及对临床患者的观察,并且通过不同方法制备 AMI 急性心肌缺血模型,均显示出中医药在改善急性心肌缺血、保护心肌细胞方面具有显著优势。并且,通过水煎剂、中药单体、中药复方以及中成药等不同中医药制剂对不同模型的探讨,也表明中医药对 AMI 急性心肌缺血的保护作用。

中医药对疾病的治疗是多靶点的,寻找中医药干预疾病的靶点能更利于疾病的治疗;而寻找中医药对疾病具有治疗作用的有效成分是中医药现代化的物质基础。随着现代工艺技术的发展,包括川芎嗪、芍药苷等在内的中药单体逐渐被发现并被证明对心血管疾病具有较好的疗效。但目前中药的分离技术与中药药理学研究仍不能很好地衔接,虽然目前已有很多中药有效成分被发现、分离,但因其具体生物活性与药理作用仍不明确,而不能应用于临床。

AMI 引起心肌损伤是一个很复杂的病理过程,目前中医药对其保护作用机制的研究仍仅限于机制中的某一环节或某一方面,而并未对其进行系统及更深入的探讨。因此,中医药工作者需付出更大努力去探索中药有效成分、明确其活性及药理作用,更深入、系统探讨中医药宝库对 AMI 引起的急性心肌缺血的保护作用。

(周明学)

主要参考文献

[1] 龚明玉,闫凤霞,刘永平,等.黄芩茎叶总黄酮对大鼠心肌缺血再灌注损伤的实验研究[J].中国中医基础医学杂志,2010,16(4):306-307.

［2］王怡,张玲,肖扬,等.通脉养心丸对缺氧诱导心肌细胞损伤炎症因子及氧化应激的影响[J].中医杂志,2011,52(4):326-328.

［3］李航,李建锋,赵启韬.瓜蒌薤白半夏汤的心肌保护机制研究进展[J].中医药导报,2014,20(15):39-41.

［4］王立茹.四妙勇安汤对急性冠脉综合征患者血清超敏C反应蛋白的影响[J].陕西中医,2010,31(6):646-647.

［5］袁玲,南一,吴洋,等.麝鼠香对心肌缺血大鼠ET、CGRP、VEGF的影响[J].宁夏医学杂志,2010,32(2):117-119,195.

［6］胡国恒,盛望,李旭华,等.益气活血组方对大鼠缺血心肌血管新生因子Ang-1/Ang-2表达的影响[J].中医药导报,2013,19(8):71-74.

［7］尹凤祥,耿乃志,路秀云,等.益气活血法治疗气虚血瘀型冠心病心绞痛的论治方法探究[J].黑龙江中医药,2011,40(1):3-5.

［8］王培利,雷燕,王承龙.益气活血中药对血管生成PI3K和MAPK信号途径的影响[J].中西医结合心脑血管病杂志,2010,8(9):1083-1085.

［9］安国尧,张俐.活血化瘀药在血管再生中的作用及机制研究[J].中国中医骨伤科杂志,2011,19(9):71-73.

［10］蔡旭兵,潘立群.黄芪在促血管再生中的应用[J].吉林中医药,2009,29(9):807-808.

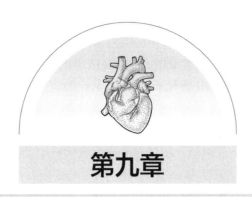

第九章

急性心肌梗死中西医结合诊疗共识及进展

第一节　急性心肌梗死中西医结合临床路径研究

急性心肌梗死（AMI）是严重危害人类健康的心血管疾病，在发达国家被称为"头号杀手"。近年来，AMI 的发病呈逐年增长趋势。据马尔科夫模型预测，2010—2030 年间中国将新增 2 100 万急性冠脉事件，发生 700 万例心源性死亡。AMI 也给社会和家庭带来了沉重的医疗费用负担，美国每年在冠心病上的花费超过 600 亿美元，平均每例 AMI 患者年诊疗费用为 1.2 万美元，我国卫生部部属综合性医院的 AMI 患者平均直接医疗费居各种疾病之首。AMI 发病率和医疗费用的增加给个人、家庭和社会带来沉重的负担，提高 AMI 的防治水平，控制其医疗费用，成为心血管病防治和卫生管理领域一个重要的课题。

一、我国中医院急性心肌梗死救治现状

近年来，美国 AMI 的发病率及死亡率都有显著的下降，原因与早期的血运重建及规范化的药物治疗相关。随着我国经济的发展、生活方式的改变以及人口老龄化的加剧，冠心病的发病率逐年上升，AMI 成为当前威胁我国人类健康和生命、致死致残的主要疾病之一。然而，与美国相比，我国各家医院（二级、三级医院）行再灌注治疗的比例明显低于美国各家医院再灌注治疗率，就诊至开通梗死血管时间（door-to-ballon time，D-to-B）和就诊至开始溶栓治疗时间（door-to-needle time，D-to-N）更是与之有较大的差距。中医院治疗 AMI 现状更不容乐观，刘红旭等对北京地区 13 家中、西医医院 2005 年 AMI 住院患者临床特征及治疗状况进行了对比研究，发现中医院 AMI 患者的病死率高于西医医院，再灌注率也低于西医院。药物治疗方面，β 受体拮抗剂、ADP 受体拮抗剂、调脂药的使用率均明显低于西医医院。对全国 26 家三级中医医院 AMI 患者治疗状况调查也显示，1 094 例患者中仅有 32.5% 患者接

受再灌注治疗(溶栓或急诊PCI)。可见,中医院再灌注治疗率低、指南依从率低,具有较大的提升空间,中药治疗缺乏必要的规范及相关的循证医学证据。但不能忽视的是,流行病学研究已经表明,中药或利于减少AMI病死率,而中医治疗确能帮助改善AMI患者的生活质量。

另一方面,尽管经过多年改革,我国基本医疗保险制度基本实现全民覆盖,但资源短缺这一短板却从此至终未得到根本解决,这导致了我国现行医保体系只能注重基本医疗保障,而大病费用主要由家庭和个人承担。AMI在商业保险领域中,属于"重大疾病"范畴。根据商业保险公司数据显示,列入重大疾病范围的疾病,平均医疗费用为16.6万元,而AMI平均治疗费用则在10万元左右,并且治疗费用随着整体医疗费用的膨胀、进口设备和药物的引进普及,仍在不断攀升。为改变大病救助的困局,提高医疗报销水平,2012年4月14日,《深化医药卫生体制改革2012年主要工作安排》正式下发,其中提到了关于探索建立大病保障机制的问题,提到将AMI等12类大病纳入保障和救助试点范围,并继续大力推行临床路径,加强质量控制,开展单病种质量控制,规范医疗行为。这也预示着一套多元化的大病保障方案正逐渐呈现。然而,政策的推行就意味着更多资金的投入,在现有医疗保障支付体系并无太大提高空间的前提下,开源节流是最好的办法。

二、AMI中西医结合临床路径的建立

临床路径(clinical pathway,CP)是针对某一疾病建立一套标准化医疗模式与治疗程序,包括诊断、治疗、康复、护理、教育、结果评价等过程,以及完成这些工作的进度表和路线图,是一种以循证医学证据和临床实践指南为指导,以住院(或工作)日为单位来组织医疗活动和管理疾病的方法,要求综合性、时效性、多专业合作,其结果是建立一套适合具体医疗机构的标准化治疗模式,最终起到规范医疗行为,减少随意性,降低成本,提高医疗质量的作用。虽然实施临床路径的初衷是为了适应医疗保险支付制度的变革,但随着临床路径的不断发展,其目的逐渐外延,作用不断扩展,目前已经成为一种有效的医院质量管理工具和疾病诊疗及评估标准。

中医学对于AMI的治疗积累了丰富的经验,发挥中、西医学的各自优势,在文献研究和专家咨询的基础上,构建AMI的中西医结合优化治疗方案,在此基础上建立中西医结合治疗AMI的临床路径,探讨中医院构建临床路径的方法,对于提高AMI的中西医结合治疗水平和卫生管理方法,提高医疗服务质量和水平,构建和谐医患关系将具有重要意义。在国家中医药管理局公益性行业科研专项课题的资助下,广东省中医院课题组在国医大师陈可冀院士和邓铁涛教授的指导下,先后通过AMI中医证候演变规律研究、文献调研和专家咨询研究,成功构建出AMI中西医结合临床路径。

(一)AMI围再灌注治疗期中医证候演变规律研究

中医临床路径的制定必须建立在中医优化诊疗方案的基础上,而证候研究是中医诊断、治疗、疗效、预后等研究的基础。证候是由中医四诊获取到的信息综合集成的"病象",它既是诊治疾病的依据,又是动态的,具有时相性特点,与疾病的演变和预后密切相关,因而中医证候和病因。为了制订AMI的中西医结合优化诊疗方案,需对AMI的中医证候演变和分布规律进行研究,尤其是再灌注治疗后的中医证候演变规律进行研究,以制定AMI再灌注治

疗后的主要中医治法。

　　为此，课题组设计了《急性心肌梗死中医证候信息采集表》，选择 218 例拟行再灌注治疗的 AMI 患者，观察患者再灌注治疗前、治疗后第 1 日和第 3 日时，血瘀、痰浊、气滞、寒凝、气虚、阴虚、阳虚证候要素的分布频次和变化特征；结果 218 例 AMI 患者中，行 PCI 治疗者 211 例，溶栓治疗 7 例。再灌注治疗前，证候频次由多到少排列为：血瘀证＞气虚证＞痰浊证＞阴虚证＞阳虚证＞寒凝证＞气滞证，治疗后第 1 日证候频次排列为：气虚证＞血瘀证＞痰浊证＞阴虚证＞阳虚证＞寒凝证＞气滞证，第 3 日证候频次排列为：气虚证＞痰浊证＞血瘀证＞阴虚证＞阳虚证＞寒凝证＞气滞证；与治疗前对比，再灌注后第 3 日，气虚证较前增多，血瘀证、痰浊证较前减少，差异具有统计学意义（$P<0.05$）；阳虚证、阴虚证、寒凝证、气滞证的变化，差异无统计学意义（$P>0.05$）。可以推测，再灌注治疗具有中医活血、化痰的作用，气虚是 AMI 再灌注治疗后的主要证候要素，AMI 再灌注治疗术后应以益气为主，活血为辅。

　　（二）中医药治疗急性心肌梗死的系统评价

　　中医中药用来预防和治疗疾病已经有了几千年的历史，但是，中医药治疗 AMI 的确切疗效仍缺乏多中心、大样本临床试验的有力支持，为寻求中医药治疗 AMI 循证医学证据，我们通过系统评价评估中医药治疗急性心肌梗死的临床疗效和安全性。我们通过检索电子资料库包括 MEDLINE（1989—2010）、EMBASE（1989—2010）、BIOSIS（1989—2010）、CMCC 和 Cochrane 对照试验注册资料库（1989—2010）鉴定文献，加上手工检索中文发表与未发表的资料，对语言不加以限制，两名评价员按照预先确定的选择标准独立选择试验并提取资料，不一致之处讨论解决。纳入标准：①随机临床试验（randomized clinical trial，RCT），无论是否为单盲、双盲或非盲法；②试验包含平行的对照组，接受其他药物（包括西药和中药）、安慰剂或空白对照；③干预为使用中药，无论口服制剂或静脉制剂，或联合西药治疗急性心肌梗死。排除标准：①动物实验、药理学及药动学等非临床试验研究；②随机方法错误，如按单双号等。纳入研究的方法学质量使用 Jadad 制定的评分量表进行评价。随机分配序列的隐藏采用 Cochrane 手册和 Schulz 的方法测量。针对每一结局事件的患者数的资料，按照所分配的治疗组寻求治疗意向性分析。如果试验报告的资料不可使用，将进一步与试验的主要研究者联系获取。最终总计 56 篇 RCT 被鉴定符合纳入标准，全部为中文文章。56 篇 RCT 中，1 篇 Jadad 评分为 4 分，6 篇 Jadad 评分为 2 分，其余 49 篇 Jadad 评分均为 1 分。本系统评价只针对 Jadad 评分为 2 分以上者，故最后入选的只有 7 篇文章，共计纳入 635 例患者。结果显示，中医药尤其是中西医结合治疗急性心肌梗死，结合溶栓治疗，有减少并发症，降低急性心肌梗死的病死率，改善临床总体疗效的趋势，且不良反应轻微。但是，中医药治疗急性心肌梗死的临床试验样本量偏低，试验设计方面仍然存在不少问题，高质量的随机对照试验较少，这限制了中医药在急性心肌梗死治疗中的证据级别。

　　（三）急性心肌梗死中医优化诊疗方案的专家咨询研究

　　鉴于以上所能得到的中医循证级别均不高，因此，我们希望可通过专家咨询形成专家共识。通过运用改良德尔菲法，针对 AMI 中医药治疗的优势和切入点、基本证型、辨证论治、治疗方案及疗效评价等方面内容进行专家咨询，为 AMI 中西医结合临床路径的制定提供依据。针对优化治疗方案中临床证据充分或证据未充分的 AMI 诊断、治疗、评估及出院标准等方面,课题组设计《急性心肌梗死中西医结合优化治疗方案专家咨询表》,并进行了三轮专家咨询。经过对研究结果的统计分析,最终确定"气虚血瘀证是急性心肌梗死的基本证型,痰浊证是重要的证候要素,阴虚证、阳虚证是次要的兼证要素,通过基本证型和单个或多个证候要素的结合,覆盖本病主要证型,即气虚血瘀、气虚痰瘀、气阴两虚血瘀内阻、气阴两虚痰瘀内阻、阳气亏虚血瘀内阻、阳气亏虚痰瘀内阻"。在 AMI 中医治疗方案方面,多数专家认可"从卫生经济学和药物临床研究规范角度出发,对于 AMI 患者,若中医治法确定,中药针剂、中成药和口服汤药可不重复用药"。

（四）AMI 中西医结合临床路径的制定

通过以上研究与分析,形成再灌注治疗后,中医治疗方案如下:

基本证型:气虚血瘀证　　　治法:益气活血化瘀

证候要素:痰浊证　　　　　治法:通阳化痰（寒痰）或清热化痰（热痰）

　　　　　阴虚证　　　　　治法:益气养阴

　　　　　阳虚证　　　　　治法:益气温阳

根据前述的专家咨询、现代文献的系统评价及 Meta 分析,制订再灌注治疗后 AMI 各主要证型的治疗方案如下:

治法:益气活血化瘀

静脉针剂:黄芪注射液　　　　口服中成药:复方丹参滴丸

若兼有阴虚,则黄芪注射液改为参麦注射液,若兼有阳虚,则改为参附注射液,若有痰证,则给予温胆汤服用。在制定 AMI 中医辨证分型和治疗方案的基础上,制定的 AMI 中西医结合临床路径,包含 3 个子路径:①急性 ST 段抬高型心肌梗死中西医结合临床路径（急诊 PCI 和溶栓治疗）;②急性 ST 段抬高型心肌梗死中西医结合临床路径（择期 PCI）;③非 ST 段抬高型急性心肌梗死中西医结合临床路径。

三、AMI 中西医结合临床路径的评价

为了进一步评估中西医结合临床路径对 AMI 患者住院时间、住院费用和主要心血管事件的影响,广东省中医院联合上海中医药大学附属曙光医院、上海中医药大学附属岳阳中西医结合医院、北京中医药大学东方医院、江苏省中医院等 8 家协作医院,采用多中心、回顾性研究为对照的研究方法,对中西医结合临床路径进行卫生经济学评价。课题组连续选取 2008 年 1 月—2009 年 12 月入住广东省中医院及各协作医院的 ST 段抬高型 AMI 患者 405 例为对照组（非临床路径组）,又连续纳入 2010 年 1 月—2010 年 10 月入住广东省中医院及各协作医院的 197 例 ST 段抬高型 AMI 患者为治疗组（临床路径组）。

对照组（非路径组）按照 2007 年 AHA/ACC 更新的 STEMI 治疗指南实施执行。再灌注治疗:患者一旦确诊为 STEMI,则力争在 90 分钟内开始直接 PCI 治疗,或 30 分钟内开始溶栓治疗。基础治疗:阿司匹林（负荷量 300mg;维持量 100mg,每日 1 次）、氯吡格雷（负荷量 300mg;维持量 75mg,每日 1 次）、β 受体拮抗剂（如美托洛尔 12.5mg,每日 2 次,若血压低于 90/60mmHg 则停用）、血管紧张素转换酶抑制剂（如培哚普利 4mg,每日 1 次,若血压低于 90/60mmHg 则停用）。

治疗组（路径组）在西医再灌注治疗方案基础上配合中医治疗方案。气虚血瘀证：黄芪注射液，每次 30ml 加入 5% 葡萄糖注射液 250ml 静脉滴注，每日 1 次；复方丹参滴丸，每次 10 粒，每日 3 次，疗程均为 1 周。兼痰浊，偏寒者给予瓜蒌薤白半夏汤（瓜蒌 15g，薤白 20g，法半夏 15g），偏热者，给予温胆汤（茯苓 15g，陈皮 10g，法半夏 15g，竹茹 15g，枳壳 15g）；兼阴虚者，黄芪注射液改为参麦注射液 30ml 加入 5% 葡萄糖注射液静滴；兼阳虚者，黄芪注射液改为参附注射液加入 5% 葡萄糖注射液静滴。以上药物疗程均为 1 周。

结果共有 197 例患者纳入治疗组，405 例患者纳入对照组。而主要指标比较如下：

1. 两组平均住院天数比较

路径组平均住院时间较非路径组少 3.5 天，中位住院时间较非路径组少 2 天，两组平均住院时间比较，差异具有统计学意义（$P<0.05$），见表 9-1-1。

表 9-1-1　两组住院天数的 $\bar{x} \pm s$、中位数（M）比较

项目	分组	N	$\bar{x} \pm s$	M	Z	P
住院时间（天）	路径	197	9.2 ± 4.2	9	5.08	<0.001
	非路径	405	12.7 ± 8.6	11		

2. 两组住院费用的比较

路径组平均住院总费用为 48 047.3 元较非路径组（52 866.0）少 4 820 元，（经物价指数调整），对两组平均住院费用比较，差异具有统计学意义（$P<0.01$），见表 9-1-2。

表 9-1-2　两组住院费用的 $\bar{x} \pm s$、中位数（M）比较

路径分组	N	$\bar{x} \pm s$	M	Z	P
路径	196	48 047.3 ± 18 929.4	44 198.7	1.83	0.067
非路径	405	52 866.0 ± 35 404.4	46 157.8		
路径	196	46 365.7 ± 18 266.9	42 651.7	2.94	0.003
非路径	405	52 866.0 ± 35 404.4	46 157.8		

3. 两组住院期间主要心血管事件发生率的比较

住院期间，治疗组发生全因死亡、非致死性再梗死、支架内血栓事件和靶血管血运重建发生率为 2.5%（5/197），而对照组为 6.9%（28/405）（$P=0.03$，表 9-1-3）。治疗组死亡的 3 例患者均死于心源性休克，对照组的 22 例死亡病例中，死亡原因为：心源性休克（10 例），严重的心脏衰竭（4 例），心室颤动（5 例），多器官功能障碍综合征（3 例）。住院期间的主要心血管事件（MACE）定义为全因死亡（治疗组 1.5%，对照组 5.4%，$P=0.03$），非致死性再梗死、支架内血栓事件和靶血管血运重建发生率两组间比较，差异无统计学意义（$P>0.05$），见表 9-1-3。尽管在心血管领域中的临床路径已得到广泛实施，但没有对照试验显示，临床路径可以减少 AMI 患者的死亡或 MACE 事件的发生率。而我们的研究表明，治疗组在住院期间死亡率和 MACE 事件的发生率明显低于对照组。

表 9-1-3　两组主要心血管事件发生情况的比较

类别	治疗组	对照组	P
死亡	3(1.5)	22(5.4)	0.03*
非致死性再梗死	1(0.5)	1(0.2)	0.55*
支架内血栓事件	1(0.5)	2(0.5)	1.00*
靶血管血运重建	0(0)	3(0.7)	0.56*
总计	5(2.5)	28(6.9)	0.03

注:* 采用确切概率法

另外,我们的研究结果亦表明,低分子肝素和他汀类降脂药物在治疗组的使用率明显高于对照组,这提示临床路径能提高医生对 AMI 指南的依从性。

四、中西医结合临床路径的推广应用

通过本研究发现,实施 AMI 中西医结合临床路径,平均缩短住院时间 3.5 天,每例患者降低费用 6 500 元,累计为社会节约了 390 万元的住院费用,减少了 2 103 个住院日,同时,有效降低了患者不良心血管事件的发生率,在保证医疗质量和安全的基础上,有效地减少了人民群众和社会的负担,为医疗改革体制下的单病种管理模式的改革提供了有力的借鉴,对于提高 AMI 的中西医结合治疗水平和卫生管理方法,构建和谐医患关系具有重要的示范效应和研究意义。可见,只有临床路径方法能达到资源整合、有效运用资源、节省成本、避免不必要的检查与药物、建立较佳的治疗组合、提高患者满意度、减少人为疏失、提醒医疗记录完整性的目的。因此,推行临床路径管理将会在医疗改革中扮演重要角色,协助医院达到质量管理目标。

卫生部统计信息中心主任孟群博士于 2012 年 3 月在 *Lancet* 发表了一篇关于 2003—2011 年我国医保覆盖及保障度的断层分析,其结果分析显示,尽管近年来医保覆盖面和医保费用报销比例都有显著提高,但仍然未能减少国家为大病费用的支出,下一阶段中国医保政策改革的风向标,将会是重大疾病保障制度和进一步提高医疗效果和质量。目前,以单病种付费的医疗保险付费方式的改革正逐步推开,临床路径作为配套管理方案也得到了前所未有的重视。AMI 作为单病种支付目录,同时也是重大疾病保障和救助试点范围,临床路径管理将为 AMI 患者提供更优质的医疗服务,并控制医疗费用。而 AMI 中西医结合临床路径治疗方案则在西医循证医学的基础上,加入中医循证医学证据,业已证实能通过减少住院天数及减少潜在的过度医疗行为,来实现住院费用的控制,可供各位中医同行借鉴、参考。

(张敏州　王磊)

主要参考文献

[1] MORAN A,GU D,ZHAO D,et al. Future cardiovascular disease in china:markov model and risk factor scenario projections from the coronary heart disease policy model-china. Circ Cardiovasc Qual Outcomes,

2010,3(3):243-352.

[2] 田静峰,李俊德,雷燕,等.中国26家三级甲等中医医院急性心肌梗死住院患者临床特征及治疗状况调查[J].中国中西医结合杂志,2012,32(3):329-332.

[3] 张敏州,王磊.开展临床路径研究,提高中医院心肌梗死救治水平[J].中国中西医结合杂志,2011,31(3):297-299.

[4] 王磊,何健卓,张军,等.218例急性心肌梗死围再灌注期中医证候要素变化规律探讨[J].中国中西医结合急救杂志,2010,17(5):267-270.

[5] 张俭,张敏州,郭立恒,等.中医药治疗急性心肌梗死的系统评价[J].中西医结合心脑血管病杂志,2011,9(5):513-515.

[6] 王磊,张俭,郭力恒,等.基于改良德尔菲法对急性心肌梗死中医诊疗方案的调查分析[J].中西医结合心脑血管病杂志,2010,8(10):1165-1167.

[7] 王磊,张敏州,张军,等.急性心肌梗死中西医结合临床路径的构建及初步评价研究[J].中国中西医结合杂志,2011,31(1):7-10.

[8] 王磊,郭力恒,张军,等."急性心肌梗死中西医结合临床路径研究"研究方案[J].中西医结合学报,2011,9(7):725-731.

[9] WANG L,ZHANG M,GUO L,et al. Clinical pathways based on integrative medicine in chinese hospitals improve treatment outcomes for patients with acute myocardial infarction:a multicentre,nonrandomized historically controlled trial. Evid Based Complement Alternat Med,2012,2012:821641.

[10] MENG Q,XU L,ZHANG Y,et al. Trends in access to health services and financial protection in China between 2003 and 2011:a cross-sectional study. Lancet,2012,379(9818):805-814.

第二节　急性心肌梗死中西医结合诊疗指南

一、引言

1. **关键事项**　本指南由全国具有代表性的从事急性心肌梗死(AMI)的中医、西医和中西医结合临床工作中经验丰富的心血管病专家及方法学专家经过问卷调查、专家咨询、专家论证等规范程序而制定。指南制定工作组成立文献收集和评价组,对中医辨证、中成药、其他疗法及中西医结合优势互补治疗AMI的古今文献以GRADE系统进行评价和推荐。任何一个指南都是伴随着医学科学的进展不断更新完善的,受现有文献的研究设计、研究方法、研究质量等因素影响,本指南今后尚需结合新的研究证据不断修正和完善。

2. **关键建议**　AMI治疗的关键是早期快速开通梗死相关冠状动脉,进行再灌注治疗,本指南推荐的中药、中成药或其他中西药联合应用等疗法并不能等同于现代医学治疗方法。

对疾病辨证(症)论治的建议:AMI可归属于中医学"胸痹""心痛""厥心痛""真心痛"等范畴。为了规范中医辨证,本指南推荐以临床常见的复合证(症)型分为气虚血瘀、痰瘀互结、气滞血瘀、寒凝心脉、气阴两虚及正虚阳脱证型进行辨证(症)论治。

《急性心肌梗死中西医结合诊疗指南》是由陈可冀院士、葛均波院士及张敏州教授牵头,在《急性心肌梗死中西医结合诊疗专家共识》基础上,在国医大师、中国科学院资深院士陈可冀教授的具体指导下,联合全国中医、西医、中西医结合及方法学领域的专家制订而成。

通过全国 6 大相关学会和行业组织及心肌梗死中医药防治联盟、中国中西医结合杂志社、365 心血管网联合发布,希望在中医药防治重大疾病及中医药标准化建设方面起到进一步引领作用。

3. 介绍　AMI 是人类死亡的主要病因,在我国随着生活方式的改变以及人口老龄化,其发病率和死亡率呈逐年增长趋势,给个人、家庭及社会带来沉重的负担,已成为严重的健康问题。

西医学中 AMI 的治疗主要包括药物治疗、经皮冠状动脉介入治疗(PCI)、冠状动脉旁路移植术(coronary artery bypass grafting,CABG),其核心是再灌注治疗。近年来,伴随着 AMI 治疗取得的重要进展,美国心脏病学会/美国心脏协会(ACC/AHA)、欧洲心脏病学会(ESC)等权威机构先后颁布了 AMI 相关的诊治指南并不断更新。尤其是 2012 年欧洲心脏病学会等 4 个学会发布的关于《第三次心肌梗死全球统一定义》,对 AMI 的临床诊断及科学研究产生了重要影响。基于指南的临床需求及循证医学的发展,中华医学会心血管病学分会、中华心血管病杂志编辑委员会和中国循环杂志编辑委员会等也先后制定了我国的《急性心肌梗死诊断和治疗指南》《急性 ST 段抬高型心肌梗死诊断和治疗指南》及《非 ST 段抬高型急性冠状动脉综合征诊断和治疗指南》并进行了更新,有效促进了我国 AMI 的规范诊疗。

中医药作为中华民族智慧的重要组成部分,在防治 AMI 方面发挥着重要作用。2014 年,中国医师协会中西医结合医师分会联合中国中西医结合学会心血管病专业委员会、中国中西医结合学会重症医学专业委员会、中国医师协会中西医结合医师分会心脏介入专业委员会、中国中西医结合杂志社及 365 心血管网制定和发布了我国首部《急性心肌梗死中西医结合诊疗专家共识》,充分肯定了中西医结合防治 AMI 的临床疗效及学术地位。同期,陈可冀院士带领的团队,在系统性文献评价的基础上,制定了《冠心病及急性心肌梗死中医临床辨证标准及防治指南》,均对 AMI 的中医药的规范化治疗发挥了重要的作用。

为了规范临床医师对 AMI 的预防、诊断、辨证(症)论治,本指南制定工作组邀请中医、西医及中西医结合临床医学专家和方法学专家共同参与,通过广泛地搜集古今文献,整理医学证据,在进行文献评价及证据分级基础上,通过多轮专家论证,制定了本指南。

本指南制定的主要目的是基于循证医学原则推荐有临床循证证据支持或经专家共识形成的 AMI 中西医结合治疗方法,主要针对 AMI 及其并发症提供的预防、诊断和治疗方面建议,供从事中医、西医及中西医结合工作的医师在临床实践中参考使用。

本指南所建议的治疗药物和方法适用于 18 岁以上的成年人,儿童、妊娠及产褥期女性、有严重器官功能不全等特殊患者在应用本指南治疗时需要进一步审慎评估。

下列术语和定义适用于本指南:急性心肌梗死(AMI);急性 ST 段抬高型心肌梗死(STEMI);急性非 ST 段抬高型心肌梗死(NSTEMI),本指南制定工作组所有成员声明:完全独立地进行指南编制工作,不代表任何利益团体。

二、GRADE 证据级别与推荐强度评价方法

1. 证据级别　参照目前国际通用的评价证据体的 GRADE 方法,有 5 项因素可影响随机对照试验(RCT)的证据级别,证据体初始得分为 0 分,于各因素中根据证据体的风险严重

程度降低 1~2 分。通过累计 5 项因素中证据体的所降低的总分,最终决定其证据级别(见表 9-2-1、表 9-2-2)。

表 9-2-1　GRADE 影响证据级别的因素

降级因素	严重程度	降低等级
偏倚风险	严重	-1
不一致性		
不直接性		
不准确性	非常严重	-2
发表偏倚		

表 9-2-2　GRADE 证据级别分级表

证据级别	总级别	具体描述
高(A)	0	非常确信真实的疗效接近估计疗效:进一步研究也不可能改变该估计疗效的可信度
中(B)	-1	对估计疗效信心一般:真实的疗效可能接近估计疗效,但也有可能差别很大;进一步研究很可能影响该估计疗效结果的可信度,且可能改变该估计疗效的结果
低(C)	-2	对疗效的估计信心有限:真实疗效可能与估计疗效有很大差别;进一步研究极有可能影响该估计疗效结果的可信度,且很可能改变该估计疗效的结果
极低(D)	≤-3	对疗效的估计几乎没有什么信心:真实疗效可能与估计疗效有很大差别;估计疗效结果很不确定

　　2. **推荐强度**　参照目前国际通用的评价证据体的 GRADE 方法,将推荐意见分为"强""弱"两级。当明确显示干预措施利大于弊或弊大于利时,指南制订工作组将其列为强推荐。当利弊不确定或无论质量高低的证据均显示利弊相当时,则视为弱推荐。除证据级别与利弊权衡外,其他一些因素也会影响推荐意见的强弱,影响推荐强度的因素见表 9-2-3。

表 9-2-3　GRADE 影响推荐强度的因素

因素	强推荐举例	弱推荐举例
证据级别(证据级别越高,越适合制定强推荐,反之亦然)	大量高质量随机试验证明吸入类固醇药物治疗哮喘的疗效确切	只有个别案例验证了胸膜剥脱术在气胸治疗中的实用性
利弊权衡(利弊之间的差别越大,越适合制定强推荐,反之亦然)	阿司匹林用于降低心肌梗死病死率,且毒性低、使用方便、成本低廉	华法林治疗心房颤动低危患者同时轻度降低中风概率,但增加出血风险,带来巨大不便
价值观及意愿的差异(医护人员及患者之间的价值观及意愿差异越小,或不确定性越小,越适合制定强推荐,反之亦然)	淋巴瘤年轻患者更重视化疗延寿的作用而非其毒副作用	淋巴瘤老年患者可能更重视化疗的毒副作用而非其他延寿作用
资源成本(一项干预措施的花费越低,消耗成本越小,越适合制定强推荐,反之亦然)	预防短暂性缺血性卒中患者中风复发,阿司匹林成本低	预防短暂性缺血性卒中患者中风复发,氯吡格雷或双嘧达莫联合阿司匹林成本高

三、背景

AMI是指各种原因造成冠状动脉血供急剧减少或完全中断,使相应心肌严重而持久的急性缺血而致心肌细胞的坏死。

AMI是危害人类健康的重大疾病,是全球的主要死亡原因之一。近年来,随着美国"胆固醇教育计划"的广泛开展和AMI治疗指南的积极推广,美国AMI的患病率和病死率得到有效控制,呈现逐年下降趋势。根据2014年中国PEACE协作组研究报告,2001—2011年,我国AMI人数增加了4倍。在AMI诊疗方面,我国投入了大量资源,但令人遗憾的是,在挽救生命、降低并发症方面,并未任何改善。根据马尔科夫模型预测,未来20年间中国将新增2 100万例急性冠脉事件,发生700万例心源性死亡口。与美国相比,我国AMI发病率高,各级医院再灌注治疗的比例低,发病至再灌注治疗时间长,预后更差。如何充分运用中医、西医学的现有研究成果,有效地控制我国AMI的发病率,提高总体救治水平,减少并发症,改善预后,减轻社会负担,成为中国医生必须解决的难题。

中医药学起源于先秦时期,很早就有关于AMI方面的认识和治疗方法。AMI的中医学病名多为"心病""心痹""厥心痛""胸痹心痛""胸痹""心痛"或"真心痛"等。《素问·脏气法时论》曰"心病者,胸中痛,胁支满,膺背肩甲间痛,两臂内痛",清楚地记载了心肌梗死(或心绞痛)的临床表现。在《素问·痹论》有言"心痹者,脉不通,烦则心下鼓,暴上气而喘",记载了其并发心衰的临床表现。《灵枢·厥病》载"真心痛,手足清至节,心痛甚,旦发夕死,夕发旦死",提示重症患者预后不良。汉张仲景的《金匮要略·胸痹心痛短气病脉证治》对胸痹心痛进行了比较全面的论述,确立了"阳微阴弦"的基本病机,并针对不同病机创立了人参汤、乌头赤石脂丸、瓜蒌薤白白酒汤、瓜蒌薤白半夏汤等方剂。宋代伊始,活血化瘀法被应用于治疗胸痹心痛,《太平圣惠方》《圣济总录》等书中均载有不少以活血化瘀立法治疗胸痹心痛的方剂。明清时期,医家开始重视行气开郁法,如王肯堂强调"凡治诸般心痛,必以开郁行气为主,此其要法也"。

中华人民共和国成立以来,中西医结合在诊治AMI及相关的基础研究方面做了大量的工作,积累了丰富的经验,阐明了一些机理,提高了疗效,取得了一些突出的科研成果。对AMI的临床与实验研究,曾在全国科学大会上受表彰,同时获得原卫生部科技成果奖。1980年召开的全国冠心病辨证施治研究座谈会上制定了冠心病辨证分型的试行标准。陈可冀院士带领的团队相继研制了冠心Ⅱ号方、抗心梗合剂、愈梗通瘀汤、愈心痛方、川芎嗪、延胡索素、赤芍801梖丙酯、芎芍复方等10余种活血化瘀中药治疗冠心病,并首先在国内采用随机、双盲、双模拟方法进行临床试验评价活血化瘀中药治疗冠心病的效果,证实活血化瘀法治疗冠心病心绞痛,具有改善心绞痛症状、抗心肌缺血的作用,开创了中医及中西医结合临床随机双盲对照试验的先河。从20世纪末至今,冠脉介入技术在国内的广泛开展,也促进了中医药在这一领域的深入研究,逐步积累了一些经验。"十五"期间,中国中医科学院西苑医院、首都医科大学附属北京安贞医院和广东省中医院等单位联合,通过多中心、随机、双盲、安慰剂对照临床试验,证实芎芍胶囊能降低冠心病介入术后再狭窄发生率,减少复合终点事件的发生。

　　2011 年,广东省中医院胸痛中心牵头制定了 AMI 中西医结合临床路径,并开展了疗效评价研究;结果证明中西医结合临床路径能规范中医诊疗行为,缩短住院时间,降低住院费用和主要心血管事件发生率,一定程度上体现了规范的中医药治疗有利于改善 AMI 的预后。2014 年,中国医师协会中西医结合医师分会联合中国中西医结合学会心血管病专业委员会等学会和行业组织制定了我国首部《急性心肌梗死中西医结合诊疗专家共识》,进一步肯定了中西医结合防治 AMI 的作用及地位。在此基础上,2015 年在中国南方国际心血管病学术会议上,成立了"心肌梗死中医药防治联盟",进一步推动了我国 AMI 防治的临床及基础研究。

　　近年来,随着循证医学的发展、中西医结合治疗 AMI 研究的开展及高质量研究证据的产生,为中西医结合治疗 AMI 循证临床指南的制定提供了依据。为此,立足于国内外中西医结合防治 AMI 的研究成果,借鉴循证医学指南制定的方法,同时汇集专家群体的经验和智慧,形成有证据级别及推荐意见的《急性心肌梗死中医临床诊疗指南》并于 2016 年在广州正式发布,对于规范使用中医药,用中医药防治 AMI 及并发症,从而提高临床疗效。《急性心肌梗死中西医结合诊疗指南》的制定和发布,将对 AMI 的防治发挥重要的作用和产生深远的影响。

四、临床特征

　　1. **临床分型**　2012 年公布的《第三次心肌梗死全球统一定义》将心肌梗死分为以下 5 种类型:1 型是自发性心梗,由冠脉斑块破裂、裂隙或夹层引起冠脉内血栓形成的缺血性心肌梗死;2 型是继发性心梗,继发于心肌氧供需失衡(如冠脉痉挛、心律失常、贫血、呼吸衰竭、高血压或低血压)导致的心梗;3 型是指疑似为心肌缺血导致的心源性猝死,或怀疑为新发生的心电图缺血变化或新发生的左束支传导阻滞(LBBB)致心源性死亡;4 型是指 PCI 或支架血栓相关所致的心梗,包括球和支架植入过程;5 型 CABG 相关的心肌梗死。

　　根据心电图是否有 ST 段抬高,可将 AMI 分为 STEMI 与 NSTEMI 两种。本指南主要阐述的是 1 型心肌梗死的诊断和治疗,涵盖 STEMI 和 NSTEMI。

　　2. **危险及诱发因素**　AMI 患者一般有高血压、糖尿病(糖耐量异常)、血脂异常、吸烟、肥胖、缺乏运动、尿酸高、同型半胱氨酸增高、高龄、早发心血管疾病家族史等危险因素中的一个或多个,患者一般有动脉粥样硬化的病史。

　　AMI 一年四季均可发病,冬春季节高发,与气候寒冷、气温变化有关。剧烈运动、劳累、创伤、情绪激动、精神紧张、饱餐、急性失血、出血、发热、心动过速、感染性休克等引起心肌耗氧增加都可能是 AMI 的诱因。

　　3. **临床表现**

　　(1) 症状及体征:AMI 的临床表现多样,随梗死面积的大小、部位、发展速度和基础心脏功能情况等有不同的表现,最常见的症状是疼痛。典型的疼痛症状为胸骨后或心前区剧烈的压榨性疼痛,并且向左上臂、颈或颌部放射,持续时间常超过 20 分钟,休息或服用硝酸甘油难以缓解,常伴有烦躁不安,出汗,恐惧,甚至有濒死感。部分患者疼痛部位不典型,个别患者无胸痛症状,还有一些患者以呼吸困难、心律失常、休克或急性心力衰竭为原发临床表现。

（2）体格检查：检查患者的生命体征，观察有无皮肤湿冷、面色苍白、烦躁不安等早期血流动力学障碍表现。应该重视心肺听诊，肺部听诊注意有无湿啰音，心脏可有轻到中度增大；心率增快或减慢；心尖区第一心音减弱，可出现第三或第四心音奔马律。推荐使用 Killip 分级来进一步评估 AMI 患者心脏功能情况（表 9-2-4）。

表 9-2-4　AMI 所致心力衰竭的 Killip 分级

分级	症状及体征
Ⅰ级	无明显的心力衰竭
Ⅱ级	有左心衰，肺部啰音 <50% 肺野，奔马律，窦性心动过速或其他心律失常，有肺淤血的 X 线表现
Ⅲ级	肺部啰音 >50% 肺野，可出现急性肺水肿
Ⅳ级	心源性休克

4. 辅助检查

（1）心电图：对疑似 AMI 的患者，应在医生、护士或急救人员首次接触（first medical contact，FMC）患者 10 分钟内记录其 12 导联心电图，如不排除下壁和/或正后壁心肌梗死，需做 18 导联心电图。典型的 STEMI 超急期心电图可表现为异常高大且两支不对称的 T 波；早期心电图表现为 ST 段弓背向上抬高（呈单向曲线）伴或不伴病理性 Q 波、R 波减低（正后壁心肌梗死时，ST 段变化可以不明显）。根据心电图上不同导联的病理性 Q 波、ST 段抬高及 T 波高尖的情况，可对心肌梗死进行定位。NSTEMI 心电图无 ST 段抬高，而多见持续的 ST 段下移≥0.1mV 和/或对称性 T 波倒置。

首份心电图不能明确诊断者，需在 10~30 分钟内复查，并与前一份心电图进行比较以发现其动态演变。新出现的 LBBB 按 AMI 心电图对待；既往有 LBBB 影响心电图诊断 AMI，需结合临床情况仔细判断。

（2）血清心肌损伤标志物

1）肌钙蛋白（troponin，Tn）：是肌肉组织收缩的调节蛋白，在心肌中可分为肌钙蛋白 I（cTnI）、肌钙蛋白 T（cTnT）及肌钙蛋白 C（cTnC）3 个亚型。cTnI 是高度特异及敏感的心肌损伤标志物，通常在 AMI 后 2~4 小时开始升高，10~24 小时达到峰值。

2）肌红蛋白：多在 AMI 发病后 0.5~2 小时内升高，12 小时内达到峰值，24~48 小时内恢复正常，因其出现时间较 cTn 及其他心肌损伤标志物更早，故更有助于 AMI 早期识别。但其特异性较差，只作为早期诊断的参考。

3）其他：如不能检测 cTn，肌酸激酶同工酶（CK-MB）也可用于 AMI 的诊断。乳酸脱氢酶（LDH）等因其特异性和敏感性差，现已不作为 AMI 诊断指标。

（3）超声心动图：超声心动图可发现室壁节段运动异常，对心肌缺血区域做出判断。其在评价有胸痛症状而无特征心电图改变时，对除外主动脉夹层有帮助。超声心动图还可评估心脏整体与局部功能、乳头肌功能、室壁瘤、附壁血栓、室间隔穿孔及心包积液等。

（4）冠脉 CT 检查：冠脉 CT 可显示冠脉狭窄及钙化，明确冠脉病变情况，对诊断与除外冠心病有较高价值。其在 AMI 的早期诊断有一定价值。

（5）冠状动脉造影术：冠状动脉造影术（coronary angiography，CAG）可明确 AMI 的诊断，并在此基础上进行 PCI，开通梗死相关冠状动脉。在 CAG 基础上，冠脉血管内超声（intravascular ultrasound，IVUS）检查，可以更准确地了解冠脉病变情况，但在 AMI 时不建议使用。

五、诊断标准

1. **西医诊断标准**　当临床存在心肌损伤生物标志物（首选 cTnI 升高，至少有 1 次数值超过参考值上限的 99 百分位值，并有以下至少一项心肌缺血的证据，可诊断为心肌梗死：①心肌缺血症状；②心电图新出现的 ST-T 改变或新出现的 LBBB；③心电图出现病理性 Q 波；④影像学显示有新的存活心肌丧失或新的区域性室壁运动异常；⑤冠状动脉造影或尸检证实冠脉内有血栓。

2. **鉴别诊断**　典型的临床表现以胸痛为主，特征性的心电图改变，以及 cTn 等心肌损伤标志物升高，有助于明确诊断。但对于突然发生而原因未明的严重心律失常、心力衰竭、休克、晕厥患者，应考虑本病的可能。临床宜先按 AMI 处理，进行心电图、心肌损伤标志物检测等动态观察。本病还需与以下疾病相鉴别：

（1）心绞痛：心绞痛的疼痛性质多为非压榨性或窒息性，以心前区闷痛、刺痛为主，常因劳累、受寒、饱食、过度兴奋或运动等因素所诱发。发作时间较短，一般不超过 15 分钟，发作时服用硝酸甘油可缓解。一般无发热、气喘、呼吸困难等表现；心肌损伤标志物一般不升高。心肌梗死的疼痛较心绞痛严重，且更为剧烈。发作时间较长，服用硝酸甘油不能缓解。常伴发热、气喘、呼吸困难、低血压、晕厥等表现。实验室检查可发现心肌损伤标志物升高，心电图可呈特征性动态演变。

（2）主动脉夹层：胸痛一开始即达高峰，常放射到背、肋、腹、腰和下肢，双上肢的血压和脉搏可有明显差别，可有主动脉瓣关闭不全的表现，偶有意识模糊和偏瘫等神经系统受损症状，一般无心肌损伤标志物升高。经超声心动图、X 线、主动脉 CTA 或磁共振体层显像有助于诊断。

（3）急性肺动脉栓塞：表现为胸痛、咯血、呼吸困难和休克，常伴发绀、肺动脉瓣区第二心音亢进、颈静脉充盈、肝大、下肢水肿等右心负荷急剧增加的表现。典型心电图呈 I 导联 S 波加深，Ⅲ 导联 Q 波显著 T 波倒置，胸导联过渡区左移，右胸导联 T 波倒置等改变。肺动脉 CTA 检查对急性肺动脉栓塞的诊断价值较大，而 D-二聚体阳性也有较大的诊断价值。

（4）急性心包炎：尤其是急性非特异性心包炎可有较剧烈而持久的心前区疼痛。心包炎的疼痛与发热同时出现，呼吸和咳嗽时加重，早期即有心包摩擦音，全身症状一般不如 AMI 严重。心电图以肢导联低电压、心动过速、心动过缓等心律失常为主，可有 ST 段弓背向下抬高，T 波倒置，无异常 Q 波出现。如无并发心肌炎，cTn 不升高。

（5）重症心肌炎：可有胸痛、心悸及气短等症状，cTn 升高，心电图可见 ST-T 改变，病情进展快，预后不良，需要与 AMI 鉴别。心肌炎一般有以下特征：①发病前一般有呼吸系统、消化系统等感染史;②心肌损伤标志物一般呈轻、中度升高,无明显峰值;③心电图为广泛导联的改变,无 AMI 的定位诊断;④超声心动图提示为广泛而非节段性室壁运动异常;⑤CAG未见血管异常。

(6) 急腹症:急性胰腺炎、消化性溃疡穿孔、急性胆囊炎、胆石症等急腹症均可表现为上腹部疼痛,可伴有休克。通过询问病史、体格检查、心电图检查、肌钙蛋白测定等可协助鉴别。

3. 中医病因病机及辨证(症)分型标准　AMI 的病因可分为内因及外因,内因多与年老体衰、过食肥甘、烟毒损害、七情内伤等相关,外因多为寒邪侵袭。上述病因导致人体血瘀痰浊,闭塞心脉,心脉不通,不通则痛,发为此病。本虚包括气、血、阴、阳不足,以气虚、阳虚为主,标实包括寒凝、气滞、血瘀、痰浊,以血瘀、痰浊为主,本病为本虚标实之证。在当前的临床诊疗实践中,AMI 的临床证型多达 84 种,此不利于规范临床工作,更不利于临床科研。经查阅《中医内科学》《实用血瘀证学》《胸痹心痛与冠心病介入》等教材及专著、组织文献调研、查找临床证据、查阅最新专家共识及进行广泛的专家问卷咨询后,本指南制订工作组以 AMI 主要的临床证(症)型中的复合证(症)分为气虚血瘀证、痰瘀互结证、气滞血瘀证、寒凝心脉证、气阴两虚证及正虚阳脱证。临床工作中可四诊合参,参考上述证(症)型标准进行辨证。

(1) 气虚血瘀证

症状:胸部刺痛、闷滞,活动后加重,可伴身体乏力,短气,汗出,心悸。

查体:可有四肢肌肤瘀斑或甲错。

舌象、脉象:舌质黯淡或有瘀点瘀斑,舌苔薄白,脉虚无力或弦细无力。

(2) 痰瘀互结证

症状:剧烈胸痛,胸闷如窒,可伴头昏目眩,脑胀,身体坠胀感,气短,咳嗽痰多,食欲下降,恶心呕吐,腹胀。

查体:可见面色晦暗、唇舌发绀、四肢浮肿。

舌象、脉象:舌质紫暗或暗红,可有瘀斑,舌下瘀筋,舌苔厚腻,脉滑或涩。

(3) 气滞血瘀证

症状:心胸满闷,刺痛阵发,痛有定处,常欲叹息,情志不遂时易诱发或加重。

查体:可见面色黧黑,唇甲青紫,皮肤出现瘀斑。

舌象、脉象:舌质紫暗,可见紫点或紫斑,舌底静脉曲张,舌苔薄,脉弦涩。

(4) 寒凝心脉证

症状:胸痛彻背,得温热则痛减,胸闷气短,心悸不安,气候骤冷易诱发或加重。

查体:可见疼痛面容,恶寒,手足肢体冰冷。

舌象、脉象:舌质淡黯,苔白腻,脉沉无力,迟缓,或结代。

(5) 气阴两虚证

症状:胸闷隐痛,时作时止,心烦心悸,精神疲倦,四肢乏力,盗汗,气短,头晕。

查体:可见面色潮红,声音低微,手足心热。

舌象、脉象:舌质嫩红或有齿痕,舌苔少,或薄白,脉沉细无力,结代或细数。

（6）正虚阳脱证

症状：心胸隐痛，胸中憋闷或有窒息感，喘促不宁，心慌，面色苍白，冷汗淋漓。

查体：可见精神烦躁或淡漠，重则昏迷，四肢逆冷，口开目闭，遗尿。

舌象、脉象：舌质淡，舌苔白，脉数无根，或脉微欲绝。

六、西医治疗

本指南西医治疗部分参考 ACC/AHA，ESC 和中华医学会心血管病学分会、中华心血管病杂志编辑委员会等已制定、发布及更新的 AMI 治疗指南。

1. **危险分层**　AMI 起病急、病情重、死亡率高，应结合患者心电图是否有 ST 段抬高区分为 STEMI 或 NSTEMI，然后应根据临床症状、病史、体征、心电图演变及实验室检查等，给予初步诊断和风险分层评估（推荐强度：强；证据级别：高）。

STEMI 多因冠脉的完全闭塞引起，有十分高的风险，故尽早实施再灌注治疗，开通梗死相关血管，可挽救濒死的心肌，防止梗死面积扩大或缩小心肌缺血范围，降低病死率，改善远期预后；NSTEMI 患者，则可通过常用的 GRACE 风险评分和 TIMI 风险评分以进一步了解缺血风险，对高风险的 NSTEMI 患者，亦需考虑早期实施再灌注治疗；可通过 CRUSADE 和 ACUIIY 评分预测患者的出血风险（推荐强度：强；证据级别：高）。

2. **西医治疗策略**

（1）一般处理：AMI 患者病情危重，应立即给予患者心电、血压、呼吸及血氧饱和度监测（推荐强度：强；证据级别：高）。但对 AMI 患者是否需要给予常规吸氧治疗尚存争议，相关研究表明，常规吸氧对 AMI 患者并无益处，反而增加了早期心肌损伤及 6 个月后心梗面积。2017 年 ESC 颁布的 STEMI 管理指南亦只推荐对低血氧[血氧饱和度（SaO_2）<90% 或血气氧分压（PaO_2）<60mmHg]的 AMI 患者予吸氧治疗，本指南中不推荐常规吸氧治疗，但对伴有气短、低血氧、生命体征不平稳的患者吸氧治疗（推荐强度：强；证据级别：中）。

（2）抗心肌缺血药物治疗

1）阿片类及硝酸酯类药物：过度疼痛可刺激交感神经，增加心肌耗氧及缺血，因此对没有禁忌证的 AMI 患者，出现明显胸痛时可予静脉注射吗啡（推荐强度：强；证据级别：高）。硝酸能是非内皮依赖性血管扩张剂，具有扩张外周血管和冠状动脉的效果，舌下含服或静脉使用可有助于改善胸痛症状；但目前仍缺乏 RCT 证实硝酸酯类可降低主要心血管事件，故症状控制后，可以停用硝酸酯类药物（推荐强度：强；证据级别：中）。

2）β 受体拮抗剂治疗：β 受体拮抗剂可竞争性抑制循环中的儿茶酚胺对心肌的作用，通过减慢心率、降低血压和减弱心肌收缩力，降低心肌耗氧量及改善缺血区的氧供需失衡，减少心肌梗死面积，对减低 AMI 患者急性期病死率及改善远期预后有良好疗效；故在无该药禁忌证时，应在 24 小时内尽早使用，并从小剂量开始应用并逐渐增加至患者最大耐受剂量（推荐强度：强；证据级别：高）。

3）钙通道阻滞剂治疗对无严重左心室功能障碍、心源性休克、PR 间期 >0.24s 或二、三度房室传导阻滞（未植入心脏起搏器），且存在 β 受体拮抗剂禁忌的 AMI 患者，在 β 受体拮抗剂无效或存在禁忌时，为缓解心肌缺血，可给予非二氢吡啶类钙通道阻滞剂（如维拉帕米或地尔硫䓬)作为初始治疗(推荐强度:弱;证据级别:中)。

(3)再灌注治疗:"时间就是心肌,时间就是生命",再灌注治疗是对 AMI,尤其是 STEMI 及高危 NSTEMI 患者的关键环节,早期快速开通梗死相关冠状动脉,可降低患者死亡风险,显著改善预后,应尽早给予再灌注治疗,再灌注治疗包括药物溶栓、PCI 及 CABG3 种方式。

研究表明,对发病 3 小时以内的 AMI 患者,药物溶栓的疗效与 PCI 基本相似。因溶栓治疗简便、快速,在不具备 PCI 条件的医院或预计 PCI 时间 >120 分钟,无溶栓禁忌证的 AMI 患者可首选溶栓策略,力争在 10 分钟内给予患者药物溶栓,可选择阿替普酶、兰替普酶及尿激酶等纤溶酶原激活剂进行溶栓。并尽快转运至有 PCI 条件的医院评估再灌注疗效,若血管未能再通,应在 60~90 分钟内行补救 PCI(推荐强度:强;证据级别:高)。

若患者就诊于具有 PCI 条件的医院,优先推荐行直接 PCI 术,门-球囊扩张 D-to-B 时间应力争 <90 分钟;如患者就诊于无 PCI 条件的医院时,若转运 PCI 能在 120 分钟内完成,则选择转运 PCI,若无法在 120 分钟内完成,则在当地行溶栓治疗,且溶栓治疗应在 30 分钟内开始;对中、低危的 NSTEMI 患者,可于发病 72 小时内择期行 PCI 治疗(推荐强度:强;证据级别:高)。

若 CAG 发现冠脉严重病变(如三支病变、严重狭窄、钙化等)、冠脉解剖结构(迂曲、成角等)或出现乳头肌断裂、严重瓣膜关闭不全及室间隔穿孔等机械并发症需要外科手术治疗时,可选择同时行 CABG 治疗(推荐强度:强;证据级别:中)。

(4)其他药物治疗

1)抗血小板治疗:AMI 发病的主要原因是冠状动脉内斑块破裂引发的血栓性堵塞。因血小板活化在急性血栓形成中起着十分重要的作用,故抗血小板治疗已成为 AMI 药物治疗中的基石,具体应用有阿司匹林 +P2Y12 受体抑制剂的双联抗血小板治疗(DAPT)。一旦明确诊断为 AMI,而无禁忌证者应尽快给予 DAPT 治疗(推荐强度:强;证据级别:高)。

对无禁忌证或高出血风险的 AMI 患者,均应口服阿司匹林首剂负荷 150~300mg,并以 75~100mg/d 的剂量长期维持(推荐强度:强;证据级别:中)。P2Y12 受体抑制剂可通过二磷酸腺苷途径抑制血小板活化,从而发挥抗血小板作用,目前国内常用 P2Y12 受体抑制剂主要包括替格瑞洛及氯吡格雷。PLATO 研究等循证医学证据表明,替格瑞洛(180mg 首剂负荷,90mg/次、2 次/d 维持)能有效降低 AMI 患者主要心血管不良事件(MACE)风险(推荐强度:强;证据级别:中)。基于东亚 ACS/AMI 人群的研究表明,阿司匹林基础上加用氯吡格雷(300~600mg 首剂负荷,75mg/d 维持)在减少 MACE 发生的同时,不增加出血风险,有较好的安全性,是 DAPT 合理的方案(推荐强度:强;证据级别:高)。对于血栓负荷高的患者,可在 PCI 术中选择使用血小板糖蛋白Ⅱb/Ⅲa 受体拮抗剂(推荐强度:强;证据级别:中)。

2017 年 ESC 发表的 DAPT 指南中建议,可通过 PRECISE-DAPT 评分,以进一步评估患者出血风险及制定 DAPT 疗程时间(推荐强度:强;证据级别:中)。

2)抗凝治疗:纤维蛋白原转变为纤维蛋白后最终形成血栓,凝血酶的活化是血栓形成过程中另一关键环节,抑制凝血酶至关重要。低分子肝素应用方便,不需监测凝血时间、肝素诱导的血小板减少症发生率低等优点,建议可用低分子肝素代替普通肝素(推荐强度:强;证据级别:中)。

3) 调脂治疗:他汀类药物除具备调脂作用外,还具有抗炎、改善冠脉血管内皮功能、抑制血小板聚集的多效性;研究表明,AMI 后尽早开始他汀类药物治疗可以显著改善临床预后,降低围手术期心肌梗死的发生率;故所有无禁忌证的 AMI 患者入院后 24h 内应尽早启动并长期维持他汀类药物治疗(推荐强度:强;证据级别:中)。

4) 血管紧张素转换酶抑制剂(ACEI)和血管紧张素Ⅱ受体拮抗剂(ARB)治疗:ACEI 通过抑制心肌重塑、减轻心室过度扩张,从而降低 AMI 患者病死率;对于所有左心室射血分数(LVEF)≤40% 的 AMI 患者,以及合并高血压、糖尿病或稳定的慢性肾脏病患者,如无禁忌证,应尽早使用并长期持续 ACEI 治疗(推荐强度:强;证据级别:高)。如果患者不能耐受 ACEI,可使用 ARB 替代,两者生存率获益相似;因可能增加不良事件的发生,不推荐联合使用 ACEI 和 ARB(推荐强度:强;证据级别:高)。

七、中医治疗

1. **缓解胸痛症状**　中医药治疗 AMI 的循证医学证据表明,中医药对于胸痛症状的缓解具有良好疗效,对无法使用吗啡镇痛,或使用吗啡后镇痛效果仍不理想,可加用中药治疗。常用药物包括:速效救心丸、复方丹参滴丸、麝香保心丸及宽胸气雾剂等。

(1) 速效救心丸(推荐强度:强;证据级别:中):由川芎、冰片组成的速效救心丸,具有行气活血,祛瘀止痛之功效。相关研究表明,速效救心丸在缓解胸痛症状及改善心电图方面有较好作用,且不良反应发生率低,提示速效救心丸临床应用安全有效。

(2) 复方丹参滴丸(推荐强度:强;证据级别:中):由丹参、三七、冰片组成的复方丹参滴丸,具有缓解胸痛、降低 AMI 患者的心源性死亡风险、改善患者心功能及生活质量的作用。

(3) 麝香保心丸(推荐强度:强;证据级别:中):由人工麝香、苏合香、蟾酥、人工牛黄、肉桂、冰片及人参提取物组成的麝香保心丸,具有缓解胸痛症状,有抑制 AMI 患者血小板聚集,降低血脂,改善血管内皮及心功能作用,且有良好安全性。

(4) 宽胸气雾剂(推荐强度:强;证据级别:中):由细辛油、檀香油、高良姜油、荜茇油、冰片组成的宽胸气雾剂,具有缓解胸痛症状和改善心电图缺血性改变等方面的作用,效果不劣于硝酸甘油片,而不良反应发生率明显低于硝酸甘油片。

2. **辨证(症)治疗**　辨证(症)治疗是中医的优势和特色治疗方法,也是医生临床经验与患者个体化治疗方案结合的最佳体现。《急性心肌梗死中西医结合诊疗指南》推荐的药物组成及用量,均来源于国家中医药行业高等教育"十二五"规划教材的《方剂学》,以便于临床应用,增强临床实践中的可操作性,更好地规范中医临床诊疗行为。在临床应用中,医生可根据个人经验调整药物组成及用量。

(1) 气虚血瘀证

治法:益气活血,祛瘀止痛。

推荐处方:保元汤合血府逐瘀汤。

基本用药:桃仁 12g　人参 9g　黄芪 9g　红花 9g　当归 9g　生地黄 9g　牛膝 9g　赤芍 6g　枳壳 6g　桔梗 5g　川芎 5g　柴胡 3g　炙甘草 3g　生姜 3g　肉桂 2g

随证加减:合并阴虚者,可合用生脉散,或人参养荣汤。

中成药:

① 通心络胶囊(推荐强度:强;证据级别:中):口服,每次 2~4 粒,每日 3 次。由人参、水蛭、全蝎、土鳖虫、蜈蚣、蝉蜕、赤芍、冰片组成的通心络胶囊,在常规治疗基础上,加用通心络胶囊可降低对 AMI 患者心源性死亡及 MACE 的风险。

② 麝香通心滴丸(推荐强度:弱;证据级别:低):口服,每次 2 丸,每日 3 次。由人工麝香、人参茎叶总皂苷、蟾酥、丹参、人工牛黄、熊胆粉、冰片组成的麝香通心滴丸,能较好地减少心绞痛发作的次数,减轻疼痛程度,缓解胸闷、胸痛及气短等症状,减少硝酸甘油的用量。

③ 丹红注射液(推荐强度:强;证据级别:低):静脉滴注,每次 20~40ml,加入 100~500ml 5% 葡萄糖注射液或 0.9% 氯化钠注射液稀释后缓慢滴注,每日 1~2 次。丹红注射液主要成分为丹参及红花,在西药常规治疗基础上加用丹红注射液能降低 AMI 患者的病死率,减少心力衰竭、心绞痛及心律失常等并发症的发生率。

④ 丹参酮ⅡA 磺酸钠注射液(推荐强度:弱;证据级别:中):静脉滴注,每次 40~80mg,以 5% 葡萄糖注射液或 0.9% 氯化钠注射液 250~500ml 稀释,每日 1 次。丹参酮ⅡA 磺酸钠注射液有效成分为丹参酮ⅡA 磺酸钠,其通过保护血管内皮、抗氧化及抗氧自由基等作用机制,发挥心脏保护作用;能改善 AMI 患者左心功能,减少梗死后心绞痛的发生,防治心肌缺血再灌注损伤。

⑤ 注射用红花黄色素(推荐强度:弱,证据级别:中):a. 红花黄色素 50mg(含羟基红花黄色素 A 42.5mg),静脉滴注,每次 100mg,加入 0.9% 氯化钠注射液 250ml,每日 1 次;b. 红花黄色素 150mg(含红花总黄酮 80mg),静脉滴注,加入 0.9% 氯化钠注射液 250ml,每日 1 次;c. 红花黄色素氯化钠注射液,每瓶装 100ml(含红花总黄酮 80mg 和氯化钠 900mg),静脉滴注,每次 1 瓶,每日 1 次。注射用红花黄色素具有抗血小板聚集作用,通过清除氧自由基、抗氧化、抑制钙离子内流及抗炎等作用机制改善心肌缺血缺氧,降低脑尿钠肽(BNP),改善 AMI 后心功能。

(2) 痰瘀互结证

治法:活血化痰,理气止痛。

推荐处方:瓜蒌薤白半夏汤合桃红四物汤。

基本用药:瓜蒌 24g　熟地黄 15g　薤白 12g　半夏 12g　当归 9g　白芍 9g　桃仁 9g　川芎 6g　红花 6g　白酒(少量)

随证加减:痰浊郁而化热者,可予黄连温胆汤加减;痰热兼有郁火者,可加海浮石、海蛤壳、黑山栀、天竺黄、竹沥;大便干者,可加大黄;伴有热毒者,可合黄连解毒汤。

中成药:丹蒌片(推荐强度:弱;证据级别:低)。口服,每次 5 片,每日 3 次,饭后服用。由瓜蒌皮、薤白、葛根、川芎、丹参、赤芍、泽泻、黄芪、骨碎补、郁金组成的丹蒌片,能减少患者围手术期心肌损伤,降低主要心血管不良事件发生率,并有缓解心绞痛发作的疗效。

（3）气滞血瘀证

治法:疏肝理气,活血通络。

推荐处方:柴胡疏肝散合失笑散。

基本用药:川芎 9g　香附 9g　赤芍 9g　枳壳 9g　柴胡 6g　陈皮 6g　五灵脂 6g　蒲黄 6g　甘草 3g

随证加减:气郁日久化热者,可改柴胡疏肝散为丹栀逍遥散。

中成药:

① 复方丹参滴丸(推荐强度、证据级别参考前述部分):口服或舌下含服,每次 10 丸,每日 3 次。由丹参、三七、冰片组成的复方丹参滴丸,可降低 AMI 患者的心源性死亡风险,并能改善患者心功能及生活质量。

② 麝香保心丸(推荐强度、证据级别参考前述部分):口服,每次 1~2 丸,每日 3 次。由人工麝香、苏合香、蟾酥、人工牛黄、肉桂、冰片及人参提取物组成的麝香保心丸,可有效缓解胸痛症状,降低心绞痛发生率,抑制小板聚集,降低血脂,改善血管内皮及心功能,且安全性好。

③ 丹七软胶囊(推荐强度:弱;证据级别:低):口服,每次 4~6 粒,每日 3 次。由丹参、三七组成的丹七软胶囊,通过抗炎、抗氧化及抗血小板聚集等机制,有调节血脂、防治动脉粥样硬化及抗心肌缺血的作用。

（4）寒凝心脉证

治法:散寒宣痹,芳香温通。

推荐处方:当归四逆汤。

基本用药:当归 9g　桂枝 9g　白芍 9g　通草 9g　炙甘草 6g　细辛 3g　大枣 8 枚

随证加减:胸阳痹阻者,可合枳实薤白桂枝汤;胸痛明显者,可以乌头赤石脂丸加减;偏阳虚者,可合四逆汤。

（5）气阴两虚证

治法:益气养阴。

推荐处方:生脉散合人参养荣汤。

基本用药:白芍 18g　人参 15g　黄芪 12g　当归 9g　熟地黄 9g　麦冬 9g　陈皮 6g　白术 6g　远志 6g　五味子 4g　茯苓 4g　肉桂 3g　甘草 3g

随证加减:胸阳痹阻者,可合枳实薤白桂枝汤;胸痛明显者,可予乌头赤石脂丸加减;偏阳虚者,可合四逆汤。

（6）正虚阳脱证

治法:回阳救逆,益气固脱。

推荐处方:四逆加人参汤。

基本用药:生附子 15g　干姜 9g　人参 6g　炙甘草 6g

随证加减:伴有咳唾喘逆,水气凌心射肺者,可予真武汤合葶苈大枣泻肺汤;伴有口干,舌质嫩红,阴竭阳脱者,可合用生脉散。

八、伴随疾病及并发症防治

AMI 的伴随疾病及并发症防治已累积大量的循证医学证据,在 ESC.ACC/AHA 及中华医学会心血管病学分会等学术组织的努力推动下,已发布并不断更新如高血压、血脂异常及心力衰竭等领域的具体诊疗指南,且对诊断标准、治疗原则及药物等做出详细的描述及推荐。疾病预防及并发症治疗中某一具体疾病的西医治疗方案,请参考其相关指南,本指南结合现有文献证据,对 AMI 伴随疾病及并发症的中医药治疗进行推荐。

1. 伴随疾病防治　是指对吸烟、肥胖、高血压、糖尿病、血脂异常及血小板聚集等伴随 AMI 的危险因素的控制。措施包括健康教育、非药物治疗(健康膳食、运动、戒烟、限酒、心理调适)及药物治疗。

(1) 高血压:松龄血脉康胶囊(推荐强度:强;证据级别:中)

用法用量:口服,每次 2 粒,每日 2 次,早晚饭后服用。

由鲜松叶、葛根及珍珠层粉组成的松龄血脉康胶囊,适用于肝阳上亢证患者。在服用常规降压药物的基础上,仍无法控制血压达标时,加用松龄血脉康能更有效控制高血压患者血压,并能更显著降低患者的舒张压。

(2) 血脂异常:血脂康胶囊(推荐强度:强;证据级别:中)

用法用量:口服,每次 2 粒,每日 2 次,早晚饭后服用。

由红曲为主要成分组成的血脂康胶囊,适用于血脂异常患者。可有效降低血脂水平,并降低发生 AMI 的风险。在老年患者及合并高血压或糖尿病患者,服用血脂康可更好地预防心血管事件。

(3) 抗血小板聚集:芪参益气滴丸(推荐强度:强;证据级别:中)

用法用量:口服,每次 1 袋,每日 3 次,餐后 0.5 小时服用。

由黄芪、丹参、三七、降香油组成的芪参益气滴丸,适用于气虚血瘀证患者。可以降低心肌梗死患者 MACE 发生率,且与阿司匹林比较疗效差异无统计学意义,但安全性方面优于阿司匹林,尤其适用于高龄、较高出血风险及存在口服阿司匹林相关禁忌证的患者。

2. 并发症防治

(1) 心力衰竭:心力衰竭是 AMI 最为常见的并发症之一。现有资料显示,AMI 后的心力衰竭发生率高达 32.4%,能否有效的治疗心力衰竭,对患者的临床症状改善和远期生存质量都将产生重要影响。大量临床研究提示,中西医结合治疗心力衰竭,在改善临床症状,提高心功能,提高运动耐量等方面具有一定的疗效和安全性。

1) 心脉隆注射液(推荐强度:强;证据级别:中):静脉滴注,每次 5mg/kg,加 5% 葡萄糖溶液或 0.9% 氯化钠注射液 200ml,每日 2 次,给药间隔大于 6 小时以上。主要成分是美洲蜚蠊体内提取的复方多肽类物质,适用于气阳两虚、瘀血内阻证患者。能改善患者心功能,提高室壁运动积分,降低患者 BNP 水平,增加 LVEF 及 6 分钟步行试验距离。

2) 芪苈强心胶囊(推荐强度:强;证据级别:中):口服,每次 4 粒,每日 3 次。由黄芪、人参、附子、丹参、葶苈子、泽泻、玉竹、桂枝、红花、香加皮、陈皮组成的芪苈强心胶囊,适用于阳气虚乏、络瘀水停证患者。可有效提高心衰患者的 NYHA 心功能分级及治疗有效率,改善患者心功能和提高生活质量,降低血浆 BNP 水平,增加左室射血分数的作用。

3)参麦注射液(推荐强度:弱;证据级别:低):静脉滴注,每次 20~100ml,加 5% 葡萄糖注射液 250~500ml,每日 1 次。由红参、麦冬组成的参麦注射液,适用于气阴两虚证患者。具有改善患者心功能,降低 BNP 水平,提高 6 分钟步行试验距离的作用。

4)黄芪注射液(推荐强度:弱;证据级别:低):静脉滴注,每次 10~20ml,每日 1 次。由黄芪为主要成分的注射液,适用于心血瘀阻气虚证患者。可有效提高 AMI 患者的心功能,能缓解临床症状。

5)芪参益气滴丸(推荐强度、证据级别及用法用量参考前述部分):可提高心功能,适用于心肌梗死后气虚血瘀伴有心功能不全患者。

(2)心源性休克:AMI 合并心源性休克是临床危急重症,尽管随着药物、设备支持、血管再通技术发展及应用,心源性休克仍是 AMI 患者的主要死亡原因。中西医结合在这方面也做了大量研究,积累了相当多的循证依据。研究结果提示,中医药治疗 AMI 合并心源性休克患者,在提高血压、稳定心率、提高心功能及增加治疗有效率等方面具有一定的疗效和安全性。

参附注射液(推荐强度:强;证据级别:低):静脉滴注,每次 20~100ml,加 5%~10% 葡萄糖注射液或 0.9% 氯化钠注射液 250~500ml,每日 1 次。由红参、附子的有效成分人参皂苷与乌头碱组成的参附注射液,适用于气虚证及阳虚证患者。在常规抗休克治疗的基础上,加用参附注射液,可进一步提高血压,控制心率,增强心脏功能,降低心源性休克患者病死率,提高治疗有效率。

(3)心律失常:因心肌缺血及坏死、再灌注损伤、电解质紊乱、交感神经兴奋等多方面因素,AMI 患者易合并心律失常。中医药从整体调控入手,可有效降低心律失常的发生,减少抗心律失常西药的使用,目前已成为临床治疗中的重要方法。

1)稳心颗粒(推荐强度:强;证据级别:中):口服,每次 1 袋,每日 3 次。由党参、黄精、三七、琥珀、甘松组成的稳心颗粒,适用于气阴两虚、心脉瘀阻证患者。稳心颗粒与常规西药联合治疗心律失常的疗效更佳,不仅能有效地缓解症状,减少室性期前收缩的发生,有治疗心房颤动的作用。

2)参松养心胶囊(推荐强度:强;证据级别:中):口服,每次 2~4 粒,每日 3 次。由人参、麦冬、山茱萸、丹参、酸枣仁、桑寄生、赤芍、土鳖虫、甘松、黄连、南五味子、龙骨组成的参松养心胶囊,适用于心阴虚证、心血瘀阻证患者。能提高心律失常治疗有效率,有较好的临床疗效。

(4)冠状动脉介入治疗并发症:自 1977 年 Gruentzig 进行了世界上第 1 例经皮冠状动脉腔内成形术(PTCA),开创了介入心脏病学的新纪元,随着该技术的不断发展,引领医学进入了"再灌注时代"。通过对梗死相关动脉血运重建,如溶栓或 PCI,使闭塞冠脉再通,恢复心肌血流灌注,从而挽救缺血心肌。经大量临床研究证实,再灌注治疗已成为当今治疗 AMI 最有效的方法。

然而,再灌注治疗在带给 AMI 患者希望的同时,也带来了新的治疗难题和困惑,如并发的微循环障碍、再灌注损伤、急性血栓形成、PCI 术后再狭窄等,这些实际上是心肌缺血的延续和叠加,心肌组织未能得到真正再灌注。近年来研究显示,中医药对改善介入术后并发症方面有其独特的优势,后再灌注治疗为PCI并发症的防治提供了新的挑战和机遇。

1)冠状动脉微循环障碍:冠状动脉微循环障碍主要表现为PCI后冠状动脉无复流(no-reflow phenomenon)及冠状动脉慢血流,西医对冠状动脉微循环障碍目前尚无令人满意的治疗方法。近年来,随着基础及临床研究的不断开展,微循环研究的不断深入,陆续发现部分中成药可降低无复流及慢血流的发生率,减少心肌坏死面积,对治疗冠脉微循环障碍有较好的疗效。目前中医药在该领域累积了一定的证据,但高质量循证依据较少,仍有待更多高质量的研究以更充分地论证中医药在此方面的疗效。

通心络胶囊(推荐强度、证据级别及用法用量参考前述部分):在防治PCI术后微循环障碍,尤其是在治疗无复流方面,通心络胶囊提供了一定的循证医学证据,可减少慢血流发生率,降低无复流发生率,缩小心肌梗死面积。

2)支架内再狭窄相关中医药研究:相关研究显示,PCI术后6个月CAG管腔直径狭窄较前减少最高可达约50%。目前西医常规预防PCI术后支架内再狭窄及血栓形成,多通过抗血小板聚集和调脂药物发挥作用。在防治冠心病患者PCI术后再狭窄方面,中医药作为辅助用药研究取得一定的成果,期望将来有高质量的临床研究以进一步证明疗效。

①芎芍胶囊:由川芎和赤芍等药物组成的芎芍胶囊,具有活血化瘀,通脉止血之功效,适用于血瘀证患者。国家"九五"及"十五"科技攻关项目结果表明,芎芍胶囊可通过扩张冠状动脉、改善心肌缺血缺氧、抑制血小板聚集及血栓形成等多环节,显著减少再狭窄发生。

②通冠胶囊:由黄芪、丹参、水蛭等药物组成的通冠胶囊,具有益气活血化瘀作用,适用于气虚血瘀证患者,能显著减轻气虚血瘀所致的临床症状。基础研究提示通冠胶囊能明显改善大鼠心肌梗死后心室重构和心功能,对心肌缺血再灌注损伤具有保护作用。

九、心脏康复

循证医学证据表明,心脏康复可使患者生理、心理和社会功能恢复到良好状态,从而提高患者的生活质量,延长患者寿命,改善AMI患者远期预后。中医学是我国特色的诊疗方式,有着数千年的文化底蕴,在AMI后心脏康复中有一定优势。除中药汤剂及中成药外,还可通过八段锦、太极拳、针刺等方式,缓解AMI患者临床症状、改善心功能、提高生活质量、降低再入院率,在心脏康复领域发挥越来越大作用。

1. 八段锦　八段锦的特点是"柔和缓慢,圆活连贯;松紧结合,动静相兼;神与形合,气寓其中",其动作简单易学,具有调理脏腑、经络气血的作用。此外,八段锦运动量适中,经过八段锦练习,可一定程度上改善睡眠、缓解不良情绪及提高生活质量,能使AMI患者的心脏射血功能增强,心输出量和每搏输出量增多,是一种理想康复方式。

2. 太极拳　长期坚持有氧运动训练能有效降低AMI的发病风险,太极拳运动不仅是低强度的有氧运动,而且可以调节血压、呼吸,改善心肺功能,对AMI患者的心脏康复有其独特优势。

3. 针刺治疗　平衡针针刺阿是穴可缩短 AMI 患者胸痛持续时间和减轻胸痛程度,取内关、间使、神门等具有与心脏相关特异性的穴位行针刺治疗,可促进 AMI 患者心脏功能的恢复和改善。

十、中西医结合临床路径管理

临床路径是一种诊疗标准化方法,是按病种设计最佳的医疗和护理方案。规范的临床路径不仅能有效降低住院时间和住院费用,同时也能显著提高医疗服务质量,对于构建和谐医患关系将具有重要意义。"急性心肌梗死中西医结合临床路径的构建和评价研究"协作组,在文献研究和专家咨询的基础上,建立了以益气活血法为基础的 AMI 中西医结合治疗临床路径。研究结果证实,临床路径可以降低 AMI 患者住院时间和住院费用,降低患者主要 MACE 发生率,充分体现出临床路径在医院管理和质量控制方面的价值,推荐中西医结合临床路径用于 AMI 患者的治疗流程的管理。

注:《急性心肌梗死中西医结合诊疗指南》全文刊于《中国中西医结合杂志》(2018 年第 3 期),经《中国中西医结合杂志》同意转载。

主要参考文献

[1] SHANG JJ,SHI H,ZhOU Q,et al. A Study of Prognosis,Outcome,and Changing Tendency of Hospitalized AMI Patients in Beijing Third-Grade A-Level Traditional Chinese Medicine Hospitals from 1999 to 2008. Evid Based Complement Alternat Med,2012,2012:837194.

[2] 田静峰,李俊德,雷燕,等 . 中国 26 家三级甲等中医医院急性心肌梗死住院患者临床特征及治疗状况调查[J]. 中国中西医结合杂志,2012,32(3):329-332.

[3] 陈可冀,刘玥 .2012 年全球心肌梗死统一定义亮点解读[J]. 中国中西医结合杂志,2012,32(11):1445-1447.

[4] 王磊,何健卓,张军,等 . 218 例急性心肌梗死围再灌注期中医证候要素变化规律探讨[J]. 中国中西医结合急救杂志,2010,17(5):267-270.

[5] 杜文惠,彭凤芹,谢素屏,等 . 麝香保心丸对急性心肌梗死患者左室重构的影响[J]. 中国中西医结合杂志 .2011,31(2):268-269.

[6] 王师菡,王阶,李霁,等 . 丹蒌片治疗痰瘀互阻型冠心病心绞痛的疗效评价[J]. 中国中西医结合杂志,2012,32(8):1051-1055.

[7] 王睿,韩清华,贾永平,等 . 丹参川芎嗪注射液对不稳定型心绞痛患者冠脉介入术后心肌损伤的影响[J]. 中国中西医结合杂志,2011,31(7):899-902.

[8] 彭杰成,苏家凤,洪丽萍,等 . 稳心颗粒对急性冠脉综合征患者血浆脑钠肽及心率变异性的影响[J]. 中国中西医结合杂志,2013,33(8):1046-1049.

[9] 王磊,张敏州,张军,等 . 急性心肌梗死中西医结合临床路径的构建及初步评价研究[J]. 中国中西医结合杂志,2011,31(1):7-10.

[10] WANG L,ZHANG M,GUO L,et al. Clinical pathways based on integrative medicine in chinese hospitals improve treatment outcomes for patients with acute myocardial infarction:a multicentre,nonrandomized historically controlled trial. Evid Based Complement Alternat Med,2012,2012:821641.

第三节　冠状动脉介入治疗围手术期
心肌损伤中医诊疗专家共识

一、背景资料

20世纪80年代以来,冠状动脉介入治疗(PCI)成为冠心病的重要治疗方法之一。根据全国介入心脏病论坛报告,2015年中国大陆登记注册完成PCI病例超过567 000例,位居世界第二。但是仍有无复流与慢血流、缺血再灌注损伤、围手术期心肌损伤(PMI),以及支架内再狭窄和支架内血栓等一些手术相关问题难以避免,以致PCI及PCI术后人群尚存在较大的残余治疗空间需要认真处理。近年来,随着冠脉介入治疗技术在国内大型中医医院的普及,中医药以自身的特色优势,开展了相关的研究,并在临床实践中应用于相关问题的防治,陈可冀院士领导的课题组在中医药防治支架内再狭窄方面已经取得了令人瞩目的进展。冠状动脉介入治疗围手术期心肌损伤(PCI/PMI)的中医药防治正在成为关注的热点。

广义的PCI/PMI包括急诊PCI时的无复流/慢血流和缺血再灌注损伤。无复流与慢血流在急性心肌梗死(AMI)急诊PCI中发生率可高达30%,缺血再灌注损伤伴随在所有早期再灌注患者。吴以岭院士主持开展的"通心络胶囊防治AMI介入治疗后心肌无复流的多中心、随机、双盲、安慰剂平行对照的研究"显示通心络可以改善AMI急性期和恢复期心肌有效再灌注,减少无复流和慢血流。张伯礼院士主导的相关研究表明,复方丹参方预处理可以降低AMI大鼠缺血再灌注损伤心肌梗死面积,减少再灌注后恶性心律失常的发生率。

PCI/PMI可能的原因包括PCI过程中冠状动脉细小分支血管的闭塞(Ⅰ型PMI)、机械性损伤造成微小碎屑阻塞微血管并引发炎症反应、激活血小板导致远端血管阻塞或痉挛、缺氧/复氧过程氧自由基释放促进炎症反应导致微循环障碍等(Ⅱ型PMI)。国外文献报道发生率为15.8%~27%,其严重程度与术后不良心血管事件(MACE)发生率密切相关。研究显示,术前应用他汀类药物、曲美他嗪、β受体拮抗剂等对PCI/PMI具有保护作用。中药丹红及丹参类注射液,以及脑心通、麝香保心丸、通心络等口服中成药已有相关的研究报告。

为了提高中医药防治冠心病PCI/PMI的水平,规范中医药在PCI中的应用,世界中医药联合会介入心脏病学专业委员会、中华中医药学会介入心脏病专业委员会、中国中西医结合学会心血管病专业委员会介入心脏病学组,以及中国医师协会中西医结合介入心脏病专家委员会组织相关专家,以传统中医辨证论治为基本点,结合目前临床研究进展和专家经验,制订本PCI/PMI中医诊疗专家共识。

二、西医诊断

参照2012年ESC/ACCF/AHA/世界心脏病联盟(World Heart Federation,WHF)联合发布

的第三版《全球心肌梗死新定义》，将 PCI/PMI 定义为 PCI 术后心肌生物标志物（首选 cTn）水平的升高。对于心肌生物标志物基线水平正常而术后 48 小时内升高 <5 倍 99% 正常参考值上限或升高 >5 倍 99% 正常参考值上限而无其他证据的患者，定义为 PCI 围手术期心肌损伤；对于心肌生物标志物基线正常患者 PCI 术后 48h >5 倍正常参考值上限，则定义为围手术期心肌梗死（4a 型）。而对于心肌损伤标志物基线异常（稳定或下降趋势中）的患者，新版定义中将围手术期心肌梗死定义为术后增加 >20%。

　　诊断围手术期心肌梗死，还应包括至少以下一种情况：①心肌缺血症状；②新的缺血性心电图变化或左束支传导阻滞；③血管造影结果符合操作性并发症表现；④成像性检查提示新的存活心肌丢失或新的区域性室壁运动异常。

　　心肌生物标志物采用肌钙蛋白 I 或 T（cTn）和/或磷酸肌酸激酶同工酶（CK-MB）。

三、中医诊疗

（一）中医诊断

　　专家讨论认为，PCI/PMI 当属于中医"胸痹""心痛""真心痛"范畴，为其特殊发病类型。可参照中华中医药学会制定的《中医内科常见病诊疗指南 中医病证部分》中"胸痹心痛"的诊断标准进行。本病常以心痛为主要临床表现，其发生机制为气、血、阴、阳亏虚的基础上，痰浊、血瘀等病理产物阻滞于心脉，使得胸阳痹阻，气机不畅，心脉挛急或闭塞而发病。本病病位在心，与肝、脾、肾相关，属本虚标实、虚实夹杂之证。

　　中医"胸痹""心痛""真心痛"常见气滞血瘀证、气虚血瘀证、痰瘀互阻证、寒凝心脉证、气阴两虚证、阳虚水泛证、阳虚欲脱证等中医证候。对 PCI 术后本虚证和标实证分布规律的研究结果显示，气虚、血瘀、痰浊等多见；证候组合中，以气虚血瘀证占 80% 以上。临床行 PCI 的患者均为经年之疾，冠状动脉粥样硬化导致管腔狭窄大于 70%，和/或伴有斑块破裂、血栓形成及血管痉挛，临床有劳力性心绞痛和/或伴有自发性心绞痛；PCI/PMI 多为 PCI 过程中出现分支血管闭塞，或斑块脱落、血栓破碎、炎症反应，并导致微循环障碍；因此，PMI 的发生多表现为在慢性气虚、阴虚等本虚证基础上；出现急性血瘀、痰阻等标实证，临床上以气虚血瘀、痰瘀互阻证、气虚痰瘀互阻证多见。

（二）中医辨证分型

　　1. **气虚血瘀证**　胸痛胸憋、持续不缓解，动则加重；伴面白、自汗、心悸、气短、乏力；舌质淡暗，舌苔薄白，脉弦细弱。

　　2. **痰瘀互阻证**　胸痛胸憋、持续不缓解；伴体胖、头重、喘促、恶心、欲吐；舌质色暗，舌苔厚腻，脉象弦滑。

　　3. **气虚痰瘀互阻证**　胸痛胸憋、持续不缓解，动则加重，恶心欲吐；伴面白、自汗、心悸、气短、乏力，或伴体胖、头重、喘促、恶心、欲吐；舌质淡暗，舌苔厚腻，脉细弦滑。

　　4. **常见兼症**　①阴虚证，症见口干口渴、舌红少苔、脉象细数；②痰热证，症见口苦纳呆、舌红苔腻、脉象滑数；③热毒症，症见烦躁不安、腹满便秘、舌紫苔燥、脉象沉紧。

(三) 中医治疗

1. 辨证施治

(1) 气虚血瘀证

治法:益气活血

推荐方:补阳还五汤加减(《医林改错》):黄芪　当归尾　赤芍　地龙　川芎　桃仁　红花。

(2) 痰瘀互阻证

治法:化痰活血

推荐方:瓜蒌薤白半夏汤(《金匮要略》)合血府逐瘀汤(《医林改错》)加减:瓜蒌、薤白、半夏,桃仁、红花、当归、生地黄、川芎、赤芍、牛膝、桔梗、柴胡、枳壳、甘草。

(3) 气虚痰瘀互阻证

治法:益气活血,化痰通络

推荐方:补阳还五汤合瓜蒌薤白半夏汤加减:黄芪、当归尾、赤芍、地龙、川芎、桃仁、红花,瓜蒌、薤白、半夏。

2. 兼症治疗

合并阴虚证,可加用生脉散(《内外伤辨惑论》)或增液汤(《温病条辨》):红人参或西洋参、麦冬、五味子;或玄参、麦冬、生地黄。

合并痰热证,可加用黄连温胆汤(《六因条辨》)或小陷胸汤(《重订通俗伤寒论》):陈皮、半夏、茯苓、甘草、枳实、竹茹、黄连;或半夏、黄连、瓜蒌。

合并热毒症,可加用黄连解毒汤(《肘后备急方》):黄连、黄芩、黄柏、栀子。

四、临床研究提示有益于 PCI 围手术期心肌保护的中药静脉注射剂

(一) 倍通丹红注射液

功效主治:活血化瘀,通脉舒络。用于瘀血闭阻所致的胸痹及中风。研究提示可减少 ST 段抬高型心肌梗死 PCI 术后无复流现象及缺血再灌注损伤;改善 ACS 患者择期经皮冠状动脉介入治疗术后血管内皮功能,降低其炎性因子水平,抑制血小板活化;减少围手术期心肌损伤,改善 PCI 术后的节段心肌收缩功能。应用冠状动脉血流储备分数(FFR)研究显示丹红注射液可以降低 PCI 患者术后微循环阻力指数,具有心肌保护作用;应用超声技术(VVI)评价丹红注射液 PCI 围术期心肌保护作用研究,结果显示可改善心肌血流灌注,降低 hs-CRP、cTnT、CK-MB,减少术后心绞痛发生率。

用法用量:静脉滴注,每次 20~40ml,加入 5% 葡萄糖注射液 100~500ml 稀释后缓慢滴注,每日 1~2 次;伴有糖尿病等特殊情况时,改用 0.9% 的生理盐水稀释后使用;或遵医嘱。

(二) 丹参冻干粉针注射液

功效主治:活血通脉。用于胸痹血瘀证。研究提示常规治疗组基础上,PCI 前即刻加用丹参粉针静脉滴注,可以提高心肌组织抗氧化能力、保护心肌细胞膜,保护缺血再灌注损伤的心肌;减少围手术期心肌损伤。

用法用量:静脉滴注。临用前先用适量注射用水、生理氯化钠溶液或 5% 葡萄糖注射液

充分溶解,再用生理氯化钠溶液或 5% 葡萄糖注射液 500ml 稀释。每次 400mg(1 支),每日 1 次,或遵医嘱。

（三）丹参酮ⅡA磺酸钠注射液

功效主治:可用于冠心病、心绞痛、心肌梗死,也可用于室性期前收缩。研究提示丹参酮ⅡA 在应用他汀类药物的基础上可降低 PCI 术后 cTnT、CK-MB、hs-CRP 水平,提示其具有 PCI 围手术期心肌保护作用。

用法用量:静滴:40~80mg/次,5% 葡萄糖注射液或 0.9% 氯化钠注射液 250~500ml 稀释, 1 次/d。

（四）参附注射液

功能主治:回阳救逆,益气固脱。主要用于阳气暴脱的厥脱证。研究显示 AMI 患者在 PCI 基础上加用参附注射液 40ml 静脉注射,可以改善发病 24 小时及第 7 天的 BNP、Ⅲ型前胶原 N 末端肽(NP Ⅲ)水平,提示早期应用参附注射液对心肌缺血再灌注损伤有保护作用, 并能减轻胶原损伤的程度,改善患者心功能。

静脉滴注 每次 20~100ml,用 5%~10% 葡萄糖注射液 250~500ml 稀释后使用。

（五）生脉类注射液

功能主治:益气养阴,复脉固脱。用于气阴两亏,脉虚欲脱。研究报告 38 例 AMI 患者接受 PCI 治疗,术前及术后给予参麦注射液,不同时间点测定 MDA、SOD、IL-6、TNF-α 水平, 超声心动图测定左心室综合射血等容期指数。结果显示参麦注射液配合复方丹参注射液能够减轻急性心肌梗死患者 PCI 后心肌再灌注损伤。

用法用量:静脉滴注:每次 20~60ml,用 5% 葡萄糖注射液 250~500ml 稀释后使用,或遵医嘱。

五、临床研究提示有益于 PCI 围手术期心肌保护的口服中成药

1. **丹蒌片**　由瓜蒌皮、薤白、葛根、川芎、丹参、赤芍、泽泻、黄芪、骨碎补,郁金组成,功能宽胸通阳,化痰散结,活血化瘀。适用于痰瘀互阻患者。

2. **冠心舒通胶囊**　由广枣、丹参、丁香、冰片、天竺黄组成,功能活血化瘀,通经活络,行气止痛。适用于痰瘀互阻的患者。

3. **脑心通胶囊**　由黄芪、赤芍、丹参、当归、川芎、桃仁、红花、乳香(制)、没药(制)、鸡血藤、牛膝、桂枝、桑枝、地龙、全蝎、水蛭等组成,功能益气活血,化瘀通络。适用于气虚血瘀患者。

4. **芪参益气滴丸**　由黄芪、丹参、三七、降香油组成,功能益气通脉、活血止痛。适用于气虚血瘀患者。

5. **麝香保心丸**　由人工麝香、人参提取物、人工牛黄、肉桂、苏合香、蟾酥、冰片组成,功能芳香温通,益气强心。适用于气虚血瘀,兼有痰浊患者。

6. **参芍胶囊**　由人参茎叶皂苷、白芍组成,功能益气养阴、活血化瘀、通络止痛。适用于气虚血瘀,兼有阴虚的患者。

7. **速效救心丸**　由川芎、冰片组成,行气活血,祛瘀止痛。适用于气滞血瘀患者。

8. 通心络胶囊　由人参、水蛭、全蝎、赤芍、蝉蜕、土鳖虫、蜈蚣、檀香、降香、乳香(制)、酸枣仁(炒)、冰片组成,功能益气活血,通络止痛。适用于气虚血瘀患者。

9. 益心舒胶囊　由人参、麦冬、五味子、黄芪、丹参、川芎、山楂组成,功能益气复脉,活血化瘀,养阴生津。适用于气虚血瘀,兼有阴虚患者。

10. 参元益气活血胶囊　由黄芪、党参、玄参、丹参、水蛭、土鳖虫、延胡索等组成,功能益气养阴,破血逐瘀,通络止痛;用于气阴两虚,血脉瘀阻引起的胸痹心痛病。

11. 宽胸气雾剂　由荜茇、高良姜、冰片、细辛、延胡索组成,功能芳香温通、缓解胸闷或胸痛,适用于气滞血瘀心胸闷痛者。

六、中药治疗的时机

急诊 PCI 围手术期的心肌保护应在手术开始前尽可能早地给予中药治疗,口服中药制剂可以依说明书一次性给予足量口服,静脉制剂可以在手术开始前依说明书给予一次负荷的静脉制剂,术后中药可以延续使用 5~7 天。

已有的研究提示,择期 PCI 围手术期心肌保护至少应在手术前 3 天开始使用中药口服或静脉制剂,可以于手术当日或手术开始动脉穿刺成功时依说明书给予单次负荷的静脉制剂,术后中药可以延续使用 5~7 天。

部分口服中药制剂研究显示,更长时间的持续使用(2~4 周),可以对心肌梗死患者的远期预后有改善。临床可以根据患者的证候辨证,结合相关的研究结果使用。

围手术期心肌损伤的发生、发展与转归受基础疾病、手术损伤、个人体质等因素影响,中医药防治中当综合考虑、辨证用药。

(刘红旭　褚福永)

主要参考文献

[1] 郗瑞席,陈可冀,史大卓,等.介入术后冠心病中医证候诊断标准的评价[J].中国中西医结合杂志,2013,33(8):1036-1041.

[2] 刘红旭,王玲,尚菊菊.1 124 例急性心肌梗死住院患者中医证候特征与病死率相关性研究[J].中华中医药学刊,2010,28(4):771-774.

[3] 周琦,张大炜,刘红旭,等.丹参类静脉制剂对择期 PCI 围手术期心肌损伤的保护作用研究[J].世界中医药,2016,11(3):384-387.

[4] 张竹华,刘红旭,张大炜,等.丹红注射液对不稳定心绞痛 PCI 围手术期心肌节段速度向量的影响[J].世界中医药,2016,11(3):388-391.

[5] 褚福永,刘红旭,张大炜,等.参元益气活血胶囊联合早期冠脉介入干预不稳定型心绞痛患者近期生活质量的临床研究[J].世界科学技术-中医药现代化,2014,16(12):2593-2597.

[6] 解欣然,张蕾,尚菊菊,等.参元丹含药血清对缺氧复氧心肌细胞自噬的影响[J].中华中医药杂志,2012,27(3):559-562.

[7] 刘红旭,李爱勇,解欣然,等.参元丹后处理对心肌缺血/再灌注大鼠血清 MDA、SOD 水平的影响[J].微循环学杂志,2011,21(1):1-2,5,80,83.

[8] 尚菊菊,李爱勇,杨洪志,等.参元丹药理预适应对大鼠缺血再灌注心肌梗死面积、蛋白激酶 C 及热休

克蛋白 70 的影响［J］. 中华中医药杂志,2011,26(8):730-733.

［9］刘红旭. 介入心脏病学中西医结合大有可为［J］. 中西医结合心脑血管病杂志,2015,13(5):561-562.

［10］李立志,等. 宽胸气雾剂缓解冠心病心绞痛的多中心随机对照临床研究［J］. 中国中西医结合杂志,
　　　2014,34(4):396-400.